Arbeiter-Samariter-Bund Österreichs

Berufskunde für den Österreichischen Sanitäter

Arbeiter-Samariter-Bund Österreichs

Berufskunde für den Österreichischen Sanitäter

Mag. Gerhard Holzer, MSc
Mag. Wolfgang Schuster
Jürgen Grassl, MSc

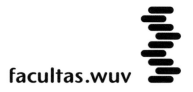

Arbeiter-Samariter-Bund Österreichs

Hollergasse 2–6, 1150 Wien, www.asboe-akademie.at

Autoren:

Mag. Gerhard Holzer, MSc
Notfallsanitäter-NKI, Stabsoffizier;
2483 Ebreichsdorf

Jürgen Grassl, MSc
Notfallsanitäter-NKI
Arbeiter-Samariter-Bund Österreichs
1150 Wien

Mag. Wolfgang Schuster
Richter des Arbeits- und Sozialgerichtes Wien
Arbeits- und Sozialgericht Wien
Wickenburggasse 8, 1090 Wien

Bei allen personenbezogenen Bezeichnungen meint die gewählte Formulierung beide Geschlechter, auch wenn aus Gründen der Lesbarkeit nicht beide Formen angeführt sind.

Reviewer:

Dr. Anita Maria Spandl
Juristin der ASBÖ-Rechtsabteilung
Arbeiter-Samariter-Bund Österreichs
1150 Wien

Bibliografische Information der Deutschen Nationalbibliothek
Die Deutsche Nationalbibliothek verzeichnet diese Publikation in der Deutschen Nationalbibliografie; detaillierte bibliografische Daten sind im Internet über http://dnb.d-nb.de abrufbar.

Copyright © 2012
Facultas Verlags- und Buchhandels AG,
facultas.wuv Universitätsverlag, Wien, Austria
Dieses Werk ist urheberrechtlich geschützt. Alle dadurch bedingten Rechte, insbesondere das Recht der Vervielfältigung und der Verarbeitung, der Übersetzung sowie der Speicherung in Datenverarbeitungsanlagen, bleiben dem Herausgeber vorbehalten.
Umschlagbild: ASBÖ
Foto: ASBÖ, Malteser, Johanniter, Österr. Rotes Kreuz, Grünes Kreuz, Oberster Gerichtshof, Österr. Parlament, Meierhofer Dominik, Stamberg Helmut, BMI, Österreichische Apothekerkammer, Europäisches Parlament, BMG
Satz: MDH-Media, Wien
Druck: Druckerei Berger, Horn
Printed in Austria
ISBN 978-3-7089-0818-2

Wichtiger Hinweis:
Die Autoren dieses Werks haben große Sorgfalt darauf verwendet, dass die gemachten Angaben dem derzeitigen Wissensstand entsprechen.

Vorwort

Sanitäter – früher eine Mischung aus Kraftfahrer, Träger und medizinischem Hilfspersonal. Die Verabschiedung des neuen Sanitätergesetzes Ende 2001 hat hier gravierende Änderungen gebracht und seither kann man berechtigt von einem eigenen Beruf und einem Berufsbild sprechen. Einen wesentlichen Aspekt stellt die neue und standardisierte Ausbildung dar. Zur berufsmäßigen Ausübung muss seither jeder Sanitäter das „Berufsmodul" im Ausmaß von 40 Stunden besuchen.

Die Akzeptanz Ihres Berufs hängt zu einem guten Teil davon ab, wie Sie sich in Ihrem Umfeld verhalten und wie gut Sie über diverse Themen Bescheid wissen. Professionalität wird zu einer immer wichtigeren Eigenschaft – diese bringt aber auch für die weitere Entwicklung Vorteile, einerseits durch höhere Anerkennung für Ihre Arbeit, letztlich natürlich auch durch finanzielle Vorteile im Sinne höherer Gehälter etc.

Mit dem vorliegenden Lehrbuch möchten wir Ihnen eine solide und umfassende Grundlage für das Selbststudium ebenso bieten wie ein Nachschlagewerk für Ihre spätere berufliche Aufgabe. Immer wieder werden Sie in Situationen kommen, wo es von Vorteil sein kann, zu wissen, wo man nachsehen kann! Bedenken Sie aber auch immer, dass speziell bei gesetzlichen Regelungen oft Änderungen stattfinden – nicht zuletzt aus diesem Grund finden Sie in den relevanten Kapiteln immer die Angabe zu den Gesetzesmaterialien, wo Sie auch zu einem späteren Zeitpunkt jederzeit die aktuelle Fassung des Gesetzestextes finden können.

In vielen anderen Büchern, die sich mit Inhalten der Ausbildung für Sanitäter beschäftigen, finden Sie ebenfalls Themen der Berufskunde. Zumeist haben diese dort aber einen eher untergeordneten Stellenwert, weshalb wir das vorliegende Buch als etwas umfangreicheres Werk gestaltet haben, das Sie etwas genauer und detaillierter mit den diversen Themen vertraut machen soll.

An dieser Stelle soll auch der Dank an die vielen Kolleginnen und Kollegen nicht vergessen werden, die uns mit Ideen, Fragen und Antworten immer wieder in der Gestaltung des Buches unterstützt haben! Ebenso gilt der ausdrückliche Dank Herrn Dr. Einar Sladecek, dessen Skriptum „Recht für Sanitäter" wir in Teilen auch für dieses Buch übernehmen durften.

So wünschen wir Ihnen an dieser Stelle spannende Lektüre, alles Gute für Ihre weitere Ausbildung und sehr viel Freude in einem spannenden Beruf, der in den nächsten Jahren und Jahrzehnten mit Sicherheit noch viele Veränderungen erfahren wird – und Sie können dabei sein!

Mag. Gerhard Holzer, MSc
Notfallsanitäter-NKI, Stabsoffizier

1. **Rettungsorganisationen in Österreich** 15
    1.1 Arbeiter-Samariter-Bund Österreichs 15
        1.1.1 Struktur nach 1947 16
        1.1.2 Aufgaben und Tätigkeiten 17
    1.2 Das Österreichische Rote Kreuz 19
        1.2.1 Historische Wurzeln und Strukturen 19
        1.2.2 Leistungsbereiche 20
    1.3 Das Grüne Kreuz 21
    1.4 Johanniter-Unfall-Hilfe 23
        1.4.1 Herkunft und Entwicklung 23
        1.4.2 Die Aufgaben der Johanniter im Überblick 23
    1.5 Malteser Hospitaldienst 24
    1.6 Berufsrettung Wien 26

2. **Recht & Gesetz – die Einführung** 29
    2.1 Stufenbau der Rechtsordnung 29
    2.2 Die Europäische Integration 30
        2.2.1 Der Europarat 30
        2.2.2 Die Europäische Union (EU) 31
        2.2.3 Der Europäische Wirtschaftsraum (EWR) 37
    2.3 Die Verfassung 37
        2.3.1 Regeln für Staat und Politik 38
        2.3.2 Die Grundprinzipien unserer Verfassung 38
        2.3.3 Grund- und Menschenrechte 41
    2.4 Die Gesetzgebung 45
        2.4.1 Demokratische Einrichtungen 45
        2.4.2 Die Gesetzesinitiative 48
        2.4.3 Die Beschlussfassung und Kundmachung 49
    2.5 Privatrecht 50
        2.5.1 Rechte auf Grund von Eigenschaften 51
        2.5.2 Besondere Haftungstatbestände 53
    2.6 Strafrecht 55
        2.6.1 Allgemeines 55
        2.6.2 Fahrlässigkeitsdelikte 56
        2.6.3 Unterlassungsdelikte 58
        2.6.4 Ausgewählte Tatbestände des StGB 61

3. **Das Sanitätergesetz** 65
    3.1 Rechte und Pflichten 65
        3.1.1 Allgemeine Pflichten 65
        3.1.2 Dokumentation 66
        3.1.3 Verschwiegenheitspflicht 69
        3.1.4 Auskunftspflicht 76
    3.2 Ausbildung 77
    3.3 Weiterbildung 84
    3.4 Strafbestimmungen 86

Inhaltsverzeichnis

4. **Gesetze des Gesundheitswesens** **89**
   - 4.1 Ärztegesetz (ÄrzteG) 89
     - 4.1.1 Notarzt und Leitender Notarzt 89
     - 4.1.2 Delegation von ärztlichen Aufgaben 91
   - 4.2 Gesundheits- und Krankenpflegegesetz 92
   - 4.3 Medizinproduktegesetz (MPG) 93
   - 4.4 Landesrettungsgesetze 96
   - 4.5 Patientenrechte 97

5. **Besondere Situationen** **99**
   - 5.1 Unterbringungsgesetz 99
   - 5.2 Patientenverfügung 101
   - 5.3 Sachwalterschaft 104
   - 5.4 Behandlungs- oder Transportverweigerung 106
   - 5.5 Straßenverkehr und Einsatzfahrzeuge 107
     - 5.5.1 Straßenverkehrsordnung (StVO) 108
     - 5.5.2 Kraftfahrgesetz (KFG) 110

6. **Arbeitsrecht** **113**
   - 6.1 Arbeitsvertrag – andere Verträge 113
     - 6.1.1 Arbeitsvertrag 113
     - 6.1.2 Bewegliches System 115
     - 6.1.3 Freier Dienstnehmer 115
     - 6.1.4 Werkvertrag 116
   - 6.2 Stufenbau der Rechtsordnung 117
   - 6.3 Verfassungsgesetz 117
   - 6.4 Kollektivvertrag 118
     - 6.4.1 Beispiele von möglichen Inhalten 119
     - 6.4.2 Satzung 121
   - 6.5 Betriebsvereinbarung 121
   - 6.6 Der Betriebsrat 122
   - 6.7 Arbeitsvertrag 123
   - 6.8 Angestellter – Arbeiter 123
   - 6.9 Arbeitnehmerpflichten 125
     - 6.9.1 Arbeitspflicht 125
     - 6.9.2 Versetzung 125
   - 6.10 Sorgfaltspflicht – Haftpflicht 126
   - 6.11 Treuepflicht 129
   - 6.12 Konkurrenzklausel 129
   - 6.13 Ausbildungskostenrückersatzklausel 130
   - 6.14 Arbeitgeberpflichten 132
     - 6.14.1 Entgeltzahlungspflicht 132
     - 6.14.2 Fürsorgepflicht 132
     - 6.14.3 Recht auf Beschäftigung 133
     - 6.14.4 Arbeitsverhältnis 133
     - 6.14.5 Probezeit 134
     - 6.14.6 Befristetes Dienstverhältnis 134

- 6.14.7 Kettendienstverträge 134
- 6.14.8 Kündigung 135
- 6.14.9 Entlassung 137
- 6.15 Vorzeitiger Austritt 142
- 6.16 Einvernehmliche Auflösung 143
- 6.17 Erlöschen des Arbeitsverhältnisses bei Tod 143
- 6.18 Arbeitszeit 144
- 6.19 Arten von Dienstverhinderungen 146
  - 6.19.1 Urlaub 146
- 6.20 Pflegefreistellung (Pflegeurlaub) 149
- 6.21 Dienstverhinderung 151
  - 6.21.1 Mitteilungs- und Nachweispflicht 152
- 6.22 Verhalten des Arbeitnehmers 152
  - 6.22.1 Entgeltfortzahlung bei Verhinderung 153
  - 6.22.2 Besonders geschützte Dienstverhältnisse 153
- 6.23 Mutterschutz und Karenz 153
  - 6.23.1 Kündigungs- und Entlassungsschutz 153
  - 6.23.2 Absolutes Beschäftigungsverbot 154
  - 6.23.3 Relatives Beschäftigungsverbot 154
  - 6.23.4 Elternkarenz 155
- 6.24 Betriebsräte 156
- 6.25 Präsenzdiener und Zivildiener 156
- 6.26 Behinderte Arbeitnehmer 157
  - 6.26.1 Begünstigte Behinderte 157
  - 6.26.2 Kündigungsschutz 157
- 6.27 Kündigungs- und Entlassungsschutz 158
- 6.28 Gleichbehandlungsgesetz 160
- 6.29 Verjährung/Verfall 161
- 6.30 Praktische Rechtsdurchsetzung 161

7. Das Sozialversicherungssystem 163
- 7.1 Überblick, Finanzierung und Leistungen 163
- 7.2 Die Krankenversicherung 168
  - 7.2.1 Wer ist versichert? 168
  - 7.2.2 Krankenbehandlung 169
  - 7.2.3 Hauskranken- und Anstaltspflege 170
  - 7.2.4 Arbeitsunfähigkeit wegen Krankheit 171
  - 7.2.5 Mutterschaft 171
  - 7.2.6 Zahnbehandlung 172
- 7.3 Die Unfallversicherung 173
  - 7.3.1 Leistungen bei Körperschaden 174
  - 7.3.2 Leistungen bei Tod 175
- 7.4 Die Pensionsversicherung 176
  - 7.4.1 Voraussetzungen 176
  - 7.4.2 Eigenpensionen 177
  - 7.4.3 Hinterbliebenenpensionen 180

Inhaltsverzeichnis

- 7.4.4 Ausgleichszulage 180
- 7.5 Die Arbeitslosenversicherung 181
- 7.6 Das Pflegegeld 181
    - 7.6.1 Allgemeines 181
    - 7.6.2 Anspruchsvoraussetzungen 182
    - 7.6.3 Ausmaß des Pflegegeldes 182
    - 7.6.4 Verfahren 183
    - 7.6.5 Einstufung 183
    - 7.6.6 Hilfe mit Fixwerten 185
    - 7.6.7 Pauschaleinstufungen 185
    - 7.6.8 Sachleistungen und Geldleistungen 187
- **8. Das Gesundheitswesen in Österreich** 189
- **9. Einrichtungen des Gesundheitswesens** 193
    - 9.1 Krankenanstalten 193
        - 9.1.1 Begriff der Krankenanstalt 193
    - 9.2 Arten von Krankenanstalten 194
        - 9.2.1 Leitung von Krankenanstalten 195
        - 9.2.2 Finanzierung 195
    - 9.3 Apotheken 197
- **10. Qualitätsmanagement** 199
    - 10.1 Patientenorientierung 202
    - 10.2 Patientensicherheit 203
        - 10.2.1 Richtlinien, Standards und Anweisungen 207
        - 10.2.2 Fehlermeldesystem 209
- **11. Organisation** 211
    - 11.1 Was ist Organisation? 211
    - 11.2 Organisationsaufgaben 211
    - 11.3 Organisationsziele 212
    - 11.4 Organisationsgrundsätze 214
        - 11.4.1 Wirtschaftlichkeit 214
        - 11.4.2 Zweckmäßigkeit 214
        - 11.4.3 Ausgeglichenheit 214
    - 11.5 Die Ablauf- oder Prozessorganisation 215
        - 11.5.1 Allgemeines 215
        - 11.5.2 Zusammenhang Funktion – Prozess 216
    - 11.6 Die Aufbauorganisation 219
        - 11.6.1 Grundbegriffe 219
        - 11.6.2 Gruppen- und Bereichsbildung 220
        - 11.6.3 Leitungsbildung 221
        - 11.6.4 Formen der Aufbauorganisation 222
- **12. Rechnungswesen** 227
    - 12.1 Bilanz und Gewinn- & Verlustrechnung 227
        - 12.1.1 Die Bilanz 228
        - 12.1.2 Gewinn- und Verlustrechnung 232
    - 12.2 Kostenrechnung & Kalkulation 235

	12.2.1 Einige Grundbegriffe	236
	12.2.2 Der Betriebsabrechnungsbogen (BAB)	238

13. Dokumentation **241**
    13.1 Daten und Information 244
    13.2 Transportdokumentation 246
    13.3 Einsatzdokumentation 250
    13.4 Dienst- & Fahrzeugdokumentation 257
    13.5 Großschaden & Katastrophenfall 260
        13.5.1 Checklisten & Formulare 261
        13.5.2 Patientenleitsystem 263
    13.6 Elektronische Dokumentation 266
        13.6.1 MEDEA 266
        13.6.2 DRUMS 269

Quellenverzeichnis **271**
Tabellen- und Abbildungsverzeichnis **272**
Stichwortverzeichnis **275**

Lernziele:

Der Sanitäter muss:

▶1 Der Sanitäter muss die großen österreichischen Rettungsorganisationen und deren Aufgabengebiete kennen.

▶2 Der Sanitäter muss die wichtigsten Grundsätze der österreichischen Verfassung beschreiben können.

▶3 Der Sanitäter muss die Grund- und Menschenrechte wiedergeben können.

▶4 Der Sanitäter muss die Gesetzgebung und den Stufenbau der Rechtsordnung in Österreich erklären können.

▶5 Der Sanitäter muss die für den Rettungsdienst wichtigen Bestimmungen im Allgemeinen Bürgerlichen Gesetzbuch beschreiben können.

▶6 Der Sanitäter muss die Rolle des Straf- und Arbeitsrechts für seinen Tätigkeitsbereich erklären können.

▶7 Der Sanitäter muss die Rechte und Pflichten für seinen Tätigkeitsbereich wiedergeben können.

▶8 Der Sanitäter muss die unterschiedlichen Aufgaben und Kompetenzen in den jeweiligen Tätigkeitsbereichen der verschiedenen Ausbildungsstufen erklären können.

▶9 Der Sanitäter muss die Rolle, Aufgaben und Kompetenzen eines Notarztes im Rettungsdienst erklären können.

▶10 Der Sanitäter muss die für seinen Tätigkeitsbereich relevanten Gesetze im Gesundheitswesen benennen können.

▶11 Der Sanitäter muss die für seinen Tätigkeitsbereich wichtigen Unterbringungsgründe im Rahmen des UBG erklären können.

▶12 Der Sanitäter muss die Anwendung einer Patientenverfügung im Rahmen seiner Tätigkeit darstellen können.

▶13 Der Sanitäter muss die gesetzlichen Bestimmungen in besonderen Situationen im Rahmen seines Tätigkeitsbereiches wiedergeben können.

Rettungsorganisationen Rechtsordnung Menschenrechte Gesetzgebung Sanitätergesetz Haftung Strafgesetzbuch Arbeitsrecht Dokumentation Sozialversicherungssystem Gesundheitswesen Qualitätsmanagement Unterbringungsgesetz Patientenverfügung Straßenverkehrsordnung Medizinproduktegesetz Kollektivve

▶14 Der Sanitäter muss die wesentlichen Merkmale der unterschiedlichen Verträge im Rahmen eines Arbeitsverhältnisses umreißen können.

▶15 Der Sanitäter muss den Zweck und den Unterschied von einem Kollektivvertrag und einer Betriebsvereinbarung beschreiben können.

▶16 Der Sanitäter muss die Rechte und Pflichten von Arbeitgeber und Arbeitnehmer umreißen können.

▶17 Der Sanitäter muss die Finanzierung sowie die Leistungen des Sozialversicherungssystems umreißen können.

▶18 Der Sanitäter muss einen Überblick über die Einrichtungen im österreichischen Gesundheitswesen geben können.

▶19 Der Sanitäter muss Qualitätsmanagement im Rettungsdienst und Krankentransport beschreiben können.

▶20 Der Sanitäter muss die fachgerechte und tätigkeitsrelevante Dokumentation im Rettungsdienst und Krankentransport erklären und anwenden können.

SAMARITERBUND

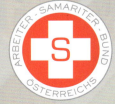

3.3 Weiterbildung

Im Gegensatz zu den Zeiten vor dem Sanitätergesetz ist seit dessen Einführung nun auch klar geregelt, was ein Sanitäter tun muss, um seine Tätigkeits- bzw. Berufsberechtigung zu behalten. Angesprochen ist diese Verpflichtung im § 4 (2) SanG, der bereits zu Beginn bei den allgemeinen Pflichten angesprochen worden ist:

- *Sanitäter haben sich tätigkeitsrelevant fortzubilden.*

Nicht zuletzt die **Forderung des Gesetzgebers**, die Tätigkeit gem. fachlicher und wissenschaftlicher Erkenntnisse auszuüben, macht eine **regelmäßige Fortbildung** unerlässlich! Weitere Regelungen zu dieser Verpflichtung finden sich dann auch im §50 SanG:

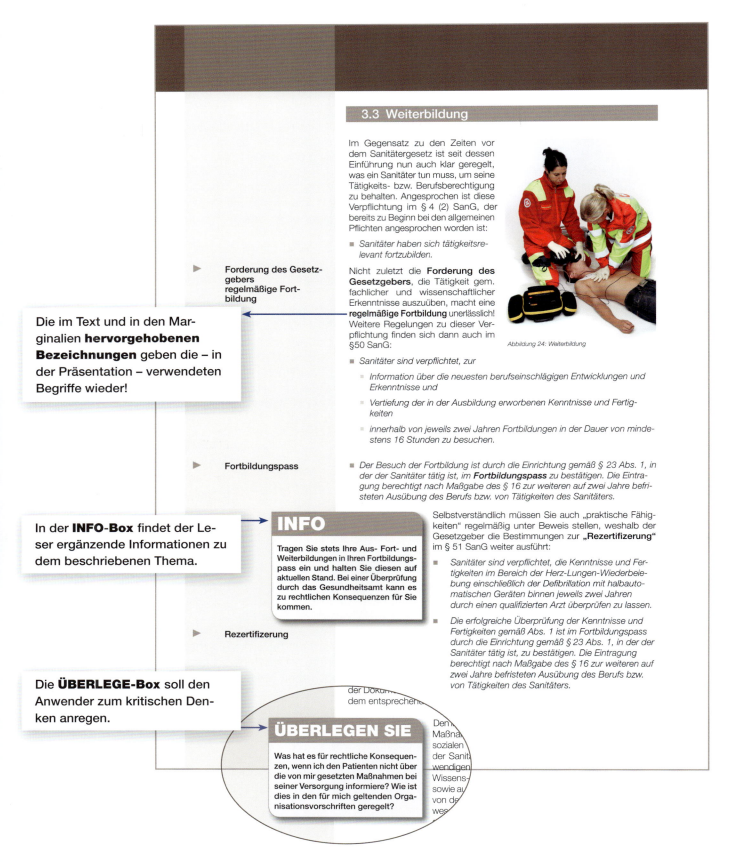

Abbildung 24: Weiterbildung

▸ Forderung des Gesetzgebers regelmäßige Fortbildung

> Die im Text und in den Marginalien **hervorgehobenen Bezeichnungen** geben die – in der Präsentation – verwendeten Begriffe wieder!

- *Sanitäter sind verpflichtet, zur*
    - *Information über die neuesten berufseinschlägigen Entwicklungen und Erkenntnisse und*
    - *Vertiefung der in der Ausbildung erworbenen Kenntnisse und Fertigkeiten*
    - *innerhalb von jeweils zwei Jahren Fortbildungen in der Dauer von mindestens 16 Stunden zu besuchen.*

▸ Fortbildungspass

- *Der Besuch der Fortbildung ist durch die Einrichtung gemäß § 23 Abs. 1, in der der Sanitäter tätig ist, im **Fortbildungspass** zu bestätigen. Die Eintragung berechtigt nach Maßgabe des § 16 zur weiteren auf zwei Jahre befristeten Ausübung des Berufs bzw. von Tätigkeiten des Sanitäters.*

INFO

Tragen Sie stets Ihre Aus-, Fort- und Weiterbildungen in Ihren Fortbildungspass ein und halten Sie diesen auf aktuellen Stand. Bei einer Überprüfung durch das Gesundheitsamt kann es zu rechtlichen Konsequenzen für Sie kommen.

> In der **INFO**-Box findet der Leser ergänzende Informationen zu dem beschriebenen Thema.

Selbstverständlich müssen Sie auch „praktische Fähigkeiten" regelmäßig unter Beweis stellen, weshalb der Gesetzgeber die Bestimmungen zur **„Rezertifizierung"** im § 51 SanG weiter ausführt:

▸ Rezertifizierung

- *Sanitäter sind verpflichtet, die Kenntnisse und Fertigkeiten im Bereich der Herz-Lungen-Wiederbelebung einschließlich der Defibrillation mit halbautomatischen Geräten binnen jeweils zwei Jahren durch einen qualifizierten Arzt überprüfen zu lassen.*
- *Die erfolgreiche Überprüfung der Kenntnisse und Fertigkeiten gemäß Abs. 1 ist im Fortbildungspass durch die Einrichtung gemäß § 23 Abs. 1, in der der Sanitäter tätig ist, zu bestätigen. Die Eintragung berechtigt nach Maßgabe des § 16 zur weiteren auf zwei Jahre befristeten Ausübung des Berufs bzw. von Tätigkeiten des Sanitäters.*

> Die **ÜBERLEGE-Box** soll den Anwender zum kritischen Denken anregen.

ÜBERLEGEN SIE

Was hat es für rechtliche Konsequenzen, wenn ich den Patienten nicht über die von mir gesetzten Maßnahmen bei seiner Versorgung informiere? Wie ist dies in den für mich geltenden Organisationsvorschriften geregelt?

Hinweise zur Anwendung

Das Sanitätergesetz

- Notfallsanitäter, die zur Durchführung der besonderen Notfallkompetenz Intubation gemäß § 12 berechtigt sind, haben ihre Kenntnisse und Fertigkeiten alle zwei Jahre durch einen qualifizierten Arzt überprüfen zu lassen.
- Die erfolgreiche Überprüfung der Kenntnisse und Fertigkeiten gemäß Abs. 3 ist im Fortbildungspass durch die Einrichtung gemäß § 23 Abs. 1, in der der Sanitäter tätig ist, zu bestätigen. Die Eintragung berechtigt zur weiteren auf zwei Jahre befristeten Ausübung der besonderen Notfallkompetenz Intubation.
- Die Berechtigung zur Durchführung der besonderen Notfallkompetenz Intubation gemäß Abs. 3 ruht, wenn
  - eine rechtzeitige Überprüfung nicht erfolgt ist oder
  - eine Überprüfung nicht erfolgreich bestanden wurde.
- Der Dienstgeber oder der Rechtsträger, zu dem Sanitäter tätig sind, haben sicherzustellen, dass Möglichkeiten der Überprüfungen gemäß Abs. 1 und 3 gewährleistet sind.

Während also die Bestimmungen der Absätze 4 und 5 nur für Notfallsanitäter mit der besonderen Notfallkompetenz „Intubation" zutreffen, gelten die anderen Bestimmungen für jeden Sanitäter.

Sie sollten an dieser Stelle aber auch beachten, dass manchmal irrtümlich davon gesprochen wird, dass 8 Fortbildungsstunden pro Jahr zu besuchen sind oder dass das **Reanimationstraining** inkl. „Defi-Rezertifizierung" in die vorgeschriebenen 16 Stunden eingerechnet wird. Beide Annahmen sind durch das Gesetz nicht gedeckt – Sie können **16 Stunden Fortbildung** kraft Gesetz beliebig auf 2 Jahre verteilen, der Nachweis Ihrer Kenntnisse der Reanimation ist aber zusätzlich zu erbringen.

Auf der anderen Seite ist es aber auch nicht so, dass man mit 16 Stunden innerhalb der 2-Jahres-Periode jedenfalls alle Verpflichtungen erfüllt hat! Gem. dem SanG und den entsprechenden Erläuterungen muss der Sanitäter sich in dem notwendigen Umfang aus- und fortbilden, damit er erstens seine Arbeit stets zum Wohl des Patienten und gemäß der aktuellen wissenschaftlichen Erkenntnisse und Standards durchführt; zweitens spricht der § 50 in Zusammenhang mit den wissenschaftlichen Erkenntnissen und Neuerungen von „mindestens 16 Stunden".

Wenn Sie also ein paar Fortbildungsstunden mehr besuchen, wird das keinesfalls schaden – umgekehrt würde aber, wenn Ihnen ein schwerer Versorgungsfehler passiert, ein Richter oder Sachverständiger sicher genau überprüfen, welche Fortbildungen in welchem konkreten Umfang Sie absolviert haben und ob der Fehler vermeidbar gewesen wäre, wenn Sie ein paar Stunden mehr absolviert hätten.

Wir möchten auch darauf hinweisen, dass Ihre Organisation eventuell abweichende **interne Regelungen** erlassen hat – sofern diese das Gesetz nicht „unterwandern" (weil z.B. nur 5 Stunden Fortbildung innerhalb von 2 Jahren gefordert werden o.Ä.), müssen Sie diese selbstverständlich beachten! Z.B. müssen Sanitäter der Rettung Wien eine Rezertifizierung gem. § 51 (3) jährlich durchführen, um die Berechtigung nicht zu verlieren oder bestimmte Landes-

---

⑧ Lernziel

Der Sanitäter muss die unterschiedlichen Aufgaben und Kompetenzen in den jeweiligen Tätigkeitsbereichen der verschiedenen Ausbildungsstufen erklären können.

Klar strukturierte **LERNZIELE**

▶ Reanimation
  16 Stunden Fortbildung

MERKE

Bedenken Sie auch in diesem Zusammenhang den §50, dass Sie sich mit aktuellen wissenschaftlichen Erkenntnissen und medizinischen Neuerungen vertraut machen müssen.

MERKE-Boxen sind wichtige Aussagen oder Lehrmeinungen für den Sanitäter!

TIPP

Auch wenn Sie laut Gesetz mit mindestens 16 Stunden Fortbildung in zwei Jahren den aktiven Status als Sanitäter beibehalten, achten Sie immer auf organisationsinterne Regelungen, die eventuell jährliche Fortbildungen vorschreiben.

TIPP-Boxen sind praxisrelevante Vorschläge für den Sanitäter!

▶ interne Regelungen

Rettungsorganisationen in Österreich

1. Rettungsorganisationen in Österreich

Um Leistungen des Rettungs- und Krankentransportes anbieten zu dürfen bedarf es einer entsprechenden Bewilligung. Details dazu sind u. a. in den anwendbaren Landesrettungsgesetzen geregelt.

In diesem Kapitel finden Sie einen Überblick über die bekannten Organisationen in Österreich – Kontaktinformationen dazu sind im Anhang aufgeführt.

1.1 Arbeiter-Samariter-Bund Österreichs

① Lernziel

Der Sanitäter muss die großen österreichischen Rettungsorganisationen und deren Aufgabengebiete kennen.

Der Begriff „Samariter", der uns sowohl bei Friedrich von Esmarch (siehe Abbildung) als auch bei den deutschen „Arbeiter-Samaritern" begegnet, ist in diesem Zusammenhang näher zu betrachten. Zugrunde liegt die Parabel vom barmherzigen Samariter aus dem Lukas-Evangelium (Lk 10,29 37): Ein Mann wird auf der Reise überfallen und niedergeschlagen, von den Vorbeigehenden kümmert sich jedoch lediglich ein Samariter (Bewohner von Samaria, im alten Palästina abschätzig betrachtet) um den Verletzten und lässt ihn auf eigene Kosten pflegen.

In der Frühen Neuzeit begann man das Gleichnis allgemein als Bild für den freiwillig Hilfe Leistenden aufzufassen, und im späten **19. Jahrhundert** setzte sich dann im gesamten deutschen Sprachraum der Begriff **„Samariter" als Synonym für „Ersthelfer"** durch. Naturgemäß gab es daher auch etwa innerhalb der Österreichischen Gesellschaft vom Roten Kreuz Samariterverbände bzw. sogar den Plan zur Schaffung eines staatlich finanzierten „Samariterbundes", der in Friedenszeiten Sanitätsdienst in den Gemeinden leisten und im Kriegsfall dem Roten Kreuz inkorporiert werden sollte.

▶ 19. Jahrhundert Samariter als Synonym für „Ersthelfer"

In eine definitive Verbindung zum medizinischen Feld gelangte der Begriff „Samariter" durch den erwähnten preußischen **Militärarzt Friedrich von Esmarch** und seinen **„Deutschen Samariter-Verein"**.

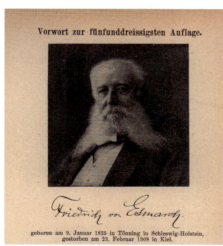
Abbildung 1: Friedrich von Esmarch

▶ Militärarzt Friedrich von Esmarch Deutscher Samariter-Verein

Merklich später als in Deutschland (1888 bzw. 1909) kam es in **Österreich** zur Entwicklung von **Samariterorganisationen** innerhalb der Arbeiterbewegung. Unter **Arbeiterbewegung** versteht man die Organisation von Arbeitern in politischen Interessensvertretungen und Parteien, die zugleich durch Bildung und Einflussnahme auf die Freizeitgestaltung versuchten, das politische Bewusstsein der Arbeiter zu formen.

▶ Österreich Samariterorganisationen Arbeiterbewegung

Wie in anderen Teilen Europas (Skandinavien, von Deutschland ausgehend Elsass, Schweiz und Tschechoslowakei) standen auch die österreichischen Samariterorganisationen im Zusammenhang mit dem Arbeitersport und damit

- Arbeiterbund für Sport und Körperkultur ASKÖ

auch mit den sozialdemokratischen Wehrverbänden: Pflege von Körperkultur und Sport waren neben ästhetischen Gesichtspunkten auch eng mit der Idee der Wehrhaftigkeit und des Kampfes verbunden. So erklärt sich auch, dass der **„Arbeiterbund für Sport und Körperkultur" (ASKÖ)** organisatorisch in den „Republikanischen Schutzbund" eingegliedert war.

- „Arbeiter-Samariter-Dienst"
- erstmals Statuten im Mai 1927

Die österreichische Arbeiter-Samariter-Bewegung ist Teil dieser beiden (zum Teil auch widersprüchlichen) Traditionen. Zum einen bezeichneten sich die Sanitäter des „Republikanischen Schutzbundes", des bewaffneten Wehrverbandes der Sozialdemokratischen Arbeiterpartei, als „Arbeiter-Samariter"; zum anderen wurde der Sanitätsdienst im Rahmen des ASKÖ **„Arbeiter-Samariter-Dienst"** genannt. Dieser erhielt im **Mai 1927 erstmals Statuten.**

> **MERKE**
> Im Mai 1927 erhielt der „Arbeiter-Samariter-Dienst" erstmals Statuten.

Nach der Selbstausschaltung des österreichischen Parlaments 1933 regierte der christlichsoziale Bundeskanzler Dollfuß autoritär und verbot den Republikanischen Schutzbund. Im Februar **1934** kam es zu bewaffneten Auseinandersetzungen zwischen christlich sozialer Heimwehr und Bundesheer auf der einen, Schutzbund auf der anderen Seite, worauf ein generelles **Verbot sozialdemokratischer Organisationen** folgte. Davon wie von der folgenden Konfiszierung des Vermögens war auch der ASBÖ betroffen.

- 1934, Verbot sozialdemokratischer Organisationen

Das weitere Schicksal der ASBÖ-Mitglieder von 1934 ist schwer nachvollziehbar. Einige gingen in die Illegalität oder Emigration, einige wenige beteiligten sich nach **1947** am **Wiederaufbau der Organisation.**

- 1947, Wiederaufbau der Organisation

1.1.1 Struktur nach 1947

Die Wiederbegründung des ASBÖ erfolgte im Jahre **1947.** Die erste ordentliche Bundeshauptversammlung wurde im Jahre 1948 in Wien einberufen. Seither finden diese Treffen in regelmäßigen Abständen von rund vier Jahren statt. Unterhalb der Ebene des **ASBÖ-Bundesverbandes** existieren gegenwärtig sechs **Landesorganisationen** und knapp **50 Bezirks- oder Ortsgruppen.**

- 1947, ASBÖ-Bundesverband
  Landesorganisationen
  50 Bezirks- oder Ortsgruppen
  Rechtspersönlichkeit

Jede dieser Gruppen verfügt über eine eigene **Rechtspersönlichkeit.** Manche Gruppen bestanden bereits in den dreißiger Jahren (z.B. St. Georgen am Steinfelde, zahlreiche Wiener Gruppen), andere kamen im Laufe der Jahrzehnte vor unterschiedlichen Hintergründen hinzu (z.B. Bad Ischl: Behindertenfahrten; Mödling: Wasserrettung). Die Landesorganisationen koordinieren die Gruppen besonders im Bereich der Ausbildung und führen gemeinsame Übungen und Wettbewerbe durch.

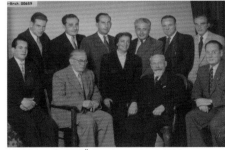
Abbildung 2: ASBÖ-Bundesvorstand 1964

- Bundesverband
  Landesorganisationen
  gemeinnützige GmbH

Nach 2000 wurde auf der Ebene des **Bundesverbandes** und einiger **Landesorganisationen** damit begonnen, die Vereinsstruktur durch Einrichtungen in der Organisationsform einer **„gemeinnützigen GmbH"** zu ergänzen.

Rettungsorganisationen in Österreich

1.1.2 Aufgaben und Tätigkeiten

Die **Versorgung von Verletzten** und ihr Transport weg von der Unfallstelle zählten zu den ursprünglichsten Aufgaben des ASBÖ. Aus der politischen Situation der Zwischenkriegszeit ergab sich, dass die meisten Anlässe, bei denen **Sanitätsdienst** geleistet wurde, mit politischen Veranstaltungen bzw. Sportereignissen in Zusammenhang standen. Im Bereich des Arbeitersports bildete die Arbeiterolympiade 1931 mit über 75.000 Sportlern aus 21 Ländern den Höhepunkt der Aktivitäten der „Arbeiter-Samariter" in der Zwischenkriegszeit. Daneben gab es damals bereits eine **Wasserrettung** an der Donau in Wien sowie den **„Wintersportunfalldienst"**, in dessen Rahmen der ASBÖ gemeinsam mit anderen Organisationen die Skipisten im Wienerwald betreute.

▶ Versorgung von Verletzten Sanitätsdienst

▶ Wasserrettung Wintersportunfalldienst

Motorisierte Fahrzeuge kamen etwa um **1910** in Verwendung, nach dem Ersten Weltkrieg (1914–1918) ersetzten sie im Krankentransport endgültig die Pferdefuhrwerke. Die Entwicklung in Bereifung und Stoßdämpfung sowie der Ausbau der städtischen Straßennetze ermöglichten eine immer effizientere Beförderung der Patienten. In den dreißiger Jahren verfügte die ASBÖ-Kolonne Neulengbach über ein Fahrzeug (siehe Bild).

▶ 1910, motorisierte Fahrzeuge

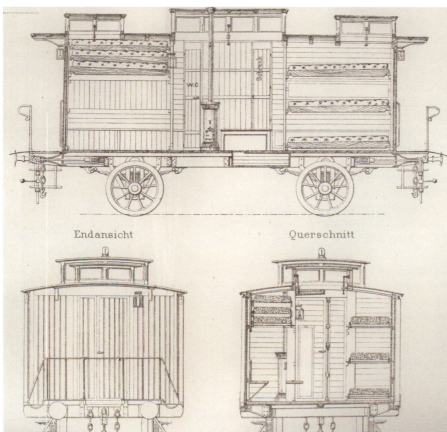

Abbildung 3: Fahrzeuge

1955 begann in **Wien** der **reguläre Krankentransport**, also ein telefonisch bestellbarer Fahrdienst – bisher hatte der ASBÖ ja einzelne Veranstaltungen betreut und gegebenenfalls Verletzte ins Krankenhaus gebracht.

▶ 1955, regulärer Krankentransport in Wien

Zur Entwicklung der Fahrtenzahlen bis in die Gegenwart ist zu bemerken, dass der starke Anstieg in den frühen achtziger Jahren auf den Beginn der PKW-Transporte zurückgeht.

▶ **Ausbildung in Erster Hilfe**
Schulung nach innen
Heranbildung eines Mitarbeiterstabes
Katastrophenhilfe

Ein grundlegendes Anliegen des ASBÖ ist seit jeher auch die **Ausbildung in Erster Hilfe.** Was die eigentliche Schulungstätigkeit betrifft, so ist die „innere" von der „äußeren" Schulung zu unterscheiden. Mit **„Schulung nach innen"** sind die Kurse gemeint, die der **Heranbildung des eigenen Mitarbeiterstabes** dienen. Hier bildeten sich bald, vor allem im Zusammenhang mit der **Katastrophenhilfe**, verschiedene Ausbildungsstufen und damit Dienstgrade (Hilfswachleiter, Hilfsplatzleiter) heraus.

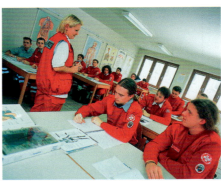
Abbildung 4: Schulung

Nach außen hin gab es zwei wichtige Etappen, die zu einem immer vielfältigeren Ausbildungsangebot führten. Die **Dienstnehmerschutzverordnung** von **1960** sah erstmals ab einer bestimmten Betriebsgröße **Betriebssanitäter** vor, wodurch die Erste Hilfe gleichsam in die Betriebe hineingetragen wurde. Zum zweiten bot der ASBÖ seit den späten sechziger Jahren in Zusammenarbeit mit einer Wiener Fahrschule **Erste-Hilfe-Kurse für Führerscheinwerber** auf freiwilliger Basis an. Die so gesammelten Erfahrungen flossen in den Prozess der Gesetzeserstellung ein, 1972 wurden die Kurse gesetzlich vorgeschrieben.

▶ **1960, Dienstnehmerschutzverordnung**
Betriebssanitäter
Erste-Hilfe-Kurse für Führerscheinwerber

Das Segment der „Sozialen Dienste" hat sich im letzten Drittel des 20. Jahrhunderts in vielfältiger Weise aus den Bereichen Krankentransport und Sanitätsdienst heraus entwickelt. Hintergrund dafür war einerseits die zunehmende Individualisierung der modernen Industriegesellschaft und damit die Lockerung von Familienverbänden, andererseits der massive Eingriff der öffentlichen Hand in die Bereiche der Fürsorge und Pflege jenseits der rein medizinischen Dienstleistung seit den 1970er Jahren.

▶ **soziale Dienste**
1997, Altenbetreuung

Die **sozialen Dienste** stehen deshalb in enger Verbindung mit dem Krankentransport, weil sie in vielfacher Weise in seiner Folge auftraten. Seit **1997** bietet der ASBÖ professionelle **Altenbetreuung** zu Hause an, wobei zwischen verschiedenen gesetzlichen Qualifikationsprofilen zu unterscheiden ist. Die Bereiche der **Hauskrankenpflege**, **Pflegehilfe** und **Heimhilfe** fallen in den Bereich der **Gesundheitsdienste** (und verlangen entsprechende Ausbildung), **Besuchs- und Reinigungsdienste** hingegen sind den Sozialen Diensten zuzurechnen.

▶ **Hauskrankenpflege**
Pflege- und Heimhilfe
Gesundheitsdienste
Besuchs- und Reinigungsdienste

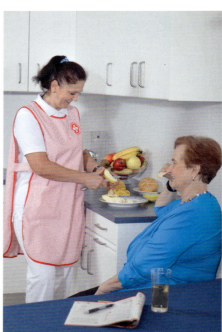
Abbildung 5: ASBÖ Heimhilfe

Rettungsorganisationen in Österreich

Der Bereich der **Katastrophenhilfe** hat sich insofern aus dem regulären Sanitätsdienst und Krankentransport heraus entwickelt, als dieselbe Hilfeleistung in größere Dimensionen projiziert wurde. Hintergrund waren stets kollektive Bedrohungsszenarien: der (im Ersten Weltkrieg erstmals hinter die Front getragene) Luftkrieg und der damit verbundene Luftschutz, nach dem Zweiten Weltkrieg und den Atombombenabwürfen über Hisroshima und Nagasaki (1945) erweitert um den Aspekt des **Strahlenschutzes**.

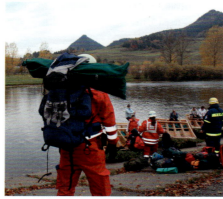

Abbildung 6: Katastrophenhilfe

In den sechziger Jahren begann sich der ASBÖ intensiver mit der Materie zu befassen und **Übungen im Gelände** durchzuführen. Dabei kam es zur **Zusammenarbeit mit anderen Einsatzorganisationen** bzw. staatlichen und kommunalen Einrichtungen wie **Bundesheer** (in dessen Übungsgebieten oft Trainings durchgeführt wurden und werden), **Polizei und Feuerwehr**. Die Angst vor einem Atomkrieg und das Thema Strahlenschutz beherrschten den Zivilschutz naturgemäß bis zum Ende des Kalten Krieges und darüber hinaus, da seit dem Reaktorunglück von Tschernobyl (1986) auch die zivile Nutzung der Kernenergie nicht mehr als ungefährlich bezeichnet werden konnte.

Die jüngsten Entwicklungen im Bereich der ASBÖ-Katastrophenhilfe zielen bewusst auf **Auslandseinsätze** ab. In den letzten Jahren kam es vermehrt zu Zusammenarbeit zwischen zivilen und militärischen Organisationen. Das bedeutet, dass das Bundesheer gezielt mit NGOs zusammenwirkt, um gemeinsam an (UN-)Auslandseinsätzen in Krisengebieten (z. B. Kosovo) mitzuwirken. Bei Naturkatastrophen wie Erdbeben oder einem Tsunami kann zudem die **ASBÖ-Hundestaffel** angefordert werden.

1.2 Das Österreichische Rote Kreuz

1.2.1 Historische Wurzeln und Strukturen

Henry Dunant, ein Schweizer Geschäftsmann, verarbeitete **1863** seine dramatischen Kriegserlebnisse im Buch „Eine Erinnerung an Solferino". Seinem persönlichen Einsatz ist es zu verdanken, dass im gleichen Jahr das Internationale Komitee vom Roten Kreuz gegründet und das **1. Genfer Abkommen** zum Schutz der Verwundeten im Felde beschlossen wurde.

Unterzeichner der nunmehr vier Genfer Abkommen und seiner zwei Zusatzprotokolle sind Staaten, die sich durch ihre Unterschrift dazu verpflichten, auf ihrem Staatsgebiet eine nationale Rotkreuz- oder Rothalbmondgesellschaft zu gründen, z. B. das **Österreichische Rote Kreuz** im Jahr **1880**.

Inzwischen gibt es weltweit **186 nationale Rotkreuz- und Rothalbmondgesellschaften**, die alle ein gemeinsames Ziel verfolgen: „das Leben von Menschen in Not und sozial Schwachen durch die Kraft der Menschlichkeit zu verbessern". Dabei orientieren sie sich täglich an den sieben internationalen Rotkreuz-Grundsätzen:

▶ Katastrophenhilfe
Strahlenschutz

▶ Übungen im Gelände
Zusammenarbeit mit anderen Einsatzorganisationen

▶ Bundesheer
Polizei
Feuerwehr

▶ Auslandseinsatz
ASBÖ-Hundestaffel

① Lernziel

Der Sanitäter muss die großen österreichischen Rettungsorganisationen und deren Aufgabengebiete kennen.

▶ 1863, Henry Dunant
1. Genfer Abkommen

▶ 1880, Österreichisches Rotes Kreuz

▶ 186 nationale Rotkreuz- und Rothalbmondgesellschaften

▶ Menschlichkeit
Unparteilichkeit
Neutralität
Unabhängigkeit
Freiwilligkeit
Einheit
Universalität

▶ internationale Rotkreuz-Aktivitäten

▶ ÖRK
60.000 Freiwillige, Hauptberufliche, Zivildienstleistende

▶ Rettungs- und Krankentransportdienst

▶ Blutspendedienst

▶ Gesundheits- und Soziale Dienste

Menschlichkeit, Unparteilichkeit, Neutralität, Unabhängigkeit, Freiwilligkeit, Einheit und Universalität. Die internationalen Rotkreuz-Aktivitäten werden von Genf (Schweiz) aus koordiniert: im Falle der Hilfe bei kriegerischen Konflikten durch das Internationale Komitee vom Roten Kreuz (www.ifrc.org), zur Unterstützung der Bevölkerung nach Naturkatastrophen durch die Internationale Föderation der Rotkreuz- und Rothalbmondgesellschaften (www.ifrc.org).

1.2.2 Leistungsbereiche

Im **Österreichischen Roten Kreuz (ÖRK)** leisten täglich mehr als **60.000 freiwillige, hauptberufliche** und **Zivildienst** leistende Mitarbeiter ihren Dienst – aus Liebe zum Menschen. Die meisten Mitarbeiter sind im bekanntesten Leistungsbereich tätig: dem **Rettungs- und Krankentransportdienst**. Bei einem Notfall dauert die Zeit von der Betätigung des Notrufes bis zum Eintreffen eines Rotkreuzwagens überall in Österreich maximal 15 Minuten.

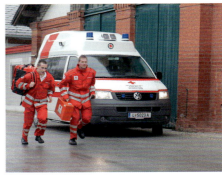

Abbildung 7: Rettungseinsatz

„Rette Leben – spende Blut" lautet der Aufruf des Rotkreuz-**Blutspendedienstes**, dessen Ziel die Vollversorgung der österreichischen Krankenanstalten mit sicheren Blutprodukten ist. Die freiwillige und unbezahlte Blutspende sowie ein Qualitätsmanagementsystem und die strengen österreichischen gesetzlichen Bestimmungen sorgen für höchstmögliche Sicherheit für Spender und Patienten. Blut spenden können alle gesunden Personen ab einem Alter von 18 Jahren.

Angesichts der immer größer werdenden Zahl älterer Menschen in unserer Gesellschaft sind die **Gesundheits- und Sozialen Dienste** im ÖRK ein Schwerpunkt, der immer stärker an Bedeutung gewinnt. Ältere und kranke Menschen haben den Wunsch, so lange wie möglich zu Hause gepflegt zu werden.

Das ÖRK hilft Angehörigen und Betreuungsbedürftigen dabei: durch kompetente medizinische Unterstützung, durch eine zusätzliche Hand im Haushalt, bei der Erledigung von Alltagsgeschäften oder durch ein umfangreiches Bildungsangebot. Rotkreuz-Hospizhelfer begleiten unheilbar kranke Menschen und ihre Angehörigen und ermöglichen ein Leben in Würde bis zuletzt.

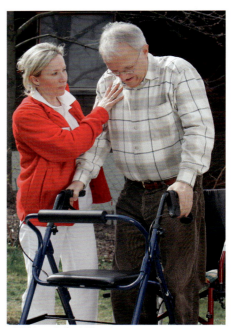

Abbildung 8: Sozialdienst

Rettungsorganisationen in Österreich

Trinkwasser, das wichtigste Medikament, ist nicht rezeptpflichtig und in vielen Ländern unserer Welt keine Selbstverständlichkeit. Die **Katastrophenhilfe** des ÖRK ist u. a. auf die Aufbereitung von Trinkwasser spezialisiert und setzt ihr Wissen weltweit dort ein, wo es am dringendsten benötigt wird, bei Naturkatastrophen oder der **Versorgung von Flüchtlingen**. Auch innerhalb Österreichs wird das ÖRK im Katastrophenfall zu Hilfe gerufen und ist stets einsatzbereit.

▶ Katastrophenhilfe Versorgung von Flüchtlingen

Im Bereich der **Aus- und Fortbildung** schenkt das Rote Kreuz der Bevölkerung genauso viel Augenmerk wie den **eigenen Mitarbeitern**: Insgesamt nehmen **jährlich 160.000 Personen** an diversen Kursen, Seminaren und Workshops teil! Die Erste Hilfe stellt nur eines der Fachgebiete dar, für die das ÖRK in Ausbildung, aber auch Weiterentwicklung federführend ist.

▶ Aus- und Fortbildung eigene Mitarbeiter jährlich 160.000 Personen

Wenn im Katastrophen- oder Kriegsfall Angehörige den Kontakt zu ihren Familien verlieren, stellt ihn der **Suchdienst** des ÖRK wieder her, entweder durch den Austausch von Rotkreuz-Nachrichten oder durch persönliche Kontakte und die **Wiederzusammenführung getrennter Angehöriger**. Der Suchdienst hat seit dem Zweiten Weltkrieg mehr als eine halbe Million Suchanträge entgegengenommen. Derzeit geht es bei den Anfragen an den Rotkreuz-Suchdienst vermehrt um die Suche von Angehörigen von Migranten, die ihre Familie meist im Zuge von Kriegswirren verloren haben.

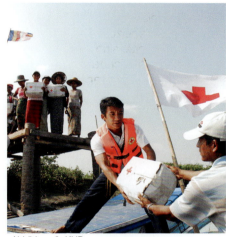

Abbildung 9: KHD

▶ Suchdienst Wiederzusammenführung getrennter Angehöriger

Bewaffnete Konflikte haben seit dem Ende des Kalten Krieges stark zugenommen. Ihre Auswirkungen auf die zivile Bevölkerung sind meist verheerend. Im Kriegsfall hat das Rote Kreuz die Aufgabe, zur Einhaltung der Genfer Abkommen und ihrer Zusatzprotokolle zum Schutz der Zivilbevölkerung aufzurufen. Gemeinsam mit der Bereitstellung eines Sanitätsdienstes ist dies die ureigenste Aufgabe des Roten Kreuzes und führt wieder zurück zur Gründung durch Henry Dunant. In Friedenszeiten finden laufend Informations- und Weiterbildungsveranstaltungen, unterstützt durch entsprechende Publikationen, zur Bewusstseinsbildung und Wissensvermittlung statt.

1.3 Das Grüne Kreuz

① Lernziel

Der Sanitäter muss die großen österreichischen Rettungsorganisationen und deren Aufgabengebiete kennen.

Das Grüne Kreuz ist ein **gemeinnütziger Verein mit Sitz in Wien**. Er leistet vor allem qualifizierte Rettungs- und Krankentransporte, darüber hinaus führt es Intensivtransporte mit Arztbegleitung, europaweite Überstellungstransporte und Rehabilitationstransporte durch. Ebenfalls angeboten werden Sanitäts- und Ambulanzdienste, Seniorenalarm-Notruf, Ausbildungskurse zum staatlich geprüften Rettungssanitäter, Erste-Hilfe-Kurse zum Erwerb der Lenkerberechtigung, Erste-Hilfe-Kurse für Betriebe und zu guter Letzt besitzt das Grüne Kreuz eine eigene Rettungshundestaffel.

▶ gemeinnütziger Verein Sitz in Wien

Das Grüne Kreuz wurde **1993 von Walter Tögel** und seinem Stellvertreter **Manfred Rotter gegründet**. Die erste Ausfahrt erfolgte von der damaligen

▶ 1993, von Walter Tögel und Manfred Rotter gegründet

Dienststelle Gramatneusiedl. 1994 wurde eine zweite Dienststelle in Mannswörth bei Schwechat eingerichtet. 1997 wurde in Wien-Simmering eine Zentrale eingerichtet. 2005 folgte die Etablierung neuer Dienststellen in Leopoldsdorf, Aspang und St. Pölten. 2006 kamen weitere Standorte in Graz, Rannersdorf und Lieboch hinzu. Seit Juli 2009 besteht auch in Wiener Neustadt eine Dienststelle. Im Dezember 2009 wurde eine eigene Rettungshundestaffel etabliert.

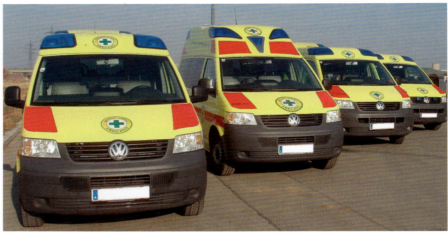

Abbildung 10: Einsatzwagen des Grünen Kreuzes

▶ in Wien und Niederösterreich behördlich anerkannte Rettungsorganisationen

Der Verein gehört zu den **in Wien und Niederösterreich behördlich anerkannten Rettungsorganisationen** und befindet sich seit **November 2008** im **Wiener Rettungsverbund**. Im Jahr 2010 absolvierte das Grüne Kreuz 11.052 Einsätze im Auftrag der allgemeinen Notruforganisation (Notrufnummer 144) in Wien.

▶ 2008, Wiener Rettungsverbund
ISO 9002:1994 zertifiziert
Qualitätsmanagement

Die Organisation bekam im September 2000 die **ISO 9002:1994-Zertifizierung** für **Qualitätsmanagement** im Bereich „Organisation und Durchführung von Kranken- und Rettungstransporten sowie den Einsatz von Intensiv- und Notarztwägen", somit war das Grüne Kreuz die erste Rettungsorganisation in Österreich, welche eine solche Zertifizierung erhielt. Inzwischen wurde die ISO 9002-Zertifizierung zur ISO 9001:2000 und im Oktober 2009 auf die ISO 9001:2008 reorganisiert. Zusätzlich engagiert sich das Grüne Kreuz im Bereich des nachhaltigen Wirtschaftens und hat neben einem eigenen Corporate Social Responsibility-Verantwortlichen für die Jahre 2007–2010 auch den ÖkoProfit der Stadt Wien erhalten. Im Jahr 2010 wurden insgesamt 172.000 Transporte in drei Bundesländern durchgeführt.

▶ 180 hauptberufliche, 250 ehrenamtliche Mitarbeiter
100 Zivildiener jährlich
35 Notärzte Intensivtransporte

Der Verein beschäftigt **180 hauptberufliche Mitarbeiter, 250 ehrenamtliche Mitarbeiter** und ist als Zivildiensteinrichtung für **100 Zivildiener jährlich** verantwortlich. Zusätzlich gibt es einen Pool von **35 Notärzten** für **Intensivtransporte**. Insgesamt verfügt das Grüne Kreuz über 140 Einsatzfahrzeuge (Kranken- und Notfallkrankenwagen, Rettungswagen und Intensivtransportwagen). Im Jahr 2010 wurde mit einem **Spezialfahrzeug (Baby-NAW)** ein neonatales Transportnetz in Wien aufgebaut.

▶ Spezialfahrzeug Baby-NAW

Das Grüne Kreuz als Organisation finanziert seinen Dienstbetrieb durch die Erträge aus bezahlten Diensten im Sanitätswesen und durch den Rettungsdienstbeitrag („Rettungseuro") der Gemeinden. In den Bundesländern Oberösterreich und Salzburg finden sich „assoziierte Organisationen", die ebenfalls unter dem Logo des Grünen Kreuz ihren Dienst versehen. Diese Einrichtungen befinden sich in Familienbesitz und haben in der Region bereits eine langjährige Tradition.

Rettungsorganisationen in Österreich

1.4 Johanniter-Unfall-Hilfe

1.4.1 Herkunft und Entwicklung

Die Johanniter stehen für soziales **Engagement in christlicher Tradition**. Unter dem Schirm des evangelischen Johanniterordens, dessen wichtigstes Anliegen seit Jahrhunderten die **Hilfe von Mensch zu Mensch** ist, ist die Johanniter-Unfall-Hilfe in unterschiedlichen sozialen und karitativen Bereichen aktiv. Dazu zählen Rettungsdienst und Krankentransport, mobile Gesundheits- und Kranken- sowie Palliativpflege, Erste-Hilfe-Kurse und Ausbildungen für Fachpersonal im Bereich Medizin und Pflege, Katastrophenhilfe und Jugendarbeit.

Die Wurzeln der Johanniter gehen auf den **Ritterlichen Orden Sankt Johannis** vom Spital zu Jerusalem zurück, der **1099 in Jerusalem gegründet** wurde, um kranke und arme Pilger zu pflegen. Aus diesem Orden sind später der katholische Malteserorden und der evangelische Johanniterorden hervorgegangen. Sie zählen damit zu den ältesten Ritterorden. Unter dem Dach der Ordensallianz existieren heute **vier europäische Johanniterorden** in **Großbritannien**, **Schweden**, den **Niederlanden** und in **Deutschland**. In Österreich ist eine Kommende des deutschen Johanniterordens eingerichtet.

Die Johanniter-Unfall-Hilfe wurde **1974** als klassische **Rettungsorganisation in Wien gegründet**. Damals starteten einige engagierte Ehrenamtliche mit einem einzigen Krankentransportwagen, einem Einstandsgeschenk der deutschen Johanniter. Bereits **1978** wurde eine **weitere Station in Innsbruck** (Tirol) mit dem Schwerpunkt Behindertenarbeit und **1979** ein Rettungsdienst in **Patergassen** (Kärnten) eingerichtet. **2007** folgte eine weitere Rettungsstation in **Orth an der Donau**, **2010** wurde das **Mobile Palliativteam** in **Waidhofen an der Ybbs** ins Leben gerufen.

1.4.2 Die Aufgaben der Johanniter im Überblick

In Wien zählen der **Rettungs- und Krankentransportdienst** sowie **Erste-Hilfe-Kurse** und fachspezifische Ausbildungen für Sanitäter und medizinisches Personal zu den Kernaufgaben der Johanniter. Mit dem **Akutpflegedienst**, einem Pflegedienst für Notfälle, leisteten die Johanniter Pionierarbeit. Er ist mittlerweile unverzichtbarer Bestandteil des Wiener Pflegeangebotes.

Die Johanniter Tirol sind in der **Gesundheits- und Krankenpflege** ein führender Anbieter in Innsbruck. Neben der klassischen Hauskrankenpflege werden auch soziale Dienste für Pflegebedürftige und Menschen mit Behinderungen angeboten.

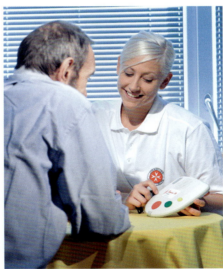
Abbildung 11: Hausnotruf

---

1 Lernziel

Der Sanitäter muss die großen österreichischen Rettungsorganisationen und deren Aufgabengebiete kennen.

▶ Engagement in christlicher Tradition
  Hilfe von Mensch zu Mensch

▶ Ritterlicher Orden Sankt Johannis
  1099 in Jerusalem gegründet

▶ vier europäische Johanniterorden
  Großbritannien
  Schweden
  Niederlande
  Deutschland

▶ 1974, Rettungsorganisation in Wien gegründet
  1978, weitere Station in Innsbruck

▶ 1979, Patergassen
  2007, Orth an der Donau
  2010, Mobiles Palliativteam Waidhofen an der Ybbs

▶ Rettungs- und Krankentransportdienst
  Erste-Hilfe-Kurse
  Akutpflegedienst

▶ Gesundheits- und Krankenpflege

1 Lernziel

Der Sanitäter muss die großen österreichischen Rettungsorganisationen und deren Aufgabengebiete kennen.

Zu den Kursangeboten zählen fachspezifische Ausbildungen im Bereich Pflege sowie Erste Hilfe.

Die Rettungsstationen Patergassen und Orth an der Donau sind vorwiegend im Rettungsdienst und Krankentransport tätig. In Waidhofen an der Ybbs wurde ein mobiler Palliativpflegedienst eingerichtet, der Menschen mit chronischen und unheilbaren Erkrankungen und deren Angehörige betreut.

- Erste-Hilfe-Kurse sowie Ausbildungen im Bereich Notfallmedizin, Rettungsdienst und Pflege
- Rettungsdienst und Krankentransport, Organtransport, Behindertenfahrdienst und Sanitätsdienste
- Gesundheits- und Krankenpflege, Akutpflegedienst, mobile Palliativpflege
- Soziale Dienste und Hausnotruf
- Katastrophenhilfsdienst; Rettungshundegruppe
- Jugendarbeit

▶ **Spenden Mitgliedsbeiträge**

Die Dienstleistungen der Johanniter werden zu einem beachtlichen Anteil durch **Spenden** und die **Mitgliedsbeiträge** von Förderern finanziert. Nicht nur die hauptberuflichen Mitarbeiter, sondern auch zahlreiche Ehrenamtliche sowie Zivildienstleistende tragen zum Erfolg der Johanniter bei.

1.5 Malteser Hospitaldienst

Einleitend muss an dieser Stelle erwähnt werden, dass Sie als Absolvent des Berufsmoduls mit dem Malteser Hospitaldienst wohl eher selten in Berührung kommen werden – **alle Dienstleistungen** dieser Organisation werden **ausschließlich** auf **ehrenamtlicher** Basis erbracht! Neben den noch in der Folge dargestellten Leistungen betreibt der MHDA in Wien auch einen Notarztwagen, der zu bestimmten Zeiten im Rettungsverbund unter dem Rufnamen „Malta1" im Dienst ist und ebenfalls von freiwilligen Sanitätern und Ärzten besetzt wird.

▶ **alle Dienstleistungen ausschließlich ehrenamtlich**

▶ **1048, Jerusalem Malteser-Ritter-Orden**

1048 gründeten Kaufleute aus Amalfi in **Jerusalem** unter der Leitung einer Bruderschaft ein Hospital für arme und kranke Pilger, aus der später der **Malteser-Ritter-Orden** hervorging. Der Malteser Hospitaldienst Austria (MHDA) entstand im Herbst 1956 aus spontanen Hilfsaktionen von Mitgliedern des Souveränen Malteser-Ritter-Ordens während des ungarischen Volksaufstands in der Flüchtlingsbetreuung im Burgenland und in Wien.

▶ **größte rein ehrenamtliche Rettungs- und Behindertenbetreuungsorganisation in Österreich**

Um auch für die Zukunft einen organisatorischen Mantel zu schaffen, wurde der Malteser Hospitaldienst als Sanitäts- und Behindertenbetreuungsorganisation des Malteser-Ordens eingerichtet. Seitdem hat sich der Malteser Hospitaldienst Austria zur **größten rein ehrenamtlichen Rettungs- und Behindertenbetreuungsorganisation in Österreich** entwickelt.

▶ **Katastrophenschutz Krankentransport Notarzt- und Ärztefunkdienst Betreuungsdienste Behinderte**

▶ **Alten- und Krankendienste Ausflüge Wallfahrten Jugend-Sommerlager**

Unter beträchtlichem Zeitaufwand aller Freiwilligen wird ein beachtliches Leistungsspektrum vom **Katastrophenschutz** über **Krankentransport**, **Notarzt- und Ärztefunkdienst**, persönliche **Betreuungsdienste** für **Behinderte**, **Alten- und Krankendienste**, Dienste an Menschen ohne festen Wohnsitz bis hin zu **Ausflügen** und regelmäßigen **Wallfahrten** geboten. Aufwendige erlebnispädagogisch orientierte Projekte wie das Internationale Malteser **Jugend-**

Rettungsorganisationen in Österreich

Sommerlager oder das Malteser Wildwassercamp sowie die regelmäßigen Rom- und Lourdes-Pilgerzüge mit teils schwerstkranken Patienten bringen ersehnte Abwechslung in den Alltag der Betreuten und ermöglichen Menschen mit physischen und geistigen Behinderungen unvergessliche Erlebnisse. Darüber hinaus fördern sie geistig und körperlich behinderte Menschen dabei, ihre eigene Leistungsfähigkeit zu entdecken, sich darüber zu freuen und dadurch eine Stärkung ihres Selbstvertrauens, ihrer Selbstachtung und Zuversicht zu erfahren. Ob durch rasche Hilfe im Katastrophenfall bei Hochwasser in Österreich oder bei Naturereignissen und Flüchtlingsdramen außerhalb unserer Landesgrenzen, durch die professionelle medizinische Versorgung bei Massenunfällen und internationalen Sportveranstaltungen wie der Fußball-Europameisterschaft oder einfach durch die Betreuung von Pilgern und Alleingelassenen – die Malteser sind stets zur Stelle, wenn es darum geht, unbürokratisch, schnell und effizient eine helfende Hand zu reichen.

Insgesamt haben 2010 im MHDA 690 Mitglieder 120.440 Dienststunden geleistet. Über 23.000 Dienststunden entfallen auf den Sanitätsbereich mit Krankentransporten, Rettungsdiensten und Ambulanzen. In 99 Erste-Hilfe-Kursen für Führerscheinanwärter und betriebliche Ersthelfer wurden 628 Personen in Grundlagen der Ersten Hilfe ausgebildet. In den Bereichen Steiermark und Salzburg wurden darüber hinaus **Verkehrscoachings** durchgeführt – über die Gefahren des Lenkens eines Fahrzeugs unter Alkohol- und Drogeneinfluss aufgeklärt. Österreichweit führte der MHDA im Jahr 2010 208 Ambulanzen durch. Die dabei abgedeckte Palette reicht von kleinen zweistündigen Veranstaltungen mit zwei Sanitätern bis hin zu mehrtägigen **Großevents** unter Einschluss einer oder mehrerer Sanitätshilfestellen (vgl. nachstehende Abbildung):

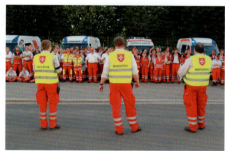

Abbildung 12: Ambulanzeinsatz in Wien

▶ Verkehrscoaching Großevents

Rund 700 Pilger aus ganz Österreich, darunter 160 kranke, behinderte und betreuungsbedürftige Menschen und 265 Malteser, nahmen 2010 an den **Großwallfahrten nach Rom und Lourdes** teil. Dabei wurden in Summe 41.445 Dienststunden erbracht. Im Rahmen von 549 Besuchs- und Sonderdiensten erlebten über 2.200 betreute Personen Abwechslung in ihrem Alltag.

▶ Großwallfahrten nach Rom und Lourdes

21.562 Dienststunden wurden dafür geleistet: Durch den Fahrtendienst zwischen Salzburg und Bruck, der behinderte Schüler, die ihre Familien ansonsten nur in den Ferien sehen könnten, nach Hause bringt, konnten insgesamt 174 **Familienbesuche** ermöglicht werden. Knapp 40.000 Dienststunden wurden für interne Vorbereitungsarbeiten von Sanitäts- und Betreuungsmaßnahmen sowie die Verwaltung aufgewendet.

▶ Familienbesuche

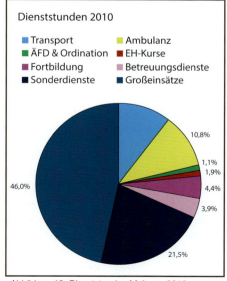

Abbildung 13: Dienststunden Malteser 2010

▶ Aus- und Weiterbildung der Mitglieder

4.443 Stunden wurden 2010 in die interne **Aus- und Weiterbildung der Mitglieder** investiert.

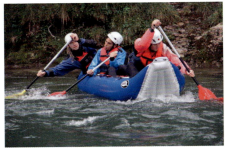
Abbildung 14: Sonderdienst

1.6 Berufsrettung Wien

In Wien findet sich – als einziger Stadt in Österreich – eine durch die öffentliche Hand betriebene **Berufsrettung**. Organisatorisch ist sie mittlerweile als eigene Magistratsabteilung (MA) geführt, die MA 70. Die nachfolgenden Ausführungen beruhen auf einem Artikel des wissenschaftlichen Leiters der Rettungsakademie Dr. Reinhard Malzer.

> **Lernziel**
>
> Der Sanitäter muss die großen österreichischen Rettungsorganisationen und deren Aufgabengebiete kennen.

▶ Berufsrettung

▶ Gründung
1881, Ringtheaterbrand
Jaromir Freiherr von Mundy
Johann Nepomuk Graf Wilczek

Die **Gründung** der Wiener Rettung folgte einem tragischen Anlass: Der verheerende **Ringtheaterbrand** am 8. Dezember **1881** kostete 386 Menschen das Leben. Schon am folgenden Morgen beschloss **Jaromir Freiherr von Mundy**, gemeinsam mit dem späteren Ehrenpräsidenten **Johann Nepomuk Graf Wilczek** und anderen namhaften Persönlichkeiten eine freiwillige Rettungsgesellschaft zu gründen. Kaiser Franz Josef I. segnete das Projekt ab und bedachte die Gesellschaft mit Zuwendungen – Geldmittel und Pferde aus den k. u. k. Hofstallungen.

Die erste Rettungsstation öffnete am 1. Mai 1883 im 1. Bezirk am Fleischmarkt ihre Pforten, wenige Jahre später nahm eine weitere Station in der heutigen Bösendorferstraße ihren Dienst auf. Die Inanspruchnahme der Dienste war rasch steigend, sodass 1889 bereits eine neue Zentralstation am Stubenring mit 17 Pferdewagen in Betrieb gehen konnte. Allerdings brachten die Kosten für Anschaffungen und Betrieb die Gesellschaft in diesen Jahren in finanzielle Nöte: Ohne private Unterstützung, Wohltätigkeitsveranstaltungen und Spendengelder wäre die drohende Auflösung des Vereins wohl unvermeidbar gewesen.

▶ 1. Juli 1894
Reform des Sanitätsdienstes
Inspektionsärzte

Der **1. Juli 1894** ist insofern ein bedeutsamer Tag, als er eine grundlegende **Reform des Sanitätsdienstes** einläutete (und die Wiener Rettung vielleicht auch bis heute so einzigartig macht): die Aufnahme von 10 fix besoldeten **Inspektionsärzten**, welche rund um die Uhr Bereitschaft hatten und sich bei jeder Intervention gemeinsam mit 2 Sanitätsgehilfen samt notwendigem Sanitätsmaterial an den Unfallort begaben. Im Jahr 1897 wurde die Rettungszentrale in der Radetzkystraße gegründet, welche 2001 nach einem Umbau neu eröffnet werden konnte.

Mit Hilfe der Alliierten und des Internationalen Roten Kreuzes konnte die Wiederaufbauarbeit nach Ende des Zweiten Weltkriegs mehr oder weniger rasch bewältigt werden. Der nunmehrige „Wiener Städtische Rettungs- und Krankentransportdienst" blieb in der Folge fast 50 Jahre dem Anstaltenamt (MA 17) zugeordnet. In den 1950er Jahren erfolgte die erste Modernisierungswelle: Ausstattung der Fahrzeuge mit Folgetonhorn und zentrale Lenkung aller Einsatzfahrzeuge mit Sprechfunk über die Leitstelle in der Rettungszentrale.

Rettungsorganisationen in Österreich

Das Jahr 1965 brachte mit dem Landesrettungsgesetz eine neue Revolution: Die Rettung wurde demnach verpflichtet, auch Patienten zu versorgen, die „in ihrer Unterkunft wegen unmittelbarer Lebensgefahr sofortiger ärztlicher Hilfe bedürfen, die anders nicht gewährleistet ist" – bis dahin war die Tätigkeit fast ausschließlich auf die Straße und öffentliche Orte beschränkt gewesen. Wenige Jahre später ein weiterer Meilenstein: Ausstattung der arztbesetzten Fahrzeuge mit den **ersten tragbaren Defibrillatoren**, sodass einer solchen fahrbaren „Ambulanz" nun alle Mittel zur Diagnose und Behandlung von lebensbedrohlichen Störungen der Vitalfunktionen zur Verfügung standen.

▶ **erster tragbarer Defibrillator**

1977 schließlich konnten die bis dahin im Rettungswesen in Wien tätigen befreundeten Organisationen Rotes Kreuz, Arbeiter-Samariter-Bund, Johanniter-Unfall-Hilfe und Malteser Hilfsdienst gemeinsam mit dem Wiener Rettungs- und Krankenbeförderungsdienst zu einem Rettungsverbund zusammengeschlossen werden: Die Anforderung eines Rettungsmittels erfolgt nunmehr unter der einheitlichen Notrufnummer 144 – das nächstgelegene Fahrzeug wird sodann von einer einzigen **Leitstelle** disponiert (die „Vier für Wien").

▶ **Leitstelle**

Die Wiener Rettung repräsentiert heute eine **Magistratsabteilung** mit 600 hauptamtlichen Mitarbeitern, 400 davon Sanitäter im Fahrdienst, wovon der Großteil im 24-Stunden-Wechseldienst arbeitet. 40 Protokollführer versehen ihren Dienst nach dem gleichen Schema als „Dispatcher" in der Rettungsleitstelle, die den Notruf 144 für Wien betreut. Seit einigen Jahren besteht für einen Teil der Sanitäter auch die Möglichkeit, als Verstärkung im 13-Stunden-Tagdienst tätig zu sein.

▶ **Magistratsabteilung**

Die 70 Ärzte versehen ihren Dienst in 3 Touren, 2-mal pro Woche 24 Stunden plus jeden dritten Sonntag. Die übrigen Mitarbeiter sind in der Verwaltung tätig.

Im 24-Stunden-Dienst arbeiten somit täglich 12 Leitstellendisponenten und 16 Ärzte sowie 93 Sanitäter im Fahrdienst; tagsüber wird das Team durch 24 Sanitäter im 13-Stunden-Dienst verstärkt.

Neben der Rettungsleitstelle und dem zentralen Stützpunkt in der Radetzkystraße verfügt die Stadt Wien über 11 weitere Stationen, von denen Rettungsfahrzeuge zu den Berufungsorten entsandt werden können. Darüber hinaus stellen das Rote Kreuz Wien, der Arbeiter-Samariter-Bund Österreich, die Johanniter-Unfall-Hilfe, das Grüne Kreuz, der SMD und der Malteser Hospitaldienst dem Rettungsdienst Fahrzeuge zur Verfügung. Zusätzlich sind Sonderfahrzeuge, wie Fahrzeuge für den **Großschadensfall** oder der **Bettenintensivtransporter**, im 24-Stunden-Betrieb dienstbereit.

▶ **Großschadensfall Bettenintensivtransporter**

Recht & Gesetz – die Einführung

2. Recht & Gesetz – die Einführung

Der erste große Block dieses Buches beschäftigt sich mit dem Themengebiet, das auch dem Gesetzgeber bei der Gestaltung des Berufsmoduls am wichtigsten war – der Rechtskunde. Wir sind der Meinung, dass niemand nach Lesen dieses Buches zum Juristen ausgebildet sein wird und soll – einen Überblick über den gesetzlichen Rahmen, in dem wir tätig sind, soll aber jeder Sanitäter haben.

So beginnen wir in diesem Kapitel zuerst mit dem grundlegenden **Aufbau des Rechtssystems**, geben einen kurzen Überblick über die **Europäische Union** (da sie ja seit dem Beitritt Österreichs hier ebenfalls große Bedeutung erlangt hat) und widmen uns dann ausgewählten Gesetzen bzw. Rechtsgebieten, die für den Sanitäter Berührungspunkte bilden.

▶ Aufbau des Rechtssystems
Europäische Union

In weiteren Kapiteln finden Sie detaillierte Informationen zum **Sanitätergesetz**, zu einigen weiteren Gesetzen im Umfeld des Gesundheitswesens sowie auch zu speziellen Situationen, auf die Sie im Rahmen Ihrer Arbeit treffen können. Den Abschluss des juristischen Blockes bilden dann die Ausführungen zu **Arbeits- und Sozialrecht**.

▶ Sanitätergesetz
Arbeits- und Sozialrecht

Bereits einleitend möchten wir festhalten, dass gesetzliche Regelungen oftmals geändert werden – zum Zeitpunkt der Drucklegung dieses Buches waren die Bestimmungen so in den jeweiligen Gesetzen zu finden, wie wir sie hier verwenden. Bitte bedenken Sie aber, dass Sie – wenn sich juristische Themen für Sie ergeben – immer die aktuelle Fassung der relevanten Gesetze zu Rate ziehen. Diese finden Sie kostenlos im Internet auf der Seite des Rechtsinformationssystems: http://ris.bka.gv.at.

> **TIPP**
> Immer die aktuelle Fassung der Gesetze finden Sie kostenlos im Internet unter http://ris.bka.gv.at

Und einen Rat, den Menschen viel zu oft missachten: „Im Recht zu sein ist etwas anderes, als Recht zu bekommen". Meistens wird es – wenn wirklich Streitfälle (z. B. vor Gericht oder schon im Vorfeld mit Kollegen, dem Arbeitgeber oder Vertragspartnern jeglicher Art) drohen, wichtig sein, frühzeitig kompetente juristische Hilfe durch einen Rechtsanwalt in Anspruch zu nehmen!

> **MERKE**
> „Im Recht zu sein ist etwas anderes, als Recht zu bekommen!"

2.1 Stufenbau der Rechtsordnung

Wenn man sich über das Thema „Recht und Gesetze" Gedanken macht, wird man feststellen, dass es hier eine sehr große Anzahl unterschiedlicher Bestimmungen und Materialien gibt. Allein der Begriff „Gesetz" findet sich in verschiedensten Ausprägungen (Verfassungsgesetz, Bundes- oder Landesgesetz etc.). Darüber hinaus gibt es das sogenannte **Gemeinschaftsrecht** – also Bestimmungen, die uns seitens der Europäischen Union auferlegt werden, u. v. a.

▶ Gemeinschaftsrecht

Auf der anderen Seite stehen dann aber auch die Erkenntnisse der **Gerichte und Behörden** – denken Sie daran, welches Poststück Sie eventuell schon in Ihrem Briefkasten vorgefunden haben, nachdem Sie es mit dem Geschwindigkeitslimit nicht so genau genommen hatten. Hier bewegen wir uns im Bereich der

▶ Gerichte und Behörden

> **Stufenbau der Rechtsordnung**
> **Hans Kelsen**

„Einzelentscheidungen". Zusammengefasst ist also ein System notwendig, das alle verschiedenen Normen und Gesetze in eine gewisse Ordnung zueinander setzt. Dieses Modell wird als **Stufenbau der Rechtsordnung** bezeichnet. Die Idee geht auf den österreichischen Rechtswissenschafter **Hans Kelsen (1881–1973)** zurück.

Tabelle 1: Der Stufenbau der österr. Rechtsordnung

Norm	Erzeugungsregel
Leitende Verfassungsprinzipien	Nationalrat mit 2/3 Mehrheit sowie einer Volksabstimmung
Primäres Unionsrecht	Europäische Union
Sekundäres Unionsrecht	Europäische Union
„Einfaches" Bundesverfassungsrecht (Landesverfassungsrecht)	Nationalrat (Landtag) mit 2/3 Mehrheit
Bundesgesetz (Landesgesetz)	Nationalrat (Landtag) mit einfacher Mehrheit
Verordnung	Von Verwaltungsbehörden (z. B. Ministerien) erlassen, auf Basis geltender Gesetze
Einzelfallentscheidung	Bescheid (Verwaltungsrecht), Urteil oder Beschluss (Gericht)

④ Lernziel

Der Sanitäter muss die Gesetzgebung und den Stufenbau der Rechtsordnung in Österreich erklären können.

Wieso heißt es nun „Stufenbau"? Nun – ein wichtiger Grundsatz besteht darin, dass jede niedrigere Norm durch die jeweils höhere Norm gedeckt sein muss. Zum Beispiel muss also die **Sanitäter-Ausbildungsverordnung (San-AV)** selbstverständlich dem **Sanitätergesetz (SanG) entsprechen**. Das Sanitätergesetz wiederum ist als Bundesgesetz in Einklang mit den Prinzipien unserer Verfassung. Falls Sie aber z. B. gegen eine Bestimmung im Sanitätergesetz verstoßen würden, muss der Strafbescheid ebenfalls den Regelungen des SanG entsprechen. Andere Beispiele für die Anwendung des Stufenbaus finden sich auch im Rahmen der Regelungen der Europäischen Union – dazu noch weiter unten.

> **Sanitäter-Ausbildungsverordnung (San-AV)**
> **Sanitätergesetz (SanG)**

2.2 Die Europäische Integration

Nach dem Ende des Zweiten Weltkrieges kamen in Europa Gedanken auf, wie in Zukunft derartige Ereignisse, die den Kontinent politisch und wirtschaftlich zerrissen, Millionen Menschen das Leben oder zumindest ihre Existenz kosteten und die Volkswirtschaften aller am Krieg beteiligten Länder zerstörten, verhindert werden könnten. In weiterer Folge gab es in Europa eine Reihe von politischen, humanitären und wirtschaftlichen Zusammenschlüssen, deren Zielsetzung – vor allem in den demokratischen Staaten – die friedliche Zusammenarbeit der einzelnen Staaten und Volkswirtschaften, teils mit engen politischen Verbindungen, teils ohne gemeinsame politische Ziele war.

2.2.1 Der Europarat

> **Europarat**
> **Schutz**
> **Ideale und Grundsätze**

Der **Europarat** hat zur Aufgabe, eine engere Verbindung zwischen seinen Mitgliedern zum **Schutz** und zur Förderung der **Ideale und Grundsätze,** die ihr gemeinsames Erbe bilden, herzustellen und ihren wirtschaftlichen und sozialen Fortschritt zu fördern.

Recht & Gesetz – die Einführung

Jedes Mitglied des Europarates erkennt den Grundsatz der Vorherrschaft des Rechtes und den Grundsatz an, dass jeder, der seiner Hoheitsgewalt unterliegt, der Menschenrechte und Grundfreiheiten teilhaftig werden soll.

Alle Mitglieder des Europarates sind **demokratische Rechtsstaaten** und Mitglied der **Europäischen Menschenrechtskonvention**.

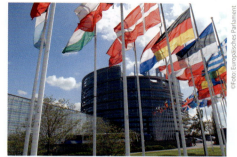

Abbildung 15: Der Europarat in Straßburg

▸ demokratische Rechtsstaaten
Europäische Menschenrechtskonvention

Der Europarat wurde am **5.5.1949 in London gegründet.** Gründungsmitglieder waren Belgien, Niederlande, Luxemburg, Dänemark, Schweden, Norwegen, Irland, Italien, Frankreich und Großbritannien. Österreich ist seit 16.4.1956 Mitglied. Derzeit gehören dem Europarat **47 Staaten als Mitglieder** an.

▸ 5.5.1949, in London gegründet
47 Mitgliedsstaaten

2.2.2 Die Europäische Union (EU)

2.2.2.1 Entstehung und Zielsetzung

Im Jahr 1950 bot der französische Außenminister Schuman seinem ehemaligen Kriegsgegner und „Erbfeind" Deutschland eine gemeinsame Politik – und damit Mitspracherecht und Kontrolle in dem gerade für die Rüstungsindustrie zentralen Bereich Kohle und Stahl an **(Schuman-Plan)**.

▸ Schuman-Plan

Dieser Plan führte zu Verhandlungen, an denen neben Deutschland und Frankreich auch Italien, Belgien, die Niederlande und Luxemburg teilnahmen. Italien, Belgien, die Niederlande und Luxemburg hatten als diejenigen Länder, die im Laufe der Jahrhunderte regelmäßig erste Opfer der kriegerischen Auseinandersetzung zwischen Deutschland und Frankreich waren, besonderes Interesse an einer friedlichen Zusammenarbeit.

Die Verhandlungen führten 1951 zur Gründung der **Europäischen Gemeinschaft für Kohle und Stahl** (EGKS) zwischen diesen Verhandlungspartnern. Sie übertrugen Hoheitsrechte im Bereich Kohle und Stahl auf Organe der Gemeinschaft. Deutschland, Frankreich, Italien, Belgien, die Niederlande und Luxemburg gründeten in weiterer Folge 1957 in Rom die **Europäische Wirtschaftsgemeinschaft** (EWG). In der EWG wurde die gemeinsame Politik vom Bereich Kohle und Stahl auf weitere Bereiche der Wirtschaft ausgedehnt, wie z. B. auf die Landwirtschaft, das Verkehrswesen und das Wettbewerbsrecht. Als großes Ziel wurde die politische Einigung zwar benannt, doch wurde weder der Weg dorthin noch ein Zeitplan festgelegt.

▸ Europäische Gemeinschaft für Kohle und Stahl
europäische Wirtschaftsgemeinschaft

▸ Europäische Atomgemeinschaft

Als weiteres Ziel wurde die Errichtung eines Binnenmarktes beschlossen. Ebenso gründeten dieselben Staaten 1957 die **Europäische Atomgemeinschaft** (EURATOM). Ihre Aufgabe ist die Förderung und Kontrolle der friedlichen Nutzung der Kernenergie in den Mitgliedsstaaten (Römer Verträge). Diese drei Gemeinschaften sind die Grundlage der heutigen EU.

> **MERKE**
>
> Die Europäische Gemeinschaft für Kohle und Stahl, die Europäische Wirtschaftsgemeinschaft sowie die Europäische Atomgemeischaft bilden seit 1965 die Grundlage der heutigen EU.

▶ **1965, Europäische Gemeinschaften**

1965 wurden die Organe der drei Gemeinschaften vereinigt. Seither spricht man von den **Europäischen Gemeinschaften** (EG). Mitglieder der EG waren zunächst Belgien, Niederlande, Luxemburg, Italien, Frankreich und Deutschland (6 Mitglieder). 1973 erfolgte die „Norderweiterung" durch den Beitritt von Großbritannien, Dänemark und Irland.

▶ **1995, Beitritt Österreich**

Durch den Beitritt Griechenlands 1981 sowie von Spanien und Portugal 1986 erfolgte die „Süderweiterung" auf 12 Mitglieder. 1990 erfolgte eine Gebietserweiterung der EG durch die Auflösung der DDR und den Beitritt der 5 neuen Bundesländer zur Bundesrepublik Deutschland. **1995** erfolgte durch den **Beitritt von Österreich**, Schweden und Finnland eine Erweiterung auf 15 Staaten; mit 1.5.2004 kam es mit dem Beitritt von Polen, Tschechien, Slowakei, Ungarn, Slowenien, Estland, Lettland, Litauen, Malta und Zypern zu einer Erweiterung auf 25 Staaten. Mit 1.1.2007 sind Bulgarien und Rumänien der Europäischen Union beigetreten, sodass diese nunmehr 27 Mitglieder hat. Im Oktober 2005 wurden die Beitrittsverhandlungen mit Kroatien und der Türkei eröffnet, ob und wann ein Beitritt dieser Länder erfolgen wird, lässt sich derzeit noch nicht abschätzen. Die größten Änderungen erfuhren die Gründungsverträge (EGKS; EWG; EURATOM) durch die Einheitliche Europäische Akte 1986, den Vertrag von Maastricht 1992, den Vertrag von Amsterdam 1997 und den Vertrag von Nizza 2000.

▶ **Binnenmarkt**

Die Einheitliche Europäische Akte schuf die völkerrechtlichen Grundlagen für die weitere Integration und die Vollendung des **Binnenmarktes** bis Ende 1992. Der Binnenmarkt ist ein Gebiet, worin das gesamte wirtschaftliche Geschehen sich nach weitgehend einheitlichen Regeln und gleichen Bedingungen abspielt. In ihm sind die schon im EWG-Vertrag von 1957 genannten vier Freiheiten verwirklicht:

Tabelle 2: Die EU-Grundfreiheiten

Freiheit des Personenverkehrs	Freiheit des Warenverkehrs
■ Reisefreiheit ■ Freiheit der Berufsausübung ■ Niederlassungsfreiheit ■ Recht, überall Grund & Boden zur Niederlassung zu erwerben	■ Keine Zölle ■ Keine Kontingentierungen ■ Einheitliches Wettbewerbsrecht
■ Aufträge aus allen Staaten können angenommen und in allen Staaten ausgeführt werden, ohne einen Sitz in diesem Staat zu haben	■ Keine Devisenbeschränkung ■ Kapital kann in allen Staaten veranlagt werden
Freiheit des Dienstleistungsverkehrs	**Freiheit des Kapitalverkehrs**
■ Aufträge aus allen Staaten können angenommen und in allen Staaten ausgeführt werden, ohne einen Sitz in diesem Staat zu haben	■ Keine Devisenbeschränkung ■ Kapital kann in allen Staaten veranlagt werden

▶ **Aufgaben der EU drei Säulen**

Mit dem Vertrag von Maastricht, der 1992 beschlossen wurde und mit 1.11.1993 in Kraft trat, wurde die Europäische Union gegründet. Die Regierungen erweiterten maßgeblich die Bereiche der Politik, in denen sie zusammenarbeiten.

> **MERKE**
> Am 1.11.1993 wurde die Europäische Union auf Grund des Vertrags von Maastricht gegründet.

Der Vertrag von Maastricht hatte die **Aufgaben der EU auf drei Säulen** aufgeteilt:

1) Sie umfasst die Arbeitsbereiche der schon bisher in den EG zusammengeschlossenen drei Gemeinschaften EWG, EGKS und EURATOM. Der Vertrag sieht eine vollständige **Wirtschafts- und Währungsunion** (WWU) mit einer gemeinsamen Währung vor (EURO; seit 1999 Buchgeld, seit 2002 Bargeld)

▶ **Wirtschafts- und Währungsunion**

Recht & Gesetz – die Einführung

2) Sie umfasst die vertraglich vereinbarte **Zusammenarbeit** der Regierungen der **EU-Staaten** in der Außen- und Sicherheitspolitik (GASP)

3) Sie umfasst die vertraglich vereinbarte Zusammenarbeit der EU-Staaten in der **Justiz- und Innenpolitik** (besonderer Schutz und besondere Kontrolle der EU-Außengrenzen, keinerlei Kontrollen der Binnengrenzen für alle Mitglieder des Schengener Abkommens, grenzüberschreitende Amtshandlungen in den Mitgliedsstaaten des Schengener Abkommens, Europol)

▶ Zusammenarbeit EU-Staaten Justiz- und Innenpolitik

Am 1. Dezember 2009 ist der **Vertrag von Lissabon** in Kraft getreten.

▶ **Vertrag von Lissabon**

Der Vertrag von Lissabon ersetzt die bestehenden Verträge nicht – er ändert sie lediglich ab. Der Vertrag sieht u. a. Folgendes vor:

- Die Kompetenzen des direkt gewählten Europäischen Parlaments in Bezug auf die Gesetzgebung, den Haushalt und internationale Übereinkommen wurden erweitert.
- Die Parlamente der Mitgliedsstaaten haben mehr Möglichkeiten, sich in die Arbeit der EU einzubringen.
- Dank der Bürgerinitiative haben eine Million Bürger aus verschiedenen Mitgliedsstaaten die Möglichkeit, die Kommission aufzufordern, neue politische Vorschläge zu unterbreiten.
- Der Vertrag von Lissabon sieht erstmals die Möglichkeit zum Austritt eines Mitgliedsstaates aus der Union vor.
- Auf der Grundlage des Vertrags von Lissabon wird erstmals ein Präsident des Europäischen Rates gewählt. Seine Amtszeit beträgt zweieinhalb Jahre.
- Bürgerrechte und Charta der Grundrechte: Der Vertrag von Lissabon baut auf bestehenden Rechten auf und führt neue Rechte ein. Insbesondere garantiert er die Freiheiten und Grundsätze, die in der Charta der Grundrechte verankert sind, und verleiht den Bestimmungen der Charta Rechtsverbindlichkeit. Der Vertrag betrifft politische, wirtschaftliche, soziale und Bürgerrechte.
- Der Vertrag von Lissabon garantiert und stärkt die „vier Grundfreiheiten" sowie die politische, wirtschaftliche und soziale Freiheit der europäischen Bürger.
- Ein neuer Hoher Vertreter der Europäischen Union für die Außen- und Sicherheitspolitik, gleichzeitig Vizepräsident der Europäischen Kommission, erhöht den Einfluss, die Stimmigkeit und die Wahrnehmbarkeit der Außenpolitik der EU. Ein neuer Europäischer Auswärtiger Dienst unterstützt den Hohen Vertreter in seiner Arbeit.
- Die Europäische Union erhält Rechtspersönlichkeit und vergrößert dadurch ihre Verhandlungsmacht, sodass sie auf internationaler Ebene effizienter auftreten kann und für Drittländer und internationale Organisationen als Partner greifbarer wird.

2.2.2.2 Organe der EU

> legislative, exekutive, judikative Aufgaben

Die Verfassung eines Staates schreibt vor, welche Organe welche Staatsaufgaben erfüllen. Auch wenn die EU kein Staat ist, werden von ihr Rechtsakte erlassen, die Gesetzeskraft erlangen und vollzogen werden. Es gibt also auch hier **legislative**, **exekutive** und **judikative Aufgaben.**

> Rechtsetzungsgewalt

Die **Rechtsetzungsgewalt** in der Europäischen Union teilen sich 3 Institutionen:

> Europäisches Parlament
> Rat der Europäischen Union
> Europäische Kommission

- Das **Europäische Parlament**, das die europäischen Bürgerinnen und Bürger vertritt und von ihnen direkt gewählt wird
- Der **Rat der Europäischen Union**, in dem die Regierungen der einzelnen Mitgliedsländer vertreten sind. Den Ratsvorsitz übernehmen die einzelnen Mitgliedsstaaten im Turnus
- Die **Europäische Kommission**, die die Interessen der EU insgesamt vertritt.

> Gerichtshof
> Rechnungshof

Zwei weitere Institutionen spielen eine wichtige Rolle:

- Der **Gerichtshof** – er sorgt für die Einhaltung des EU-Rechts
- Der **Rechnungshof** – er prüft die Ausgaben der EU.

Die Befugnisse und Zuständigkeiten all dieser Institutionen sind in den Verträgen niedergelegt. Diese bilden die Grundlage für alles, was die EU unternimmt. Auch die Regeln und Verfahren, die die EU-Institutionen zu befolgen haben, sind darin festgehalten. Die Verträge werden von den Staats- und Regierungschefs aller EU-Länder vereinbart und von den Parlamenten ratifiziert.

Andere EU-Einrichtungen und interinstitutionelle Einrichtungen:

- Europäischer Wirtschafts- und Sozialausschuss – vertritt Zivilgesellschaft, Arbeitgeber und Arbeitnehmer
- Ausschuss der Regionen – vertritt regionale und lokale Behörden
- Europäische Investitionsbank – finanziert Investitionsvorhaben der EU und unterstützt kleine Unternehmen über den Europäischen Investitionsfonds
- Europäische Zentralbank – verantwortlich für die europäische Währungspolitik
- Europäischer Bürgerbeauftragter – untersucht Beschwerden über Missstände in der Verwaltung der Institutionen und Einrichtungen der Europäischen Union
- Europäischer Datenschutzbeauftragter – schützt die persönlichen Daten der Bürger
- Amt für Veröffentlichungen – veröffentlicht Informationen über die EU
- Europäisches Amt für Personalauswahl – beschafft Personal für die EU-Institutionen und -Einrichtungen
- Europäische Verwaltungsakademie – organisiert Fortbildungen in bestimmten Fachbereichen für Mitarbeiter der EU
- Spezialisierte und dezentrale Agenturen – nehmen verschiedene technische, wissenschaftliche und verwaltungstechnische Aufgaben wahr

Recht & Gesetz – die Einführung

- Europäischer Auswärtiger Dienst (EAD) – unterstützt den Hohen Vertreter der Union für die Außen- und Sicherheitspolitik, derzeit Catherine Ashton. Sie führt den Vorsitz im Rat „Auswärtige Angelegenheiten" und leitet die gemeinsame Außen- und Sicherheitspolitik. Dabei gewährleistet sie die Kontinuität und Koordinierung des außenpolitischen Handelns der EU.

Die **Europäische Kommission** besteht aus 27 Mitgliedern und hat eine einer Regierung ähnliche Stellung. Sie führt die **Verwaltungsaufgaben** und erarbeitet **Normenvorschläge**. Der Präsident wird vom Europäischen Rat ernannt.

▶ Europäische Kommission
Verwaltungsaufgaben
Normenvorschläge

In Abstimmung mit dem amtierenden Präsidenten ernennt der Rat auch die anderen Kommissare. Die Ernennung der Kommissare und des Präsidenten bedarf der Zustimmung des Europäischen Parlaments. Die amtierenden Kommissionsmitglieder sind dem Parlament gegenüber rechenschaftspflichtig, und nur das Parlament ist befugt, die Kommissionsmitglieder zu entlassen.

Der Rat besteht aus den jeweiligen Ministern jedes Landes (27 Mitglieder) und ist auf Vorschlag der Kommission das **Normsetzungsorgan**. Er ist berechtigt, in den vom EG-Vertrag erfassten Angelegenheiten für alle Mitgliedsstaaten bindende Rechtsvorschriften zu erlassen.

▶ Normsetzungsorgan

Das **Europäische Parlament** wird von den Bürgern der einzelnen Mitgliedsstaaten direkt gewählt. Es wählt die Kommission, hat die Budgethoheit, muss in etwa 3/4 aller Fälle den vom Rat beschlossenen Normen ausdrücklich zustimmen und besitzt ein **Einspruchsrecht** gegen die übrigen Verordnungen und Richtlinien des Rates.

▶ Europäisches Parlament
Einspruchsrecht

Der **Europäische Gerichtshof** überwacht die **Einhaltung des Gemeinschaftsrechts**. Die kleineren Mitgliedsstaaten haben in den EG einen über ihre Größe hinausgehenden Einfluss, da für viele Entscheidungen des Rates Einstimmigkeit oder eine qualifizierte Mehrheit verlangt wird und in den Organen die kleinen Staaten verhältnismäßig mehr Vertreter entsenden als die großen Staaten; so hat jedes Land einen Vertreter im Rat und jedes Land einen Vertreter in der Kommission. In das Parlament mit 754 Abgeordneten entsendet Luxemburg 6 und **Österreich 19 Abgeordnete**, Deutschland mit deutlich mehr Einwohnern bloß 99 Abgeordnete.

▶ Europäischer Gerichtshof
Einhaltung des Gemeinschaftsrechts
Österreich
19 Abgeordnete

2.2.2.3 Europäische Rechtsvorschriften

Damit der Binnenmarkt mit seinen 4 Freiheiten funktionieren kann, bedarf es gemeinsamer Rechtsvorschriften und verbindlicher Rechtsakte. So können Arbeitnehmer nur dann von der Freiheit des Personenverkehrs Gebrauch machen, wenn einerseits die in ihrem Heimatstaat erworbene Ausbildung auch in den anderen Mitgliedsländern anerkannt wird, andererseits ihre Altersversorgung auch dann gesichert ist, wenn sie nicht in jedem einzelnen Mitgliedsland einen Pensionsanspruch erworben haben.

Ebenso können Wettbewerbsverzerrungen nur dann vermieden werden, wenn die wirtschaftlichen Bedingungen für alle einigermaßen gleich sind.

Die in den EU-Verträgen niedergelegten Ziele werden mit Hilfe unterschiedlicher Rechtsakte verwirklicht. Einige dieser Rechtsakte sind verbindlich, andere nicht. Des Weiteren gelten manche für alle und andere nur für bestimmte EU-Länder:

Verordnungen
Verordnungen haben in allen Mitgliedsstaaten unmittelbare Geltung. Sie werden nicht erst in nationales Recht umgesetzt und werden ohne Möglichkeit der Änderung durch den nationalen Gesetzgeber von den Behörden der einzelnen Mitgliedsstaaten vollzogen.

Richtlinien
Richtlinien sind in den Mitgliedsstaaten in nationale Gesetze zu übertragen. Sie geben den Mitgliedsstaaten Ziele und Standards verbindlich vor, stellen ihnen jedoch frei, wie sie diese Ziele erreichen.

Entscheidungen
Entscheidungen sind keine generellen Regelungen, sondern werden in einem Einzelfall getroffen. Eine Entscheidung kann an alle Mitgliedsstaaten, einen Mitgliedsstaat, ein Unternehmen oder eine Einzelperson gerichtet sein. Sie ist in allen Teilen für diejenigen verbindlich, an die sie gerichtet ist.

Empfehlungen
Empfehlungen können von den Mitgliedsstaaten in nationale Gesetze übertragen werden. Sie geben den Mitgliedsstaaten unverbindlich Ziele und Standards vor und stellen ihnen frei, diese Standards in ihr nationales Recht umzusetzen. Empfehlungen sind nicht rechtsverbindlich und kommen meist zustande, wenn zwar grundsätzliche Einigkeit über ein gemeinsames Ziel besteht, aber noch keine Mehrheit für eine Richtlinie erzielt werden kann.

Stellungnahmen
Stellungnahmen sind ein Instrument, das es den Institutionen erlaubt, sich in unverbindlicher Form zu äußern. Mit einer Stellungnahme wird also denjenigen, an die sich die Stellungnahme richtet, keine rechtliche Verpflichtung auferlegt – sie ist nicht verbindlich. Die wichtigsten EU-Organe (Kommission, Rat und Parlament), der Ausschuss der Regionen und der Europäische Wirtschafts- und Sozialausschuss dürfen Stellungnahmen abgeben. Bei der Erarbeitung von Rechtsvorschriften legen diese Ausschüsse vor dem Hintergrund ihres jeweiligen regionalen, wirtschaftlichen oder sozialen Standpunkts Stellungnahmen vor. Der Ausschuss der Regionen gab beispielsweise eine Stellungnahme über den Beitrag der Regionen zu den Energiezielen der EU ab.

Alle Rechtsakte der Union werden in allen Amtssprachen im Amtsblatt der Europäischen Gemeinschaften veröffentlicht. Dieses können Sie auch online einsehen: http://publications.europa.eu/official/index_de.htm.

2.2.2.4 Die weitere Entwicklung der EU

▶ **27 Mitglieder**

Die Europäische Union besteht aktuell aus **27 Mitgliedern**. Für eine Übergangsfrist bis längstens 31.12.2013 gilt die Freiheit des Personenverkehrs im Verhältnis zwischen Österreich und Bulgarien und Rumänien nur eingeschränkt.

Im Juli 2013 wird Kroatien als 28. Mitglied der EU beitreten, mit Island und der Türkei werden Verhandlungen über einen möglichen Beitritt geführt und Mazedonien, Montenegro und Serbien haben den Status als Beitrittskandidaten bereits erworben.

▶ **Rechtsordnungen**

Die EU-Mitgliedschaft hat weitgehende Auswirkungen auf die **Rechtsordnungen** aller Mitgliedsstaaten, darunter selbstverständlich auch auf die österreichische

Recht & Gesetz – die Einführung

Rechtsordnung, da das EU-Recht Anwendungsvorrang vor dem jeweiligen nationalen Recht hat. Im Jahr 2000 wurde mit der Schweiz eine Reihe von Abkommen geschlossen, die mit 1.1.2004 eine Regelung ähnlich den vier Freiheiten des Binnenmarktes auch hinsichtlich des Schweizer Staatsgebietes und der Schweizer Staatsbürger mit sich gebracht haben.

2.2.3 Der Europäische Wirtschaftsraum (EWR)

1992 wurde zwischen EWG, EGKS und deren 12 Mitgliedsstaaten und den damals 7 EFTA-Staaten das Abkommen über den Europäischen Wirtschaftsraum (EWR) abgeschlossen. Die Annahme dieses Abkommens wurde in der Schweiz in einer Volksabstimmung im Dezember 1992 abgelehnt. Der EWR ist am **1.1.1994** in den **12 EWG-Staaten** sowie in Österreich, Schweden, Norwegen, Finnland und Island in Kraft getreten.

▶ **1.1.1994**
12 EWG-Staaten

Liechtenstein hat in Folge des engen wirtschaftlichen Zusammenhanges mit der Schweiz das Abkommen in weiterer Folge erst 1996 in Kraft gesetzt. Der EWR ist im Wesentlichen eine **Freihandelszone** und besteht aus den **27 EU-Staaten** sowie Norwegen, Island und Liechtenstein. Es gelten die vier Grundfreiheiten des EG-Binnenmarktes. Wettbewerbsverzerrungen und Benachteiligungen wegen der Staatsbürgerschaft zu einem anderen EWR-Staat sind unzulässig. Das EWR-Abkommen sieht eine enge Zusammenarbeit insbesondere in der **Forschung**, im **Umweltschutz**, in der **Sozialpolitik**, im **Konsumentenschutz** sowie in **Bildung und Fremdenverkehr** vor. Nicht vom EWR-Abkommen betroffen sind die Landwirtschaft sowie die Lebens- und Genussmittelindustrie.

▶ **Freihandelszone**
27 EU-Staaten

▶ **Forschung**
Umweltschutz
Sozialpolitik
Konsumentenschutz
Bildung
Fremdenverkehr

2.3 Die Verfassung

Wie schon weiter oben dargestellt, ist die Verfassung ein sehr wichtiges Element in unserem Rechtssystem. Aber was ist nun „die Verfassung"? Es handelt sich dabei nicht um ein einziges Gesetz, das diesen Namen trägt und in dem alle wichtigen Grundlagen unseres Staates zusammengefasst sind. Vielmehr ist es eine ganze **Sammlung von Rechtsnormen**, die gemeinsam das Handeln von Politik, Verwaltung und Gerichten regeln. Zum Beispiel ist definiert, wie der Staat Österreich aufgebaut ist, wer welche Kompetenzen hat, wer und wie Gesetze beschlossen werden können u.v.m.

▶ **Sammlung von Rechtsnormen**

Im Lauf der letzten 150 Jahre ist hier in Österreich viel passiert – bis zu der heute gültigen Verfassung mussten viele Schritte gegangen werden:

Tabelle 3: Österreichische Verfassungsgeschichte

1867	Konstitutionelle Monarchie („Dezemberverfassung")
1918	Demokratische Republik Deutschösterreich („Oktoberverfassung", „Märzverfassung" 1919)
1920	Demokratische Republik Österreich (Bundes-Verfassungsgesetz)
1934	Autoritärer Ständestaat auf föderativer Grundlage (Ständische Verfassung 1934)
1938	„Großdeutsches Reich" (Anschluss)
1945	Demokratische Republik Österreich (Verfassungs-Überleitungsgesetz 1945, Bundes-Verfassungsgesetz)

2.3.1 Regeln für Staat und Politik

▶ **Verfassung**
Basis von Gesetzen

Eine **Verfassung** legt fest, welche Einrichtungen es geben soll, und sie regelt auch, wie Entscheidungen (also z. B. Gesetze oder Urteile von Gerichten) getroffen werden sollen, was die einzelnen Einrichtungen des Staates tun dürfen und wo Grenzen gesetzt werden. In der Verfassung steht, dass alle Organe des Staates nur auf der **Basis von Gesetzen** tätig werden dürfen. Hier ist geregelt, welche staatlichen Einrichtungen es gibt, wie die Regierung gebildet wird, welche Verantwortung sie hat und wie die Verwaltung aufgebaut werden soll. Hier wird festgelegt, dass Gerichte und Richter unabhängig entscheiden müssen, und hier wird auch festgelegt, wie die staatlichen Einrichtungen kontrolliert werden.

▶ **Stabilität**
Verfassungsgesetze

Die Verfassung soll **Stabilität** sichern. Das heißt auch, dass Verfassungen nicht einfach geändert werden können. In Österreich kann die Verfassung nur geändert werden, wenn mindestens die Hälfte der Abgeordneten zum Nationalrat bei der Abstimmung anwesend ist und sich zwei Drittel von ihnen für die Änderung aussprechen. Außerdem müssen **Verfassungsgesetze** ganz genau als solche bezeichnet werden. Manche Verfassungsgesetze können nur mit Zustimmung des Bundesrates geändert werden. Bei Änderungen der Grundprinzipien der Bundesverfassung muss sogar das Volk darüber abstimmen.

2.3.2 Die Grundprinzipien unserer Verfassung

② Lernziel

Der Sanitäter muss die wichtigsten Grundsätze der österreichischen Verfassung beschreiben können.

Wie wir schon weiter oben beim Stufenbau der Rechtsordnung festgestellt haben, bildet die Verfassung ein außerordentlich wichtiges Element unseres Rechtssystems. Aber auch die Verfassung selber muss ja – wenn wir sie uns als ein Haus vorstellen – auf tragenden Pfeilern oder Säulen stehen, um nicht ins Wanken zu kommen oder gar einzustürzen. Diese Säulen werden als Grund- oder Bauprinzipien der Verfassung bezeichnet. Wir möchten Ihnen die Informationen hierzu nicht vorenthalten.

2.3.2.1 Das demokratische Prinzip

Wenn man in das Bundesverfassungsgesetz (B-VG) schaut, so findet man dort gleich in Art. 1:

- *Österreich ist eine demokratische Republik. Ihr Recht geht vom Volk aus.*

Dass jetzt jeder Österreicher direkt Gesetze beschließt, ist in der Praxis wohl (fast) unmöglich und auch nicht wirklich zielführend. Aus diesem Grund wählt das Volk seine Vertreter (Nationalrat, Landtag – siehe dazu bereits im vorigen Kapitel) und diese beschließen dann die gültigen Gesetze. Unser System wird daher **repräsentative** (indirekte) **Demokratie** genannt. Es gibt aber auch einige Möglichkeiten, wo das Volk direkt aktiv werden kann, hier sind die Instrumente

▶ **repräsentative Demokratie**
Volksabstimmung
Volksbefragung
Volksbegehren

- **Volksabstimmung**
- **Volksbefragung**
- **Volksbegehren**

zu nennen. Vielleicht können Sie sich noch an die Volksabstimmung zum einzigen Kernkraftwerk in Österreich erinnern – dies wurde auf Grund der Entscheidung nicht in Betrieb genommen; aber auch für maßgebliche Änderungen

Recht & Gesetz – die Einführung

der Bundes-(Landes)verfassung muss verpflichtend das Volk eingebunden werden – so z. B. anlässlich des Beitritts Österreichs zur Europäischen Union. Ein weiteres Element findet sich auch darin, dass die gesamte Vollziehung (also die Verwaltung und die Gerichte) ausschließlich auf Basis der Gesetze handeln darf und diese ja durch das Volk beschlossen werden. Somit ist auch hier der Einfluss des Volkes (über seine gewählten Vertreter) gewährleistet (das nennt man im Übrigen das **Legalitätsprinzip**). Direkte Beteiligung der Menschen in der Vollziehung gibt es ebenfalls – denken Sie an bestimmte Gerichtsverfahren, wo neben dem Richter auch Laien (Staatsbürger) sitzen – diese entweder als Schöffen oder Geschworene.

▶ Legalitätsprinzip

2.3.2.2 Das republikanische Prinzip

Auch hier hilft uns wieder der Art. 1 des B-VG (siehe oben), wo auch schon das Wort Republik vorkommt. Es bezieht sich dieses Prinzip aber auch darauf, dass unser Staatsoberhaupt kein König oder Kaiser mehr ist, sondern ein vom Volk für 6 Jahre gewählter **Bundespräsident**; dieser darf übrigens nur 2 Amtsperioden (also max. 12 Jahre) im Amt sein und neben der direkten Wahl und der Begrenzung seiner Amtszeit ist auch der Umfang seiner Verantwortung und Zuständigkeit streng im Gesetz geregelt – Sie werden sicher wissen, dass er z. B. der Oberbefehlshaber des Österreichischen Bundesheeres ist und wie wir schon früher dargestellt haben, muss er auch jedes Bundesgesetz unterzeichnen, als Beleg dafür, dass dieses Gesetz korrekt zustande gekommen ist.

▶ Bundespräsident

2.3.2.3 Das bundesstaatliche Prinzip

Im Art. 2 des B-VG werden der Bundesstaat sowie die neun Bundesländer dargelegt:

- *Österreich ist ein **Bundesstaat**.*
- *Der Bundesstaat wird gebildet aus den selbstständigen Ländern: Burgenland, Kärnten, Niederösterreich, Oberösterreich, Salzburg, Steiermark, Tirol, Vorarlberg, Wien.*
- *Änderungen im Bestand der Länder oder eine Einschränkung der in diesem Absatz und in Art. 3 vorgesehenen Mitwirkung der Länder bedürfen auch verfassungsgesetzlicher Regelungen der Länder.*

Es sind viele Aufgaben des Staates auf den Bundesstaat sowie die Bundesländer verteilt, so finden sich beispielsweise Bestimmungen in der Verfassung, welche Themen vom Bund und welche von den Ländern zu regeln sind bzw. wer vorhandene Regelungen umsetzen darf und muss.

▶ Bundesstaat

Auch für Sie als Sanitäter sind diese Regeln durchaus erkennbar – denken Sie z. B. an das Landesrettungsgesetz oder auch das Landeskrankenanstaltengesetz, die NÖ-Bauordnung u. v. m. Hingegen ist das **Sanitätergesetz ein Bundesgesetz**. Verwaltungsbehörden finden Sie ebenfalls auf Bezirks-, Landes- und Bundesebene; Gerichtsbarkeit hingegen ist ausschließliche Bundeskompetenz.

▶ Sanitätergesetz Bundesgesetz

Und auch bei der Gesetzgebung selber sind Bund und Länder beteiligt – denken Sie in diesem Zusammenhang an die beiden Häuser des Parlaments, nämlich den Nationalrat sowie den Bundesrat.

2.3.2.4 Das gewaltenteilende Prinzip

Sehr wichtig für unser Verständnis von Recht, Ordnung und Gesetz ist auch, dass nicht zu viele Funktionen in einer Hand (oder einer Organisation/Behörde) zusammengefasst werden. Die **Gewaltenteilung** sieht also insbesondere vor, dass Gesetzgebung, Justiz und Verwaltung strikt auseinanderzuhalten sind; für die Punkte 2 und 3 dazu auch der Art. 94 B-VG:

- *Die Justiz ist von der Verwaltung in allen Instanzen getrennt.*

▶ Gesetzgebung

▶ unabhängige Organisationen

Einerseits muss es also dafür **unabhängige Organisationen** geben, zusätzlich gilt auch für Personen hier eine Unvereinbarkeit, es darf also nur eine Funktion ausgeübt werden. Inhaltlich finden sich auch noch Bestimmungen, dass bestimmte Gesetze in ihrer Vollziehung der Verwaltung zugewiesen sind und andere den Gerichten, auch hier gibt es keine „Vermischungen". Wenn Sie also z. B. mit ihrem PKW an einer verbotenen Stelle parken, werden Sie die Strafverfügung von der Bezirksverwaltungsbehörde zugestellt bekommen; im Fall einer Körperverletzung – weil Sie z. B. am Wochenende ein wenig „Dampf ablassen" – werden Sie sich vor einem Gericht verantworten müssen.

2.3.2.5 Das rechtsstaatliche Prinzip

Dieses abschließende Prinzip, wozu Sie im Übrigen keine eindeutige Bestimmung im B-VG finden, teilt sich in 2 Aspekte:

▶ Rechtsschutz

- Es muss ein schlüssiges System von Regeln und Normen, Mechanismen zur Durchsetzung sowie zum **„Rechtsschutz"** (z. B. Berufungsmöglichkeit etc.) geben, das in sich logisch und aufbauend ist; diese Regeln müssen auch durch eine jeweils „höhere Stufe" und letztlich die Verfassung gedeckt sein: Rechtsstaat im formellen Sinn

▶ Werte
Moral

- Es geht aber auch darum, dass diese Regeln und Normen „gerecht" sind, wobei hier **Werte, Moral** etc. ins Spiel kommen. Wenn das auch der Fall ist, sprechen wir vom Rechtsstaat im materiellen Sinn.

▶ Gesetzesstaat

Wie schon kurz beim demokratischen Prinzip ausgeführt, geht die Macht vom Volk aus und diese erlassen – über die gewählten Vertreter – auch die Gesetze. Verwaltung und Justiz sind bei ihrer Arbeit an die Gesetze gebunden. Es muss also jede Handlung und jeder Rechtsakt durch geltende Gesetze gedeckt sein, wir sprechen hier also vom **Gesetzesstaat**. Stellen Sie sich das Gegenteil vor – das Parlament erlässt beispielsweise das Sanitätergesetz und die Verwaltungsbehörde erteilt oder entzieht Menschen die Berechtigung zum Sanitäter je nach „Lust und Laune". Darüber hinaus muss es auch noch den o. a. Rechtsschutz geben – jedes Organ (Verwaltung oder Justiz) muss in seiner Arbeit durch ein Kontrollorgan überprüft werden können und für den einzelnen Staatsbürger bedeutet das u. a., dass er sich nach Erhalt eines Bescheids oder eines Gerichtsurteils an die „nächste Instanz" wenden kann. Die Einrichtungen, die wir in Österreich im Sinne des Rechtsschutz haben, sind:

▶ ordentliche Gerichte
unabhängige Verwaltungssenate
Verwaltungsgerichtshof
Asylgerichtshof
Verfassungsgerichtshof

- Die **ordentlichen Gerichte**
- Die **unabhängigen Verwaltungssenate** (UVS)
- Die Verwaltungsgerichtsbarkeit durch **Verwaltungsgerichtshof** (VwGH)
- Der **Asylgerichtshof**
- **Verfassungsgerichtshof** (VfGH)

Recht & Gesetz – die Einführung

Im Art. 6 der **Europäischen Menschenrechtskonvention** finden sich hierzu ebenfalls klare Regelungen:

Es ist das Recht auf ein faires Verfahren festgeschrieben, Art. 6 Abs. 1 EMRK enthält darüber hinaus den Anspruch auf eine **öffentliche Gerichtsverhandlung** vor einem unabhängigen und unparteiischen Gericht, das auf gesetzlichen Normen beruhen muss. Das Verfahren muss in angemessener Zeit abgeschlossen werden.

Art. 6 Abs. 2 EMRK enthält das Recht auf die **Unschuldsvermutung**; diese bedeutet, dass jede angeklagte Person so lange als unschuldig zu gelten hat, bis ihre Schuld auf gesetzlichem Weg bewiesen worden ist.

In Art. 6 Abs. 3 EMRK finden sich weitere Einzelrechte der angeklagten Person, u.a. das Recht auf Information über die Beschuldigungen, das Recht auf **Verteidigung** oder das Recht auf einen Dolmetscher.

Denken Sie noch einmal kurz an das gewaltenteilende Prinzip – dieses hängt ebenfalls eng mit dem rechtsstaatlichen Prinzip zusammen, weil ein System der Kontrolle sonst nur schwierig umzusetzen wäre; möglicherweise würden sich sonst Behörden oder Einrichtungen „selbst überprüfen" können, wenn mehrere Aufgaben in ihre Zuständigkeit fallen. Zusammenfassend behalten Sie die Prinzipien oder Bausteine unserer Verfassung in guter Erinnerung – Sie werden diese bei Ihrer täglichen Arbeit selten konkret anwenden oder ihren Inhalt wissen müssen, aber unsere Verfassung und die Umsetzung eben dieser Grundelemente haben großen Anteil daran, dass Österreich ein Staat ist, in dem man so gerne lebt und der in vielen unterschiedlichen Statistiken dieser Welt einen führenden Platz einnimmt!

2.3.3 Grund- und Menschenrechte

Ebenfalls eine wichtige Aufgabe unserer Verfassung ist der **Schutz der Grund- und Menschenrechte**. Es gibt hier unterschiedliche Quellen für diese Grundrechte – sowohl im österreichischen als auch im europäischen Recht finden sich hier entsprechende Bestimmungen:

Tabelle 4: Grundrechte im Überblick

Grundrechtskataloge	■ Staatsgrundgesetz (StGG 1867) ■ Europäische Menschenrechtskonvention + Zusatzprotokolle (EMRK) ■ Charta der Grundrechte der EU
Grundrechtsgesetze	■ Hausrechtsgesetz ■ Bundesverfassungsgesetz über den Schutz der persönlichen Freiheit (PersFrG)
Grundrechte im B-VG	■ Gleichheitssatz (Art. 7 Abs. 1) ■ Recht der Richter auf Unabhängigkeit (Art. 87) ■ Recht auf den gesetzlichen Richter (Art. 83 Abs. 2)
Grundrechte in einfachen Gesetzen	■ Recht auf Zivildienst (§ 2 Zivildienstgesetz) ■ Recht auf Datenschutz (Art. 1 Datenschutzgesetz 2000) ■ Minderheitenrechte etc.

▶ Europäische Menschenrechtskonvention

▶ öffentliche Gerichtsverhandlung

▶ Unschuldsvermutung

▶ Verteidigung

▶ Schutz der Grund- und Menschenrechte

③ Lernziel

Der Sanitäter muss die Grund- und Menschenrechte wiedergeben können.

> **Staatsbürgerrechte**

Ebenfalls zu beachten ist, dass es neben den allgemeinen Menschenrechten auch noch **„Staatsbürgerrechte"** gibt – diese stehen auch tatsächlich nur österreichischen Staatsbürgern zu.

Welche Grundrechte sollen Sie nun auf jeden Fall kennen?

2.3.3.1 Menschenwürde

Die Menschenwürde ist unantastbar. Diese Formulierung ist aus diversen Grundrechten sowie dem Allgemeinen Bürgerlichen Gesetzbuch (ABGB) abzuleiten. § 16 ABGB lautet zu Beginn:

- *Jeder Mensch hat angeborene, schon durch die Vernunft einleuchtende Rechte und ist daher als Person zu betrachten.*

2.3.3.2 Gleichheitsgrundsatz

Vor dem Gesetz sind alle Staatsbürger gleich. Vorrechte der Geburt, des Geschlechtes, des Standes, der Klasse und des Bekenntnisses sind ausgeschlossen. Der Gleichheitsgrundsatz richtet sich in erster Linie an den Gesetzgeber: **Gleiches muss gleich, Ungleiches muss ungleich geregelt werden.** Gleiche Entlohnung für gleiche Leistung, gleiche Ausbildungsmöglichkeiten, gleiches Pensionsalter; aber Wehrpflicht nur für Männer, Mutterschutz nur für Frauen, Begünstigungen für Behinderte als Ausgleich für die Behinderung.

> **Gleiches muss gleich, Ungleiches muss ungleich geregelt werden**

2.3.3.3 Recht auf Leben

Dieses Recht steht jedem Menschen zu. Es umfasst sowohl das **Recht auf Leben**, als auch das Recht auf **körperliche Integrität.** Der Staat hat die Verpflichtung, das Recht auf Leben jedes einzelnen Menschen durch entsprechende gesetzliche Maßnahmen zu schützen, wie z. B. im Strafgesetz durch das Verbot der Tötung und der Körperverletzung und deren Strafbarkeit.

- Mord, Totschlag, fahrlässige Tötung, Tötung auf Verlangen, fahrlässige Körperverletzung.

> **Recht auf Leben körperliche Integrität**

2.3.3.4 Recht auf Freiheit

Jeder Mensch ist vor willkürlicher Verhaftung sowie vor **willkürlicher Freiheitsbeschränkung** jeder Art geschützt. Eine Verhaftung darf nur über richterlichen Haftbefehl erfolgen, eine Zwangseinweisung in ein Krankenhaus nur in den ausdrücklich vom Gesetz vorgesehenen Fällen, Behandlungen gegen den Willen des Betroffenen an sich gar nicht.

Unterbringungsgesetz, TBC-Gesetz, Geschlechtskrankheitengesetz; Krankenanstaltengesetz mit seinen Regelungen über die Zustimmung zu besonderen Behandlungen und Operationen sowie über die vorzeitige Entlassung; Heimaufenthaltsgesetz, mit dem Freiheitsbeschränkungen in Heimen und ähnlichen Einrichtungen geregelt werden.

> **willkürliche Freiheitsbeschränkung**

Recht & Gesetz – die Einführung

2.3.3.5 Hausrecht

Das Hausrecht ist unverletzlich. Eine Hausdurchsuchung darf grundsätzlich nur mit einem richterlichen **Hausdurchsuchungsbefehl** vorgenommen werden. Nur bei Gefahr in Verzug kann von Sicherheitsbehörden, Gerichtsbeamten oder Gemeindevorstehern auch ohne richterlichen Befehl eine Hausdurchsuchung angeordnet werden bzw. von Sicherheitsorganen „aus eigener Macht" vorgenommen werden. Ein richterlicher Hausdurchsuchungsbefehl muss aber im Nachhinein erteilt werden.

- Hausdurchsuchung bei Verdacht des illegalen Suchtmittelbesitzes.

▶ Hausdurchsuchungsbefehl

2.3.3.6 Recht auf Freizügigkeit

Die Freizügigkeit der Person und des Vermögens innerhalb des Staatsgebietes unterliegt keiner Beschränkung. Dieses nur den Staatsbürgern (und Bürgern des EWR) zustehende Recht enthält sowohl die **Niederlassungsfreiheit** als auch die **Auswanderungsfreiheit**, lediglich beschränkt durch die Wehrpflicht, ab Zustellung des Einberufungsbefehls bis zur Beendigung des Präsenzdienstes oder Zivildienstes.

- Ausländer aus Staaten außerhalb des EWR benötigen eine Aufenthaltsbewilligung.

▶ Niederlassungsfreiheit
Auswanderungsfreiheit

2.3.3.7 Recht auf Erwerbsfreiheit

Es steht jedermann frei, seinen Beruf zu wählen und sich für denselben auszubilden, wie und wo er will. Dieser als Menschenrecht konzipierten **Freiheit der Berufswahl** und **Freiheit der Ausbildung** steht allerdings das Staatsbürgerrecht der freien Berufsausübung entgegen.

- Ausländer aus Staaten außerhalb des EWR benötigen eine Beschäftigungsbewilligung.

▶ Freiheit der Berufswahl
Freiheit der Ausbildung

2.3.3.8 Recht auf Eigentum

Das **Eigentum ist unverletzlich** (Menschenrecht). Eine Enteignung darf nur auf Grund einer ausdrücklichen gesetzlichen Regelung im öffentlichen Interesse und nur gegen angemessene Entschädigung erfolgen.

- Enteignung von Grundstücken für Schulbau, Straßenbau, U-Bahnbau etc., Enteignung von Rechten an Grundstücken für Stromleitungen, Wasserleitungen, Kanalisation etc.

All dies geschieht nur, wenn die Grundablöseverhandlungen mit den Eigentümern zu keinem Ergebnis führen.

▶ Eigentum ist unverletzlich

2.3.3.9 Briefgeheimnis und Fernmeldegeheimnis

Dieses jedem Menschen zustehende **Grundrecht** stellt ein **staatliches Zensurverbot** von Briefen und ein **Überwachungsverbot für Telefonate** dar. Zwischen Privatpersonen ist dieses Recht als Privatrecht gerichtlich durchsetzbar.

▶ Grundrecht
staatliches Zensurverbot
Überwachungsverbot für Telefonate

Das Recht des gesetzlichen Vertreters, die Post von Minderjährigen oder Personen unter Sachwalterschaft zu lesen oder die Telefonate zu überwachen, bleibt davon unberührt. Staatliche Briefzensur oder Telefonüberwachung nur auf richterlichen Befehl im Zusammenhang mit der Verfolgung strafbarer Handlungen; das Öffnen der Privatpost durch Untergebene kann einen Entlassungsgrund darstellen, das Öffnen der **Patientenpost** ist mit Ausnahme der Regelung nach dem **TBC-Gesetz** verboten.

▸ Patientenpost TBC-Gesetz

2.3.3.10 Vereins- und Versammlungsfreiheit

Dieses Recht ermöglicht es allen Menschen, sich in Vereinen zu organisieren und sich überall zu versammeln.

▸ Freiwillige Berufsvereinigungen

- **Freiwillige Berufsvereinigungen**, Protestversammlungen, Demonstrationen; nicht erlaubt sind aber z. B. Vereine mit verbotenem Zweck oder Gegendemonstrationen zur Störung einer erlaubten Versammlung.

2.3.3.11 Meinungsfreiheit und Pressefreiheit

Diese Grundrechte ermöglichen es jedem Menschen, seine Meinung in Wort und Schrift frei zu äußern, allerdings ohne jemanden zu beleidigen oder zu einer strafbaren Handlung aufzufordern. Bei der Pressefreiheit ist besonderes Gewicht auf den **Persönlichkeitsschutz** zu legen.

▸ Persönlichkeitsschutz

2.3.3.12 Freiheit der Wissenschaft

▸ freiwillige Versuchsperson

Die Wissenschaft und ihre Lehre sind frei. Dieses für Wissenschaft und Forschung unentbehrliche Menschenrecht ist allerdings dadurch eingeschränkt, dass es in Kollision mit anderen Grundrechten zurückstehen muss. So sind Forschungen am lebenden Menschen (z. B. klinischer Test von Medikamenten) nur an **freiwilligen Versuchspersonen** nach Aufklärung über alle Risken und mit der Auflage zulässig, dass die Testperson jederzeit ohne finanzielle Verpflichtungen aus dem Versuch aussteigen kann, auch wenn dies einen Schaden für die Wissenschaft bedeutet.

Das Strafgesetz und viele Sondergesetze geben Einschränkungen für mögliche, allerdings aus ethischen, moralischen, religiösen oder rechtlichen Gründen unerwünschte Forschungstätigkeit. Tierschutzgesetze; Gentechnikgesetz und Fortpflanzungsmedizingesetz verbieten alle nicht ausdrücklich erlaubten Methoden; klinische Tests nur nach Beurteilung durch die Ethikkommission; die nicht medizinisch indizierte Amputation von Gliedmaßen stellt auch mit Zustimmung des Amputierten das Verbrechen der schweren Körperverletzung dar.

2.3.3.13 Glaubens- und Gewissensfreiheit

▸ Glaubensbekenntnis

Jeder Mensch hat das Recht, einem **Glaubensbekenntnis** anzugehören und sich auch öffentlich dazu zu bekennen, sein Glaubensbekenntnis zu wechseln oder auch weder einem Glaubensbekenntnis anzugehören, noch etwas zu glauben und sich auch dazu öffentlich zu bekennen.

2.3.3.14 Datenschutz

Jeder Mensch hat einen Anspruch auf **Geheimhaltung** der ihn betreffenden personenbezogenen Daten, soweit er daran ein schutzwürdiges Interesse hat, insbesondere im Hinblick auf die Achtung seines Familien- und Privatlebens.

Verschwiegenheitspflicht in allen Sanitätsberufen, Einsichtnahme in die Krankengeschichte durch nicht mit der Betreuung des Patienten befasste Personen nur mit Zustimmung des Patienten. Weitergabe von Daten und Informationen nur bei gesetzlicher Ermächtigung oder **Meldepflicht**.

Diese und andere Rechte sollen garantieren, dass Menschen in Freiheit und ohne Angst leben können, dass die Maßnahmen, die in Gesetzen getroffen werden, möglichst fair und gerecht sind, und dass jeder Mensch, dessen Rechte verletzt worden sind, Schutz erhält und seine Rechte durchsetzen kann.

▸ Geheimhaltung

▸ Verschwiegenheitspflicht
Meldepflicht

2.4 Die Gesetzgebung

Das „Recht" findet sich niedergeschrieben in den Gesetzen – es handelt sich somit um eine äußerst wichtige Frage, wie Gesetze eigentlich zustande kommen. Zu unterscheiden sind dabei verschiedene, unterschiedliche Formen – z.B. ob es sich um Bundes- oder Landesgesetze handelt:

Bundesgesetz: Sanitätergesetz, Strafgesetzbuch, ABGB etc.

Landesgesetz: Wiener Landesrettungsgesetz, NÖ Bauordnung etc.

Darüber hinaus gibt es auch noch unterschiedliche Aspekte in Bezug auf die Stellung eines Gesetzes im Rahmen des Stufenbaus (handelt es sich um ein „einfaches Bundesgesetz" oder ein **„Verfassungsgesetz"** usw.). Auf diese und weitere Fragen wollen wir aber an dieser Stelle nicht eingehen – sofern Sie sich in weiterer Folge noch für ein Studium der Rechtswissenschaften entscheiden sollten, können Sie dazu ausführlich Bücher wälzen und lernen.

▸ Bundesgesetz
Landesgesetz
Verfassungsgesetz

2.4.1 Demokratische Einrichtungen

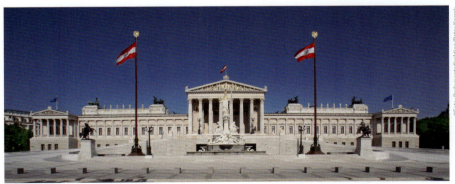

Abbildung 16: Das Parlamentsgebäude

Die erste Frage, die wir uns aber stellen müssen: wer erlässt unsere Gesetze bzw. wie treten diese in Kraft? Dazu sind unterschiedliche Institutionen, die Sie sicher schon kennen, notwendig.

④ Lernziel

Der Sanitäter muss die Gesetzgebung und den Stufenbau der Rechtsordnung in Österreich erklären können.

2.4.1.1 Nationalrat

Dieses zentrale Organ der Bundesgesetzgebung besteht aus **183 Abgeordneten**, die unabhängig von Weisungen arbeiten und Immunität genießen. Die Mitglieder des Nationalrates werden auf Grund des allgemeinen, gleichen, unmittelbaren, persönlichen, freien und geheimen Verhältniswahlrechtes für 5 Jahre vom Bundesvolk (also alle österreichischen Staatsbürger, die nicht von der Wahl ausgeschlossen sind) gewählt. Das **aktive Wahlrecht** (dies bedeutet, dass man selber wählen darf) erwirbt man mit Vollendung des 16. Lebensjahres, das **passive Wahlrecht** (was bedeutet, dass man als Abgeordneter in den Nationalrat gewählt werden darf) zum Nationalrat mit Vollendung des 18. Lebensjahres. Der Nationalrat wird auf 5 Jahre gewählt. Er wählt aus seiner Mitte drei Nationalratspräsidenten und die vorgesehenen Ausschüsse.

Hauptaufgabe des Nationalrates ist die **Bundesgesetzgebung**, aber auch die Genehmigung von **Staatsverträgen**. Im Plenum (das ist die Vollversammlung aller Abgeordneten) des Nationalrates werden die Gesetzesvorschläge noch einmal abschließend beraten.

> **TIPP**
>
> Plenarsitzungen des National- oder Bundesrates im Parlament sind grundsätzlich für alle Interessierten öffentlich zugänglich. Mehr Informationen finden Sie auf der Internetseite www.parlament.gv.at

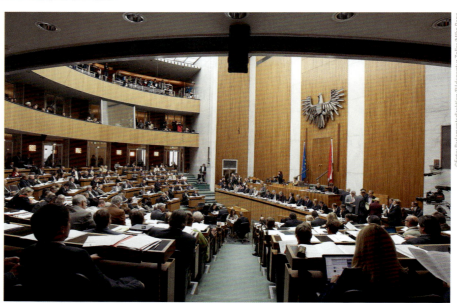

Abbildung 17: Der österreichische Nationalrat

Ein Grundprinzip der repräsentativen Demokratie ist das **freie Mandat**. Das bedeutet, dass die Abgeordneten bei ihrer Tätigkeit an keinen Auftrag gebunden sind. Der unbehinderten Ausübung dieses freien Mandats dient auch die **parlamentarische Immunität**. Diese sieht vor, dass Abgeordnete für Abstimmungen nie, für mündliche sowie schriftliche Äußerungen im Nationalrat nur vom Nationalrat, selbst verantwortlich gemacht werden dürfen. Auch die behördliche Verfolgung einer bzw. eines Abgeordneten ist erst nach der Zustimmung durch den Nationalrat zulässig, wenn ein Zusammenhang zwischen der vermeintlichen Tat und der Abgeordneten-Tätigkeit vermutet wird.

Recht & Gesetz – die Einführung

2.4.1.2 Bundesrat

Im Gegensatz zum Nationalrat wird der Bundesrat nicht direkt gewählt. Seine Mitglieder werden von den **Landtagen** entsandt und zwar nach dem **Stärkeverhältnis der Parteien** im jeweiligen Landtag. Wie viele Mandatare ein Bundesland entsendet, hängt von der Zahl seiner Bürger ab. Das größte Land (NÖ) stellt zwölf, das kleinste (Burgenland) wenigstens drei Vertreter. Die Anzahl der Mitglieder des Bundesrates ändert sich also mit der Bevölkerungsentwicklung in den Bundesländern. Derzeit gibt es im Bundesrat **62 Mitglieder.** Sie müssen die Interessen der Länder im Prozess der Bundesgesetzgebung vertreten. Nach Landtagswahlen werden die Bundesratsmandate nach dem Wahlergebnis aufgeschlüsselt neu vergeben.

▶ Landtag
Stärkeverhältnis der Parteien
62 Mitglieder

Wenn sich die Relation der Bürgerzahlen der Länder untereinander verändert, dann ändert sich auch die Zahl der Mandate im Bundesrat. Eine neue Berechnung der Mandate erfolgt also alle zehn Jahre (in diesen Abständen finden in Österreich **Volkszählungen** statt). Danach setzt der Bundespräsident in einer Entschließung fest, wie viele Vertreter jedes Land in den Bundesrat entsenden kann. Somit gibt es keine fix vorgeschriebene Gesamtzahl der Mitglieder des Bundesrates.

▶ Volkszählung

Der Bundesrat übt gemeinsam mit dem Nationalrat die **Gesetzgebung des Bundes** aus. Er hat ein Einspruchsrecht gegen Gesetze des Nationalrates. Es handelt sich allerdings um ein sogenanntes „**suspensives**", also aufschiebendes Veto, da der Nationalrat einen Einspruch des Bundesrates gegen einen seiner Beschlüsse durch Wiederholung dieses Beschlusses überwinden kann **(Beharrungsbeschluss)**.

> **INFO**
> Ein Veto (lateinisch, übersetzt „ich verbiete") ist das Einbringen eines Einspruches.

In einigen Fällen hat der Bundesrat ein „**absolutes**" Veto. Die ausdrückliche Zustimmung des Bundesrates benötigen beispielsweise:

- Verfassungsgesetze oder Bestimmungen, durch die Kompetenzen der Länder eingeschränkt werden
- Gesetzliche Bestimmungen, die die Rechte des Bundesrates selbst betreffen
- Staatsverträge, die die Angelegenheiten des selbstständigen Wirkungsbereiches der Länder regeln.

▶ Gesetzgebung des Bundes
suspensives Veto
Beharrungsbeschluss

▶ absolutes Veto

Bestimmte Gesetzesbeschlüsse des Nationalrates, vor allem solche, die die Bundesfinanzen betreffen, unterliegen nicht dem Mitwirkungsrecht des Bundesrates. Sie werden dem Bundesrat lediglich zur Kenntnis gebracht. Der Bundesrat selbst bzw. ein Drittel seiner Mitglieder kann aber auch Gesetzesanträge an den Nationalrat stellen, die in der Folge den gesamtem Prozess der **Bundesgesetzgebung** durchlaufen.

▶ Bundesgesetzgebung

Außerdem hat er die Möglichkeit in Entschließungen politische Anliegen an die Bundesregierung zu richten. Die Mitglieder des Bundesrates können schriftliche und mündliche, auch dringliche Anfragen an die Bundesregierung stellen. In EU-Angelegenheiten hat der Bundesrat ein **Informationsrecht**, ein **Stellungnahmerecht** und er nimmt am **parlamentarischen Subsidiaritätskontrollverfahren** teil.

▶ Informationsrecht
Stellungnahmerecht
parlamentarisches Subsidiaritätskontrollverfahren

2.4.1.3 Landtage

Jedes Bundesland besitzt einen Landtag. Die Mitglieder der Landtage werden von den **Landesbürgern** gewählt. Landesbürger sind die österreichischen Staatsbürger, die im jeweiligen Bundesland einen Hauptwohnsitz haben. Die Österreichische Bundesverfassung bestimmt, für welche Angelegenheiten der Bund und für welche das Land zuständig ist. Alle Angelegenheiten, die nicht ausdrücklich zur Bundessache erklärt wurden, fallen in den selbstständigen Wirkungsbereich der Länder. Der Landtag übt die **Gesetzgebung des Landes**, einschließlich der **Verfassungsgesetzgebung**, aus.

▶ Landesbürger
Gesetzgebung des Landes
Verfassungsgesetzgebung

In die Regelungsbefugnis des Landtages fallen zum Beispiel:

- Gemeindeorganisation, Organisation der Landesbehörden, Kindergartenwesen, Natur- und Landschaftsschutz, Baurecht, Raumplanung, Wohnbauförderung, Abwasser- und Abfallbeseitigung, Straßenwesen (ausgenommen Bundesstraßen), Grundverkehr mit land- und forstwirtschaftlichen Grundstücken, Ausländergrundverkehr, Jagd und Fischerei, Sport, Schischul- und Bergführerwesen, Sozialhilfe und Behindertenfürsorge, Katastrophenhilfe und Rettungswesen, Kulturförderung, Landwirtschaftsförderung und Spitalswesen.

▶ Landesregierung

Der Landtag wählt seine Organe (Präsident usw.) und die **Landesregierung**, er kontrolliert die Landesregierung (z. B. durch Anfragen oder die Aufforderung zur Vorlage eines Berichtes). Er kann auch dem Landesrechnungshof Prüfungsaufträge erteilen.

2.4.2 Die Gesetzesinitiative

Es gibt viele Gründe, neue Gesetze anzustreben oder Veränderungen bestehender Gesetze zu beantragen: Wenn etwa die Bundesregierung ein Vorhaben umsetzen will, muss sie dafür eine gesetzliche Grundlage schaffen. Auch einzelne Abgeordnete treten mit einem Programm und als Vertreter von Interessengruppen zur Wahl an und wollen möglichst viele Ideen umsetzen.

Der Anstoß zur Schaffung eines neuen Gesetzes kommt auch oft von außen: Organisationen und Initiativen wenden sich mit ihren Vorschlägen an Politiker, Richtlinien der EU müssen mit österreichischen Gesetzen umgesetzt werden. In manchen Fällen hebt auch der Verfassungsgerichtshof ein Gesetz auf, worauf eine neue Regelung geschaffen werden muss.

▶ Gesetzesentwürfe
Gesetzesvorlage
Bundesregierung

Der überwiegende Teil der **Gesetzesentwürfe** und beschlossenen **Gesetzesvorlagen** stammt von der **Bundesregierung**. Sie möchte ihr Programm umsetzen und verfügt in den Ministerien über Experten mit dem Fachwissen für die Ausarbeitung von Gesetzen. Viele Regelungsvorhaben setzen voraus, dass man sich sehr gut mit einem – oft sehr engen – Fachgebiet auskennt und Probleme und Auswirkungen im Detail voraussehen kann.

▶ Ministerialentwurf
Begutachtungsverfahren

Zunächst erstellt das zuständige Ministerium einen sogenannten **Ministerialentwurf** (auch für das Sanitätergesetz hat es einen solchen gegeben, wir werden von diesem in späteren Kapiteln noch hören bzw. lesen). Dieser wird zur Begutachtung an Interessierte, Betroffene und fachkundige Gruppen versendet und auf dieser Website veröffentlicht. Es folgt das **Begutachtungsverfahren**: Interessenvertretungen, Behörden und Organisationen können ihre Stellungnahme

Recht & Gesetz – die Einführung

zum Entwurf abgeben und Kritik äußern. Auch das wird im Internet veröffentlicht. Anschließend kann das Ministerium den Entwurf ändern, muss das aber nicht tun. Wenn der Entwurf Zustimmung in der Bundesregierung findet, wird er als **Regierungsvorlage** in den Nationalrat eingebracht. Auch die aktuellen Regierungsvorlagen werden auf der Website des Parlaments veröffentlicht.

Nachdem ein Gesetzesantrag eingebracht wurde, wird er an die Mitglieder des Nationalrates verteilt. Danach muss die Präsidentin/der Präsident des Nationalrates den Antrag einem Ausschuss zuweisen. Gesetzesanträge dürfen also nicht sofort beschlossen werden. Zunächst muss ein **Ausschuss des Nationalrates** darüber beraten.

In den Ausschüssen sollen Abgeordnete, die über besonderes Fachwissen und Erfahrung in einem bestimmten Bereich verfügen, ausführlich über den Gesetzesentwurf diskutieren. Damit spielt sich ein wesentlicher Teil des parlamentarischen Geschehens im Ausschuss ab. Dort werden Argumente ausgetauscht und die Abgeordneten diskutieren intensiv über das Für und Wider eines Entwurfs. Oft werden dazu auch Experten oder Auskunftspersonen eingeladen.

Im Ausschuss werden sehr oft noch Änderungen an einem Gesetzesentwurf vorgenommen. Wenn die Beratungen beendet sind, wird über den Entwurf abgestimmt und ein **Berichterstatter** gewählt. Im Bericht werden die Diskussionen und die Anträge im Ausschuss zusammengefasst und der Gesetzesentwurf, sofern er eine Mehrheit gefunden hat, dargestellt.

▶ Regierungsvorlage
Ausschuss des Nationalrates
Berichterstatter

2.4.3 Die Beschlussfassung und Kundmachung

Damit aus einem **Gesetzesentwurf** ein Gesetz werden kann, muss der Nationalrat dieses beschließen. Es reicht also nicht aus, dass der Ausschuss Übereinstimmung über einen Entwurf erzielt hat. Die Behandlung eines Gesetzesentwurfs in einer **Plenarsitzung** des Nationalrates erfolgt erst nach den politischen Gesprächen und Ausschussberatungen; bei Regierungsvorlagen hat in der Regel zuvor auch ein **Begutachtungsverfahren** stattgefunden.

Die 183 Abgeordneten beginnen daher nicht von Neuem über einen Vorschlag zu beraten. In einer Plenarsitzung geht es vielmehr darum, dass die Abgeordneten und die Klubs noch einmal klar machen, was für sie wichtig ist, was aus ihrer Sicht für oder gegen einen Vorschlag spricht. Diese Debatte wird als **Zweite Lesung** bezeichnet. Grundsätzlich ist dabei das zuständige Mitglied der **Bundesregierung** anwesend.

In der Zweiten Lesung ist es auch noch möglich, Änderungen des Gesetzesentwurfs zu beantragen. Am Ende der Zweiten Lesung muss der Nationalrat über den Gesetzesentwurf und allenfalls über noch eingebrachte Abänderungen abstimmen. Dafür gibt es wiederum sehr genaue Regeln, die garantieren sollen, dass der Gesetzesbeschluss korrekt zustande kommt. Für einen gültigen Beschluss muss ein Drittel der Abgeordneten anwesend sein und die Mehrheit der abgegebenen Stimmen erlangt werden.

Für manche Abstimmungen gibt es allerdings besondere Beschlusserfordernisse. Die Abstimmung findet in der Regel durch Aufstehen (Zustimmung) oder Sitzenbleiben (Ablehnung) statt. Eine Stimmenthaltung ist nicht möglich. Allerdings kommt es immer wieder vor, dass Abgeordnete, die sich ihrer Stimme

▶ Gesetzesentwurf
Plenarsitzung
Begutachtungsverfahren

▶ Zweite Lesung
Bundesregierung

enthalten wollen, demonstrativ den Sitzungssaal verlassen. Unter bestimmten Voraussetzungen finden besondere Arten von Abstimmungen statt. In einer namentlichen Abstimmung wird jeder Abgeordnete zur Stimmabgabe aufgerufen und sein Stimmverhalten wird im Stenographischen Protokoll vermerkt. In einer geheimen Abstimmung stimmen die Abgeordneten in einer Wahlzelle mit Stimmzetteln ab.

▶ **Dritte Lesung**

Nach der Zweiten Lesung folgt noch die **Dritte Lesung**. Während in der Zweiten Lesung noch über verschiedene Anträge und einzelne Teile des Gesetzesentwurfes abgestimmt werden kann, wird in der Dritten Lesung über den gesamten Entwurf abgestimmt. In der Dritten Lesung können nur mehr Widersprüche, Schreib- und Druckfehler geändert werden.

Wird ein Gesetzesentwurf in Dritter Lesung angenommen, liegt ein Gesetzesbeschluss des Nationalrates vor.

Erhebt auch der Bundesrat keinen Einspruch, stimmt dem Gesetzesbeschluss zu oder der Nationalrat hat sich mit einem Beharrungsbeschluss über Einwände des Bundesrates hinweggesetzt, kann das Gesetz in Kraft treten.

▶ **Bundespräsident**

Jetzt muss der **Bundespräsident** den Gesetzesbeschluss beurkunden. Er bestätigt, dass das Gesetz in einem korrekten Verfahren zustande gekommen ist. Danach unterschreibt auch der Bundeskanzler das Gesetz (die sogenannte „Gegenzeichnung").

▶ **Bundesgesetzblatt**
www.ris.bka.gv.at

Im Anschluss wird das Gesetz im **Bundesgesetzblatt** kundgemacht, also veröffentlicht. Das geschieht, um allen Interessierten die Möglichkeit zu geben, den Inhalt eines Gesetzes kennenzulernen. Am Tag nach der Kundmachung oder an einem Tag, der im Gesetz bestimmt ist, tritt das Gesetz in Kraft. Das heißt, dass sich ab diesem Tag jeder Mensch in Österreich an die Vorschriften dieses Gesetzes halten muss. Während es bis vor einigen Jahren noch ein „Blatt" gab, also das Bundesgesetzblatt gedruckt wurde, erscheint es heute im Internet. Unter **www.ris.bka.gv.at** kann man das aktuelle Bundesgesetzblatt einsehen und die aktuelle Fassung eines Gesetzes nachlesen.

2.5 Privatrecht

▶ **öffentliches Recht**
Privatrecht

Das österreichische Recht wird grundsätzlich in zwei Bereiche, nämlich das **öffentliche Recht** sowie das **Privatrecht** unterteilt. Das bürgerliche Recht (auch „Zivilrecht" genannt) ist das „allgemeine Privatrecht" und besteht grundlegend aus 5 Teilen:

▶ **Allgemeiner Teil**
Schuldrecht
Sachenrecht
Familienrecht
Erbrecht

- **Allgemeiner Teil** (hier geht es u. a. um die Geschäftsfähigkeit – wer darf wann welche Handlungen setzen, Verträge unterzeichnen etc. – sowie um Vertragsrecht, Fragen der Verjährung u. a.)
- **Schuldrecht** (hier finden sich Bestimmungen zu div. Vertragstypen und dem Schadenersatzrecht u. a.)
- **Sachenrecht** (in diesem Bereich sind Eigentums- und Besitzrecht, Grundbuch u. a. geregelt)
- **Familienrecht** (Ehe- und Kindschaftsrecht)
- **Erbrecht** (gesetzliches Erbrecht, Testament u. a.)

Recht & Gesetz – die Einführung

Die Unterscheidung zwischen Privatrecht und öffentlichem Recht wird im Übrigen darüber definiert, wer die Beteiligten an einem **Rechtsgeschäft** sind:

▶ Rechtsgeschäft

Wenn an einem rechtlichen Vorgang auch ein Partner mit Hoheitsgewalt beteiligt ist, so sind wir im Bereich des öffentlichen Rechts (z. B. eine Strafverfügung wegen Überschreitung der erlaubten Höchstgeschwindigkeit – hier werden Sie als Privatperson mit der Bezirksverwaltungsbehörde zu tun haben oder auch das Steuerverfahren, wo Sie dem Finanzamt als Behörde gegenüberstehen, ebenso auch Vergehen nach dem Sanitätergesetz; auch in einem solchen Fall wird Ihr Gegenüber die Bezirksverwaltungsbehörde sein). Sind hingegen beide Partner aus der privatrechtlichen Sphäre (was nicht unbedingt eine Privatperson, sondern auch ein Verein oder eine Firma sein kann), so bewegen wir uns im Bereich des Privatrechts (sei es bei Themen rund um Ihren Arbeitsvertrag – hier ist Ihr Gegenüber die Organisation oder Firma, für die Sie arbeiten, ein Kaufvertrag, ein Mietvertrag u. v. m.).

Ein besonders wichtiges Gesetz des Privatrechts ist das **Allgemeine Bürgerliche Gesetzbuch (ABGB)**, das in der Grundlage aus dem Jahr **1811** stammt. In der Folge greifen wir einige wenige Aspekte aus dem Privatrecht heraus, die auch für Sie im Rahmen der täglichen Arbeit von Bedeutung sind.

▶ Allgemeines Bürgerliches Gesetzbuch ABGB 1811

2.5.1 Rechte auf Grund von Eigenschaften

Ein Themengebiet, mit dem Sie im Zuge Ihrer Arbeit immer wieder zu tun haben werden, ist die Frage, welche Rechte ein Mensch abhängig von seinem Alter hat und wie die unterschiedlichen „Stufen" der Entwicklung benannt werden.

Denken Sie an Ihre im Sanitätergesetz geregelte **Auskunftspflicht** über gesetzte Maßnahmen – müssen Sie das nur dem Kind gegenüber oder auch seiner Mutter oder seinem Vater? Wenn ja, bis zu welchem Alter? Oder wie sieht es im Fall einer Transportverweigerung aus? Wer darf eine solche Entscheidung treffen, wer nicht?

▶ Auskunftspflicht

Eine erste Unterscheidung nimmt das AGBG im § 21 vor:

- *Minderjährige und Personen, die aus einem anderen Grund als dem ihrer Minderjährigkeit alle oder einzelne ihrer Angelegenheiten selbst gehörig zu besorgen nicht vermögen, stehen unter dem besonderen Schutz der Gesetze.*
- *Minderjährige sind Personen, die das achtzehnte Lebensjahr noch nicht vollendet haben; haben sie das vierzehnte Lebensjahr noch nicht vollendet, so sind sie unmündig.*

Somit sind Personen ab Vollendung des 18. Lebensjahres volljährig und eigenverantwortlich (z. B. auch eine Voraussetzung für die Tätigkeit oder die Berufsausübung als Sanitäter gem. Sanitätergesetz). Eine – selten aber doch vorkommende – Ausnahme stellt der verheiratete Minderjährige dar. Gem. § 175 ABGB ist diese Person – obwohl das 18. Lebensjahr noch nicht vollendet wurde – ebenfalls einem Volljährigen gleichgestellt!

Personen zwischen dem 14. und dem 18. Lebensjahr werden als **mündige Minderjährige** oder Jugendliche bezeichnet, die eben bereits bestimmte Rechte besitzen, vom Gesetz aber trotzdem noch besonders geschützt werden.

⑤ Lernziel

Der Sanitäter muss die für den Rettungsdienst wichtigen Bestimmungen im Allgemeinen Bürgerlichen Gesetzbuch beschreiben können.

▶ mündige Minderjährige

▶ **gesetzliche Vertreter**

Personen, die das 14. Lebensjahr noch nicht vollendet haben, werden als Unmündige bezeichnet (siehe dazu auch § 1 Jugendgerichtsgesetz). Als Kinder schließlich werden Personen vor Vollendung des 7. Lebensjahres bezeichnet.

Speziell für unmündige Patienten stellt sich also im Alltag die Frage, wen ich informieren oder fragen muss bzw. wer Entscheidungen für den Unmündigen treffen darf. **Gesetzliche Vertreter** sind beide (wenn auch geschiedene) Elternteile minderjähriger ehelicher Kinder (siehe dazu § 144 ABGB), die Mutter oder der Vater des minderjährigen unehelichen Kindes allein (§ 166 ABGB) oder beide (unehelichen) Eltern nach § 167 ABGB.

> **MERKE**
>
> Die gesetzlichen Vertreter für unmündige Patienten sind beide Elternteile oder ein Sachwalter. Ein Lehrer oder eine Kindergartenbetreuerin ist keine vertretungsbefugte Person!

Wenn sonst kein gesetzlicher Vertreter vorhanden ist, vertreten das Kind der Vormund oder allenfalls ein Sachwalter. Oft kommt es im Alltag vor, dass Sie ein Kind aus dem Kindergarten oder der Schule abholen – ist nun der Lehrer oder die Kindergartenbetreuerin eine vertretungsbefugte Person? Diese Frage ist klar mit Nein zu beantworten – Sie werden also auch bei solchen Einsätzen angehalten sein, einen Elternteil zu kontaktieren und die dafür notwendigen Informationen von Lehrer oder Betreuer einzufordern.

Wenn Ihnen der Elternteil vorab die Zustimmung zu Versorgung oder Transport des Kindes erteilt, spricht man von Einwilligung, sofern Sie das Kind bereits versorgt/transportiert haben (z. B. wegen Gefahr im Verzug), so wird der gesetzliche Vertreter diesen Maßnahmen wohl im Nachhinein zustimmen, in diesem Fall heißt es Genehmigung. Bitte beachten Sie die unterschiedliche Bezeichnung insbesondere im Rahmen Ihrer **Dokumentation!**

▶ **Dokumentation**

2001 wurde auch der Bereich im ABGB geändert, wo es um die Einwilligung in die medizinische Behandlung geht – dies im § 146c ABGB:

- *Einwilligungen in medizinische Behandlungen kann das einsichts- und urteilsfähige Kind nur selbst erteilen; im Zweifel wird das Vorliegen dieser Einsichts- und Urteilsfähigkeit bei mündigen Minderjährigen vermutet. Mangelt es an der notwendigen Einsichts- und Urteilsfähigkeit, so ist die Zustimmung der Person erforderlich, die mit Pflege und Erziehung betraut ist.*

- *Willigt ein einsichts- und urteilsfähiges minderjähriges Kind in eine Behandlung ein, die gewöhnlich mit einer schweren oder nachhaltigen Beeinträchtigung der körperlichen Unversehrtheit oder der Persönlichkeit verbunden ist, so darf die Behandlung nur vorgenommen werden, wenn auch die Person zustimmt, die mit der Pflege und Erziehung betraut ist.*

- *Die Einwilligung des einsichts- und urteilsfähigen Kindes sowie die Zustimmung der Person, die mit Pflege und Erziehung betraut ist, sind nicht erforderlich, wenn die Behandlung so dringend notwendig ist, dass der mit der Einholung der Einwilligung oder der Zustimmung verbundene Aufschub das Leben des Kindes gefährden würde oder mit der Gefahr einer schweren Schädigung der Gesundheit verbunden wäre.*

Zusammenfassend denken Sie bei der Problematik der Einwilligung in eine Versorgung oder der Verweigerung eines Transportes oder einer Behandlung immer an die dargestellten unterschiedlichen Altersgruppen und daran, dass die Frage, wer im Fall des Falles eine Entscheidung treffen darf, klar im Gesetz (und oft auch erklärend in organisationsinternen Vorschriften) geregelt ist.

Recht & Gesetz – die Einführung

2.5.2 Besondere Haftungstatbestände

Wie schon bei der Einteilung des Privatrechts erwähnt findet sich im Bereich des **„Schuldrechts"** auch der gesamte **Schadenersatz** als Thema wieder. Da auch hier für Sie als Sanitäter einige Aspekte sehr wichtig sind, gehen wir darauf in der Folge kurz ein.

▶ Schuldrecht
Schadenersatz

2.5.2.1 Sachverständigenhaftung

Oft hört man den Begriff des **„Sachverständigen"** – wir sprechen an dieser Stelle allerdings von einer ganz besonderen Definition, die nichts mit z. B. dem „gerichtlich beeideten Sachverständigen" oder einem „Gutachter" zu tun hat. Vielmehr definiert der § 1299 ABGB:

▶ Sachverständiger

- *Wer sich zu einem Amte, zu einer Kunst, zu einem Gewerbe oder Handwerke öffentlich bekennt; oder wer ohne Noth freywillig ein Geschäft übernimmt, dessen Ausführung eigene Kunstkenntnisse, oder einen nicht gewöhnlichen Fleiß erfordert, gibt dadurch zu erkennen, daß er sich den nothwendigen Fleiß und die erforderlichen, nicht gewöhnlichen Kenntnisse zutraue; er muß daher den Mangel derselben vertreten. Hat aber derjenige, welcher ihm das Geschäft überließ, die Unerfahrenheit desselben gewußt; oder, bey gewöhnlicher Aufmerksamkeit wissen können; so fällt zugleich dem Letzteren ein Versehen zur Last.*

⑤ Lernziel

Der Sanitäter muss die für den Rettungsdienst wichtigen Bestimmungen im Allgemeinen Bürgerlichen Gesetzbuch beschreiben können.

Für wen gilt diese Haftung? Die Sachverständigenhaftung des § 1299 ABGB gilt z.B. für: **Ärzte, Krankenschwestern**, Rechtsanwälte, Notare, Kreditinstitute (z. B. Anlageberaterhaftung), Steuerberater, Gewerbetreibende, aber eben auch **Sanitäter**. Auch ihre Tätigkeit erfordert eigene Kenntnisse (eine spezielle Ausbildung) sowie besondere Aktivität (Fleiß).

▶ Ärzte
Krankenschwestern
Sanitäter

§ 1299 ABGB regelt eine **Verschuldenshaftung**, aber eine besonderer Art. Das Gesetz verlangt von Sachverständigen nämlich „einen nicht gewöhnlichen Fleiß" und „die erforderlichen, nicht gewöhnlichen, Kenntnisse". Angelegt wird dabei ein objektiver Maßstab; das bedeutet, dass auf das Wissen, die Fertigkeiten, Kenntnisse oder Sorgfalt, die ein Sachverständiger zu haben hat, abgestellt wird.

▶ Verschuldenshaftung

Praktisch formuliert bedeutet das, es wird von Ihnen erwartet, dass Sie über die erforderlichen Kenntnisse und Fähigkeiten (z. B. gemäß Lehrmeinung Ihrer Organisation) verfügen und auch so handeln – nicht, dass Sie im Dienst so handeln „wie es alle tun".

Es geht hier um objektives Verschulden im Sinne von Sorgfalts- und Wissensstandards, wobei die Haftung des § 1299 ABGB als objektivierte Verschuldenshaftung bereits ab leichter Fahrlässigkeit „greift". Ein Sanitäter kann sich nicht dadurch entschuldigen, dass ihm gewisse Kenntnisse ohne persönliches Verschulden gefehlt haben; beispielsweise kann er sich bei einem Fehlverhalten oder Versorgungsfehler nicht darauf ausreden, dass er in dieser Einheit des Kurses krankheitsbedingt gefehlt hat. Er hat zu vertreten, was „ein" Sanitäter (im Sinne von „jeder" Sanitäter) zu wissen bzw. zu können hat.

Eben diese Bestimmungen bzw. Definitionen brauchen wir später im Strafrecht auch noch einmal, wenn es um die Frage der „Fahrlässigkeit" geht.

2.5.2.2 Haftung bei Körperverletzung oder Tötung

Wir hoffen selbstverständlich, dass es im Rahmen Ihrer Arbeit nie dazu kommt – aber das ABGB regelt in den §§ 1325–1327 auch eben diese Haftung. Es geht dabei darum, dass, wer einen anderen am Körper verletzt, für **Heilungskosten**, **Schmerzengeld** und allenfalls Verdienstentgang aufkommen muss. Ebenfalls haftbar wird man für die sogenannten „Sowieso-Schmerzen": Sie machen bei der Versorgung Ihres Patienten einen Fehler, wodurch er verletzt wird und auch entsprechende Schmerzen zu erdulden hat. Sie können sich nicht darauf berufen oder ausreden, dass der Patient auch dann Schmerzen gehabt hätte, wenn er richtig behandelt worden wäre.

Sofern der Mensch zu Tode kommt, sind die Begräbniskosten zu tragen sowie den Hinterbliebenen der Unterhaltsentgang zu ersetzen, für den sonst der Verstorbene aufgekommen wäre.

Ergänzend sei auch darauf verwiesen, dass bei grober Fahrlässigkeit oder Vorsatz auch Schmerzengeld für nahe Angehörige eines zu Tode gekommenen Menschen in Frage kommen kann („**Trauerschaden**"). Beispielsweise kann der Ehepartner oder Lebensgefährte eines verstorbenen Unfallopfers einen solchen Schadenersatz einklagen, wenn Sie den Verkehrsunfall grob fahrlässig verursacht haben.

2.5.2.3 Eingriff in die Privatsphäre

> **Lernziel**
>
> Der Sanitäter muss die für den Rettungsdienst wichtigen Bestimmungen im Allgemeinen Bürgerlichen Gesetzbuch beschreiben können.

Wie soll ein Sanitäter bei Patienten oder anderen betreuten Personen in deren Privatsphäre eingreifen – diese Frage könnte man sich stellen. Die Antwort ist – leider – durch die moderne Technik einfach geworden: insbesondere die immer stärker verbreiteten Mobiltelefone mit eingebauter Kamera und der Wunsch vieler Menschen, Dinge auf **„sozialen Netzwerken"** (wie z. B. Facebook, Google+, Twitter u. a.) zu kommunizieren, überschreitet manchmal eben diese Barriere.

Hierzu findet sich im § 1328a (1) ABGB die entsprechende Norm:

- *Wer rechtswidrig und schuldhaft in die Privatsphäre eines Menschen eingreift oder Umstände aus der Privatsphäre eines Menschen offenbart oder verwertet, hat ihm den dadurch entstandenen Schaden zu ersetzen. Bei erheblichen Verletzungen der Privatsphäre, etwa wenn Umstände daraus in einer Weise verwertet werden, die geeignet ist, den Menschen in der Öffentlichkeit bloßzustellen, umfasst der **Ersatzanspruch** auch eine **Entschädigung** für die erlittene persönliche Beeinträchtigung.*

Konkrete Beispiele für solche möglichen Verstöße können sein:

- Heimliche Aufnahmen mit dem Fotohandy von Menschen in privaten Situationen (Nacktaufnahmen, Fotos von verletzten Personen etc.) – hier liegt ein Eingriff in die Privatsphäre vor.

- Verbreitung solcher Fotos, z.B. im Internet – unabhängig, ob sie nur einem eingeschränkten Personenkreis („Freundesliste" in sozialen Netzwerken) oder der „Öffentlichkeit" zur Verfügung stehen – hier liegt eine Offenbarung von Umständen der Privatsphäre vor.

Bitte achten Sie im Dienst also stets auf die Privat- und Intimsphäre Ihrer Patienten, nicht nur weil es hier einschlägige rechtliche Normen gibt – denken Sie auch daran, wie Sie sich fühlen würden, wenn jemand Dritter Ihnen gegenüber so handeln würde.

Recht & Gesetz – die Einführung

2.6 Strafrecht

2.6.1 Allgemeines

Die Bedeutung des Strafrechts ist gerade im Zusammenhang mit Leben, Gesundheit und Vermögen des Menschen sehr hoch. Wir wollen in diesem Rahmen daher die wichtigsten Bestimmungen und Begriffe erläutern, gehen aber auch optimistisch davon aus, dass Sie nie mit diesem Gesetz in Konflikt kommen werden. Generell ist im Strafgesetzbuch inkl. seiner Nebengesetze abschließend aufgezählt, welches Verhalten unter Strafe fällt. Einige Grundbegriffe zu dieser Thematik sollen Ihnen einleitend erläutert werden:

Tatbestand
Das sind die gesetzlichen Merkmale, die insgesamt das Unrecht begründen. Es gibt hier den objektiven Tatbestand (auch „Tatbild" genannt – gemeint ist die konkrete Handlung oder Vorgehensweise) sowie den subjektiven Tatbestand (den „Vorsatz", also die Absicht des Menschen, den Tatbestand auch wirklich zu setzen).

Straftat/Delikt
Das ist der Tatbestand plus seiner Rechtsfolge, somit die Grundlage für die Bestrafung einer Person.

Rechtswidrigkeit
Hier geht es darum, dass zwar jede Handlung, die einem genannten Tatbestand entspricht, rechtswidrig sein wird – wenn aber z.B. ein Rechtfertigungsgrund (Notwehr o. Ä.) vorliegt, so stellt diese Handlung kein Unrecht dar.

Unrecht
Wenn eine Handlung gesetzt wird, die einem Tatbestand entspricht und rechtswidrig ist, so spricht man von Unrecht. Unterschieden wird hier auch in den „Handlungsunwert" (wenn ich also etwas „tue") sowie den „Erfolgsunwert" (also das „Ergebnis" einer Handlung). Ein Beispiel: A möchte X durch einen Schuss töten, die Waffe hat aber Ladehemmung. Somit hat A natürlich Handlungsunwert verwirklicht, allerdings (gottlob) keinen Erfolgsunwert (da ja auf Grund der Ladehemmung nichts passiert ist); er würde in diesem Fall wegen Mordversuch bestraft werden.

Weitere Begriffe handeln dann noch von unterschiedlichen Tatmustern, besonders hoch oder etwas niedriger bestraften Delikten („qualifizierte" oder „privilegierte" Delikte) u. v. m. Wenn jetzt tatsächlich etwas passiert – wie prüft ein Gericht eigentlich den vorliegenden Fall (natürlich ist die folgende Darstellung etwas vereinfacht):

Es geht um die Strafbarkeit einer Person, somit wird geprüft, ob eine bestimmte Person durch Handlung oder Unterlassung ein bestimmtes Delikt erfüllt hat. Die Prüfung erfolgt stets in 2 Stufen:

- Es wird das **Unrecht** geprüft (also Tatbestand und Rechtswidrigkeit)
- Anschließend wird die **Schuld des Täters** geprüft

Abschließend geht es noch um die o. a. Sonderformen der qualifizierten oder privilegierten Delikte und das Ergebnis ist dann die Antwort, ob Strafbarkeit vorliegt.

---

6 Lernziel

Der Sanitäter muss die Rolle des Straf- und Arbeitsrechts für seinen Tätigkeitsbereich erklären können.

▶ Tatbestand

▶ Straftat
Delikt

▶ Rechtswidrigkeit

▶ Unrecht

▶ Unrecht
Schuld des Täters

2.6.2 Fahrlässigkeitsdelikte

Im Rahmen dieses Buches soll ja – wie schon erwähnt – aus Ihnen kein Jurist werden und darüber hinaus gehen wir davon aus, dass Sie keine schweren Straftaten im Rahmen Ihres Dienstes begehen werden. Was aber – leider – immer wieder passieren kann, sind fahrlässig begangene Straftaten, und darum möchten wir Ihnen zu diesem Thema noch ein paar Informationen geben. Ebenfalls an dieser Stelle muss aber auch erwähnt werden, dass in der Realität die Abgrenzung zwischen Vorsatz und Fahrlässigkeit nicht einfach ist – die Konsequenzen (Strafen) unterscheiden sich aber markant.

Bestraft wird fahrlässiges Verhalten nur, wenn es ausdrücklich im Gesetz definiert ist – siehe dazu § 7 StGB:

▶ **vorsätzliches Handeln**

- *Wenn das Gesetz nichts anderes bestimmt, ist nur **vorsätzliches Handeln** strafbar.*
- *Eine schwerere Strafe, die an eine besondere Folge der Tat geknüpft ist, trifft den Täter nur, wenn er diese Folge wenigstens fahrlässig herbeigeführt hat.*

Was bedeutet nun „fahrlässig" im Sinne des Gesetzes? Dazu werfen wir einen Blick in den § 6 StGB:

- *Fahrlässig handelt, wer die Sorgfalt außer acht läßt, zu der er nach den Umständen verpflichtet und nach seinen geistigen und körperlichen Verhältnissen befähigt ist und die ihm zuzumuten ist, und deshalb nicht erkennt, daß er einen Sachverhalt verwirklichen könne, der einem gesetzlichen Tatbild entspricht.*
- *Fahrlässig handelt auch, wer es für möglich hält, daß er einen solchen Sachverhalt verwirkliche, ihn aber nicht herbeiführen will.*

Für den Alltag bedeutsam ist hier u. a. die Formulierung „... verpflichtet ist" beispielsweise ist Inhalt der Ausbildung zum RS oder NFS gemäß den Unterlagen Ihrer Organisation eine schriftliche Darstellung dessen, wozu Sie im Dienst bzw. Einsatz verpflichtet sind. Wenn Sie also von solchen Vorgaben abweichen, ist hier oft schon von Fahrlässigkeit auszugehen!

Man kann die Formulierungen des Abs. 1 auch so erläutern:

▶ **unbewusste Fahrlässigkeit**

Der Täter erkennt nicht, dass seine Handlung gefährlich ist – in diesem Fall sprechen wir von **unbewusster Fahrlässigkeit**. Denken Sie in diesem Fall an einen Sanitäter, der den Patienten im Tragstuhl die Treppe hinunterträgt und den offenen Schnürsenkel seines Sicherheitsschuhs zwar bemerkt, aber nicht auf die Idee kommt, dass es sich dabei um eine Stolper- bzw. Sturzgefahrenquelle handelt. Wenn dieser Sanitäter nun tatsächlich mit dem Patienten auf den Stufen zu Sturz kommt, wird man ihm wohl „nur" unbewusste Fahrlässigkeit vorwerfen.

▶ **bewusste Fahrlässigkeit**

Im Fall des Abs. 2 kann man auch von **bewusster Fahrlässigkeit** sprechen, wenn der Täter zwar die Gefährlichkeit der Handlung erkennt, er aber den möglichen Schaden/den möglichen „Erfolg" des Handelns nicht verwirklichen will (also kein Vorsatz gegeben ist).

Denken Sie dazu an den Sanitäter, der bei der Rettung eines Patienten mit Hilfe der Schaufeltrage keine Gurte anlegt, „weil es ohnehin nur 5 Meter sind". Er weiß wohl, dass die Gefahr einer Verletzung durch Sturz von der Schaufeltrage

Recht & Gesetz – die Einführung

besteht, wird es aber nicht wollen und vorsätzlich wird der Patient auch sicher nicht fallen gelassen. Wenn dann aber doch etwas passiert, wird diesem Sanitäter wohl bewusste Fahrlässigkeit vorgeworfen werden!

Im Rahmen der bereits o. a. Prüfung wollen wir in einem ersten Schritt den Tatbestand klären – hier geht konkret darum, zu prüfen, inwieweit der Täter objektiv sorgfaltswidrig gehandelt hat. Möglich sind 3 Fälle:

- **Der Verstoß gegen** eine **Rechtsnorm**: Der Einsatzfahrer hält an der Kreuzung trotz Rotlicht nicht an und stößt in der Folge mit einem anderen Verkehrsteilnehmer zusammen, der dadurch verletzt wird.
- **Der Verstoß gegen** eine **Verkehrsnorm**: Der Sanitäter hält bestimmte Teile der Organisationsvorschriften im Dienst nicht ein, wodurch es zu einem Unfall kommt und ein Patient verletzt wird.
- **Abweichen vom Verhalten einer Maßfigur**: Hierbei handelt es sich wohl um die wichtigste Variante – das Handeln wird also mit dem „ordentlichen Sanitäter" verglichen und damit, wie dieser sich in einer bestimmten Situation verhalten hätte. Denken wir an den o. a. Patienten auf der Schaufeltrage: Der ordentliche Sanitäter wird den Patienten in jedem Fall anschnallen, falls Sie es nicht tun, weichen Sie damit von dessen Verhalten ab und die Sorgfaltswidrigkeit wird als gegeben angesehen werden.

▸ Verstoß gegen Rechtsnormen
Verstoß gegen Verkehrsnormen
Abweichen vom Verhalten einer Maßfigur

Wenn es im zweiten Schritt um die Frage der Schuld des Täters geht, wird nun auch noch die **subjektive Sorgfaltswidrigkeit** geprüft. Dabei wird hinterfragt, ob der Täter zum Zeitpunkt der Tat nach seinen persönlichen Fähigkeiten in der Lage gewesen ist, die objektive Sorgfalt wirklich einzuhalten. Individuell untauglich wird die Person u. a. dann sein, wenn geistige und/oder körperliche Mängel des Täters dagegen stehen. Ein Beispiel:

▸ subjektive Sorgfaltswidrigkeit

Der Sanitätseinsatzfahrer erleidet während eines Krankentransportes plötzlich einen Kollaps, überfährt deswegen eine rote Ampel und stößt einen Fußgänger nieder. Objektive Sorgfaltswidrigkeit liegt hier natürlich vor („Überfahren der roten Ampel"), aber es ist keine subjektive Sorgfaltswidrigkeit gegeben und somit handelt der Einsatzfahrer nicht schuldhaft.

Eine Thematik im Zusammenhang mit der subjektiven Sorgfaltswidrigkeit ist auch noch die Möglichkeit, dass der Täter die Gefahr einer Handlung erkannt hat bzw. hätte erkennen müssen, trotzdem diese Handlung setzt und dadurch z.B. ein Mensch verletzt wird. Hier sprechen wir von **Übernahmsfahrlässigkeit** (manchmal auch „Einlassungsfahrlässigkeit" genannt).

▸ Übernahmsfahrlässigkeit

Besonders wichtig ist dieser Aspekt im Zusammenhang mit prinzipiell riskanten oder komplizierten Maßnahmen des Sanitäters, die sowohl eine entsprechende Ausbildung, aber auch Übung voraussetzen. Denken wir an den Sanitäter, der im Umgang mit Rettungsgeräten (Schaufeltrage, Spineboard, KED etc.) nicht wirklich geübt ist. Er teilt sich aber trotzdem zum Dienst ein, spricht auch mit seinen Kollegen nicht über die mögliche „Schwäche" im Umgang mit diesen Geräten und wird dann aber doch zu einem traumatologischen Notfall gerufen, wo auf Grund der falschen Handhabung eines dieser Geräte der Patient zu Schaden kommt.

In diesem Fall hätte der Sanitäter die Gefahr seines Handelns erkennen müssen – man wird ihm also die subjektive Sorgfaltswidrigkeit und damit die Schuld zuschreiben.

Ein zweites Praxisbeispiel aus diesem Themenkreis ist der Sanitäter mit (allgemeiner oder besonderer) Notfallkompetenz. Er hat zwar im Rahmen der Ausbildung gelernt, wie ein peripher venöser Zugang zu legen ist, danach aber bereits 2 Jahre keinen solchen Zugang im Rettungsdienst gelegt und jetzt „versucht" er es bei einem Patienten – leider erfolglos bzw. mit schädlicher Wirkung. Auch hier wird man dem betroffenen Kollegen zuschreiben, dass er eine Handlung gesetzt hat, dessen Gefährlichkeit (auf Grund mangelnder Übung/Routine) er hätte erkennen müssen!

> **objektive Sorgfaltswidrigkeit**

Als abschließendes Beispiel sei noch der Sanitäter genannt, der entgegen geltenden gesetzlichen Normen – aus welchen Gründen immer – einen 48-Stunden-Dienst versieht. Da er gegen Ende dieses Dienstes bereits stark übermüdet ist, übersieht er im Zuge eines „Sekundenschlafs" eine kritische Entwicklung bei seinem Patienten (als Sanitäter) oder verursacht aus demselben Grund einen Verkehrsunfall (als Einsatzfahrer). Auch hier kann die **objektive Sorgfaltswidrigkeit** als gegeben angesehen werden; die subjektive Sorgfaltswidrigkeit würde zwar auf den ersten Blick nicht vorliegen (da ja ein schlafender Sanitäter nicht in der Lage ist, sorgfältig zu handeln) – aber die Tatsache, dass eine massive Übermüdung vorliegt, muss dem Sanitäter bewusst sein und wenn er den Dienst trotzdem fortsetzt, nimmt er auch wieder das Risiko in Kauf, dass hier etwas passiert!

Sie als Sanitäter werden im Rahmen Ihres Dienstes oft in Situationen kommen, wo Sie Ihren Patienten solche Körperverletzungen zufügen können:

- Verkehrsunfall
- Sturz von Sessel/Trage
- Nicht fachgerechter Umgang mit medizinisch-technischer Ausstattung
- Fehlerhafte Anwendung von Notfallkompetenzen
- etc.

Das ist keine vollständige Liste – aber Sie können durch regelmäßige Fortbildung, vorschriftsmäßiges Arbeiten und Umsicht bei Ihren Einsätzen das Risiko in erheblichem Ausmaß reduzieren!

2.6.3 Unterlassungsdelikte

Hierbei handelt es sich um das zweite Thema aus dem Strafrecht, auf das wir zumindest in Kürze eingehen wollen. Als übergeordnete Frage in diesem Zusammenhang mag gelten „Kann ich mich auch strafbar machen, wenn ich nichts tue"?

2.6.3.1 Unechte Unterlassungsdelikte

Hierbei handelt es sich um die oftmals „kompliziertere Bestimmung" des Strafgesetzbuches, wo die Generalnorm im § 2 StGB zu finden ist:

- *Bedroht das Gesetz die Herbeiführung eines Erfolges mit Strafe, so ist auch strafbar, wer es unterläßt, ihn abzuwenden, obwohl er zufolge einer ihn im besonderen treffenden Verpflichtung durch die Rechtsordnung dazu verhalten ist und die Unterlassung der Erfolgsabwendung einer Verwirklichung des gesetzlichen Tatbildes durch ein Tun gleichzuhalten ist.*

Recht & Gesetz – die Einführung

Zur Strafbarkeit nach § 2 StGB ist es erforderlich, dass eine bestehende Pflicht zur Erfolgsabwendung – die sogenannte **Garantenpflicht** – verletzt wurde. Rechtswidrig nach dieser Gesetzesstelle handelt aber nur der, den eine von der Rechtsordnung statuierte besondere Pflicht trifft und diese unterlassen wird. Eine solche **Erfolgsabwendungspflicht** oder Garantenstellung kann aus Vertrag (diese Variante trifft auf die Arbeit des Sanitäters zu – hier besteht eine vertragliche Beziehung zwischen dem Patienten und der Organisation, für die der Sanitäter aktiv wird), Gesetz oder Ingerenz (vorangegangenem eigenen Verhalten, das in weiterer Folge zum Handeln verpflichtet) abgeleitet werden.

▶ Garantenpflicht Erfolgsabwendungspflicht

Besondere gesetzliche oder vertragliche **Erfolgsabwendungen** – im Sinne von Obhuts-, Obsorge- oder Sicherungspflichten, die im Zivil- wie im Strafrecht zu einer Garantenstellung führen – sind typischerweise anzunehmen bei besonderen **Gefahrengemeinschaften** (z.B. Berg- oder Schitouren), aber auch zwischen Eltern und Kindern (und vice versa), Ehegatten oder sonstigen Betreuungsverhältnissen. Der letztgenannte Fall trifft auf die Beziehung zwischen Sanitäter und Patient zu.

▶ Erfolgsabwendungen Gefahrengemeinschaften

„Mit anderen Worten ist ein Sanitäter im Verhältnis zu einem von ihm betreuten Patienten Garant und muss daher die Abwehr von gesundheitsgefährdenden Einwirkungen auf seinen Schutzbefohlenen gewährleisten. Hingegen wird es nicht in seiner Verpflichtung liegen einen Brand zu bekämpfen, da die Abwehr einer solchen Gefahr nicht von seinem Aufgabengebiet umfasst ist."

In diesem Zusammenhang sei darauf verwiesen, dass Sorgfalts- und Wissensstandards auch in zivilrechtlichen Tatbeständen, insbesondere auch im Rahmen der §§ 1299, 1300 ABGB eine wichtige Rolle spielen.

2.6.3.2 Echte Unterlassungsdelikte

Hier geht es um Tatbestände, die ausdrücklich als **„Unterlassung"** im Gesetz geregelt sind – ausdrücklich die §§ 94, 95 StGB. Den strengeren Begriff (mit höherem Strafrahmen) stellt der § 94 StGB („Imstichlassen eines Verletzten") dar:

▶ Unterlassung

- *Wer es unterläßt, einem anderen, dessen Verletzung am Körper (§ 83) er, wenn auch nicht widerrechtlich, verursacht hat, die erforderliche Hilfe zu leisten, ist mit Freiheitsstrafe bis zu einem Jahr oder mit Geldstrafe bis zu 360 Tagessätzen zu bestrafen.*
- *Hat das Imstichlassen eine schwere Körperverletzung (§ 84 Abs. 1) des Verletzten zur Folge, so ist der Täter mit Freiheitsstrafe bis zu zwei Jahren, hat es seinen Tod zur Folge, mit Freiheitsstrafe bis zu drei Jahren zu bestrafen.*
- *Der Täter ist entschuldigt, wenn ihm die Hilfeleistung nicht zuzumuten ist. Die Hilfeleistung ist insbesondere dann nicht zuzumuten, wenn sie nur unter der Gefahr des Todes oder einer beträchtlichen Körperverletzung oder Gesundheitsschädigung oder unter Verletzung anderer überwiegender Interessen möglich wäre.*
- *Der Täter ist nach Abs. 1 und 2 nicht zu bestrafen, wenn er schon wegen der Verletzung mit der gleichen oder einer strengeren Strafe bedroht ist.*

Im Rahmen der gesetzlich geregelten Gesundheitsberufe – insbesondere Arzt und Sanitäter – handelt es sich bei dieser Bestimmung um eine aus verschiedenen Gründen wichtige, aber oft „übersehene" Regelung. Erinnern Sie sich an den Begriff der „Garantenpflicht" – besteht eine Erfolgsabwendungspflicht (Garantenstellung), so müssen Sie nach § 94 StGB Hilfe leisten, auch wenn der Schaden nicht durch Ihr aktives Tun eingetreten ist.

Ein Garant ist seinem Schutzbefohlenen gegenüber verpflichtet, alle Gefahren von außen abzuwehren, die in den Umfang seiner Garantenpflicht fallen. Ein Unterlassen dieser Abwehr kommt einem aktiven Zufügen gleich. Der Garant hätte nämlich die Gefahr abzuwehren gehabt, hätte er dies erfolgreich getan, so wäre der Schaden nicht eingetreten.

Denken wir beispielsweise an einen Patienten, der auf Grund einer akuten Erkrankung unter Sauerstoffmangel leidet. Wenn der Sanitäter verabsäumt, die Unterversorgung mit Sauerstoff zu erkennen und demgemäß zu handeln (z.B. den Patienten richtig zu lagern, ihm Sauerstoff zu verabreichen etc.), wird er im Fall eines körperlichen Schadens des Patienten wohl ebenfalls zur Rechenschaft gezogen werden (obwohl er eben „aktiv" nichts getan hat, was den Patienten geschädigt hat).

▶ **Sanitäter und Ärzte Hilfeleistungspflicht**

Da die Berufsgesetze von **Sanitätern und Ärzten** eine **Hilfeleistungspflicht** verankern, sind Angehörige dieser Berufe verpflichtet, eine gesundheitliche Gefahr von einem Verletzten oder Erkrankten abzuwehren, auch wenn sie „nur zufällig" zu einem Verunfallten oder Erkrankten kommen – denken Sie daran also auch, wenn Sie nicht im Dienst sind, aber privat bei einem Verkehrsunfall oder einem anderen medizinischen Notfall vorbeikommen. Dabei können sich Angehörige von Gesundheitsberufen nicht einfach durch Anwendung „normaler" Erster Hilfe von ihrer Haftung befreien.

> **MERKE**
>
> Ausgebildete Sanitäter unterliegen der Hilfeleistungspflicht nicht nur im Rahmen als Ersthelfer, sondern in ihrer berufsspezifischen Ausbildung.

Auf Grund der Garanten- wie Sachverständigenstellung trifft Angehörige von Gesundheitsberufen die Pflicht zur Hilfeleistung nicht nur im Umfang eines Laien, sondern vielmehr im Umfang einer berufsspezifischen Hilfeleistung, sowie die Verpflichtung zu einer unter Einhaltung der berufsspezifischen Sorgfaltspflicht vorzunehmenden Nachschau. Dies ist für die Angehörigen von Gesundheitsberufen selbst dann verpflichtend, wenn bereits eine größere Gruppe von Personen (effiziente) Hilfe leistet.

Natürlich ist der Sanitäter auch von § 94 StGB betroffen, wenn durch ihn im Zuge eines Einsatzes Personen verletzt werden. Hier kann es zu einer Überschneidung der Pflicht, einem Patienten zu helfen, und der Hilfeleistungspflicht gegenüber dem Verletzten kommen. Diese ist vom Gesundheitsberuf durch Abwägung der **Behandlungspriorität** und eventuell der Erfolgsaussicht zu lösen.

▶ **Behandlungspriorität**

Die zweite echte Unterlassungsbestimmung findet sich im § 95 StGB:

- *Wer es bei einem Unglücksfall oder einer Gemeingefahr (§ 176) unterläßt, die zur Rettung eines Menschen aus der Gefahr des Todes oder einer beträchtlichen Körperverletzung oder Gesundheitsschädigung offensichtlich erforderliche Hilfe zu leisten, ist mit Freiheitsstrafe bis zu sechs Monaten oder mit Geldstrafe bis zu 360 Tagessätzen, wenn die Unterlassung der Hilfeleistung jedoch den Tod eines Menschen zur Folge hat, mit Freiheitsstrafe bis zu einem Jahr oder mit Geldstrafe bis zu 360 Tagessätzen zu bestrafen, es sei denn, daß die Hilfeleistung dem Täter nicht zuzumuten ist.*

- *Die Hilfeleistung ist insbesondere dann nicht zuzumuten, wenn sie nur unter Gefahr für Leib oder Leben oder unter Verletzung anderer ins Gewicht fallender Interessen möglich wäre.*

Recht & Gesetz – die Einführung

Wir haben vorhin bereits ausführlich dargestellt, dass für Gesundheitsberufe in der Regel die Hilfeleistungspflicht bereits aus den Bestimmungen des § 94 resultiert – somit sind die Bestimmungen des § 95 dann anzuwenden, wenn z. B. die Berufsberechtigung ruht oder erloschen ist!

In beiden Fällen finden sich auch Ausnahmen für den Fall, dass eine **Hilfeleistung** „nicht zumutbar" ist – auch hier müssen Sie als Sanitäter beachten, dass die Grenze des Zumutbaren für Sie eine weit höhere ist als für einen „Laien".

▶ Hilfeleistung

Es besteht hier eine **Sonderstellung** für Polizeibeamte, Feuerwehrleute, Soldaten sowie für Rettungspersonal und Ärzte. Solche Personen, die Kraft ihres Amtes zur Hilfeleistung verpflichtet sind, können sich grundsätzlich nicht auf eine **Unzumutbarkeit** der Hilfe berufen! Sie unterliegen einer höheren Zumutbarkeitsanforderung.

▶ Sonderstellung
Unzumutbarkeit

Eine Berufung auf einen **Entschuldigungsgrund** ist nur dann möglich, wenn auch die Maßfigur, die mit den Fähigkeiten und dem Können sowie der Rechtstreue und Berufspflicht der betroffenen Berufsgruppe ausgestattet ist, eine Hilfeleistung unterlassen hätte (also wieder der Verweis auf den „ordentlichen Sanitäter", wie schon bei den Begriffen „Sachverständiger" und „Sorgfaltspflicht").

▶ Entschuldigungsgrund

2.6.4 Ausgewählte Tatbestände des StGB

Abschließend möchten wir Ihnen einige Tatbestandsgruppen sowie deren wichtigste Einzeltatbestände aufzeigen, die im StGB definiert sind und bei denen es – hoffentlich nur theoretisch – Berührungspunkte zu Ihrer Arbeit geben kann.

2.6.4.1 Strafbare Handlungen gegen Leib und Leben

In diesem ersten Abschnitt finden sich die auch in der breiten Öffentlichkeit bekannten Tatbestände Mord (§ 75), Totschlag, diverse Formen der Körperverletzung – siehe auch weiter unten die fahrlässige Körperverletzung – und abschließend auch die **echten Unterlassungsdelikte.** Ein „häufiger Vorwurf" im Zusammenhang mit der Arbeit im Rettungsdienst ist jener der fahrlässigen Körperverletzung; dieser Tatbestand findet sich im § 88 StGB:

⑥ Lernziel

Der Sanitäter muss die Rolle des Straf- und Arbeitsrechts für seinen Tätigkeitsbereich erklären können.

▶ echte Unterlassungsdelikte

- *Wer fahrlässig einen anderen am Körper verletzt oder an der Gesundheit schädigt, ist mit Freiheitsstrafe bis zu drei Monaten oder mit Geldstrafe bis zu 180 Tagessätzen zu bestrafen.*
- *Trifft den Täter kein schweres Verschulden und ist entweder**
  - *die verletzte Person mit dem Täter in auf- oder absteigender Linie verwandt oder verschwägert oder sein Ehegatte, sein eingetragener Partner, sein Bruder oder seine Schwester oder nach § 72 Abs. 2 wie ein Angehöriger des Täters zu behandeln,*
  Anm.: aufgehoben durch BGBl. I Nr. 111/2010)
  - *aus der Tat keine Gesundheitsschädigung oder Berufsunfähigkeit einer anderen Person von mehr als vierzehntägiger Dauer erfolgt, so ist der Täter nach Abs. 1 nicht zu bestrafen.*
- *In den im § 81 Abs. 1 Z. 1 bis 3 bezeichneten Fällen ist der Täter mit Freiheitsstrafe bis zu sechs Monaten oder mit Geldstrafe bis zu 360 Tagessätzen zu bestrafen.*

- *Hat die Tat eine schwere Körperverletzung (§ 84 Abs. 1) zur Folge, so ist der Täter mit Freiheitsstrafe bis zu sechs Monaten oder mit Geldstrafe bis zu 360 Tagessätzen, in den im § 81 Abs. 1 Z. 1 bis 3 bezeichneten Fällen aber mit Freiheitsstrafe bis zu zwei Jahren zu bestrafen.*

2.6.4.2 Strafbare Handlungen gegen die Freiheit

▶ **Freiheitsentziehung Hausfriedensbruch eigenmächtige Heilbehandlung**

Hierunter fallen u. a. die **Freiheitsentziehung** (§ 99), der **Hausfriedensbruch** (§ 109) und die **eigenmächtige Heilbehandlung** (§ 110) – diese im Wortlaut des Gesetzes:

- *Wer einen anderen ohne dessen Einwilligung, wenn auch nach den Regeln der medizinischen Wissenschaft, behandelt, ist mit Freiheitsstrafe bis zu sechs Monaten oder mit Geldstrafe bis zu 360 Tagessätzen zu bestrafen.*
- *Hat der Täter die Einwilligung des Behandelten in der Annahme nicht eingeholt, daß durch den Aufschub der Behandlung das Leben oder die Gesundheit des Behandelten ernstlich gefährdet wäre, so ist er nach Abs. 1 nur zu bestrafen, wenn die vermeintliche Gefahr nicht bestanden hat und er sich dessen bei Aufwendung der nötigen Sorgfalt (§ 6) hätte bewußt sein können.*
- *Der Täter ist nur auf Verlangen des eigenmächtig Behandelten zu verfolgen.*

▶ **Einwilligung des Patienten**

Denken Sie daran u. a. auch, wenn wir im Kapitel zum Sanitätergesetz von der **Einwilligung des Patienten** zu allen Ihren Maßnahmen sprechen.

2.6.4.3 Verletzung der Privatsphäre und bestimmter Berufsgeheimnisse

▶ **Brief- und Telekommunikationsgeheimnis**

Neben Verletzung von **Brief- und Telekommunikationsgeheimnis** (§ 118 und § 119) sowie einigen weiteren daten- und geheimnisbezogenen Tatbeständen findet sich dort auch die Verletzung von Berufsgeheimnissen (§ 121) – dazu noch genauer bei den Ausführungen zur Verschwiegenheitspflicht gem. Sanitätergesetz.

2.6.4.4 Strafbare Handlungen gegen fremdes Vermögen

▶ **Sachbeschädigung Raub**

In diesem Bereich finden sich von **Sachbeschädigung** (§ 125 f) über Diebstahl (§§ 127–130), **Raub** (§§ 142,143), Betrug (§§ 146–148) sowie damit „verwandten" Tatbeständen (Hehlerei, Wucher, Krida, Geldwäscherei etc.) auch Dinge wie Glücksspiel, Ketten- oder Pyramidenspiel etc. Im Zusammenhang mit dem Tatbestand des Betrugs sei auch – denken Sie z. B. an Ihre Dokumentation – auf die Bestimmungen des § 147 StGB verwiesen:

- *Wer einen Betrug begeht, indem er zur Täuschung*
    - *1. eine falsche oder verfälschte Urkunde, ein falsches, verfälschtes oder entfremdetes unbares Zahlungsmittel, falsche oder verfälschte Daten, ein anderes solches Beweismittel oder ein unrichtiges Meßgerät benützt,*
    - *2. ein zur Bezeichnung der Grenze oder des Wasserstands bestimmtes Zeichen unrichtig setzt, verrückt, beseitigt oder unkenntlich macht oder*
    - *3. sich fälschlich für einen Beamten ausgibt,*
- *ist mit Freiheitsstrafe bis zu drei Jahren zu bestrafen.*

Recht & Gesetz – die Einführung

Dabei stellt sich nun wohl die Frage, was hier mit „Urkunde" gemeint ist? Nun – auch dazu eine gesetzliche Bestimmung, in diesem Fall der § 74 (1) Z. 7 StGB:

- *Urkunde: eine Schrift, die errichtet worden ist, um ein Recht oder ein Rechtsverhältnis zu begründen, abzuändern oder aufzuheben oder eine Tatsache von rechtlicher Bedeutung zu beweisen;*

Ihr **Protokoll**, das Sie im Zuge eines Einsatzes anfertigen, stellt in jedem Fall eine **Urkunde** gem. der dargestellten Definition dar. Darum ist die korrekte und umfassende, aber **wahrheitsgetreue Dokumentation** eine so bedeutsame Aufgabe in Ihrem Arbeitsalltag.

▶ Protokoll
Urkunde
wahrheitsgetreue Dokumentation

Mit diesen Regeln „verwandt" kann auch noch der § 223 StGB genannt werden:

- *Wer eine falsche Urkunde mit dem Vorsatz herstellt oder eine echte Urkunde mit dem Vorsatz verfälscht, daß sie im Rechtsverkehr zum Beweis eines Rechtes, eines Rechtsverhältnisses oder einer Tatsache gebraucht werde, ist mit Freiheitsstrafe bis zu einem Jahr zu bestrafen.*
- *Ebenso ist zu bestrafen, wer eine falsche oder verfälschte Urkunde im Rechtsverkehr zum Beweis eines Rechtes, eines Rechtsverhältnisses oder einer Tatsache gebraucht.*

2.6.4.5 Gemeingefährliche strafbare Handlungen

Hier finden sich neben der **Brandstiftung**, der Gemeingefährdung auch die Tatbestände Gefährdung von Menschen durch übertragbare Krankheiten (§§ 178,179) und **Kurpfuscherei** (§ 184). Können Sie sich vielleicht noch an den Fall des angeblichen Notarztes erinnern, der für diverse Rettungsorganisationen gearbeitet hat? Dieser hat – neben anderen Verbrechen – auch das der Kurpfuscherei begangen, welches der Gesetzgeber so definiert:

▶ Brandstiftung
Kurpfuscherei

- *Wer, ohne die zur Ausübung des ärztlichen Berufes erforderliche Ausbildung erhalten zu haben, eine Tätigkeit, die den Ärzten vorbehalten ist, in bezug auf eine größere Zahl von Menschen gewerbsmäßig ausübt, ist mit Freiheitsstrafe bis zu drei Monaten oder mit Geldstrafe bis zu 180 Tagessätzen zu bestrafen.*

2.6.4.6 Strafbare Handlungen gegen die Zuverlässigkeit von Urkunden oder Beweiszeichen

Hier finden Sie u.a. die bereits weiter oben angeführte Bestimmung zur **Urkundenfälschung**, aber auch Gebrauch fremder Ausweise (§ 231).

▶ Urkundenfälschung

2.6.4.7 Strafbare Handlungen gegen die Rechtspflege

Für den Fall, dass es tatsächlich zu einem Verfahren z.B. gegen einen Kollegen oder Freund kommt, denken Sie bei Ihrer eventuellen Aussage als Zeuge immer an die **Tatbestände der falschen Beweisaussage** (§§ 288–291) oder auch der **Fälschung und Unterdrückung** von Beweismitteln (§§ 293–296), die neben einigen weiteren zu dieser Kategorie gehören.

▶ Tatbestände der falschen Beweisaussage
Fälschung und Unterdrückung

Somit haben Sie einen kurzen Überblick über wichtige Inhalte des Strafgesetzbuches erhalten, für den Fall, dass Sie auch alle anderen Bestimmungen nachlesen möchten, sei einmal mehr auf das Rechtsinformationssystem des Bundes (http://ris.bka.gv.at) verwiesen.

Und abschließend möchten wir nochmals unsere Überzeugung zum Ausdruck bringen, dass Sie mit diesen Paragraphen nie in Konflikt geraten werden, es aber wichtig ist zu wissen, welche Regelungen hier bestehen!

Das Sanitätergesetz

3. Das Sanitätergesetz

Nach einem sehr langwierigen Diskussionsprozess war es im Jahr 2001 endlich so weit – der Entwurf für ein neues Gesetz, das die Arbeit und den Stellenwert von Sanitätern in Österreich regeln sollte, lag auf dem Tisch. Dieses Gesetz, im Juli 2002 in Kraft getreten, ist bis heute die maßgebliche gesetzliche Grundlage unseres Handelns. Darum sollte auch jeder Sanitäter die wesentlichen Inhalte kennen und sie in geeigneter Weise anwenden!

3.1 Rechte und Pflichten

Nach den einleitenden Begriffsbestimmungen geht das Gesetz sehr rasch auf Rechte und Pflichten des Sanitäters ein. Überwiegend handelt es sich in den einzelnen Paragraphen um Pflichten, die Ihnen im Zuge Ihrer Tätigkeit auferlegt sind, die Pflichten ergeben sich v.a. aus den Befugnissen der jeweiligen Ausbildungsstufe – also je nach dem, ob Sie Rettungs- oder Notfallsanitäter sind, gewährt Ihnen der Gesetzgeber unterschiedliche Rechte.

> **7 Lernziel**
>
> *Der Sanitäter muss die Rechte und Pflichten für seinen Tätigkeitsbereich wiedergeben können.*

3.1.1 Allgemeine Pflichten

Jeder Sanitäter muss bei seiner Tätigkeit bzw. seinem Beruf bestimmte Regeln einhalten – ganz allgemein, bevor in weiterer Folge spezielle Bestimmungen weitere Details regeln. Diese Regeln definiert das Sanitätergesetz in § 4:

- *Sanitäter haben ihre Tätigkeit ohne Ansehen der Person **gewissenhaft auszuüben**. Sie haben das Wohl der Patienten und der betreuten Personen nach Maßgabe der fachlichen und wissenschaftlichen Erkenntnisse und Erfahrungen zu wahren. Nötigenfalls ist ein Notarzt oder, wenn ein solcher nicht zur Verfügung steht, ein sonstiger zur selbständigen Berufsausübung berechtigter Arzt anzufordern.*
- *Sanitäter haben sich **tätigkeitsrelevant fortzubilden**.*

▶ gewissenhafte Ausübung
tätigkeitsrelevante Fortbildung

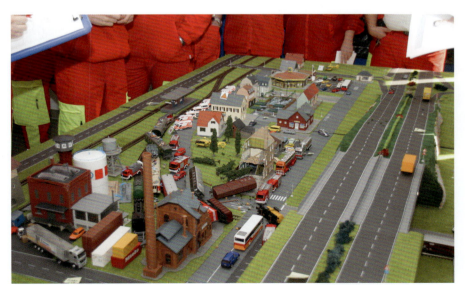

Abbildung 18: Fortbildung

Der Gesetzgeber hat in den Erläuterungen der Regierungsvorlage zum Sanitätergesetz wie folgt argumentiert:

> **MERKE**
>
> Abgesehen von den gesetzlichen Regelungen ist es wichtig, die jeweiligen Organisationsvorschriften zu kennen und einzuhalten!

„Die in Abs. 1 normierten allgemeinen Pflichten basieren auf der **Berufsethik** aller Gesundheitsberufe, die durch ihre Tätigkeit eine spezielle, über das durchschnittliche Ausmaß hinausgehende Verantwortung für den Menschen übernehmen. Selbstredend besteht zur Wahrung des Wohls des Patienten auch die Pflicht, die geltenden gesetzlichen und sonstigen (Anm.: **Organisationsvorschriften**!) einzuhalten.

▶ Berufsethik
Organisationsvorschriften

Die Verpflichtung zur Verständigung bzw. Anforderung eines Notarztes [...] ergibt sich einerseits auf Grund der durch dieses Bundesgesetz normierten Grenzen der Tätigkeitsbilder. Andererseits besteht die Pflicht zur Anforderung beispielsweise auch dann, wenn auf Grund des konkreten Einsatzes, des jeweiligen Wissens und Erfahrung und der damit verbundenen subjektiven Zumutbarkeit die Anforderung eines Notarztes geboten ist.

▶ Verpflichtung
tätigkeitsrelevante
Wissenschaften

Aus Abs. 2 ergibt sich explizit die **Verpflichtung** aller Sanitäter, sich durch entsprechende Fortbildung Kenntnisse über den jeweiligen Stand der **tätigkeitsrelevanten Wissenschaften** anzueignen. Speziell auf Grund der laufenden Weiterentwicklung im Bereich der Notfallversorgung ist die Fortbildung als Bestandteil der Tätigkeitsausübung unabdingbar. Im Übrigen ist auch auf die Sorgfaltsbestimmungen, die sich aus § 6 StGB (Anm.: Hier geht es um den Begriff der Fahrlässigkeit) und § 1299 ABGB (Anm.: Hier geht es um den Begriff des Sachverständigen) ergeben, hinzuweisen."

▶ Notarztindikation

Bereits an dieser Stelle findet sich also der Hinweis, nötigenfalls einen Arzt hinzuzuziehen – Sie haben auch im Rahmen Ihrer Sanitätsausbildung immer wieder mit dem Begriff „**Notarztindikation**" oder der Frage nach dem „stabilen Patient" zu tun gehabt. So schließt sich der Kreis und die unbedingte Verpflichtung, im Sinne des Patienten einen Arzt zu verständigen, muss berücksichtigt werden!

▶ Fortbildungspflicht

Der zweite Teil bezieht sich auf die **Fortbildungspflicht** – zu dieser noch später. Es muss hier der Zusammenhang zu den Formulierungen des Abs. 1 („... fachlichen und wissenschaftlichen Erkenntnissen") gesehen werden – wenn Sie sich über einen längeren Zeitraum mit neuen Erkenntnissen, Ausbildungsinhalten etc. nicht auseinandersetzen, wird es Ihnen schwer fallen, die notwendige Aktualität in Ihre Arbeit einzubringen! Die weiteren rechtlichen Aspekte, die auch tlw. in der Erläuterung genannt werden, bilden den Inhalt folgender Kapitel.

3.1.2 Dokumentation

Die Dokumentation als wesentlicher Punkt ist u. a. im § 5 des Sanitätergesetzes geregelt:

- *Sanitäter haben bei Ausübung ihrer Tätigkeit die von ihnen gesetzten sanitätsdienstlichen Maßnahmen zu dokumentieren.*

- *Den betroffenen Patienten oder betreuten Personen sowie deren gesetzlichen Vertretern sind auf Verlangen Einsicht in die Dokumentation zu gewähren und gegen Kostenersatz Kopien auszufolgen.*

- *Die Aufzeichnungen gemäß Abs. 1 sind durch die Einrichtungen gemäß § 23 Abs. 1 mindestens zehn Jahre aufzubewahren.*

⑳ Lernziel

Der Sanitäter muss die fachgerechte und tätigkeitsrelevante Dokumentation im Rettungsdienst und Krankentransport erklären und anwenden können.

Das Sanitätergesetz

Erläuternde Bestimmungen bzw. Definitionen können Sie darüber hinaus auch im **Krankenanstalten- und Kuranstaltengesetz** oder im Bundesgesetz zur Qualität von Gesundheitsleistungen finden. Der Paragraph 10 des KAKuG beschreibt die **Dokumentationspflicht** umfassend (und in einigen Passagen auch sehr ähnlich zu unseren Bestimmungen im SanG):

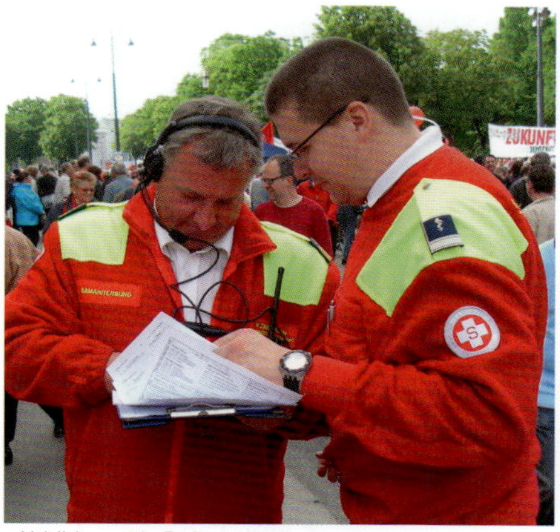

▶ Krankenanstalten- und Kuranstaltengesetz

▶ Dokumentationspflicht

Abbildung 19: Dokumentation

- *Durch die Landesgesetzgebung sind die Krankenanstalten zu verpflichten:*
  - über die Aufnahme und die Entlassung der Pfleglinge Vormerke zu führen, sowie im Fall der Ablehnung der Aufnahme und bei der Aufnahme nach § 22 Abs. 1 letzter Satz die jeweils dafür maßgebenden Gründe zu dokumentieren;
- Krankengeschichten anzulegen, in denen
  - die Vorgeschichte der Erkrankung (Anamnese), der Zustand des Pfleglings zur Zeit der Aufnahme (status praesens), der Krankheitsverlauf (decursus morbi), die angeordneten Maßnahmen sowie die erbrachten ärztlichen und gegebenenfalls zahnärztlichen Leistungen einschließlich Medikation (insbesondere hinsichtlich Name, Dosis und Darreichungsform) und Aufklärung des Pfleglings und
  - sonstige angeordnete sowie erbrachte wesentliche Leistungen, insbesondere der pflegerischen, einer allfälligen psychologischen bzw. psychotherapeutischen Betreuung sowie Leistungen der medizinisch-technischen Dienste, darzustellen sind;
- die Krankengeschichten mindestens 30 Jahre, allenfalls in Mikrofilmen in doppelter Ausfertigung oder auf anderen gleichwertigen Informationsträgern, deren Lesbarkeit für den Aufbewahrungszeitraum gesichert sein muss, aufzubewahren; für Röntgenbilder und andere Bestandteile von Krankengeschichten, deren Beweiskraft nicht 30 Jahre hindurch gegeben ist, sowie bei ambulanter Behandlung kann durch die Landesgesetzgebung eine kürzere Aufbewahrungsfrist, mindestens jedoch zehn Jahre vorgesehen werden;
- den Gerichten und Verwaltungsbehörden in Angelegenheiten, in denen die Feststellung des Gesundheitszustandes für eine Entscheidung oder Verfügung im öffentlichen Interesse von Bedeutung ist, ferner den Sozialversicherungsträgern und Organen von Landesgesundheitsfonds im Sinne der Vereinbarung gemäß Art. 15a B-VG über die Organisation und Finanzierung des Gesundheitswesens bzw. von diesen beauftragten Sachverständigen, soweit dies zur Wahrnehmung der diesen obliegenden Aufgaben erforderlich ist, sowie einweisenden oder weiterbehandelnden Ärzten oder Zahnärzten oder Krankenanstalten kostenlos Kopien von Krankengeschichten und ärztlichen Äußerungen über den Gesundheitszustand von Pfleglingen zu übermitteln;
- bei der Führung der Krankengeschichte Patientenverfügungen (§ 2 Abs. 1 Patientenverfügungsgesetz, BGBl. I Nr. 55/2006) des Pfleglings zu dokumentieren;

- *im Rahmen der Krankengeschichte allfällige Widersprüche gemäß § 44 und § 62a Abs. 1 zu dokumentieren.*
- *Die Abgabe wissenschaftlich begründeter Gutachten wird durch die Bestimmungen des Abs. 1 nicht berührt.*
- *Die Führung der Krankengeschichte obliegt hinsichtlich der Aufzeichnungen*
  - *gemäß Abs. 1 Z. 2 lit. a dem für die ärztliche Behandlung verantwortlichen Arzt, gegebenenfalls dem für die zahnärztliche Behandlung Verantwortlichen, und*
  - *gemäß Abs. 1 Z. 2 lit. b der jeweils für die erbrachten sonstigen Leistungen verantwortlichen Person.*
- *Aufzeichnungen, die Geheimnisse betreffen, die Angehörigen des klinisch psychologischen, gesundheitspsychologischen und psychotherapeutischen Berufes und ihren Hilfspersonen in Ausübung ihres Berufes anvertraut oder bekannt geworden sind, dürfen im Rahmen der Krankengeschichte oder der sonstigen Vormerke im Sinne des Abs. 1 Z. 1 nicht geführt werden.*
- *[...]*

Gemäß den Bestimmungen des SanG müssen Sie bei Ihren Dokumentationen stets davon ausgehen, dass auch Ihre Patienten, deren Angehörige oder allenfalls Rechtsanwälte etc. Einsicht in diese Unterlagen nehmen können. Bedenken Sie dies bitte, wenn Sie Ihre Protokolle erstellen – insbesondere die wichtigsten Grundsätze sollten Sie immer berücksichtigen:

▶ keine Diagnosen vermerken
vermeiden Sie Fremdworte

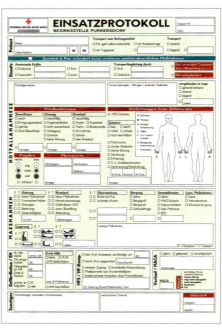

Abbildung 20: Einsatzprotokoll

- **Keine Diagnosen vermerken** – Sie dürfen ausschließlich eine Verdachtsdiagnose stellen, das Ergebnis Ihrer Untersuchungen beschreibend dokumentieren oder auf eine ärztliche Diagnose (z. B. am Transportauftrag) verweisen: schreiben Sie also statt „Patient schwer alkoholisiert" lieber „Pat. zeigt Anzeichen einer Alkoholisierung" (Geruch der Ausatemluft, schwankender Gang etc.) oder statt „Patient hat einen Herzinfarkt" lieber „Pat. klagt über Brustschmerz, ausstrahlend sowie Atemnot – V.a. Herzinfarkt."

- **Vermeiden Sie Fremdworte** – ob medizinisch oder auch aus anderen Fachgebieten – wenn Sie sich nicht 100 % sicher sind, wie diese zu schreiben und zu verwenden sind. Schreiben Sie also lieber „Patient wirkt ausgetrocknet" statt „Patient ist exsikkiert".

- Achten Sie bei der Beschreibung von Patient und Situation darauf, hier sachlich und objektiv zu bleiben. Jede Form persönlicher Interpretation oder allfälliger Vorurteile ist erstens absolut fehl am Platz und zweitens gefährden sie im Streitfall auch die Akzeptanz Ihrer Dokumentation.

Das Sanitätergesetz

- Bei Transporten, wo sich mehrere Rettungsmittel um denselben Patienten kümmern, achten Sie auch darauf, Ihre **Beobachtungen und Maßnahmen** zu **dokumentieren**! Speziell bei Übernahme von Notarzteinsatzmitteln soll der eine oder andere Kollege schon auf die Idee gekommen sein, einfach die Anamnese und Befunde etc. des Notarztprotokolls abgeschrieben zu haben.

- Dokumentieren Sie alles, was Sie getan haben, und nichts, was Sie nicht getan haben, achten Sie auch darauf zu vermerken, wer konkret die Maßnahmen gesetzt hat (z. B. durch Angabe der Dienstnummer bei der jeweiligen Maßnahme).

- Ändern Sie die Dokumentation nachträglich nicht mehr ab. Es handelt sich um eine **Urkunde**, die Sie durch Name/Dienstnummer und Unterschrift/Kurzzeichen formal bestätigen, eine spätere Manipulation würde die Beweiskraft reduzieren oder überhaupt zur Gänze entfallen lassen.

▶ Beobachtungen und Maßnahmen dokumentieren
Urkunde

Speziell in Zusammenhang mit der Eigenschaft Ihrer Dokumentation als „Urkunde" sei nochmals auf die Ausführungen zum Strafgesetzbuch verwiesen.

Dem Gesetzgeber geht es hier vorrangig um die Dokumentation der Maßnahmen – wie Sie später im entsprechenden Abschnitt noch sehen werden, ist das jedoch nur ein Teil der Dokumentation. Ein Sanitäter hat darüber hinaus noch weitere Informationen und Themen, wo Dokumentation eine wesentliche Rolle spielt! An dieser Stelle fassen wir zusammen:

> **MERKE**
>
> Bei Ihrer Dokumentation handelt es sich gemäß Strafgesetzbuch um eine „Urkunde" und diese ist Teil der Patientenakte in Krankenanstalten.

Die Dokumentation wird von Ihnen nicht nur als Gedächtnisstütze oder Erinnerungshilfe erstellt, sondern wird im Rahmen der ordnungsgemäßen Erfüllung des **Behandlungs- bzw. Betreuungsvertrages** geschuldet.

Bei Einlieferung Ihres Patienten in ein Krankenhaus wird Ihre Dokumentation auch als Teil der anzulegenden **Patientenakte** anzusehen sein.

⑦ Lernziel

Der Sanitäter muss die Rechte und Pflichten für seinen Tätigkeitsbereich wiedergeben können.

▶ Behandlungs- bzw. Betreuungsvertrag
▶ Patientenakte

3.1.3 Verschwiegenheitspflicht

In allen Gesetzen, die sich mit Gesundheitsberufen beschäftigen, finden sich entsprechende Regelungen zur Verschwiegenheit. Der Patient hat also stets das **Recht auf** Wahrung seiner **Privatsphäre** sowie auf den Schutz der – v.a. in Zusammenhang mit seiner Gesundheit stehenden – **Geheimnisse**. Diese Verschwiegenheitspflicht wird durch zahlreiche Ausnahmen „durchbrochen", darüber hinaus besteht auch eine gesetzlich geregelte **Auskunftspflicht** (siehe dazu weiter unten). Bei vielen Regelungen muss man – auch für den Sanitäter – Bestimmungen anderer Gesundheitsgesetze „zu Hilfe" nehmen, da manche Aussagen im SanG doch viele Fragen unbeantwortet lassen würden.

▶ Recht auf Privatsphäre
Geheimnisse
Auskunftspflicht

Im täglichen Betrieb ist es wichtig, die Unterschiede und auch die diversen Anwendungsfälle zu kennen. Oft verstößt man gegen eine dieser Bestimmungen, ohne es „zu wissen" bzw. „zu wollen" – diese beiden Gründe zählen aber im Fall des Falles nicht als Entschuldigung.

Im § 6 SanG finden sich die Bestimmungen zur Verschwiegenheitspflicht:

- *Sanitäter sind zur Verschwiegenheit über alle ihnen in Ausübung ihrer Tätigkeit anvertrauten oder bekannt gewordenen Geheimnisse verpflichtet.*
- *Die Verschwiegenheitspflicht besteht nicht, wenn*
  - *nach **gesetzlichen Vorschriften** eine Meldung über den Gesundheitszustand bestimmter Personen vorgeschrieben ist,*
  - *Mitteilungen oder Befunde an die **Sozialversicherungsträger und Krankenfürsorgeanstalten** oder sonstige Kostenträger zur Wahrnehmung der diesen übertragenen Aufgaben erforderlich sind,*
  - *der durch die Offenbarung des Geheimnisses Betroffene den Sanitäter von der **Geheimhaltung entbunden** hat oder*
  - *die Offenbarung des Geheimnisses nach Art und Inhalt zum **Schutz höherwertiger Interessen** der öffentlichen Gesundheitspflege oder der Rechtspflege unbedingt erforderlich ist.*

▶ gesetzliche Vorschriften Sozialversicherungsträger und Krankenfürsorgeanstalten

▶ von Geheimhaltung entbunden Schutz höherwertiger Interessen

Die Generalklausel besagt, dass Sie alles, was Ihnen als Geheimnis im Zuge Ihrer Tätigkeit bzw. Ihres Dienstes zur Kenntnis gelangt, für sich behalten müssen. Was ist nun ein Geheimnis? Vereinfacht gesprochen sind das alle Informationen, die nicht „allgemein bekannt" sind und die in Zusammenhang mit einer konkreten Person zu sehen sind.

Insbesondere geht es natürlich um alle personenbezogenen Informationen zu Gesundheitszustand, Krankheiten o. Ä.

▶ nicht allgemein bekannt

„Nicht allgemein bekannt" wäre z. B. auch der Code, mit dem Sie den Schlüsselsafe des Patienten öffnen, um mit Hilfe der dort verwahrten Schlüssel in die Wohnung zu gelangen. Ebenso nicht allgemein bekannt wird wohl sein, dass sich in der Wohnung eines Patienten besondere Einrichtungs- oder Wertgegenstände befinden, dass die Wohnung in einem extremen Zustand (positiv oder negativ) vorgefunden wurde oder Ähnliches.

▶ Verhältnis Verschwiegenheits- und Auskunftspflicht

Es ist aber nun auch eine Liste von Ausnahmen im Gesetz genannt. In diesen Fällen ist der Sanitäter von der Verschwiegenheitspflicht entbunden, er muss sich also nicht daran halten. Hier erkennt man auch schon das **Verhältnis** zwischen **Verschwiegenheits- und Auskunftspflicht**: im ersten Fall ist der Sanitäter in besonderen Fällen von der Geheimhaltung entbunden und darf entsprechende Informationen weitergeben; im Fall der Auskunftspflicht hat der Sanitäter ohne besondere Aufforderung spezielle Informationen an genannte Ansprechpersonen weiterzugeben!

ÜBERLEGEN SIE

Was hat es für Auswirkungen auf die Krankenhausanstalt und den Rettungsdienst, wenn Sie keine Meldung über den Gesundheitszustand bei einem Patienten mit Verdacht auf Gelbfieber durchführen?

Zu Abs. 2 Z.1 „Meldung über den Gesundheitszustand" sind für den Sanitäter insbesondere Regelungen des **Epidemie- oder Tuberkulosegesetzes** von Bedeutung. Im Epidemiegesetz sind u. a. die Krankheiten genannt, für die eine **Anzeigepflicht** besteht.

▶ Epidemie- oder Tuberkulosegesetz Anzeigepflicht

Der § 1 Epidemiegesetz nennt diese Krankheiten:
- *Der Anzeigepflicht unterliegen:*
  - *Verdachts-, Erkrankungs- und Todesfälle an Cholera, Gelbfieber, virusbedingtem hämorrhagischem Fieber, infektiöser Hepatitis (Hepatitis A, B,*

Das Sanitätergesetz

C, D, E, G), Hundbandwurm (Echinococcus granulosus) und Fuchsbandwurm (Echinococcus multilocularis), Infektion mit dem Influenzavirus A/H5N1 oder einem anderen Vogelgrippevirus, Kinderlähmung, bakteriellen und viralen Lebensmittelvergiftungen, Lepra, Leptospiren-Erkrankungen, Masern, Milzbrand, Psittakose, Paratyphus, Pest, Pocken, Rickettsiose durch R. prowazekii, Rotz, übertragbare Ruhr (Amöbenruhr), SARS (Schweres Akutes Respiratorisches Syndrom), Tularämie, Typhus (Abdominaltyphus), Puerpalfieber und Wutkrankheit (Lyssa) und Bissverletzungen durch wutkranke oder -verdächtige Tiere,

- Erkrankungs- und Todesfälle an Bangscher Krankheit, Diphtherie, virusbedingten Meningoencephalitiden, invasiven bakteriellen Erkrankungen (Meningitiden und Sepsis), Keuchhusten, Legionärskrankheit, Malaria, Röteln, Scharlach, Rückfallfieber, Trachom, Trichinose und Tuberkulose, hervorgerufen durch Mycobakterium bovis,

- Todesfälle an subakuten spongiformen Encephalopathien.

- Der Bundesminister für Gesundheit und Frauen kann, wenn dies aus epidemiologischen Gründen gerechtfertigt oder auf Grund internationaler Verpflichtungen erforderlich ist, durch Verordnung weitere übertragbare Krankheiten der Meldepflicht unterwerfen oder bestehende Meldepflichten erweitern.

Unterschieden wird also in zwei Kategorien:

- Bei besonders gefährlichen Krankheiten ist schon bei **Verdacht** die Krankheit beim Gesundheitsamt anzuzeigen (also bevor eine sichere Diagnose vorliegt) – siehe dazu oben Abs. 1 Z.1.

- Bei anderen Krankheiten ist eine solche Anzeige erst **nach** gesicherter **Diagnose** vorgesehen – dieser Fall wird für den Sanitäter daher selten von Bedeutung sein, da ja keine Diagnosen gestellt werden und in aller Regel der Arzt, welcher die Diagnose erstellt, auch die vorgeschriebene Meldung durchführen wird – siehe dazu oben Abs. 1 Z. 2.

> **Verdacht nach Diagnose**

Des Weiteren regelt das Tuberkulosegesetz im § 3 ebenfalls eine entsprechende Anzeigepflicht, diese betrifft aber Ärzte bzw. ärztliche Leiter von Gesundheitseinrichtungen – Sie werden also mit diesen Bestimmungen selten in Berührung kommen.

Vielleicht stellen Sie sich jetzt die Frage, wo eine HIV-Infektion oder die bereits ausgebrochene Krankheit AIDS genannt sind – müssen diese Tatsachen nicht gemeldet werden? Eine häufige, aber falsche Meinung ist, dass eine HIV-Infektion anzeigepflichtig wäre! Die Bestimmungen des § 2 Aids-Gesetz besagen:

- Meldepflichtig im Sinne dieses Bundesgesetzes sind:
  - jede gemäß § 1 manifeste Erkrankung an AIDS;
  - jeder Todesfall, wenn anläßlich der Totenbeschau oder Obduktion festgestellt wurde, daß im Zeitpunkt des Todes eine Erkrankung nach Z 1 bestanden hat; ein Todesfall ist auch dann zu melden, wenn bereits eine Meldung über den vorangegangenen Krankheitsfall erfolgt ist.

- Zur Erstattung der Meldung gemäß Abs. 1 sind verpflichtet:
  - jeder freiberuflich tätige Arzt;
  - in Krankenanstalten der ärztliche Leiter der Krankenanstalt;
  - der Totenbeschauer oder der Prosektor

> **MERKE**
>
> Eine HIV-Infektion unterliegt nicht der Meldepflicht. Eine AIDS-Erkrankung ist erst nach der Diagnose durch den Arzt zu melden.

▶ HIV-Infektion ist nicht anzeigepflichtig AIDS-Erkrankung

▶ Transportdokumentation

▶ von Verschwiegenheitspflicht entbunden Dokumentation

⑳ Lernziel

Der Sanitäter muss die fachgerechte und tätigkeitsrelevante Dokumentation im Rettungsdienst und Krankentransport erklären und anwenden können.

▶ Gesundheits- und Krankenpflegegesetz

Somit ist eindeutig geregelt, dass eine **HIV-Infektion nicht anzeigepflichtig** ist, eine manifeste **AIDS-Erkrankung** ist nach Diagnose durch den Arzt zu melden – somit werden Sie als Sanitäter bei solchen Patienten kaum in die Situation kommen, eine Meldung oder Anzeige abzugeben.

Eine „leichte" Ausnahmebestimmung ist die in Abs. 2 Z. 2, wo es um Informationen geht, die an den Sozialversicherungsträger oder die Krankenfürsorgeanstalt (die „Krankenkassen") übermittelt werden müssen. Selbstverständlich möchte jede Organisation für ihre Leistungen/Transporte bezahlt werden und alle Angaben zu Patient und Transport, welche die Krankenkasse benötigt, um eben diese Bezahlung durchzuführen, dürfen auch an diese übermittelt werden. Insbesondere sind das alle Angaben, wie Sie sie im Rahmen Ihrer **Transportdokumentation** erfassen.

Der Patient selber darf Sie natürlich auch von der **Verschwiegenheitspflicht entbinden**. Dies ist die Ausnahme von Abs. 2 Z.3 und im Alltag wird diese auch häufig vorkommen – denken Sie daran, wenn Sie Ihr Patient um persönliche oder telefonische Information von Nachbarn, Angehörigen etc. über seinen Spitalsaufenthalt o. Ä. ersucht. Selbstverständlich werden Sie dem Wunsch des Patienten nachkommen – der Rat ist aber, solche Informationsweitergaben auch kurz zu **dokumentieren**:

„Auf Wunsch des Patienten Nachbarn Tür 7 über Transport ins Krankenhaus informiert, Schlüssel zur Wohnung übergeben und um Kontrolle von Heizung und Fütterung Haustier gebeten". Ein solcher Hinweis in der Dokumentation dient Ihrer Absicherung, falls zu einem späteren Zeitpunkt doch hinterfragt wird, wieso jemand in der Wohnung war etc.

Auf der anderen Seite bedenken Sie aber auch, dass ohne Zustimmung des Patienten eben diese Informationen (er muss jetzt ins Spital, wir bringen ihn ins AKH Wien etc.) nicht weitergegeben werden dürfen – auch nicht dem besorgten Nachbarn, den Sie im Stiegenhaus treffen!

Eine nicht immer „leicht verständliche Bestimmung" ist die des Abs. 2 Z.4 – was sind denn „höherwertige Interessen der öffentlichen Gesundheitspflege oder der Rechtspflege"? Für den ersten Teil, nämlich den Bereich der Gesundheitspflege, wird es v.a. um Informationen von Patienten gehen, die für die Allgemeinheit eine potenzielle Gefahr darstellen oder bei denen vermutet werden muss, dass von ihnen eine solche ausgehen könnte. Denken Sie dabei an die Ausführungen oben zu Epidemie- oder Tuberkulosegesetz.

Etwas schwieriger wird es wohl sein, zu erkennen, was für die „Rechtspflege" unbedingt notwendig ist. Regeln zur Verschwiegenheitspflicht finden sich in vielen Gesetzen der unterschiedlichen Gesundheitsberufe – so z.B. auch im **Gesundheits- und Krankenpflegegesetz**. Hier kann also eine gewisse „Detaillierung" zu den Bestimmungen im SanG angenommen werden, der § 6 (2) Z. 2 führt aus, dass die Verschwiegenheitspflicht nicht besteht, wenn:

- *die Offenbarung des Geheimnisses für die nationale Sicherheit, die öffentliche Ruhe und Ordnung, das wirtschaftliche Wohl des Landes, die Verteidigung der Ordnung und zur Verhinderung von strafbaren Handlungen, zum Schutz der Gesundheit und der Moral oder zum Schutz der Rechte und Freiheiten anderer notwendig ist oder*

Das Sanitätergesetz

Aus dieser Formulierung können zwei Annahmen abgeleitet werden, was der Gesetzgeber beabsichtigt hat:

- Es geht darum, Informationen weiterzugeben, die der **Verhinderung zukünftiger Straftaten** oder der Vermeidung zukünftiger Gefahren dienen – nicht unbedingt der Aufklärung bereits geschehener Dinge
- Die Weitergabe hat ausschließlich an Einrichtungen bzw. Organe zu erfolgen, die für die genannten **Schutzaufgaben** zuständig sind – somit also entweder die Exekutive („Polizei") oder die Justiz

▶ Verhinderung zukünftiger Straftaten Schutzaufgaben

Eine andere Situation, die Ihnen im Rettungsdienst vielleicht auch schon untergekommen ist, dreht sich um die Themen „**Häusliche Gewalt**" und „Strafbare Handlungen". Was tun Sie, wenn Sie im Rahmen Ihrer Arbeit in einer Familie den Verdacht haben, dass Gewalt gegen Familienmitglieder (speziell Kinder) ausgeübt wurde oder der Patient, den Sie eben versorgen, an einer Straftat beteiligt war?

▶ Häusliche Gewalt

▶ Anzeigepflicht für Ärzte

Auf eine Regelung in einem anderen Gesetz verwiesen – in diesem Fall auf das Ärztegesetz. Dort regelt der § 54 **Anzeigepflichten für Ärzte**:

- *Ergibt sich für den Arzt in Ausübung seines Berufes der Verdacht, dass durch eine gerichtlich strafbare Handlung der Tod oder eine schwere Körperverletzung herbeigeführt wurde, so hat der Arzt, sofern Abs. 5 nichts anderes bestimmt, der Sicherheitsbehörde unverzüglich Anzeige zu erstatten. Gleiches gilt im Fall des Verdachts, dass eine volljährige Person, die ihre Interessen nicht selbst wahrzunehmen vermag, misshandelt, gequält, vernachlässigt oder sexuell missbraucht worden ist.*
- *Ergibt sich für den Arzt in Ausübung seines Berufes der Verdacht, dass ein Minderjähriger misshandelt, gequält, vernachlässigt oder sexuell missbraucht worden ist, so hat der Arzt Anzeige an die Sicherheitsbehörde zu erstatten. Richtet sich der Verdacht gegen einen nahen Angehörigen (§ 166 StGB), so kann die Anzeige so lange unterbleiben, als dies das Wohl des Minderjährigen erfordert und eine Zusammenarbeit mit dem Jugendwohlfahrtsträger und gegebenenfalls eine Einbeziehung einer Kinderschutzeinrichtung an einer Krankenanstalt erfolgt.*
- *In den Fällen einer vorsätzlich begangenen schweren Körperverletzung hat der Arzt auf bestehende Opferschutzeinrichtungen hinzuweisen. In den Fällen des Abs. 5 hat er überdies unverzüglich und nachweislich Meldung an den zuständigen Jugendwohlfahrtsträger zu erstatten.*

Für Sie bedeutet es, dass Sie im Rahmen der Übergabe des Patienten den behandelnden Arzt über Ihren Verdacht bzw. Ihre Wahrnehmungen informieren können – dieser hat dann seinerseits entsprechend zu reagieren!

Zusammenfassend können Sie also davon ausgehen, dass eine Weitergabe von Daten auf Wunsch des Patienten, zu **Verrechnungszwecken** an die Sozialversicherung und gemäß bestehender **Anzeigepflicht** oder Anzeigerecht problemlos sein wird. Außerdem können Informationen wohl auch weitergegeben werden, wenn die Verhinderung eines schwerwiegenden Verbrechens ermöglicht wird. In allen anderen Fällen sollten Sie jedenfalls die Verschwiegenheitspflicht einhalten!

▶ Verrechnungszweck

▶ Anzeigepflicht

Ebenfalls schwierig sind Vorfälle, wo entweder sehr viele Patienten zu versorgen sind oder es sich um Personen des öffentlichen Interesses handelt (Politiker, Sportler oder andere „Prominente"). Was sollen bzw. dürfen Sie in solchen Situationen an wen weitergeben?

Es gilt auch in diesem Fall das Gesetz und somit die jetzt ausführlich diskutierte Verschwiegenheitspflicht! Speziell Journalisten – deren Beruf es ja ist, über interessante Neuigkeiten zu berichten – werden Ihnen oft sehr eindringlich Informationen entlocken wollen ... bitte achten Sie auch in solchen Fällen immer darauf, dass Sie nur dann patientenbezogene Daten weitergeben dürfen, wenn eine der beschriebenen Ausnahmen gilt. In einem Fall einer „prominenten Person" könnte das die Einwilligung des Patienten selber sein – allerdings nur die höchstpersönliche, nicht eine Aussage des Managers, Presseberaters o. Ä.

▶ **Großschadensereignisse Katastropheneinsätze**

▶ **Presse- und Öffentlichkeitsarbeit**

Auf der „sicheren Seite" sind Sie aber in solchen Situationen – ebenso wie bei **Großschadensereignissen oder Katastropheneinsätzen**, wenn Sie Auskünfte nicht selber geben, sondern die anfragende Person an Ihre Vorgesetzten oder eine eigene Pressestelle (-abteilung) Ihrer Organisation verweisen. In Einsatzstäben gibt es dafür auch die eigene Position des „Führungsgrundgebiet 5" – dieser Offizier ist für **Presse- und Öffentlichkeitsarbeit** zuständig und verantwortlich. So regelt z. B. die Ausbildung des Österreichischen Roten Kreuzes in diesem Zusammenhang:

> **MERKE**
>
> Auch in Zusammenarbeit mit der Exekutive ist die Verschwiegenheitspflicht über den Gesundheitszustand des Patienten einzuhalten. Denken Sie auch immer daran, dass Sie als Sanitäter keine Diagnosen stellen dürfen!

„Mitteilungen an die Medien sind grundsätzlich vom zuständigen Mitarbeiter der Dienststelle oder des Landesverbandes zu machen. Sie sind auf die Tätigkeit des Rettungsdienstes selbst, die Zahl der Verletzten und – soweit möglich – die Einteilung nach Verletzungsgrad zu beschränken. Sie dürfen weder Namen noch sonstige persönliche und medizinische Daten der Patienten, eine Beurteilung des Schadensverlaufes, die Verschuldensfrage oder sonstige der Schweigepflicht unterliegende Details enthalten. Für Sanitäter, welche mit den Medien konfrontiert werden, empfiehlt es sich, keine Auskunft zu geben und die **Medienvertreter** an den zuständigen Dienstführenden weiterzuleiten."

▶ **Medienvertreter**

▶ **Exekutive**

Eine letzte Situation, die Ihnen häufig im Dienstbetrieb widerfahren kann, ist das Zusammentreffen mit der **Exekutive** am Einsatzort und die Frage, welche (Patienten)daten Sie eigentlich einem Exekutivorgan weitergeben dürfen.

Generell gibt es auch im Umgang mit der Polizei die bereits ausgeführten Grundsätze der Verschwiegenheit zu beachten, allerdings sind auf Nachfrage selbstverständlich die Personalien des Patienten weiterzugeben, sofern dies erfragt wird. Der Exekutivbeamte wäre auch sonst jederzeit zur Feststellung berechtigt, wenn er den Patienten – z. B. aus versorgungstechnischen Gründen – nicht mehr selber befragen kann, Sie aber diese Informationen bereits erhoben haben, dürfen Sie sie auch problemlos weitergeben.

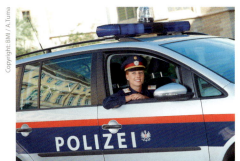

Abbildung 21: Polizei

Ebenfalls gefahrlos ist die Auskunft an die anwesenden Beamten über das Zielkrankenhaus, wenn z. B. noch weitere Fragen an den Patienten oder weitere Details zu Verletzung bzw. Erkrankung notwendig werden.

Hier kommt dann auch schon das „Risiko" im Umgang mit der Exekutive zum Tragen: Denken Sie immer daran, dass Sie als Sanitäter **keinerlei Diag-**

▶ **keinerlei Diagnosen**

Das Sanitätergesetz

nosen stellen dürfen! Es kann aber passieren, dass Sie seitens der Exekutive zu Sachverhalten befragt werden, die einer Diagnosestellung entsprechen – z. B. ob der Patient alkoholisiert ist oder unter Drogeneinfluss steht. In solchen Situationen verweisen Sie zu Ihrer eigenen Sicherheit auf die Tatsache, dass Sie keine Diagnosen stellen dürfen – und daher auf den anwesenden (Not)Arzt oder das Zielkrankenhaus für weitere Auskünfte.

Wenn der Patient jetzt Ihnen gegenüber Aussagen zu einer Straftat, der Schuldfrage (bei einem Verkehrsunfall) oder dem illegalen Drogen- oder Alkoholkonsum macht, denken Sie an die Ausführungen weiter oben: Die Verschwiegenheitspflicht gilt nicht, wenn es um die **Vereitelung** zukünftiger **Straftaten** geht („höherwertiges Interesse der Rechtspflege").

▶ **Vereitelung Straftaten**

Die herrschende Meinung geht aber sehr wohl davon aus, dass Sie der Verschwiegenheitspflicht unterliegen, sofern die Aussagen vergangene Geschehnisse betreffen. Sie sollten einem allenfalls anwesenden Polizisten die erwähnten Aussagen Ihres Patienten nicht ohne Einwilligung (damit sind Sie ja von der Verschwiegenheit entbunden) weitersagen. Anders liegt die Sache im Fall eines Gerichtsverfahrens – wenn Sie also im Rahmen eines Strafprozesses zu einem Sachverhalt befragt werden und dort Auskünfte auch über Dinge erteilen sollen, die Ihnen Ihr Patient anvertraut hat. In einer solchen Situation empfiehlt sich jedenfalls, einen Rechtsanwalt zu kontaktieren – soweit es sich um Geschehnisse im Rahmen Ihrer Arbeit handelt, wird wohl auch die Organisation einen solchen **Rechtsbeistand** zur Verfügung stellen, mit dem Sie den Sachverhalt besprechen können.

▶ **Rechtsbeistand**

Eine weitere Bestimmung in Zusammenhang mit der Schweigepflicht findet sich im **Strafgesetzbuch**, dort im § 121 StGB:

▶ **Strafgesetzbuch**

- *Wer ein Geheimnis offenbart oder verwertet, das den Gesundheitszustand einer Person betrifft und das ihm bei berufsmäßiger Ausübung eines gesetzlich geregelten Gesundheitsberufes oder bei berufsmäßiger Beschäftigung mit Aufgaben der Verwaltung einer Krankenanstalt oder mit Aufgaben der Kranken-, der Unfall-, der Lebens- oder der Sozialversicherung ausschließlich kraft seines Berufes anvertraut worden oder zugänglich geworden ist und dessen Offenbarung oder Verwertung geeignet ist, ein berechtigtes Interesse der Person zu verletzen, die seine Tätigkeit in Anspruch genommen hat oder für die sie in Anspruch genommen worden ist, ist mit Freiheitsstrafe bis zu sechs Monaten oder mit Geldstrafe bis zu 360 Tagessätzen zu bestrafen.*
- *Wer die Tat begeht, um sich oder einem anderen einen Vermögensvorteil zuzuwenden oder einem anderen einen Nachteil zuzufügen, ist mit Freiheitsstrafe bis zu einem Jahr oder mit Geldstrafe bis zu 360 Tagessätzen zu bestrafen.*
- *Den Personen, die eine der in den Abs. 1 und 3 bezeichneten Tätigkeiten ausüben, stehen ihre Hilfskräfte, auch wenn sie nicht berufsmäßig tätig sind, sowie die Personen gleich, die an der Tätigkeit zu Ausbildungszwecken teilnehmen.*
- *Der Täter ist nicht zu bestrafen, wenn die Offenbarung oder Verwertung nach Inhalt und Form durch ein öffentliches oder ein berechtigtes privates Interesse gerechtfertigt ist.*
- *Der Täter ist nur auf Verlangen des in seinem Interesse an der Geheimhaltung Verletzten (Abs. 1 und 3) zu verfolgen.*

> **Bestimmungen im Strafgesetzbuch**

Der Sanitäter ist hier von der Definition des Abs. 1 ebenfalls mit erfasst (durch das SanG handelt es sich um einen gesetzlich geregelten Gesundheitsberuf), somit gilt neben den Regeln des Sanitätergesetzes auch die – besonders in Hinblick auf die Strafe – strengere **Bestimmung im Strafgesetzbuch**! Durch den Abs. 4 werden auch die Kollegen erfasst, die zu Ausbildungszwecken im Dienst sind (z. B. Praktikanten, „Schnupperdienste" u. Ä.) – diese wären ja durch das SanG mangels abgeschlossener Ausbildung (noch) nicht erfasst.

Denken Sie somit im Dienst wirklich immer daran, Informationen möglichst für sich zu behalten – erstens würden Sie persönlich wohl auch nicht schätzen, wenn man Details Ihres Privatlebens überall herumerzählt, und zweitens drohen bei Fehlverhalten gravierende Konsequenzen.

Neben den im Gesetz geregelten Sanktionen wird u. U. auch Ihre Organisation entsprechende Maßnahmen setzen, die bis zu einer Entlassung reichen können!

3.1.4 Auskunftspflicht

Wie bereits im vorigen Kapitel beschrieben gehören die zwei Begriffe zusammen und der Sanitäter muss sich auch beider Bestimmungen bzw. Regelungen bewusst sein.

Die Auskunftspflicht für Sanitäter ist im § 7 SanG genannt:

- *Sanitäter haben*

> **betroffene Patienten gesetzliche Vertreter gesetzte Maßnahmen**

  - *den **betroffenen Patienten** oder den betreuten Personen,*
  - *deren **gesetzlichen Vertretern** oder*
  - *Personen, die von den betroffenen Patienten oder betreuten Personen als auskunftsberechtigt benannt wurden,*
  - *alle Auskünfte über die von ihnen **gesetzten Maßnahmen** zu erteilen.*

> **Angehörige der Gesundheitsberufe**

- *Sie haben anderen **Angehörigen der Gesundheitsberufe**, die die betroffenen Personen betreuen, behandeln oder pflegen, die für die Betreuung, Behandlung oder Pflege erforderlichen Auskünfte zu erteilen.*

Wenn man sich die Erläuterungen zur Ministerialvorlage des Sanitätergesetzes bezogen auf den § 7 ansieht, so findet sich dort:

> **Patientenrecht**

„Diese Bestimmung ist im Zusammenhang mit der Verschwiegenheitspflicht und der Dokumentationspflicht zu sehen. Die Auskunftspflicht ergibt sich direkt aus dem entsprechenden **Patientenrecht**."

ÜBERLEGEN SIE

Was hat es für rechtliche Konsequenzen, wenn ich den Patienten nicht über die von mir gesetzten Maßnahmen bei seiner Versorgung informiere? Wie ist dies in den für mich geltenden Organisationsvorschriften geregelt?

Den im Abs. 1 angeführten Personen ist über die getroffenen Maßnahmen Auskunft zu erteilen. Hierbei obliegt es der sozialen und menschlichen Verantwortung des Sanitäters/der Sanitäterin zu entscheiden, in welcher Form die notwendigen Informationen gegeben werden. Dabei ist auf den Wissens- und Bildungsstand des Patienten/der Patientin sowie auf die konkrete Situation Bedacht zu nehmen, wobei von dem Sanitäter/der Sanitäterin zu erwarten ist, dass die wesentlichen und zweckdienlichen Informationen über die gesetzten Maßnahmen in einfachen Worten dargelegt werden.

Das Sanitätergesetz

Die im Abs. 2 normierte Auskunftspflicht gegenüber anderen Angehörigen von Gesundheitsberufen trägt zur funktionierenden interdisziplinären Zusammenarbeit im Gesundheitswesen bei und entspricht der im Gesundheitsbereich typischen multiprofessionellen **Teambetreuung** des Patienten/der Patientin. Die Auskunft ist jedoch auf das für die Betreuung, Behandlung und Pflege des betroffenen Menschen erforderliche Ausmaß zu beschränken." Es geht also vorrangig darum, dass Sie im Zuge Ihrer Arbeit verpflichtet sind, alle Maßnahmen und auch Ergebnisse (wie z. B. den gemessenen Blutdruckwert, aber auch die geplante Hospitalisierung etc.) dem Patienten verständlich und „schonend" zu erläutern. Sofern es der Patient wünscht, geben Sie diese Informationen auch an die von ihm genannten Personen – beispielsweise Angehörige, Freunde oder Lebensgefährten) weiter. Bei den gesetzlichen Vertretern sind einerseits **Erziehungsberechtigte** bei minderjährigen Patienten gemeint, auf der anderen Seite aber auch Sachwalter bei Patienten, die unter **Sachwalterschaft** stehen.

▶ Teambetreuung
Erziehungsberechtigte
Sachwalterschaft

Die Auskunftspflicht im aufnehmenden Spital oder der aufnehmenden Ambulanz, Ordination etc. hat sich allerdings auf jene Informationen zu beschränken, die für die qualitative Versorgung des Patienten relevant sind – es ist hier also keine „allgemeine Auskunft" über alle Eindrücke und Sachverhalte gefordert und rechtlich gedeckt!

Wesentlich in Zusammenhang mit der Auskunftspflicht ist zusammenfassend, dass Sie als Sanitäter verpflichtet sind, die genannten Informationen ohne ausdrückliche Aufforderung zu erteilen. Somit haben wir den Zusammenhang zwischen den beiden „verwandten" Pflichten – nämlich der Verschwiegenheitspflicht auf der einen und der Auskunftspflicht auf der anderen Seite – ausführlich dargestellt, nehmen Sie sich die Regelungen im Alltag bitte zu Herzen.

3.2 Ausbildung

Derzeit sieht das SanG **3 Ausbildungsstufen** für Sanitäter vor – den Rettungssanitäter (RS), den Notfallsanitäter (NFS) sowie die allgemeinen und die besonderen Notfallkompetenzen. Das Modell baut aufeinander auf, man kann also die div. Schritte nur nacheinander absolvieren.

Inhalte und Umfang der Ausbildung sind umfassend in der **Sanitäter-Ausbildungsverordnung** geregelt. Die grundsätzlichen Stufen und Beschreibung der relevanten Aufgaben finden sich in den Paragraphen 9–12 des SanG.

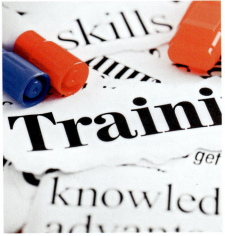

Abbildung 22: Training

▶ 3 Ausbildungsstufen
Sanitäter-Ausbildungsverordnung

⑧ Lernziel

Der Sanitäter muss die unterschiedlichen Aufgaben und Kompetenzen in den jeweiligen Tätigkeitsbereichen der verschiedenen Ausbildungsstufen erklären können.

▶ Tätigkeitsbereich des Rettungssanitäters

Wenn Sie Ihre Arbeit als Rettungssanitäter erfüllen, so gilt § 9 SanG:

- *Der **Tätigkeitsbereich des Rettungssanitäters** umfasst:*
    - die selbständige und eigenverantwortliche Versorgung und Betreuung kranker, verletzter und sonstiger hilfsbedürftiger Personen, die medizinisch indizierter Betreuung bedürfen, vor und während des Transports,

einschließlich der fachgerechten Aufrechterhaltung und Beendigung liegender Infusionen nach ärztlicher Anordnung sowie der Blutentnahme aus der Kapillare zur Notfalldiagnostik,

- *die Übernahme sowie die Übergabe des Patienten oder der betreuten Person im Zusammenhang mit einem Transport,*
- *Hilfestellung bei auftretenden Akutsituationen einschließlich der Verabreichung von Sauerstoff,*
- *eine qualifizierte Durchführung von lebensrettenden Sofortmaßnahmen sowie*
- *die sanitätsdienstliche Durchführung von Sondertransporten.*

- *(2) Lebensrettende Sofortmaßnahmen im Sinne des Abs. 1 Z. 4 sind insbesondere*
    - *die Beurteilung, Wiederherstellung bzw. Aufrechterhaltung der lebenswichtigen Körperfunktionen,*
    - *die Defibrillation mit halbautomatischen Geräten,*
    - *die Herstellung der Transportfähigkeit sowie die sanitätsdienstliche Durchführung des Transports, solange und soweit ein zur selbständigen Berufsausübung berechtigter Arzt nicht zur Verfügung steht. Eine unverzügliche Anforderung des Notarztes ist zu veranlassen.*

Wenn Sie nach einiger Zeit als Rettungssanitäter erkennen, dass Sie gerne noch weiterführende Qualifikationen erwerben möchten, so können Sie den nächsten Schritt setzen – die Ausbildung zum Notfallsanitäter im Sinne des § 10 SanG:

▶ **Tätigkeitsbereich des Notfallsanitäters**

- *Der **Tätigkeitsbereich des Notfallsanitäters** umfasst:*
    - *1. die Tätigkeiten gemäß § 9,*
    - *2. die Unterstützung des Arztes bei allen notfall- und katastrophenmedizinischen Maßnahmen einschließlich der Betreuung und des sanitätsdienstlichen Transports von Notfallpatienten,*
    - *3. die Verabreichung von für die Tätigkeit als Notfallsanitäter erforderlichen Arzneimitteln, soweit diese zuvor durch den für die ärztliche Versorgung zuständigen Vertreter der jeweiligen Einrichtung gemäß § 23 Abs. 1 schriftlich zur Anwendung freigegeben wurden (Arzneimittelliste 1),*
    - *4. die eigenverantwortliche Betreuung der berufsspezifischen Geräte, Materialien und Arzneimittel und*
    - *5. die Mitarbeit in der Forschung.*

- *Notfallpatienten gemäß Abs. 1 Z. 2 sind Patienten, bei denen im Rahmen einer akuten Erkrankung, einer Vergiftung oder eines Traumas eine lebensbedrohliche Störung einer vitalen Funktion eingetreten ist, einzutreten droht oder nicht sicher auszuschließen ist.*

Als Notfallsanitäter – insbesondere wenn Sie nicht im organisierten

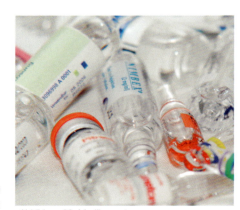

Abbildung 23: Medikamente

Das Sanitätergesetz

Notarztdienst (NEF, NAW, NAH) eingesetzt sind – können Sie auch vor der Situation stehen, dass ein Notfallpatient spezielle Hilfe z. B. in Form ausgewählter Medikamente benötigt und Sie dadurch die Zeit bis zum Eintreffen eines Notarztes bestmöglich überbrücken können.

Aus diesem Grund wurden die Notfallkompetenzen in das Gesetz integriert – diese teilen sich in:

- **Allgemeine Notfallkompetenzen**
- **Besondere Notfallkompetenz**

▶ Allgemeine Notfallkompetenzen
Besondere Notfallkompetenzen

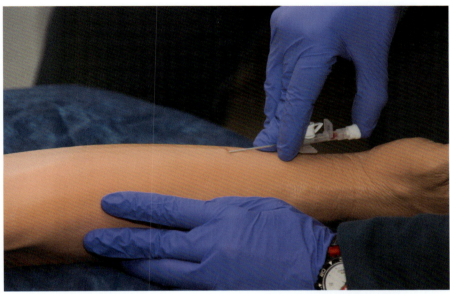

Abbildung 24: Venenzugang

Für die allgemeinen Notfallkompetenzen bestimmt der § 11 SanG:

- *Notfallsanitäter können die Berechtigung zur Durchführung folgender **allgemeiner Notfallkompetenzen** erwerben*
    - ***Arzneimittellehre**, das ist die Verabreichung spezieller Arzneimittel, soweit diese zuvor durch den für die ärztliche Versorgung zuständigen Vertreter der jeweiligen Einrichtung gemäß § 23 Abs. 1 schriftlich zur Anwendung freigegeben wurden (Arzneimittelliste 2), und*
    - ***Venenzugang und Infusion**, das ist die Punktion peripherer Venen und Infusion kristalloider Lösungen,*
    - *jeweils im Rahmen von Maßnahmen zur unmittelbaren Abwehr von Gefahren für das Leben oder die Gesundheit eines Notfallpatienten, soweit das gleiche Ziel durch weniger eingreifende Maßnahmen nicht erreicht werden kann.*
- *Voraussetzung für die Durchführung allgemeiner Notfallkompetenzen ist*
    - *die Berechtigung des Notfallsanitäters hiezu auf Grund der jeweiligen erfolgreich absolvierten Ausbildung gemäß §§ 38 bis 40 und*
    - *die Anweisung eines anwesenden Arztes oder*
    - *sofern ein Arzt nicht anwesend ist, die vorangehende Verständigung des Notarztes oder die Veranlassung derselben.*

▶ Arzneimittellehre
Venenzugang und Infusion

▶ **besondere Notfallkompetenz Intubation und Beatmung**

Als derzeit höchste Ausbildungsstufe kann eine **besondere Notfallkompetenz** – derzeit **„Intubation und Beatmung"** – gem. § 12 SanG erworben werden:

- *Der Notfallsanitäter kann entsprechend dem Stand der medizinischen Wissenschaft die Berechtigung zu weiteren Tätigkeiten, insbesondere zur Durchführung der endotrachealen Intubation ohne Prämedikation und endotrachealen Vasokonstriktorapplikation (Beatmung und Intubation), erwerben.*
- *Voraussetzung für den Erwerb der Berechtigung gemäß Abs. 1 ist*
  - *die Berechtigung zur Durchführung der allgemeinen Notfallkompetenzen gemäß § 11 und*
  - *die erfolgreiche Absolvierung der Ausbildung gemäß §§ 41 und 42.*

▶ **Rezertifizierung**

  - *Die Berechtigung ist vom erfolgreichen Abschluss der Ausbildung an mit zwei Jahren befristet und darf erst nach Überprüfung der Kenntnisse gemäß § 51 Abs. 3 **(Rezertifizierung)** neuerlich erteilt werden.*

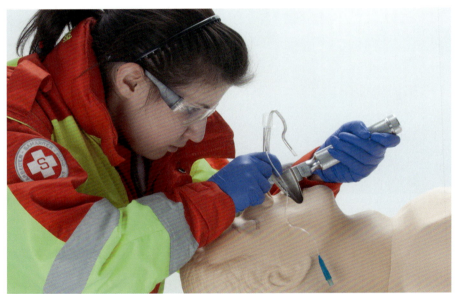

Abbildung 25: Intubation

- *Voraussetzung für die Durchführung der Tätigkeiten gemäß Abs. 1 ist*
  - *eine schriftliche Ermächtigung durch den für die ärztliche Versorgung zuständigen Vertreter der jeweiligen Einrichtung gemäß § 23 Abs. 1 und*
  - *eine entsprechende Anweisung eines anwesenden Arztes oder*
  - *sofern ein Arzt nicht anwesend ist, die vorangehende Verständigung des Notarztes oder die Veranlassung derselben.*

Wichtig für jeden Sanitäter ist, dass die konkretisierenden Bestimmungen – so z. B. die konkreten Medikamente der „Arzneimittelliste 2" oder die Indikationen, bei denen eine Notfallkompetenz zur Anwendung gelangen darf – durch die jeweilige Organisation bestimmt werden!

▶ **Notfallsituationen Algorithmen**

So sind die entsprechenden **Notfallsituationen** zumeist in Form von strikten **Algorithmen** definiert, welche für den Sanitäter dann neben den Bestimmungen des Bundesgesetzes (SanG) bindende Wirkung entfalten. Leider ist es aber so, dass im Bereich der Notfallkompetenzen zwischen Organisationen und in

Das Sanitätergesetz

unterschiedlichen Bundesländern derzeit noch kein einheitliches Bild zu erkennen ist. So unterscheiden sich nicht nur die erwähnten Algorithmen zwischen den verschiedenen Organisationen, es sind auch unterschiedliche Medikamente (definiert entweder über den Wirkstoff oder den Spezialitätennamen) für den Sanitäter freigegeben. Schließlich ist es auch so, dass die Ausbildung zu den Notfallkompetenzen nicht überall in Österreich zugelassen wird bzw. die für die besondere Notfallkompetenz gem. § 12 notwendige „Einzelermächtigung" vielerorts nicht erteilt wird.

Was hatte sich der Gesetzgeber eigentlich seinerzeit gedacht?

Zu Art. I § 11:

- *Hinsichtlich des Vorrangs der Durchführung von notärztlichen Tätigkeiten durch Notärzte/Notärztinnen und der Zweckmäßigkeit einer einheitlichen Listenerstellung hinsichtlich der erforderlichen Arzneimittel wird auf die Erläuterungen zu § 10 verwiesen.*
- *Die Anwendung spezieller Arzneimittel an Notfallpatienten/Notfallpatientinnen soll Notfallsanitätern/Notfallsanitäterinnen erst nach Absolvierung einer gesonderten Ausbildung unter bestimmten Voraussetzungen ermöglicht werden. Der Katalog der Arzneimittel des § 11 Abs. 1 Z. 1 geht daher über den Katalog des § 10 Abs. 1 Z. 3 hinaus.*
- *Die allgemeinen Notfallkompetenzen sind dadurch gekennzeichnet, dass derart Qualifizierte unter den im Gesetz festgelegten Voraussetzungen bestimmte, im Rahmen der Notfall- und Katastrophenmedizin bedeutsame, aber grundsätzlich dem Arzt/der Ärztin vorbehaltene Tätigkeiten eigenverantwortlich durchführen dürfen.*
- *Voraussetzung für die Durchführung allgemeiner Notfallkompetenzen ist zusammenfassend, dass der Notfallsanitäter/die Notfallsanitäterin am Notfallort auf sich alleine gestellt und ärztliche Hilfe nicht rechtzeitig gegeben ist oder ein anwesender Arzt/eine anwesende Ärztin eine entsprechende Anordnung trifft,*
- *Maßnahmen zur unmittelbaren Abwehr von Gefahren für das Leben oder die Gesundheit des Notfallpatienten/der Notfallpatientin dringend erforderlich sind,*
- *das gleiche Ziel durch weniger tief eingreifende Maßnahmen nicht erreicht werden kann, wobei die Verhältnismäßigkeit bei der Wahl der Mittel durch medizinische Anordnungen oder Anweisungen gewährleistet sein muss,*
- *nur solche Maßnahmen zur Anwendung kommen, deren sichere Beherrschung im Rahmen der Ausbildung und Fortbildung nachgewiesen wurde, und*
- *die Hilfeleistung nach den besonderen Umständen des Einzelfalles und auf Grund seines/ihres Ausbildungsstandes dem Notfallsanitäter/der Notfallsanitäterin zumutbar ist.*

Es geht also darum, dass Sanitäter befähigt und v.a. berechtigt werden, Maßnahmen im Notfall durchzuführen, die ansonsten dem Arzt vorbehalten bleiben. Die Durchführung ist an strenge **gesetzliche und organisationsinterne Vorschriften** gebunden – neben den bereits erwähnten Algorithmen wird eine umfassende **Dokumentation** gefordert und die Organisation ist angehalten, die Durchführung zumindest stichprobenartig zu überprüfen.

▶ gesetzliche und organisationsinterne Vorschriften
Dokumentation

Problematisch sind z. B. Situationen, wo sich Bundesgesetz und organisationsinterne Vorschriften widersprechen – stellen Sie sich vor, das Gesetz berechtigt Sie zur Durchführung einer bestimmten Maßnahme (Setzen eines venösen Zugangs, Anschluss einer Infusion) und die organisationsinternen Vorschriften untersagen dies? Wie verhalten Sie sich?

▶ **notwendige Maßnahmen der Patientenversorgung**

Es muss dazu festgehalten werden, dass aus den Rechten für den Sanitäter selbstverständlich auch Pflichten resultieren – wenn also das Leben oder die Gesundheit des Patienten akut bedroht sind und durch eine Maßnahme des Sanitäters, zu der er berechtigt ist, eine Verbesserung eintreten kann, ist er zur Durchführung nach Maßnahme wohl auch verpflichtet. Es muss daher von jedem Sanitäter erwartet werden, dass er anerkannte und **notwendige Maßnahmen der Patientenversorgung** wirklich beherrscht. U.a. hat der Begriff des „Sachverständigen" iSd ABGB große Bedeutung. Zu beachten sind daher in diesem Zusammenhang Fragen einer Haftung für falsches Handeln oder Nicht-Handeln!

> **MERKE**
>
> Wenn sich das Gesetz und die internen Vorschriften widersprechen, halten Sie sich im Zweifelsfall immer an die Tätigkeitsrichtlinien Ihrer Organisation!

Dem gegenüber steht aber die Tatsache, dass er sich der Durchführung sicher sein muss, diese Tätigkeit eben beherrscht werden muss (siehe dazu auch die Ausführungen zur Einlassungsfahrlässigkeit) und die Situation keine „gelinderen Mittel" zulässt. Diese Entscheidung ist mit Sicherheit im Notfall sehr schwer zu treffen!

▶ **Ausbildungsrichtlinien Tätigkeitsrichtlinien**

Im Zweifelsfall wird der Sanitäter wohl gut beraten sein, sich an die jeweiligen **Ausbildungs- und Tätigkeitsrichtlinien** der Organisation zu halten, für die er tätig ist. Zu hoffen bleibt für die Zukunft aber auch, dass hier eine bundesweite Angleichung der aktuell noch äußerst unterschiedlichen Bestimmungen stattfinden wird.

Der § 13 SanG schließlich gibt dem Gesetzgeber auch die Möglichkeit, ohne vollständige Neufassung des Gesetzes zukünftig weitere Kompetenzen zu schaffen, die den Sanitätern Maßnahmen zum Wohl des Patienten erlauben:

- *Der Bundesminister für soziale Sicherheit und Generationen kann entsprechend dem Stand der medizinischen Wissenschaft weitere Notfallkompetenzen sowie Zusatzbezeichnungen (§ 22 Abs. 2) festlegen und bestimmen, welche Ausbildung für die jeweilige Anwendung erforderlich ist.*

Zusammenfassend sieht die gesamte Ausbildung eines Sanitäters in den unterschiedlichen Qualifikationsstufen zum heutigen Tage folgendermaßen aus:

Das Sanitätergesetz

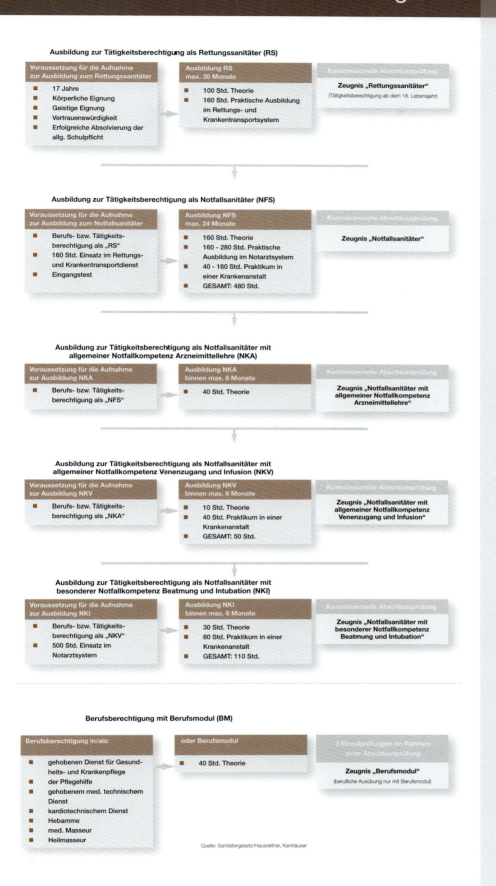

Abbildung 26: Ausbildungsstufen und -verlauf des Sanitäters

3.3 Weiterbildung

Im Gegensatz zu den Zeiten vor dem Sanitätergesetz ist seit dessen Einführung nun auch klar geregelt, was ein Sanitäter tun muss, um seine Tätigkeits- bzw. Berufsberechtigung zu behalten. Angesprochen ist diese Verpflichtung im § 4 (2) SanG, der bereits zu Beginn bei den allgemeinen Pflichten angesprochen worden ist:

- *Sanitäter haben sich tätigkeitsrelevant fortzubilden.*

▶ Forderung des Gesetzgebers regelmäßige Fortbildung

Nicht zuletzt die **Forderung des Gesetzgebers**, die Tätigkeit gem. fachlicher und wissenschaftlicher Erkenntnisse auszuüben, macht eine **regelmäßige Fortbildung** unerlässlich! Weitere Regelungen zu dieser Verpflichtung finden sich dann auch im § 50 SanG:

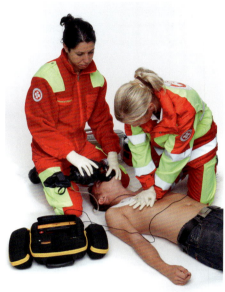

Abbildung 27: Weiterbildung

- *Sanitäter sind verpflichtet, zur*
    - *Information über die neuesten berufseinschlägigen Entwicklungen und Erkenntnisse und*
    - *Vertiefung der in der Ausbildung erworbenen Kenntnisse und Fertigkeiten*
    - *innerhalb von jeweils zwei Jahren Fortbildungen in der Dauer von mindestens 16 Stunden zu besuchen.*

▶ Fortbildungspass

- *Der Besuch der Fortbildung ist durch die Einrichtung gemäß § 23 Abs. 1, in der der Sanitäter tätig ist, im **Fortbildungspass** zu bestätigen. Die Eintragung berechtigt nach Maßgabe des § 16 zur weiteren auf zwei Jahre befristeten Ausübung des Berufs bzw. von Tätigkeiten des Sanitäters.*

Selbstverständlich müssen Sie auch „praktische Fähigkeiten" regelmäßig unter Beweis stellen, weshalb der Gesetzgeber die Bestimmungen zur **„Rezertifizierung"** im § 51 SanG weiter ausführt:

> **INFO**
>
> Tragen Sie stets Ihre Aus-, Fort- und Weiterbildungen in Ihren Fortbildungspass ein und halten Sie diesen auf aktuellem Stand. Bei einer Überprüfung durch das Gesundheitsamt kann es sonst zu rechtlichen Konsequenzen für Sie kommen.

▶ Rezertifizierung

- *Sanitäter sind verpflichtet, die Kenntnisse und Fertigkeiten im Bereich der Herz-Lungen-Wiederbelebung einschließlich der Defibrillation mit halbautomatischen Geräten binnen jeweils zwei Jahren durch einen qualifizierten Arzt überprüfen zu lassen.*
- *Die erfolgreiche Überprüfung der Kenntnisse und Fertigkeiten gemäß Abs. 1 ist im Fortbildungspass durch die Einrichtung gemäß § 23 Abs. 1, in der der Sanitäter tätig ist, zu bestätigen. Die Eintragung berechtigt nach Maßgabe des § 16 zur weiteren auf zwei Jahre befristeten Ausübung des Berufs bzw. von Tätigkeiten des Sanitäters.*

Das Sanitätergesetz

- *Notfallsanitäter, die zur Durchführung der besonderen Notfallkompetenz Intubation gemäß § 12 berechtigt sind, haben ihre Kenntnisse und Fertigkeiten alle zwei Jahre durch einen qualifizierten Arzt überprüfen zu lassen.*
- *Die erfolgreiche Überprüfung der Kenntnisse und Fertigkeiten gemäß Abs. 3 ist im Fortbildungspass durch die Einrichtung gemäß § 23 Abs. 1, in der der Sanitäter tätig ist, zu bestätigen. Die Eintragung berechtigt zur weiteren auf zwei Jahre befristeten Ausübung der besonderen Notfallkompetenz Intubation.*
- *Die Berechtigung zur Durchführung der besonderen Notfallkompetenz Intubation gemäß Abs. 3 ruht, wenn*
  - *eine rechtzeitige Überprüfung nicht erfolgt ist oder*
  - *eine Überprüfung nicht erfolgreich bestanden wurde.*
- *Der Dienstgeber oder der Rechtsträger, zu dem Sanitäter tätig sind, haben sicherzustellen, dass Möglichkeiten der Überprüfungen gemäß Abs. 1 und 3 gewährleistet sind.*

Während also die Bestimmungen der Abs. 4 und 5 nur für Notfallsanitäter mit der besonderen Notfallkompetenz „Intubation" zutreffen, gelten die anderen Bestimmungen für jeden Sanitäter.

Sie sollten an dieser Stelle aber auch beachten, dass manchmal irrtümlich davon gesprochen wird, dass 8 Fortbildungsstunden pro Jahr zu besuchen sind oder dass das **Reanimationstraining** inkl. „Defi-Rezertifizierung" in die vorgeschriebenen 16 Stunden eingerechnet wird. Beide Annahmen sind eben durch das Gesetz nicht gedeckt – Sie können **16 Stunden Fortbildung** kraft Gesetz beliebig auf 2 Jahre verteilen, der Nachweis Ihrer Kenntnisse der Reanimation ist aber zusätzlich zu erbringen.

Auf der anderen Seite ist es aber auch nicht so, dass man mit 16 Stunden innerhalb der 2-Jahres-Periode jedenfalls alle Verpflichtungen erfüllt hat! Gem. dem SanG und den entsprechenden Erläuterungen muss der Sanitäter sich in dem notwendigen Umfang aus- und fortbilden, damit er erstens seine Arbeit stets zum Wohl des Patienten und gemäß den aktuellen wissenschaftlichen Erkenntnissen und Standards durchführt; zweitens spricht der § 50 in Zusammenhang mit den wissenschaftlichen Erkenntnissen und Neuerungen von „mindestens 16 Stunden".

Wenn Sie also ein paar Fortbildungsstunden mehr besuchen, wird das keinesfalls schaden – umgekehrt würde aber, wenn Ihnen ein schwerer Versorgungsfehler passiert, ein Richter oder Sachverständiger sicher genau überprüfen, welche Fortbildungen in welchem konkreten Umfang Sie absolviert haben und ob der Fehler vermeidbar gewesen wäre, wenn Sie ein paar Stunden mehr absolviert hätten.

Wir möchten auch darauf hinweisen, dass Ihre Organisation eventuell abweichende **interne Regelungen** erlassen hat – sofern diese das Gesetz nicht „unterwandern" (weil z. B. nur 5 Stunden Fortbildung innerhalb von 2 Jahren gefordert werden o. Ä.), müssen Sie diese selbstverständlich beachten! Z.B. müssen Sanitäter der Rettung Wien eine Rezertifizierung gem. § 51 (3) jährlich durchführen, um die Berechtigung nicht zu verlieren, oder bestimmte Landes-

---

8 Lernziel

Der Sanitäter muss die unterschiedlichen Aufgaben und Kompetenzen in den jeweiligen Tätigkeitsbereichen der verschiedenen Ausbildungsstufen erklären können.

▶ Reanimation 16 Stunden Fortbildung

MERKE

Bedenken Sie auch in diesem Zusammenhang § 50, dass Sie sich mit aktuellen wissenschaftlichen Erkenntnissen und medizinischen Neuerungen vertraut machen müssen.

MERKE

Auch wenn Sie laut Gesetz mit mindestens 16 Stunden Fortbildung in zwei Jahren den aktiven Status als Sanitäter beibehalten, achten Sie immer auf organisationsinterne Regelungen, die eventuell jährliche Fortbildungen vorschreiben.

▶ interne Regelungen

verbände des Roten Kreuzes spezifizieren verpflichtende Ausbildungsinhalte, die jährlich absolviert werden müssen. Wenn Sie sich der Verpflichtung einer regelmäßigen Fortbildung entziehen, müssen Sie auch die Konsequenzen tragen – diese finden sich im § 26 SanG:

- *Die Berechtigung zur Ausübung des Berufs und von Tätigkeiten des Sanitäters ruht, wenn*
  - *der Verpflichtung zur Fortbildung (§ 50) nicht nachgekommen wird,*
  - *eine rechtzeitige Rezertifizierung (§ 51 Abs. 1) nicht erfolgt ist oder*
  - *die arbeitsplatzbezogene gesundheitliche Eignung nicht mehr gegeben ist.*
- *Die Berechtigung lebt wieder auf, wenn*
  - *der Verpflichtung zur Fortbildung (§ 50) im fehlenden Ausmaß nachträglich nachweislich nachgekommen wird und hierüber eine Erfolgskontrolle durch die Einrichtung gemäß § 23 Abs. 1 durchgeführt wurde,*
  - *eine Rezertifizierung (§ 51 Abs. 1) erfolgreich bestanden wurde und*
  - *die arbeitsplatzbezogene gesundheitliche Eignung wieder gegeben ist.*
- *Die Berechtigung zur Ausübung des Berufs bzw. von Tätigkeiten des Sanitäters erlischt, wenn das Gesamtausmaß der nachzuholenden Fortbildungsstunden gemäß Abs. 1 Z. 1 die Dauer von 100 Stunden übersteigt.*

Denken Sie immer daran – Sie arbeiten in einem sehr verantwortungsvollen Beruf, wo die zu Grunde liegende medizinische Wissenschaft ständig neue Erkenntnisse liefert und Sie dem Patienten gegenüber eine Verpflichtung eingehen, ihn bestmöglich und „state of the art" zu versorgen!

3.4 Strafbestimmungen

▶ **Sanktionen**

Jedes Gesetz muss für den Fall, dass Sie sich nicht an die Bestimmungen halten, geeignete **Sanktionen** beschreiben, das sind dann die Strafbestimmungen. Sie finden diese im § 53:

- Wer
  - *eine unter dieses Bundesgesetz fallende Tätigkeit ausübt, ohne hiezu berechtigt zu sein, oder jemanden, der hiezu nicht berechtigt ist, zu einer derartigen Tätigkeit heranzieht oder*
  - *eine Tätigkeit unter der in diesem Bundesgesetz festgelegten Berufs- oder Tätigkeitsbezeichnung ausübt, ohne hiezu berechtigt zu sein oder*
  - *einer oder mehreren in § 5 Abs. 1 und 3, § 6, § 22 Abs. 3, § 23 und § 25 Abs. 2 enthaltenen Anordnungen oder Verboten zuwiderhandelt, begeht, sofern die Tat nicht den Tatbestand einer in die Zuständigkeit der Gerichte fallenden strafbaren Handlung bildet, eine Verwaltungsübertretung und ist mit einer Geldstrafe bis zu 3.600 Euro zu bestrafen. Der Versuch ist strafbar.*
- *Wer, ohne hiezu berechtigt zu sein, jemanden zur Ausübung einer unter dieses Bundesgesetz fallenden Tätigkeit heranzieht, begeht, sofern die Tat nicht den Tatbestand einer in die Zuständigkeit der Gerichte fallenden strafbaren Handlung bildet, eine Verwaltungsübertretung und ist mit einer Geldstrafe bis zu 20.000 Euro zu bestrafen. Der Versuch ist strafbar.*

Das Sanitätergesetz

- *Sofern aus der Tat (Abs. 1 oder 2) eine schwer wiegende Gefahr für das Leben, die Gesundheit oder die körperliche Sicherheit einer anderen Person entstanden ist oder der Täter bereits zweimal wegen der gleichen Tat bestraft worden ist, ist der Täter mit einer Geldstrafe bis zu 40.000 Euro zu bestrafen.*

- *Wer den Anordnungen zuwiderhandelt, die in den auf Grund dieses Bundesgesetzes erlassenen Verordnungen enthalten sind, begeht, sofern die Tat nicht den Tatbestand einer in die Zuständigkeit der Gerichte fallenden strafbaren Handlung bildet, eine Verwaltungsübertretung und ist mit einer Geldstrafe bis zu 3.600 Euro zu bestrafen. Der Versuch ist strafbar.*

Gesetze des Gesundheitswesens

4. Gesetze des Gesundheitswesens

Ihre Aufgabe als Sanitäter hat selbstverständlich eine starke Basis im Sanitätergesetz, auch über wichtige Inhalte des Bürgerlichen Rechts sowie des Strafrechts haben Sie schon gelesen; in diesem Abschnitt möchten wir Ihnen noch einige weitere Gesetze vorstellen, die mit dem Gesundheitswesen zu tun haben und auch für Ihre tägliche Arbeit in mehr oder weniger starkem Ausmaß Relevanz haben können.

4.1 Ärztegesetz (ÄrzteG)

Lernziel

Der Sanitäter muss die für seinen Tätigkeitsbereich relevanten Gesetze im Gesundheitswesen benennen können.

Dieses Gesetz stellt einen wesentlichen Bestandteil der umfassenden rechtlichen Regelung des Berufes des Arztes dar, insbesondere Aus- und Weiterbildung, Standesrecht und Berufsausübung. Sie haben aber vielleicht auch schon etwas vom „**Ärztevorbehalt**" oder „Behandlungsvorbehalt der Ärzte" gehört: Dieser besagt, dass all jene Tätigkeiten, die dem Arzt in Ausübung seines Berufes vorbehalten sind, von keinem anderen Berufsstand ausgeübt werden dürfen. Es handelt sich dabei gem. § 3 Abs. 4 iVm § 2 ÄrzteG um Tätigkeiten, die typisch für einen Arztberuf sind.

▶ Ärztevorbehalt

Der Vorbehalt einer Heilbehandlung (siehe dazu § 2 (2) Z. 3 und Z. 7 ÄrzteG) beschreibt u. a. auch die Vornahme **medizinisch-diagnostischer Maßnahmen** sowie die **Verordnung von Heilmitteln** und Heilbehelfen. Speziell hier gibt es in unterschiedlichen Gesetzen für medizinische Berufsgruppen – so eben auch das Sanitätergesetz – Ausnahmen insbesondere für diagnostische Maßnahmen! Bei Medikamenten z. B. gibt es hingegen im SanG keine Ausnahmen, weshalb zwar ein Notfallsanitäter unter bestimmten Umständen Medikamente gem. geltender Vorschriften verabreichen darf, in keinem Fall hat er aber das Recht, Medikamente zu „verschreiben" oder außerhalb geltender Regeln („Algorithmen") abzugeben!

▶ medizinisch-diagnostische Maßnahmen
Verordnung von Heilmitteln

> **MERKE**
>
> Als Notfallsanitäter dürfen Sie laut geltenden Algorithmen zwar Medikamente verabreichen, niemals aber Rezepte dafür ausstellen.

Für den Sanitäter gibt es aber ohnehin regelmäßige Berührungspunkte, die an dieser Stelle erläutert werden sollen. Oft kommt es im Dienstbetrieb vor, dass man mit Ärzten in Kontakt kommt – sei es im Einsatzgeschehen (Notarzt, Ärztlicher Bereitschaftsdienst etc.) oder in medizinischen Einrichtungen (Krankenhaus, Pflegeheim etc.).

4.1.1 Notarzt und Leitender Notarzt

Unabhängig, ob Sie Ihren Dienst auf einem Kranken-, Rettungs- oder Notarztwagen versehen – Sie werden es oft mit Notärzten zu tun haben. In Zusammenhang mit dem Begriff „Notarzt" sind insbesondere die Regelungen des § 40 ÄrzteG relevant:

- *Approbierte Ärzte, Ärzte für Allgemeinmedizin und Fachärzte, die beabsichtigen, eine ärztliche Tätigkeit im Rahmen organisierter Notarztdienste (Notarztwagen bzw. Notarzthubschrauber) auszuüben, haben einen **Lehrgang** gemäß Abs. 2 im Gesamtausmaß von zumindest **60 Stunden** zu besuchen, der mit einer theoretischen und praktischen Prüfung abzuschließen ist.*

▶ Lehrgang 60 Stunden

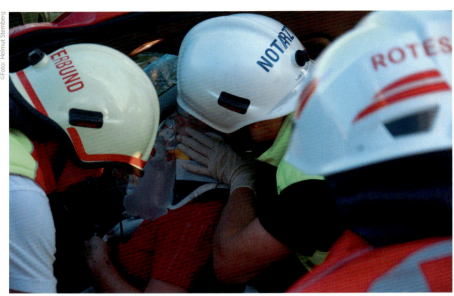

Abbildung 28: Notarzt

⑨ Lernziel

Der Sanitäter muss die Rolle, Aufgaben und Kompetenzen eines Notarztes im Rettungsdienst erklären können.

▶ theoretische und praktische Fortbildungsveranstaltung

▶ Leitender Notarzt

- *Der Lehrgang hat in Ergänzung zur jeweiligen fachlichen Ausbildung eine theoretische und praktische Fortbildung auf folgenden Gebieten zu vermitteln:*
  - *Reanimation, Intubation und Schocktherapie sowie Therapie von Störungen des Säure-, Basen-, Elektrolyt- und Wasserhaushaltes;*
  - *Intensivbehandlung, Infusionstherapie;*
  - *Kenntnisse auf dem Gebiet der Chirurgie, der Unfallchirurgie einschließlich Hirn- und Rückenmarksverletzungen sowie Verletzungen der großen Körperhöhlen, der abdominellen Chirurgie, Thoraxchirurgie und Gefäßchirurgie;*
  - *Diagnose und Therapie von Frakturen und Verrenkungen und*
  - *Kenntnisse und Erfahrungen auf dem Gebiet der Inneren Medizin, insbesondere Kardiologie einschließlich EKG-Diagnostik, sowie der Kinder- und Jugendheilkunde.*

- *Zusätzlich ist mindestens alle zwei Jahre, gerechnet ab dem Abschluss des Lehrganges (Stichtag), eine zweitägige **theoretische und praktische Fortbildungsveranstaltung** zu besuchen. Diese Fortbildungsveranstaltung ist im Zeitraum vom 19. bis zum 30. auf den Stichtag folgenden Monat zu absolvieren. Wird innerhalb von drei Jahren nach Abschluss des Lehrgangs oder Besuch der letzten Fortbildungsveranstaltung keine zweitägige praktische und theoretische Fortbildungsveranstaltung besucht, ist die Abschlussprüfung des Lehrgangs zu wiederholen.*

Oft – nicht zuletzt in Zusammenhang mit Großschaden- und Katastrophenhilfe – wird man mit dem Begriff „**Leitender Notarzt**" konfrontiert. Auch diese Position ist im § 40 ÄrzteG näher ausgeführt:

- *Notärzte, die beabsichtigen, eine leitende notärztliche Tätigkeit im Rahmen organisierter Rettungsdienste auszuüben, haben einen Lehrgang gemäß Abs. 5 im Gesamtausmaß von 60 Stunden zu besuchen. Voraussetzung für die Teilnahme an diesem Lehrgang ist eine mindestens dreijährige Tätigkeit als Notarzt im Rahmen eines organisierten Rettungsdienstes oder eine zumindest gleich lange Ausübung einer notärztlichen Tätigkeit im Rahmen einer Krankenanstalt.*

Gesetze des Gesundheitswesens

- *Der Fortbildungslehrgang gemäß Abs. 4 hat in Ergänzung zur jeweiligen fachlichen Ausbildung eine theoretische und praktische Fortbildung auf folgenden, für Großeinsatzfälle organisierter Rettungsdienste relevanten Gebieten zu vermitteln:*

- *Lagebeurteilung,*

- *Feststellung des Schwerpunktes und der Art des medizinischen Einsatzes,*

- *Sammeln und Sichten von Verletzten,*

- *Festlegung von Behandlungsprioritäten,*

- *medizinische Leitung von Sanitätshilfsstellen,*

- *Abtransport von Verletzten einschließlich Feststellung der Transportpriorität und des Transportzieles,*

- *Beurteilung des Nachschubbedarfs,*

- *ärztliche Beratung der Einsatzleitung,*

- *Zusammenarbeit mit anderen Einsatzleitern,*

- *Mitarbeit in Evakuierungsangelegenheiten,*

- *Mithilfe bei der Panikbewältigung,*

- *Einsatzleitung bei Großeinsätzen,*

- *medizinische Dokumentation.*

- *Zusätzlich zum Lehrgang gemäß Abs. 5 ist mindestens alle vier Jahre, gerechnet ab dem Abschluss des Lehrganges gemäß Abs. 5 (Stichtag), eine Fortbildungsveranstaltung, die mindestens 15 Stunden Planspiele oder Großübungen sowie fünf Stunden Theorie umfasst, zu besuchen. Diese Fortbildungsveranstaltung ist im Zeitraum vom 43. bis zum 54. auf den Stichtag folgenden Monat zu absolvieren. [...]*

- *Der „Leitende Notarzt" ist gegenüber den am Einsatz beteiligten Ärzten und Sanitätspersonen **weisungsbefugt** und hat zur Kennzeichnung Schutzkleidung mit der Aufschrift „Leitender Notarzt" zu tragen.*

▶ Weisungsbefugnis

Speziell der Abs. 9 weist dem Leitenden Notarzt im Einsatzfall die unbeschränkte Weisungsbefugnis gegenüber jeglichem medizinischen Personal zu. In diesem Zusammenhang kommt es oft zu Missverständnissen, dass diese Befugnis möglicherweise nur gegenüber den anwesenden Ärzten gilt und für die Sanitäter am Einsatzort der Einsatzleiter oder der Leiter der Sanitätshilfsstelle verantwortlich wären – dies entspricht nicht der geltenden Gesetzeslage!

4.1.2 Delegation von ärztlichen Aufgaben

Eine andere Situation, in die Sie als Sanitäter ebenfalls oft kommen können:

Stellen Sie sich vor, Sie treffen am Einsatzort mit einem (Not)arzt zusammen, der Sie daraufhin um die eine oder andere unterstützende Maßnahme ersucht.

Darf er das? Müssen Sie es tun? Können Sie „Nein" sagen? Nun – wie so oft auch an dieser Stelle ein Blick in das Gesetz, konkret in den § 49 ÄrzteG:

- *Der Arzt hat seinen Beruf persönlich und unmittelbar, allenfalls in Zusammenarbeit mit anderen Ärzten auszuüben. Zur Mithilfe kann er sich jedoch*

8 Lernziel

Der Sanitäter muss die unterschiedlichen Aufgaben und Kompetenzen in den jeweiligen Tätigkeitsbereichen der verschiedenen Ausbildungsstufen erklären können.

Hilfspersonen bedienen, wenn diese nach seinen genauen Anordnungen und unter seiner ständigen Aufsicht handeln.

- *Der Arzt kann im Einzelfall an Angehörige anderer Gesundheitsberufe oder in Ausbildung zu einem Gesundheitsberuf stehende Personen ärztliche Tätigkeiten übertragen, sofern diese vom Tätigkeitsbereich des entsprechenden Gesundheitsberufes umfasst sind. Er trägt die Verantwortung für die Anordnung. Die ärztliche Aufsicht entfällt, sofern die Regelungen der entsprechenden Gesundheitsberufe bei der Durchführung übertragener ärztlicher Tätigkeiten keine ärztliche Aufsicht vorsehen.*

Hier ist also im Sinne des Gesetzes zwischen Rettungssanitäter, Notfallsanitäter und Notfallsanitäter mit Notfallkompetenz zu unterscheiden! Der Arzt darf eben nur Aufgaben übertragen, deren Ausübung im Sanitätergesetz abgedeckt sind:

▶ **Delegation**

- Die Gabe von Medikamenten durch einen NFS – abhängig vom Ausbildungsstand oral, rektal oder intravenös
- Das Setzen eines peripher venösen Zugangs durch einen NFS-NKV
- Die endotracheale Intubation durch einen NFS-NKI

Auch bei solchen Maßnahmen sei dringend auf die korrekte Dokumentation hingewiesen – der Sanitäter hat die durch ihn gesetzten Maßnahmen zu dokumentieren, in einem solchen Fall wird er einen Zusatz „D" oder „**Delegation**" sowie die Identität des anordnenden Arztes ebenfalls vermerken.

> **MERKE**
> Bei angeordneten Aufgaben eines Arztes dürfen Sie nur diese ausüben, die Ihrem Ausbildungsstand entsprechen. Hierbei ist auch auf die korrekte Dokumentation der von Ihnen gesetzten Maßnahmen zu achten.

4.2 Gesundheits- und Krankenpflegegesetz

⑩ Lernziel

Der Sanitäter muss die für seinen Tätigkeitsbereich relevanten Gesetze im Gesundheitswesen benennen können.

Im Rahmen Ihrer Arbeit werden Sie sehr oft neben ärztlichem Personal auch mit „gehobenem Pflegedienst" in Kontakt kommen – landläufig ist damit die Krankenschwester bzw. der Krankenpfleger gemeint. Die gesetzliche Grundlage für deren Tätigkeit, aber auch für die Arbeit in der Pflegehilfe, bildet das GuKG.

Der gehobene Dienst für Gesundheits- und Krankenpflege ist der pflegerische Teil der gesundheitsfördernden, präventiven, diagnostischen, therapeutischen und rehabilitativen Maßnahmen zur Erhaltung oder Wiederherstellung der Gesundheit und zur Verhütung von Krankheiten.

▶ **Pflege und Betreuung von Menschen**

Dazu gehören die **Pflege und Betreuung von Menschen** aller Altersstufen bei körperlichen und psychischen Erkrankungen, die Pflege und Betreuung von behinderten Menschen, von Schwerkranken und Sterbenden, sowie die pflegerische Mitwirkung an der Rehabilitation und an der primären Gesundheitsversorgung, der Gesundheitsförderung und der Verhütung von Krankheiten sowie die Mitarbeit bei diagnostischen und therapeutischen Verrichtungen auf ärztliche Anordnung.

▶ **Ausbildung Gesundheits- und Krankenpflegeschulen**

Die **Ausbildung** und die wesentlichen Lehrinhalte sind ebenfalls im GuKG geregelt und werden in eigenen Verordnungen näher erläutert. Die theoretische und praktische Ausbildung in der allgemeinen Gesundheits- und Krankenpflege sowie die Grundausbildungen in der Kinder- und Jugendlichenpflege und der psychiatrischen Gesundheits- und Krankenpflege erfolgt in **Gesundheits- und Krankenpflegeschulen** und dauert 3 Jahre bzw. 4600 Stunden.

Gesetze des Gesundheitswesens

Die **Tätigkeiten** des gehobenen Dienstes für Gesundheits- und Krankenpflege können sowohl **intramural** (d. h. innerhalb von Anstalten – z. B. in Krankenhäusern, Pflegeheimen etc.) als auch **extramural** (d. h. außerhalb von Anstalten – z. B. in der mobilen Hauskrankenpflege) ausgeübt werden.

▶ intramurale und extramurale Tätigkeiten

Die Tätigkeiten des gehobenen Dienstes für Gesundheits- und Krankenpflege gliedern sich in

Eigenverantwortliche Tätigkeiten
Alle pflegerischen Maßnahmen – Pflegeanamnese, -diagnose, -planung oder -dokumentation; lebensrettende Sofortmaßnahmen inkl. SAED, bis ein Arzt zur Verfügung steht; Anleitung und Überwachung des Hilfspersonals; Anleitung und Begleitung der Krankenpflegeschüler)

▶ eigenverantwortliche Tätigkeiten

Mitverantwortliche Tätigkeiten
Diagnostische und therapeutische Maßnahmen nach ärztlicher Anordnung (z. B. Medikamentengabe, Blutentnahme, Legen von Magensonden etc.); es dürfen nach Rücksprache mit dem Arzt auch Tätigkeiten delegiert werden – so u. a. an Rettungssanitäter im Rahmen ihrer NFS-Ausbildung sowie an Notfallsanitäter (NKA) im Rahmen ihrer NKV-Ausbildung

▶ mitverantwortliche Tätigkeiten

Interdisziplinäre Tätigkeitsbereiche
Bei solchen Fällen sind auch andere Gesundheitsberufe betroffen bzw. zuständig, z. B. bei Maßnahmen der Krankheitsprävention, Entlassungsmanagement oder Gesundheitsberatung

▶ interdisziplinäre Tätigkeitsbereiche

Sie werden also mit Mitgliedern dieser Berufsgruppe vorrangig in 3 Situationen zu tun haben:

Bei der Übergabe Ihres Patienten im Krankenhaus (oder Ambulatorium, Pflegeeinrichtung etc.), wo ausnahmsweise an Stelle des Arztes auch ein Mitglied des gehobenen Pflegedienstes die Übernahme durchführen und bestätigen darf. Die zweite Situation wird die Abholung von Patienten aus stationärer Pflege sein, wo zumeist die Schwestern und Pfleger Ihre Ansprechpersonen sind. Und zu guter Letzt haben Sie auch im Rahmen Ihrer Ausbildung (die Praktika im Zuge der NFS-, der NKV- sowie der NKI-Ausbildung) mit dem Pflegedienst zu tun und werden dort auch miterleben, wie wichtig ein geordnetes und kollegiales Miteinander für das Wohlbefinden der Patienten ist.

4.3 Medizinproduktegesetz (MPG)

Wie soll ein Sanitäter heute seine Arbeit professionell verrichten, wenn ihm dazu nicht eine Fülle von Geräten und Instrumenten bzw. Apparaten zur Verfügung stehen. Viele dieser Dinge unterliegen in ihrer Handhabung dem MPG und jeder Sanitäter muss sich über die wichtigsten Regelungen im Klaren sein!

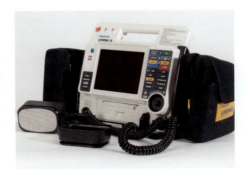

Abbildung 29: Lifepak

Aber was ist denn überhaupt ein „Medizinprodukt" im Sinne des Gesetzes – dazu die Definition im § 2 MPG:

- *„Medizinprodukte" sind alle einzeln oder miteinander verbunden verwendeten Instrumente, Apparate, Vorrichtungen, Software, Stoffe oder anderen Gegenstände, einschließlich der vom Hersteller speziell zur Anwendung für diagnostische oder therapeutische Zwecke bestimmten und für ein einwandfreies Funktionieren des Medizinprodukts eingesetzten Software, die vom Hersteller zur Anwendung für Menschen für folgende Zwecke bestimmt sind:*
    - *Erkennung, Verhütung, Überwachung, Behandlung oder Linderung von Krankheiten,*
    - *Erkennung, Überwachung, Behandlung, Linderung oder Kompensierung von Verletzungen oder Behinderungen,*
    - *Untersuchung, Veränderung oder zum Ersatz des anatomischen Aufbaus oder physiologischer Vorgänge oder*
    - *Empfängnisregelung*
    - *und deren bestimmungsgemäße Hauptwirkung im oder am menschlichen Körper weder durch pharmakologische oder immunologische Mittel noch metabolisch erreicht wird, deren Wirkungsweise aber durch solche Mittel unterstützt werden kann. Dem neuen steht ein als neu aufbereitetes Medizinprodukt gleich.*

Wir werden im Rettungs- und Krankentransportdienst also mit Produkten der ersten 3 Kategorien sicher zu tun haben; was gilt es in diesem Zusammenhang zu beachten?

▶ **MPG-Verantwortlicher**

> **ÜBERLEGEN SIE**
>
> Wissen Sie, wer auf Ihrer Dienststelle als MPG-Verantwortlicher gestellt ist?

Eine Maßnahme, die seitens der Organisation getroffen werden muss, ist die Bestellung eines **„MPG-Verantwortlichen"** (im genauen Wortlaut des Gesetzes ein Sicherheitsbeauftragter für Medizinprodukte). Für den Fall, dass Sie eben nicht dieser MPG-Beauftragte sind, beachten Sie bitte insbesondere die Bestimmungen § 80 Abs. 1 Z. 3 und Z. 4 MPG, wonach Einrichtungen des Gesundheitswesens (Ihre Organisation) sicherstellen müssen, dass:

- *Medizinprodukte nur von solchen Personen angewendet werden, die auf Grund ihrer Ausbildung, ihrer sonstigen Kenntnisse oder auf Grund ihrer praktischen Erfahrungen und erforderlichenfalls einer produkt- oder produktgruppenspezifischen Einweisung die Gewähr für eine sachgerechte Handhabung bieten; dabei sind die Gebrauchsanweisungen sowie die sonstigen beigefügten sicherheitsbezogenen Informationen der beteiligten Produkte zu beachten,*

- *die Anwender sich vor jeder Anwendung eines Medizinproduktes von der Funktionstüchtigkeit, Betriebssicherheit und dem ordnungsgemäßen Zustand des Medizinproduktes überzeugen, soweit eine solche Überprüfung nach den Umständen der konkreten Anwendung billigerweise erwartet werden kann; dies gilt entsprechend auch für die mit dem Medizinprodukt zur gemeinsamen Anwendung verbundenen anderen Medizinprodukte, Zubehör, Software und anderen Gegenstände.*

Für den Dienstbetrieb wird die Regelung der Ziffer 4 zumindest bedeuten, dass Sie sich bei Dienstantritt/Fahrzeugübernahme zu überzeugen haben, dass

Gesetze des Gesundheitswesens

sich alle Gerätschaften des Wagens in einwandfreiem, vollständigem und betriebsbereitem Zustand befinden. Diese **Überprüfung** sollten Sie auch in geeigneter Form dokumentieren (z. B. auf vorbereiteten Checklisten o. Ä.).

▶ Überprüfung

> **MERKE**
>
> Dokumentieren Sie stets bei Dienstantritt, ob sich Ihr Wagen in einwandfreiem Zustand befindet und ob alle Geräte vollständig und einsatzbereit vorhanden sind.

Und ein weiterer wichtiger Punkt, der sich u. a. aus Z. 3 ergibt – für die Verwendung bestimmter Produkte muss eine geeignete Unterweisung/**Schulung** erfolgen und Sie müssen auch bestätigen, diese Einschulung erhalten zu haben; dazu der § 83 MPG:

▶ Produktschulung

- *Medizinprodukte gemäß einer Verordnung nach § 81 Abs. 1 dürfen nur von Personen angewendet werden, die am Medizinprodukt oder an einem Medizinprodukt dieses Typs unter Berücksichtigung der Gebrauchsanweisung sowie der beigefügten sicherheitsbezogenen Informationen in die sachgerechte Handhabung eingewiesen und auch auf besondere anwendungs- und medizinproduktespezifische Gefahren hingewiesen worden sind. Es dürfen nur solche Personen einweisen, die auf Grund ihrer Ausbildung, Kenntnisse und praktischen Erfahrungen für die Einweisung in die Handhabung dieser Medizinprodukte geeignet sind. Erforderlichenfalls hat der Betreiber wiederkehrende Schulungen vorzusehen.*
- *Werden Medizinprodukte gemäß einer Verordnung nach § 81 Abs. 1 mit Zubehör, Software oder weiteren Medizinprodukten zu Gerätekombinationen erweitert, hat sich die Einweisung des Personals auf die jeweiligen Kombinationen und deren Besonderheiten zu erstrecken.*
- *Einweisungen gemäß Abs. 1 und 2 sind zu dokumentieren.*
- *Der Hersteller, sein Bevollmächtigter oder der Lieferant haben sicherzustellen, daß für die Einweisung Personen gemäß Abs. 1, zweiter Satz, zur Verfügung stehen.*

Es finden sich im Gesetz darüber hinaus noch weitere Bestimmungen zu **Wartung, Kontrolle, Reinigung** u. v. m. – wir möchten darauf an dieser Stelle nicht weiter eingehen, für Sie als „Anwender" muss aber jedenfalls im Gedächtnis bleiben:

▶ Wartung, Kontrolle, Reinigung

- *Keine Verwendung eines Medizinproduktes ohne Einschulung*
- *Kein Dienstantritt ohne dokumentierte Kontrolle der Medizinprodukte im Fahrzeug*

Zum Abschluss noch zwei Fragen:

Wissen Sie, wo Sie auf Ihrer Dienststelle die Gebrauchsanleitung für den Defibrillator oder die Absaugpumpe finden? Wenn nicht, machen Sie sich bitte so rasch wie möglich auf die Suche nach eben diesen Unterlagen – siehe dazu § 82 MPG:

- *Gebrauchsanweisungen und dem Medizinprodukt beigefügte sicherheitsbezogene Informationen für den Anwender sind bei Medizinprodukten im Sinne des § 81 Abs. 1 so aufzubewahren, daß sie den mit der Anwendung befaßten Personen jederzeit zugänglich sind.*

Und abschließend sei auf den Anhang IX der Richtlinie 93/42/EWG (es handelt sich dabei also um eine EU-Richtlinie, die nicht nur für Österreich Geltung hat) verwiesen – dort finden sich 4 unterschiedliche Risikoklassen, wobei in Klasse 1 von „keinen methodischen Risiken" und „geringem Invasivitätsgrad" gesprochen wird – im Gegensatz dazu in der Klasse 3 von „besonders hohem methodischem Risiko" und hohem Gefahrenpotenzial!

Die österreichische Gliederung ist sehr ähnlich – hier noch einige Beispiele, was zu den unterschiedlichen Kategorien gehört:

Tabelle 5: Beispiele Medizinprodukte

Klasse 1	Klasse 2a	Klasse 2b	Klasse 3
Ärztliche Instrumente	Desinfektionsmittel	Anästhesiegeräte	Herzkatheter
Wiederverwendbare chirurgische Instrumente	Reinigungsdesinfektionsautomaten	Beatmungsgeräte	Künstliche Gelenke
Rollstühle	Einmalspritzen	Defibrillatoren	
Verbandmittel	Trachealtuben	Dialysemaschinen	
Etc.			

Die Gefahr eines Produktes ist also umso höher, je invasiver es ist und je länger die Anwendung oder Verweildauer im Körper des Patienten ist. Für Sie im Rettungs- und Krankentransportdienst werden aber jedenfalls Geräte aller 4 Gefahrenklassen zur Verfügung stehen bzw. zur Anwendung gelangen, weshalb die Einhaltung der wichtigsten gesetzlichen Vorschriften unumgänglich ist!

4.4 Landesrettungsgesetze

Eine wichtige Grundlage Ihrer Arbeit stellen – neben dem Sanitätergesetz und vielen anderen Normen, die wir im Lauf dieses Buches schon erörtert haben – auch die jeweiligen **Landesrettungsgesetze** dar. Erinnern Sie sich an das Kapitel zur Gesetzgebung. Es gibt juristische Themen, die in die Zuständigkeit des Bundes fallen, und eben solche, die in die Verantwortung der Bundesländer fallen. Das Rettungswesen ist **Länderkompetenz**, weshalb wir eben unterschiedliche Landesrettungsgesetze finden. Der Aufbau und Inhalt ist aber durchaus ähnlich – machen Sie sich aber bitte jedenfalls mit dem für Ihr Bundesland relevanten Gesetz vertraut – und soll hier am Beispiel des Wiener Rettungs- und Krankentransportgesetz (WRKG) aufgezeigt werden:

- 1. Abschnitt – Allgemeine Bestimmungen:
  - Rettungsdienst, Krankentransportdienst
  - Sprachliche Gleichbehandlung
  - Abgrenzung
- 2. Abschnitt – Rettungs- und Krankentransportdienst
  - Öffentlicher Rettungsdienst, Privater Rettungsdienst
  - Berechtigungsumfang, Privater Krankentransportdienst
  - Unterlagen
  - Bezeichnungsschutz
  - Widerruf und Erlöschen der Bewilligung, § 12 Änderung
  - Verordnungsermächtigung, § 14 Aufsicht

10 Lernziel

Der Sanitäter muss die für seinen Tätigkeitsbereich relevanten Gesetze im Gesundheitswesen benennen können.

▶ **Landesrettungsgesetze Länderkompetenz**

Gesetze des Gesundheitswesens

- 3. Abschnitt – Rechte und Pflichten der Rettungs- und Krankentransportdienste
  - Allgemeine Rechte und Pflichten, § 16 Kennzeichnung
  - Personalausstattung, Ärztlicher Leiter, Hygieneverantwortlicher, Technischer Sicherheitsbeauftragter
  - Einsatzleitstellen und Einsatzstellen
  - Qualitätssicherung, Eigenkontrolle
  - Arzneimittelvorrat
  - § 25 Verschwiegenheitspflicht
- 4. Abschnitt – Sonstige Pflichten
  - Auskunftspflicht, Verständigungspflicht
- 5. Abschnitt – Gebühr und Entgelt
  - Gebühr, Zahlungspflicht, Schuldübernahme, Entgelt
- 6. Abschnitt – Strafbestimmungen
  - Strafbestimmungen
- 7. Abschnitt – Schluss- und Übergangsbestimmungen
  - Eigener Wirkungsbereich der Gemeinde
  - Bestehende Organisationen in Wien
  - In-Kraft-Treten, Außer-Kraft-Treten
  - Bewilligungen und anhängige Verfahren

In einigen Punkten finden sich ähnlich lautende Formulierungen, wie Sie diese z. B. schon aus dem Sanitätergesetz kennen müssten, andere Aspekte finden sich im **Arbeitnehmerschutz** oder dem **Qualitätsmanagement** wieder. Jedenfalls haben Sie, wenn Sie sich zumindest einmal im Überblick die betreffenden Inhalte ansehen, einen guten Überblick sowie die Möglichkeit, hier wichtige Zusammenhänge zwischen den einzelnen Gesetzen zu erkennen.

▶ **Arbeitnehmerschutz Qualitätsmanagement**

4.5 Patientenrechte

Aus dem Bereich des Krankenanstaltenrechts stammt auch der Begriff Patientenrechte. Manche davon sind tatsächlich nur in einer Krankenanstalt zutreffend bzw. anwendbar, wie Sie in der Folge erkennen werden – aber andere der genannten Punkte treffen sehr wohl auch für Ihre tägliche Arbeit im Rettungs- oder Krankentransportdienst zu!

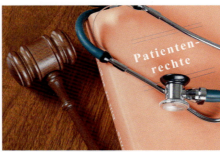
Abbildung 30: Patientenrechte

Außerdem werden diese auch im SanG ausdrücklich als **Lehr-/Lerninhalt** genannt, wo man sie möglicherweise auf Grund der vielen Themengebiete etwas „flotter abgehandelt" hatte. Denken Sie ergänzend bitte auch an den Abschnitt zu den Grund- und Menschenrechten.

▶ **Lehr-/Lerninhalt**

Im § 5a des Krankenanstalten- und Kuranstaltengesetzes findet sich die Bestimmung:

- *Durch die Landesgesetzgebung sind die Träger von Krankenanstalten unter Beachtung des Anstaltszwecks und des Leistungsangebotes zu verpflichten, daß*
    - *Pfleglinge Informationen über die ihnen zustehenden Rechte erhalten sowie ihr Recht auf Einsicht in die Krankengeschichte ausüben können;*
    - *Pfleglinge ihr Recht auf Aufklärung und Information über die Behandlungsmöglichkeiten samt Risken ausüben können;*
    - *auf Wunsch des Pfleglings ihm oder Vertrauenspersonen medizinische Informationen durch einen zur selbständigen Berufsausübung berechtigten Arzt in möglichst verständlicher und schonungsvoller Art gegeben werden;*
    - *ausreichend Besuchs- und Kontaktmöglichkeiten mit der Außenwelt bestehen und Vertrauenspersonen des Pfleglings im Fall einer nachhaltigen Verschlechterung seines Gesundheitszustands auch außerhalb der Besuchszeiten Kontakt mit dem Pflegling aufnehmen können;*
    - *auf Wunsch des Pfleglings eine seelsorgerische Betreuung möglich ist;*
    - *auf Wunsch des Pfleglings eine psychologische Unterstützung möglich ist;*
    - *auch in Mehrbetträumen eine ausreichende Wahrung der Intimsphäre gewährleistet ist;*
    - *neben der Erbringung fachärztlicher Leistungen auch für allgemeine medizinische Anliegen des Pfleglings ein zur selbständigen Berufsausübung berechtigter Arzt zur Verfügung steht;*
    - *ein würdevolles Sterben sichergestellt ist und Vertrauenspersonen Kontakt mit dem Sterbenden pflegen können;*
    - *bei der Leistungserbringung möglichst auf den im allgemeinen üblichen Lebensrhythmus abgestellt wird;*
    - *bei der stationären Versorgung von Kindern eine möglichst kindergerechte Ausstattung der Krankenräume gegeben ist.*

▶ **Sicherstellung der Patientenrechte**

In Zusammenhang mit der Arbeit im Rettungs- und Krankentransportdienst sei u. a. auch noch auf die Vereinbarungen zur **Sicherstellung der Patientenrechte** (Patientencharta) verwiesen – jedes einzelne Bundesland hat eine solche Vereinbarung mit der Republik Österreich getroffen. Am Beispiel Niederösterreich (die Inhalte sind aber in allen 9 Vereinbarungen nahezu ident) findet sich im Art. 6:

- *Die medizinisch gebotene, nach den Umständen des Einzelfalles jeweils mögliche notärztliche Versorgung, Rettung und Transport sind sicherzustellen.*
- *Weiters ist die notwendige Versorgung mit Arzneimitteln und Medizinprodukten sicherzustellen.*

Besondere Situationen

5. Besondere Situationen

Normalerweise werden Sie im Dienst wohl jede Situation mehr oder weniger gut im Griff haben und Probleme, auf die Sie stoßen, sind höchstens medizinischer Natur. Es gibt aber auch Gegebenheiten, wo besondere Umstände auch in speziellen gesetzlichen Grundlagen abgebildet sind und der Sanitäter im Umgang mit den Betroffenen diese Regelungen kennen muss. In diesem Kapitel stellen wir Ihnen einige dieser Gesetze und ihre Anwendungsgebiete vor.

5.1 Unterbringungsgesetz

Ein häufiger Sondertransport, der ebenfalls in die Aufgaben des **Rettungs- und Krankentransportdienstes** fällt, ist jener von psychisch kranken Patienten in eine geschlossene Abteilung eines psychiatrischen Krankenhauses. Prinzipiell besteht für solche Transporte einerseits die Möglichkeit, dass der Patient auf eigenen Wunsch transportiert wird – somit also freiwillig mit uns fährt; in diesem Fall ist der Transport wie jeder andere Krankentransport durchzuführen und Sie müssen keine wesentlichen Besonderheiten beachten.

Anders stellt sich die Situation allerdings dar, wenn der betroffene Patient gegen seinen Willen transportiert wird bzw. werden soll. In diesem Fall sollten Sie zumindest die wichtigsten Voraussetzungen für einen solchen Transport kennen – bedenken Sie bitte auch, dass ein solcher Transport ohne Einhaltung aller notwendigen Vorschriften den Tatbestand der **Freiheitsentziehung** (siehe § 99 StGB) darstellen kann; somit stellen wir Ihnen hier einige Details des Unterbringungsgesetzes (UbG) vor.

Der § 8 UbG regelt, wann ein Mensch gegen seinen Willen eingewiesen („untergebracht") werden darf:

- *Eine Person darf gegen oder ohne ihren Willen nur dann in eine psychiatrische Abteilung gebracht werden, wenn ein im öffentlichen Sanitätsdienst stehender Arzt oder ein Polizeiarzt sie untersucht und bescheinigt, daß die Voraussetzungen der Unterbringung vorliegen. In der Bescheinigung sind im einzelnen die Gründe anzuführen, aus denen der Arzt die Voraussetzungen der Unterbringung für gegeben erachtet.*

Die Voraussetzungen für eine Unterbringung finden sich etwas weiter vorne im Gesetz, nämlich in § 3 UbG:

In einer psychiatrischen Abteilung darf nur untergebracht werden, wer

- *an einer psychischen Krankheit leidet und im Zusammenhang damit sein Leben oder seine Gesundheit oder das Leben oder die Gesundheit anderer ernstlich und erheblich gefährdet und*
- *nicht in anderer Weise, insbesondere außerhalb einer psychiatrischen Abteilung, ausreichend ärztlich behandelt oder betreut werden kann.*

Es wird keinesfalls Aufgabe des Sanitäters sein, eine solche Krankheit festzustellen oder auch die Entscheidung einer anderweitigen Behandlung zu treffen – dafür ist der Arzt zuständig.

> **⑪ Lernziel**
>
> *Der Sanitäter muss die für seinen Tätigkeitsbereich wichtigen Unterbringungsgründe im Rahmen des UBG erklären können.*
>
> ▶ Rettungs- und Krankentransportdienst
>
> ▶ Freiheitsentziehung

Sehr wohl aber müssen Sie wissen, welche Elemente in der Bescheinigung (die früher übrigens oft auch „Parere" genannt worden ist) enthalten sein müssen, da Sie über die Rechtmäßigkeit des Transportes (mit)entscheiden!

Und der § 9 UbG spielt für uns ebenfalls eine wichtige Rolle:

- *Die Organe des öffentlichen Sicherheitsdienstes sind berechtigt und verpflichtet, eine Person, bei der sie aus besonderen Gründen die Voraussetzungen der Unterbringung für gegeben erachten, zur Untersuchung zum Arzt (§ 8) zu bringen oder diesen beizuziehen. Bescheinigt der Arzt das Vorliegen der Voraussetzungen der Unterbringung, so haben die Organe des öffentlichen Sicherheitsdienstes die betroffene Person in eine psychiatrische Abteilung zu bringen oder dies zu veranlassen. Wird eine solche Bescheinigung nicht ausgestellt, so darf die betroffene Person nicht länger angehalten werden.*

- *Bei Gefahr im Verzug können die Organe des öffentlichen Sicherheitsdienstes die betroffene Person auch ohne Untersuchung und Bescheinigung in eine psychiatrische Abteilung bringen.*

- *Der Arzt und die Organe des öffentlichen Sicherheitsdienstes haben unter möglichster Schonung der betroffenen Person vorzugehen und die notwendigen Vorkehrungen zur Abwehr von Gefahren zu treffen. Sie haben, soweit das möglich ist, mit psychiatrischen Einrichtungen außerhalb einer psychiatrischen Abteilung zusammenzuarbeiten und erforderlichenfalls den örtlichen Rettungsdienst beizuziehen.*

▶ **Gefahr im Verzug zwangsweise Unterbringung**

Was aus dieser Bestimmung hervorgeht, dass bei **Gefahr im Verzug** auch das Organ des öffentl. Sicherheitsdienstes („Polizist") die **zwangsweise Unterbringung** ohne Beisein eines Arztes anordnen kann; auch in diesem Fall wird aber eine entsprechende Bescheinigung – eben durch das Exekutivorgan – auszustellen sein. Der Rettungsdienst kann beigezogen werden – eigentlich ist es aber eben nicht Aufgabe des Rettungsdienstes, solche Transporte durchzuführen; wir treten daher in einem solchen Fall als „Helfer" des öffentl. Sicherheitsdienstes und/oder des Arztes auf und es ist auch deren Verantwortung, für die Sicherheit des Patienten und des Transports zu sorgen. Das bedeutet im Alltag für Sie, dass bei einer Unterbringung gegen den Willen des Patienten ein Organ des öffentl. Sicherheitsdienstes im Patientenabteil mitfährt!

MERKE

Bei Gefahr in Verzug darf die Exekutive einen Transport in eine psychiatrische Anstalt anordnen. In solch einer Situation ist der Rettungsdienst als „Helfer" der Polizei anzusehen.

Wir sind also bei solchen Einsätzen immer ein wenig in der „Zwickmühle", da einerseits das Wohl des Patienten und seine Rechte, auf der anderen Seite Fragen seiner bzw. der Sicherheit Dritter zur Diskussion stehen. Benjamin Kneihs hat dazu ausgeführt:

▶ **Selbstbestimmungsfähigkeit**

Zunächst ist eine Einschätzung der **Selbstbestimmungsfähigkeit** des Betroffenen vorzunehmen. Ist die Selbstbestimmungsfähigkeit gegeben, richtet sich das weitere Vorgehen nach dem herstellbaren Konsens. Ist sie nicht gegeben, so besteht grundsätzlich die Pflicht zur Hilfeleistung und die Berechtigung zur notfallmäßigen Heilbehandlung, die aber nur so weit geht, wie es notwendig ist, um eine ernsthafte Gefahr für Leben oder Gesundheit des Betroffenen abzuwehren. Wer einen selbstbestimmungsfähigen Patienten über das zur Erfüllung des Transportauftrags Notwendige hinaus eigenmächtig behandelt, ist nach § 110 StGB strafbar und haftet wegen einer allfälligen Körperverletzung zusätzlich nach § 1325 ABGB. Gerade im Falle der physischen Bändigung eines

Besondere Situationen

Tobenden tritt hinzu die Verantwortlichkeit nach §§ 99 StGB, 1329 ABGB (das sind die Bestimmungen zum Freiheitsentzug). Wer hingegen als Sanitäter oder Rettungsarzt beim nicht selbstbestimmungsfähigen Patienten die erforderliche Hilfeleistung unterlässt, der haftet dafür als Garant und ist je nach Erfolg wegen Körperverletzung oder wegen eines Tötungsdeliktes strafbar (denken Sie an die Ausführungen zu den Unterlassungsdelikten im Kapitel „Strafrecht"). Das Recht und die Pflicht zur Heilbehandlung reichen allerdings ebenfalls nur so weit wie die unmittelbar drohende Gefahr für Leben und Gesundheit des Betroffenen. Ein hinreichend ruhiger Mensch darf daher weder gefesselt noch medikamentös beruhigt werden; ist eine **Selbst- oder Fremdgefährdung** mit anderen, gelinderen Mitteln auszuschließen, scheidet eine medikamentöse Ruhigstellung aus.

▶ Selbst- oder Fremdgefährdung

Unabhängig von den Unterbringungsvoraussetzungen und der Selbstbestimmungsfähigkeit ist die Selbstverteidigung bzw. die Nothilfe gegenüber Angriffen des Tobenden im Rahmen des § 3 StGB – also mit Maß haltender Gewaltanwendung – erlaubt. In jedem Fall ist daher mit größtmöglicher Schonung des Betroffenen vorzugehen. Gewaltanwendung und zwangsweise Heilbehandlung sind nur insoweit erlaubt, als sie zur Abwendung schwerwiegender Gefahren vom Betroffenen oder von Dritten unbedingt erforderlich sind. Alle anderen zur Verfügung stehenden Mittel, etwa die bloße Abschirmung des Tobenden und die Beseitigung gefährlicher Gegenstände sind auszuschöpfen.

Zusammenfassend für Sie also der Appell, bei solchen Einsätzen bzw. Transporten erstens immer umsichtig und schonend zu agieren, zweitens die Anwesenheit von Polizei und **Amtsarzt** abzuwarten bzw. einzufordern und bei einem allfälligen Transport auf Sicherheit des Patienten und der Mannschaft zu achten. Weder ein „zu viel" noch ein „zu wenig" ist hier anzustreben – im Bewusstsein der gesetzlichen Regelungen wird es Ihnen aber keine Schwierigkeiten bereiten, hier optimal zu handeln!

▶ Amtsarzt

5.2 Patientenverfügung

Am 1. Juni 2006 ist das Patientenverfügungsgesetz (PatVG) in Kraft getreten. Die Patientenverfügung stellt die schriftlich verfasste **Willenserklärung** eines Menschen im Falle einer schweren Erkrankung dar. Sie kann im Vorhinein für solche Situationen errichtet werden, in denen man als Patient nicht mehr einsichts-, urteils- oder artikulationsfähig ist (z. B. in einem Koma oder bei Demenz). Einleitend ist auch auf den Unterschied zwischen einer **verbindlichen** und einer **beachtlichen Verfügung** hinzuweisen:

⑫ Lernziel

Der Sanitäter muss die Anwendung einer Patientenverfügung im Rahmen seiner Tätigkeit darstellen können.

Im Sinne des Namens sind die Regelungen für eine verbindliche Verfügung strenger, es muss hier auch viel konkreter zum Ausdruck gebracht werden, welche Maßnahmen/Behandlungen etc. im Fall des Falles abgelehnt oder gewünscht werden. Eine beachtliche Verfügung ist – auch was die Formvorschriften betrifft – nicht so streng geregelt. Sie soll aber dem Arzt oder anderen Behandlungspersonen den allgemeinen Willen mitteilen, nicht aber die einzelnen konkreten Maßnahmen bestimmen bzw. regeln. Allgemein regelt der § 4 PatVG, was der Patient in seiner Verfügung bestimmen kann:

▶ Willenserklärung
verbindliche Verfügung
beachtliche Verfügung

- *In einer verbindlichen Patientenverfügung müssen die medizinischen Behandlungen, die Gegenstand der Ablehnung sind, konkret beschrieben sein oder eindeutig aus dem Gesamtzusammenhang der Verfügung hervorgehen. Aus der Patientenverfügung muss zudem hervorgehen, dass der Patient die Folgen der Patientenverfügung zutreffend einschätzt.*

Ebenso wichtig sind aber auch die Kriterien, die nach der relevanten Aufklärung für die Gültigkeit einer solchen Verfügung definiert sind – da hier teilweise weitreichende Entscheidungen getroffen werden, muss auch mit großer Sorgfalt darauf geachtet werden, dass tatsächlich der Wille eines Patienten zum Ausdruck gebracht wird.

Der § 5 PatVG bestimmt die ärztliche Aufklärung, die der Errichtung einer Patientenverfügung vorausgehen muss:

- *Der Errichtung einer verbindlichen Patientenverfügung muss eine umfassende ärztliche Aufklärung einschließlich einer Information über Wesen und Folgen der Patientenverfügung für die medizinische Behandlung vorangehen. Der aufklärende Arzt hat die Vornahme der Aufklärung und das Vorliegen der Einsichts- und Urteilsfähigkeit des Patienten unter Angabe seines Namens und seiner Anschrift durch eigenhändige Unterschrift zu dokumentieren und dabei auch darzulegen, dass und aus welchen Gründen der Patient die Folgen der Patientenverfügung zutreffend einschätzt, etwa weil sie sich auf eine Behandlung bezieht, die mit einer früheren oder aktuellen Krankheit des Patienten oder eines nahen Angehörigen zusammenhängt.*

▶ **Formvorschriften**

Nachdem diese Aufklärung erfolgt ist und der Patient seinen diesbezüglichen Willen formuliert hat, müssen **Formvorschriften** eingehalten werden, um die Gültigkeit zu gewährleisten. Hierzu ist der § 6 Pat-VG heranzuziehen:

- *Eine Patientenverfügung ist verbindlich, wenn sie schriftlich unter Angabe des Datums vor einem Rechtsanwalt, einem Notar oder einem rechtskundigen Mitarbeiter der Patientenvertretungen (§ 11e Kranken- und Kuranstaltengesetz, BGBl. Nr. 1/1957) errichtet worden ist und der Patient über die Folgen der Patientenverfügung sowie die Möglichkeit des jederzeitigen Widerrufs belehrt worden ist.*

- *Der Rechtsanwalt, Notar oder rechtskundige Mitarbeiter der Patientenvertretungen hat die Vornahme dieser Belehrung in der Patientenverfügung unter Angabe seines Namens und seiner Anschrift durch eigenhändige Unterschrift zu dokumentieren.*

> **MERKE**
>
> Eine Patientenverfügung erlangt erst ihre Gültigkeit, wenn ein Rechtsanwalt oder Notar diese mit seinem Namen versehen und unterschrieben hat.

▶ **Patientenverfügung fünf Jahre gültig**

Selbstverständlich hat auch eine solche Regelung ein „Ablaufdatum" – der Patient muss also seine Erklärung in geeigneter Weise erneuern, wenn er die Wirksamkeit weiterhin gewährleisten möchte. Allgemein gilt, dass eine **Patientenverfügung fünf Jahre gültig** ist, die genauen Bestimmungen dazu finden sich im § 7 des PatVG:

- *Eine Patientenverfügung verliert nach Ablauf von fünf Jahren ab der Errichtung ihre Verbindlichkeit, sofern der Patient nicht eine kürzere Frist bestimmt hat. Sie kann unter Einhaltung der Formerfordernisse des § 6 nach entsprechender ärztlicher Aufklärung erneuert werden; damit beginnt die Frist von fünf Jahren neu zu laufen.*

- *Einer Erneuerung ist es gleichzuhalten, wenn einzelne Inhalte der Patientenverfügung nachträglich geändert werden. Dabei sind die Bestimmungen über die Errichtung einer verbindlichen Patientenverfügung entsprechend anzuwenden. Mit jeder nachträglichen Änderung beginnt die in Abs. 1 genannte Frist für die gesamte Patientenverfügung neu zu laufen.*

- *Eine Patientenverfügung verliert nicht ihre Verbindlichkeit, solange sie der Patient mangels Einsichts-, Urteils- oder Äußerungsfähigkeit nicht erneuern kann.*

Besondere Situationen

Stellen Sie sich folgende Situation vor:

Sie werden zu einem Notfalleinsatz gerufen – Sie kommen in die Wohnung eines älteren Patienten, finden diesen bereits reglos vor und die weiterführende Untersuchung ergibt einen Kreislaufstillstand.

Ein Angehöriger, der ebenfalls in der Wohnung anwesend ist, macht Sie darauf aufmerksam, dass eine verbindliche Patientenverfügung existiert, wonach der Patient „Wiederbelebungsmaßnahmen durch den Notarzt ablehnt". Wo genau diese Verfügung zu finden sei, weiß er aber nicht. Was tun?

Auch für einen solchen Fall formuliert das Gesetz eindeutige Handlungsanleitungen. Für Sie im Rettungsdienst stehen die adäquaten lebensrettenden Maßnahmen im Vordergrund, wenn es nicht eindeutige und zweifelsfreie anderslautende Regelungen gibt.

Der § 12 des PatVG ist aus diesem Grund insbesondere für Sanitäter interessant:

- *Dieses Bundesgesetz lässt medizinische Notfallversorgung unberührt, sofern der mit der Suche nach einer Patientenverfügung verbundene Zeitaufwand das Leben oder die Gesundheit des Patienten ernstlich gefährdet.*

Wie kann aber der Patient selber dafür sorgen, dass man von seiner Patientenverfügung weiß? Soweit er noch ansprechbar ist, wird er Ihnen diesbezüglich sicher Bescheid geben und Ihnen dann wohl auch das Dokument oder eine entsprechende Abschrift/Kopie vorweisen bzw. Ihnen den Ort nennen, wo diese zu finden ist.

Eine zweite Möglichkeit ist auch, dass der Patient eine – z. B. durch die Patientenanwaltschaft empfohlene – **Hinweiskarte** bei sich trägt. Darauf finden Sie geeignete Hinweise zu der getroffenen Verfügung:

▶ **Hinweiskarte**

Sie können mit diesem Thema also in zwei Varianten zu tun haben: einerseits bei Rettungseinsätzen in der oben dargestellten Situation, dass die Patientenverfügung bestimmte Maßnahmen unterbindet, die im konkreten Fall indiziert wären; zumeist werden Sie aber bis zum Eintreffen des (Not-) Arztes jedenfalls die lebensrettenden Maßnahmen durchführen, eine weitere Entscheidung trifft dann der (Not-) Arzt. Die zweite Möglichkeit ist, dass Sie einen Patienten ins Spital einliefern, der eine solche Patientenverfügung verfasst hat und Sie diese im Rahmen der Übergabe auch verlässlich an Pflegepersonal oder Arzt weiterreichen müssen.

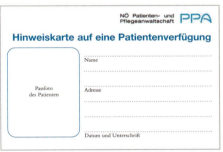

Abbildung 31: Patientenverfügung

Es handelt sich dabei ja noch um ein vergleichsweise „junges Instrument", dessen Verbreitung aber wohl in den kommenden Jahren zunehmen wird und dann werden auch Sie öfter mit einer solchen Regelung konfrontiert werden.

13 Lernziel

Der Sanitäter muss die gesetzlichen Bestimmungen in besonderen Situationen im Rahmen seines Tätigkeitsbereiches wiedergeben können.

▶ Sachwalter
Auskunftspflicht
Einwilligung
Transportverweigerung

5.3 Sachwalterschaft

Auch hier handelt es sich um eine nicht alltägliche, aber für die Arbeit des Sanitäters durchaus wichtige Besonderheit. Denken Sie an die Ausführungen über die Persönlichkeitsrechte und die Vertretungsbefugnis generell, wäre ein Mensch ab Vollendung des 18. Lebensjahres eigenverantwortlich und zu allen Entscheidungen und Rechtsgeschäften befähigt und berechtigt.

Es kann aber – zumeist aus medizinischen Gründen – dazu kommen, dass die Eigenverantwortung entzogen und dem Menschen ein **Sachwalter** beigestellt wird. Für den Sanitäter ist das in den Anwendungsfällen „**Einwilligung** in die Versorgung", „**Auskunftspflicht** zu gesetzten Maßnahmen" und „**Transportverweigerung**" von großer Bedeutung. Das Gesetz formuliert die Voraussetzungen einer Sachwalterbestellung u. a. im § 268 ABGB:

- *Vermag eine volljährige Person, die an einer psychischen Krankheit leidet oder geistig behindert ist (behinderte Person), alle oder einzelne ihrer Angelegenheiten nicht ohne Gefahr eines Nachteils für sich selbst zu besorgen, so ist ihr auf ihren Antrag oder von Amts wegen dazu ein Sachwalter zu bestellen.*

- *Die Bestellung eines Sachwalters ist unzulässig, soweit Angelegenheiten der behinderten Person durch einen anderen gesetzlichen Vertreter oder im Rahmen einer anderen Hilfe, besonders in der Familie, in Pflegeeinrichtungen, in Einrichtungen der Behindertenhilfe oder im Rahmen sozialer oder psychosozialer Dienste, im erforderlichen Ausmaß besorgt werden. Ein Sachwalter darf auch dann nicht bestellt werden, soweit durch eine Vollmacht, besonders eine Vorsorgevollmacht, oder eine verbindliche Patientenverfügung für die Besorgung der Angelegenheiten der behinderten Person im erforderlichen Ausmaß vorgesorgt ist. Ein Sachwalter darf nicht nur deshalb bestellt werden, um einen Dritten vor der Verfolgung eines, wenn auch bloß vermeintlichen, Anspruchs zu schützen.*

- *Je nach Ausmaß der Behinderung sowie Art und Umfang der zu besorgenden Angelegenheiten ist der Sachwalter zu betrauen*
    - *1. mit der Besorgung einzelner Angelegenheiten, etwa der Durchsetzung oder der Abwehr eines Anspruchs oder der Eingehung und der Abwicklung eines Rechtsgeschäfts,*
    - *2. mit der Besorgung eines bestimmten Kreises von Angelegenheiten, etwa der Verwaltung eines Teiles oder des gesamten Vermögens, oder,*
    - *3. soweit dies unvermeidlich ist, mit der Besorgung aller Angelegenheiten der behinderten Person.*

- *Sofern dadurch nicht das Wohl der behinderten Person gefährdet wird, kann das Gericht auch bestimmen, dass die Verfügung oder Verpflichtung hinsichtlich bestimmter Sachen, des Einkommens oder eines bestimmten Teiles davon vom Wirkungsbereich des Sachwalters ausgenommen ist.*

Jedenfalls ist aber die Bestellung eines Sachwalters immer als „letzte Möglichkeit" anzusehen, sofern dem Menschen in seiner Situation nicht auch durch andere Methoden geholfen werden kann. Eine Bestellung eines Sachwalters ist unzulässig, wenn der Betreffende durch andere Hilfe, zum Beispiel im Familienverbund oder von Einrichtungen der öffentlichen oder privaten Behindertenhilfe, in die Lage versetzt werden kann, seine Angelegenheiten im erforderlichen Ausmaß zu erledigen.

Besondere Situationen

Ein Sachwalter übernimmt rechtlich die Rolle von Eltern oder einem alleinerziehenden Elternteil als **gesetzlicher Vertreter**, ihm kommt aber auch die Aufgabe zu, bei verpflichtenden Rechtsgeschäften der unter Sachwalterschaft stehenden Person zuzustimmen oder diese zu genehmigen. Die **Vertretungsmacht** des Sachwalters beruht mittelbar auf Gesetz, wird aber unmittelbar richterlich erteilt. Sehr oft wird dem Sachwalter dann eben auch die (ersatzweise) Zustimmung zu einer Heilbehandlung zugebilligt. Eine ersatzweise Zustimmung ist nur möglich, wenn durch ein medizinisches Gutachten die fehlende Einsichts- und Urteilsfähigkeit des Betroffenen festgestellt wird und ein weiteres fachärztliches Gutachten die Notwendigkeit der vorzunehmenden Heilbehandlung bejaht.

▶ gesetzlicher Vertreter
Vertretungsmacht

Die Zustimmung zu einer Behandlung ist für das Umfeld des Krankenhauses u. a. im § 8 KAKuG geregelt:

- *Behandlungen dürfen an einem Pflegling nur mit dessen Einwilligung durchgeführt werden; fehlt dem Pflegling in diesen Angelegenheiten die Einsichts- und Urteilsfähigkeit, so ist – sofern die Vornahme der medizinischen Behandlung nicht durch eine verbindliche Patientenverfügung ausgeschlossen ist – die Zustimmung seines gesetzlichen Vertreters erforderlich. Die Einwilligung oder Zustimmung ist nicht erforderlich, wenn die Behandlung so dringend notwendig ist, dass der mit der Einholung der Einwilligung des Pfleglings oder der Zustimmung seines gesetzlichen Vertreters oder mit der Bestellung eines gesetzlichen Vertreters verbundene Aufschub das Leben gefährden würde oder mit der Gefahr einer schweren Schädigung der Gesundheit verbunden wäre. Über die Notwendigkeit oder Dringlichkeit einer Behandlung entscheidet der ärztliche Leiter der Krankenanstalt oder der für die Leitung der betreffenden Anstaltsabteilung verantwortliche Arzt.*

Auch für Sie als Sanitäter wird also gelten, dass Sie – nach Möglichkeit – den Kontakt zu einem allfällig bestellten Sachwalter suchen und ihn über Maßnahmen, Transportnotwendigkeit etc. informieren werden. Eine Verweigerung von Versorgung oder Transport durch einen Sachwalter ist nicht zu erwarten und wenn „Gefahr in Verzug" ist, werden Sie ihre Aufgaben auch ohne Rücksprache mit dem Sachwalter durchführen, dies aber umfassend dokumentieren und auch die Leitstelle umgehend darüber in Kenntnis setzen.

Oft ist es so, dass Sie über die Tatsache ja nicht informiert sind, ob ein Patient besachwaltet ist bzw. für welche Lebensbereiche ein Sachwalter bestellt ist. Sie sollten aber an die Möglichkeit denken, wenn Sie zu entsprechenden Berufungsorten – z. B. **Geriatriezentren und Pflegeheime** oder **Einrichtungen für behinderte Menschen** – alarmiert werden.

▶ Geriatriezentren und Pflegeheime
Einrichtungen für behinderte Menschen

> **MERKE**
>
> Oft können Sie als Sanitäter nicht wissen, ob ein Patient besachwaltet wird. Denken Sie aber daran, wenn der Einsatzort, zu dem Sie gerufen werden, eine Einrichtung für behinderte Menschen oder ein Geriatriezentrum ist.

Die Sachwalterschaft endet mit dem Tod der behinderten Person, beim Tod des Sachwalters ist vom Gericht ein neuer zu bestellen. Wenn sich der Zustand des besachwalteten Menschen zum Positiven verbessert, ist die Befugnis des Sachwalters einzuschränken oder zu entziehen.

5.4 Behandlungs- oder Transportverweigerung

Es kommt aus unterschiedlichsten Gründen vor, dass wir zu einem Einsatz oder auch einem Transport alarmiert werden und vor Ort gibt uns der Patient dann zu verstehen, dass er nicht behandelt und/oder nicht in ein Krankenhaus oder zum Arzt transportiert werden möchte. Wie gehen wir also mit diesem Wunsch des Patienten um, was gilt es zu beachten?

▶ **Zustimmung zu Maßnahmen**

Ein Grundprinzip unseres Handelns ist, dass der Patient seine **Zustimmung zu Maßnahmen** geben muss, sofern sein Zustand dies möglich macht. Natürlich müssen wir zuvor entsprechend aufklären und der Patient muss diese Aufklärung sowie allfällige Konsequenzen verstanden haben.

Generell gilt, dass jeder Mensch selbst entscheiden darf – hier gibt es aber Ausnahmen: Einerseits handelt es sich dabei um erwachsene Personen, die psychisch krank oder geistig behindert sind und wo für medizinische Fragen ein Sachwalter bestellt ist („besachwaltete Personen" – siehe dazu den vorigen Abschnitt). Andererseits ist auch der Minderjährige nur eingeschränkt entscheidungsbefugt, wobei zu unterscheiden ist zwischen

▶ **unmündig minderjährig mündig minderjährig**

- **Unmündig minderjährig**: Personen unter 14 Jahre – hier ist die Zustimmung des Obsorgeberechtigten (Elternteil) jedenfalls erforderlich
- **Mündig minderjährig**: Personen zwischen 14 und 18 Jahren können im Normalfall selbst einer Versorgung zustimmen oder eben diese ablehnen; bei schwerwiegenden Verletzungs- oder Erkrankungsbildern oder wenn der Sanitäter den Eindruck hat, dass der Minderjährige die Tragweite seiner Entscheidung nicht erkennen kann, ist wiederum der Obsorgeberechtigte zu kontaktieren

▶ **Dokumentation Revers Aufklärung Konsequenzen**

In beiden Fällen gilt aber auch, dass bei Gefahr im Verzug – wenn also die Entscheidung von Sachwalter oder Obsorgeberechtigten nicht rechtzeitig eingeholt werden kann – deren Zustimmung nicht notwendig ist und der Sanitäter die Versorgung in geeigneter Form durchführen wird!

⑳ Lernziel

Der Sanitäter muss die fachgerechte und tätigkeitsrelevante Dokumentation im Rettungsdienst und Krankentransport erklären und anwenden können.

Wenn der Patient nun eindrücklich die Versorgung bzw. den Transport verweigert, ist das zu respektieren. Die **Dokumentation** hat in geeigneter Form zu erfolgen – man spricht in diesem Zusammenhang vom **Revers**. Beachten Sie die Formvorschriften und Formulare Ihrer Organisation, da hier durchaus Unterschiede bestehen.

Der Patient muss den Revers jedenfalls unterschreiben, Sie sollten sich das auch durch Zeugen (Kollegen, Nachbarn etc.) bestätigen lassen. Falls der Patient die Unterschrift verweigert, muss auch diese Tatsache – im Idealfall vor Zeugen – dokumentiert werden.

MERKE

Grundsätzlich benötigen Sie als Sanitäter für jede medizinische Maßnahme das Einverständnis des Patienten. Doch wenn dieser Transport oder die Versorgung verweigert, ist der Patient über die Konsequenzen zu informieren. Die entsprechende Dokumentation ist stets zu beachten!

Wie oben erwähnt muss der Patient zuvor über Auswirkung, Bedeutung und **Konsequenz** seiner Verweigerung **aufgeklärt** werden und der Revers soll ihm – sofern er es nicht selber tut – vorgelesen werden. Wenn Sie den Eindruck haben, dass der Patient diese Ausführungen nicht in vollem Inhalt versteht – ihm also Einsichts- und Urteilsfähigkeit fehlen – kann seine Unterschrift nicht als rechtlich bindend angesehen werden. Das gilt auch für

Besondere Situationen

Personen, die unter massivem Alkohol- oder Drogeneinfluss stehen und denen das notwendige **Urteilsvermögen** fehlt.

▶ Urteilsvermögen

Was tun Sie aber nun, wenn Sie aber der Meinung sind, dass eine medizinische Versorgung jedenfalls notwendig ist und der Patient den Transport verweigert? Eine Ausübung von Zwang oder Gewalt ist dem Sanitäter in jedem Fall verboten, ein Transport gegen den Willen des Patienten kommt beispielsweise im Zusammenhang mit psychischen Erkrankungen vor und unterliegt gem. Unterbringungsgesetz strengen Auflagen (dazu noch später). Sie werden also in einem solchen Fall über die Leitstelle einen **Notarzt** und – falls z. B. wegen Gewaltbereitschaft etc. notwendig – die **Exekutive** verständigen und das Eintreffen abwarten. Anschließend kann gemeinsam die weitere Vorgehensweise abgestimmt werden, dem Arzt und auch der Exekutive stehen hier mehr Alternativen zur Verfügung als Ihnen.

▶ Notarzt
Exekutive

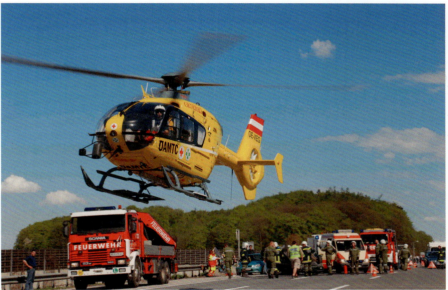

Abbildung 32: Verkehrsunfall

An dieser Stelle muss aber auch erwähnt werden, dass eine Weigerung des Patienten (also der „Revers") etwas vollkommen anderes ist als eine allfällige „Belassung" des Patienten mangels Transportnotwendigkeit, welche durch den Rettungsdienst (in aller Regel dem Notarzt) entschieden wird. In beiden Fällen kommt der vollständigen und korrekten Dokumentation der Situation höchste Bedeutung zu – denken Sie in einer solchen Situation stets daran!

5.5 Straßenverkehr und Einsatzfahrzeuge

Ein besonders prekäres Thema stellt immer wieder die Frage dar, wie der Sanitäter ein Rettungsfahrzeug im Straßenverkehr bewegt und welche besonderen Vorschriften bzw. Regelungen hier zu beachten sind. Ebenfalls an dieser Stelle muss erwähnt werden, dass Gerichtsverfahren gegen Einsatzfahrer, die einen Unfall verursacht bzw. an einem solchen beteiligt waren, in der Vergangenheit zunehmend häufiger geworden sind!

⑬ Lernziel

Der Sanitäter muss die gesetzlichen Bestimmungen in besonderen Situationen im Rahmen seines Tätigkeitsbereiches wiedergeben können.

5.5.1 Straßenverkehrsordnung (StVO)

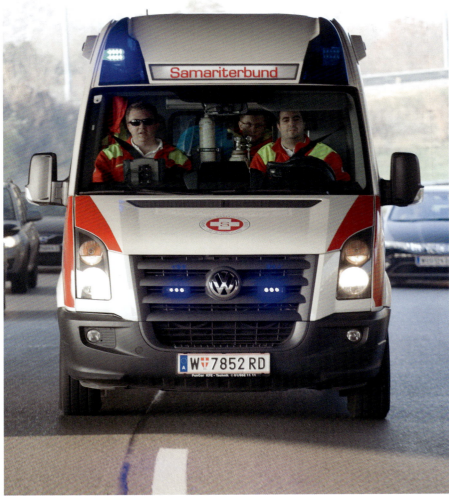

Abbildung 33: Einsatzfahrzeug im Straßenverkehr

In dieser findet sich insbesondere eine Definition, was denn ein Einsatzfahrzeug kennzeichnet. Der § 2 (1) Z. 25 StVO besagt dazu:

▶ Einsatzfahrzeug

Einsatzfahrzeug: ein Fahrzeug, das auf Grund kraftfahrrechtlicher Vorschriften als Warnzeichen (§ 22) blaues Licht und Schallzeichen mit Aufeinanderfolge verschieden hoher Töne führt, für die Dauer der Verwendung eines dieser Signale.

Der § 26 StVO regelt genauer die Rechte und Pflichten eines Einsatzfahrzeuges:

- *Die Lenker von Fahrzeugen, die nach den kraftfahrrechtlichen Vorschriften mit Leuchten mit blauem Licht oder blauem Drehlicht und mit Vorrichtungen zum Abgeben von Warnzeichen mit aufeinanderfolgenden verschieden hohen Tönen ausgestattet sind, dürfen diese Signale nur bei Gefahr im Verzuge, zum Beispiel bei Fahrten zum und vom Ort der dringenden Hilfeleistung oder zum Ort des sonstigen dringenden Einsatzes verwenden. Außerdem dürfen die angeführten Signale soweit als notwendig nur noch zur Abwicklung eines protokollarisch festgelegten Programms für Staatsbe-*

Besondere Situationen

suche oder sonstige Staatsakte sowie in Erfüllung völkerrechtlicher Verpflichtungen verwendet werden. Die Leuchten mit blauem Licht oder blauem Drehlicht dürfen aus Gründen der Verkehrssicherheit auch am Ort der Hilfeleistung oder des sonstigen Einsatzes oder bei einer behördlich vorgeschriebenen Transportbegleitung verwendet werden.

- *Außer in den in Abs. 3 angeführten Fällen ist der Lenker eines Einsatzfahrzeuges bei seiner Fahrt an Verkehrsverbote oder an Verkehrsbeschränkungen nicht gebunden. Er darf jedoch hiebei nicht Personen gefährden oder Sachen beschädigen.*

- *Organe der Straßenaufsicht, die auf einer Kreuzung den Verkehr durch Arm- oder Lichtzeichen regeln, haben Einsatzfahrzeugen „Freie Fahrt" zu geben. Die Lenker von Einsatzfahrzeugen dürfen auch bei rotem Licht in eine Kreuzung einfahren, wenn sie vorher angehalten und sich überzeugt haben, daß sie hiebei nicht Menschen gefährden oder Sachen beschädigen. Einbahnstraßen und Richtungsfahrbahnen dürfen sie in der Gegenrichtung nur befahren, wenn der Einsatzort anders nicht oder nicht in der gebotenen Zeit erreichbar ist oder wenn Ausnahmen für andere Kraftfahrzeuge oder Fuhrwerke bestehen.*

- *Beim Zusammentreffen von Einsatzfahrzeugen haben der Reihe nach den Vorrang:*
  - *Rettungsfahrzeuge,*
  - *Fahrzeuge der Feuerwehr,*
  - *Fahrzeuge des Sicherheitsdienstes,*
  - *sonstige Einsatzfahrzeuge.*

- *Alle Straßenbenützer haben einem herannahenden Einsatzfahrzeug Platz zu machen. Kein Lenker eines anderen Fahrzeuges darf unmittelbar hinter einem Einsatzfahrzeug nachfahren oder, außer um ihm Platz zu machen, vor ihm in eine Kreuzung einfahren.*

Leider ist es bei Einsatzfahrten oft hektisch, man möchte rasch zum Einsatzort oder anschließend schnell ins Krankenhaus gelangen – und dann „vergisst" man auch gelegentlich die o. a. Bestimmungen. Besonders gefährlich kann das in Zusammenhang mit Unfällen werden, in die man als Einsatzfahrer verwickelt wird. Wenn bei einem solchen Unfall Personen zu Schaden kommen, kann sehr rasch der Tatbestand der fahrlässigen Körperverletzung o. Ä. im Raum stehen – die gebotene Sorgfalt wird speziell bei Lenkern von Einsatzfahrzeugen sehr streng ausgelegt.

INFO

Seit 1.1.2012 gilt auf österreichischen Schnellstraßen und Autobahnen die Rettungsgasse. Diese ist bei Staubildung für alle Verkehrsteilnehmer anzuwenden. Mehr Informationen finden Sie auf der Internetseite www.rettungsgasse.com

Oft stellt sich auch die Frage, wann denn die Verwendung der „**Sondersignale**" tatsächlich erlaubt ist? Der Gesetzgeber nennt hier Beispiele – „zum oder vom Ort der dringenden Hilfeleistung". Die Leitstelle wird also für die Anfahrt zum Berufungsort eine entsprechende **Einschätzung der Dringlichkeit** vornehmen und diese durch die jeweilige Alarmierung (Code, Anweisung etc.) an die Mannschaft weitergeben. Für die Fahrt vom Einsatzort in das aufnehmende Krankenhaus etc. wird die Entscheidung wohl in Abstimmung zwischen Transportführer bzw. Notarzt und Fahrer zu treffen sein, abhängig vom konkreten Zustand des Patienten. Der Fahrer wird aber weder durch die Leitstelle noch durch Arzt/Transportführer zu einer Verwendung der Sondersignale verpflichtet, da der Gesetzgeber die Verantwortung im Abs. 1 klar „dem Lenker" zuschreibt.

▶ **Sondersignale Einschätzung der Dringlichkeit**

Eine andere Sache – und daran sollten Sie auch denken, weil es in der Praxis schon das eine oder andere Mal vorgekommen sein soll – sind „Einsätze" wegen starken Verkehrs oder mangelnder Fahrzeuge im Gebiet. „Will eine Leitstelle einem Einsatzfahrzeug einen Gefallen tun und vergibt daher einen Einsatz an Stelle eines Transports oder einer Überprüfungsfahrt, so ist dieses Verhalten strafbar. Dies stellt einen ungerechtfertigten Einsatz dar, der gem. § 7 VStG zu einer Strafbarkeit nach § 26 Abs. 1 StVO führt. Der Anordnende ist, sofern er vorsätzlich handelt, als Anstifter zu einer Verwaltungsübertretung zu bestrafen, auch dann, wenn er nicht als unmittelbarer Täter handelt.

Dies gilt auch, wenn die Leitstelle Einsätze anordnet, nur um rascher wieder über ihre Fahrzeuge verfügen zu können, da dies keine Rechtfertigung zum Gebrauch der Signalanlage gem. StVO, sondern vielmehr ein Organisationsversäumnis der Rettungsorganisation darstellt."

Aber selbst wenn Sie mit dem Rettungswagen ohne Verwendung der Sondersignale unterwegs sind, sind Sie ein privilegierter Verkehrsteilnehmer. Stellen Sie sich vor, dass Sie mit einem Patienten am Weg zu einer Routineuntersuchung sind (also ein normaler Krankentransport).

Sie kommen z. B. in Wien zur Burggasse, wo auf der normalen Fahrspur ein massiver Stau besteht, die ebenfalls zur Verfügung stehende Busspur ist frei. Dürfen Sie diese nun verwenden – und wenn ja, auf welcher Grundlage? Dazu dient die Bestimmung des § 26a (1a) StVO:

- *Die Lenker von Fahrzeugen, die nach den kraftfahrrechtlichen Vorschriften mit Warnzeichen mit blauem Licht und Schallzeichen mit Aufeinanderfolge verschieden hoher Töne ausgestattet sind, sind auch außerhalb von Einsatzfahrten an die Verbote gemäß § 52 lit. a Z. 1 und 2 und die Gebote gemäß § 52 lit. b Z. 15 nicht gebunden, wenn Ausnahmen für andere Kraftfahrzeuge und Fuhrwerke bestehen. Sie dürfen auch Fahrstreifen und Straßen für Omnibusse benützen.*

Der erste Teil erlaubt Ihnen somit

- ein Fahrverbot,
- ein Einfahrtsverbot („Einbahn") sowie
- eine vorgeschriebene Fahrtrichtung

zu ignorieren, wenn es Ausnahmen z. B. für Anrainer, Fahrzeuge des Straßendienstes etc. gibt. Der zweite Satz stellt die Grundlage für das legale Befahren einer Busspur dar.

5.5.2 Kraftfahrgesetz (KFG)

Eine weitere wichtige Norm im Zusammenhang mit Themen eines (Einsatz)fahrzeuges stellt das Kraftfahrgesetz dar. Speziell **Krankenwägen** sind im KFG an div. Stellen gesondert behandelt, weswegen sich eine Begriffsbestimmung im § 2 (1) Z. 28c findet:

- *Krankenwagen: ein Kraftfahrzeug der Klasse M zur Beförderung Kranker oder Verletzter, das zu diesem Zweck entsprechend ausgerüstet ist;*

▶ **Krankenwagen**

Besondere Situationen

Eine bekanntere – auch für Sie als private KFZ-Halter – wichtige Bestimmung betrifft die Schutzweste, eine weniger bekannte Regelung für Fahrzeuge mit mehr als 3.500 kg die Absicherung mittels Keil; dazu bestimmt der § 102 (10) KFG:

- *Der Lenker hat [...] bei mehrspurigen Kraftfahrzeugen eine geeignete Warneinrichtung und eine geeignete, der ÖNORM EN 471 entsprechende Warnkleidung mit weiß retroreflektierenden Streifen mitzuführen. Der Lenker hat diese Warnkleidung im Falle des § 89 Abs. 2 StVO 1960 beim Aufstellen der Warneinrichtung oder im Falle des § 46 Abs. 3 StVO 1960, wenn er sich auf einer Autobahn oder Autostraße außerhalb des Fahrzeuges aufhält, in bestimmungsgemäßer Weise zu tragen. Der Lenker hat bei Kraftfahrzeugen mit einem höchsten zulässigen Gesamtgewicht von mehr als 3.500 kg ausgenommen Fahrzeuge der Klasse M1 und bei anderen als leichten Anhängern pro Fahrzeug jeweils mindestens einen Unterlegkeil mitzuführen.*

Wenn Sie im Rahmen Ihrer Organisation als Einsatzfahrer eingesetzt werden, machen Sie sicher eine spezielle Schulung für diese Verwendung – im Rahmen dieses Kurses werden Sie wohl auch noch mehr Details zu diesen Gesetzen erfahren.

> **MERKE**
>
> Wenn Sie die Lenkberechtigung als Einsatzfahrer in Ihrer Organisation erhalten möchten, ist eine Lenkereinschulung notwendig. Hier werden Ihnen sicher sowohl die internen als auch die gesetzlichen Regelungen genau erklärt.

6. Arbeitsrecht

Wenn sich jemand verpflichtet, für einen anderen auf eine gewisse Zeit Dienstleistungen zu erbringen, so entsteht ein Dienstverhältnis. Die beiden am Dienstverhältnis beteiligten Parteien bezeichnet man als Arbeitgeber oder Dienstgeber und Arbeitnehmer oder Dienstnehmer.

Die wesentlichste Pflicht des Arbeitnehmers ist seine **Arbeitspflicht**, die des Arbeitgebers ist die Pflicht zur **Entlohnung** des Arbeitnehmers. Daneben gibt es eine Reihe anderer Verpflichtungen des Arbeitnehmers, wie die Verschwiegenheitspflicht oder Treuepflicht etc. sowie Pflichten des Arbeitgebers wie die Fürsorgepflicht etc.

6.1 Arbeitsvertrag – andere Verträge

Wesentlich für die Beurteilung, ob bzw. welche arbeitsrechtlichen Schutznormen zur Anwendung gelangen, ist die Klärung der Vorfrage, ob es sich tatsächlich um ein **echtes Arbeitsverhältnis** oder lediglich um einen **freien Dienstvertrag** bzw. um einen **Werkvertrag** handelt. Wenngleich sich die Abgrenzung im Einzelfall schwierig gestalten kann, gibt es eine Reihe von Kriterien, die zur Beurteilung des Vertragsverhältnisses heranzuziehen sind.

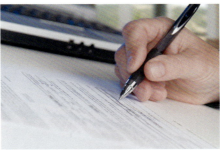

Abbildung 34: Der Arbeitsvertrag

Die richtige Einordnung ist deshalb wichtig, da es sich beim Arbeitsrecht um eine Reihe von **Schutzgesetzen** handelt, die dem sozial schwächeren Arbeitnehmer vor dem sozial stärkeren Arbeitgeber einen Mindestschutz angedeihen lassen soll. Je nach Ergebnis der Klärung dieser Vorfrage kann festgestellt werden, ob u. a. die zwingenden Bestimmungen des Arbeitszeitgesetzes (AZG) und die darin ersichtlichen Höchstarbeitsgrenzen bzw. ein Anspruch auf Überstundenentlohnung oder allfällige Ansprüche auf Weihnachts- und Urlaubsentgelt, Entgeltfortzahlung im Krankenstand u. v. a. m. zu berücksichtigen sind.

6.1.1 Arbeitsvertrag

Die wesentlichen Merkmale des Arbeitsvertrages sind:

- Das **Leisten von Diensten** auf eine gewisse Zeit
- auf **vertraglicher Grundlage** (d. h. sich verpflichten)
- für einen anderen.

Das entscheidende Kriterium für das Vorliegen eines Arbeitsvertrages ist neben der wirtschaftlichen die persönliche Abhängigkeit. Die persönliche Abhängigkeit zeigt sich u. a. bei der Verpflichtung zur persönlichen Arbeitsleistung. Darin zeigt sich, dass der Arbeitnehmer verpflichtet ist, zu arbeiten. Das bedeutet, er kann nicht Arbeitsaufträge seines Arbeitgebers, solange sie vom Arbeitsvertrag gedeckt sind, ablehnen.

▶ Arbeitspflicht
Entlohnung

14 Lernziel

Der Sanitäter muss die wesentlichen Merkmale der unterschiedlichen Verträge im Rahmen der Erbringung von Arbeitsleistungen umreißen können.

▶ echtes Arbeitsverhältnis
freier Dienstvertrag
Werkvertrag

▶ Schutzgesetze

15 Lernziel

Der Sanitäter muss den Zweck und den Unterschied von einem Kollektivvertrag und einer Betriebsvereinbarung beschreiben können.

▶ Leistung von Diensten auf vertraglicher Grundlage

▶ **Arbeitsleistung persönliche Leistungserbringung**

Bezogen auf einen typischen Arbeitsvertrag eines Rettungssanitäters heißt das, dass der Rettungssanitäter, da er sich arbeitsvertraglich zu einer **Arbeitsleistung** für eine bestimmte Stundenanzahl verpflichtet hat, nicht das Recht hat, einzelne Einsatzfahrten (aus unsachlichen Gründen) abzulehnen. Die Pflicht zur **persönlichen Leistungserbringung** ist ein weiteres Charakteristikum des Arbeitsvertrages. Der Arbeitnehmer kann seine Verpflichtung zur Erbringung seiner Arbeitsleistung nicht an Dritte, insbesondere ohne Einverständnis des Arbeitgebers, delegieren. Es ist nicht relevant, ob die Vertretung ausreichende fachliche Eignung mit sich bringt oder nicht.

▶ **Arbeitsort Arbeitszeit**

Der Arbeitnehmer ist i. d. R. auch an den Arbeitsort und die Arbeitszeit gebunden. Die Bestimmung des **Arbeitsortes** bzw. der **Arbeitszeit** kann sich entweder aus den Weisungen des Arbeitgebers ergeben oder aus dem abgeschlossenen Arbeitsvertrag selbst.

▶ **Dienstplan**

Der Arbeitgeber hat auch das Recht die Anwesenheit des Arbeitnehmers während der festgelegten Arbeitszeit an einem bestimmten Arbeitsort zu kontrollieren. In diesem Rahmen hat der Arbeitgeber auch das Recht – solange es im gesetzlichen bzw. vertraglichen Rahmen bleibt – einen **Dienstplan** zu erstellen, an den sich der Arbeitnehmer auch zu halten hat.

▶ **Weisung**

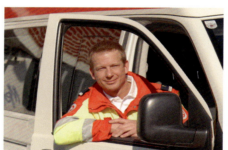

Abbildung 35: Sanitäter im Dienst

Für das Vorliegen eines Arbeitsvertrages spricht des Weiteren das Recht des Arbeitgebers **Weisung** an den Arbeitnehmer zu erteilen; Letzterer ist an die Weisungen im gesetzlichen und vertraglichen Rahmen auch gebunden.

Die Weisungen des Arbeitgebers können in persönliche und sachliche Weisungen eingeteilt werden. Persönliche Weisungen sind für das Vorliegen eines Arbeitsverhältnisses charakteristisch: Der Arbeitgeber kann grundsätzlich den Ort der Tätigkeit, das Ausmaß bzw. die Lage der Arbeitszeit festlegen. Er kann bei Bedarf die Erbringung von **Überstundenleistungen** anordnen. Er gibt **Ordnungsvorschriften** für den Betrieb bekannt (z. B. Rauchverbot, Vorgabe bei Urlaubsanträgen, Form der Meldung bei einer Erkrankung des Arbeitnehmers etc.).

▶ **Überstundenleistungen Ordnungsvorschriften**

▶ **Arbeitsverpflichtung**

Demgegenüber konkretisieren sachliche Weisungen den Inhalt der **Arbeitsverpflichtung**, also die Arbeitsaufgabe und die Art der Erledigung. Auch die Verpflichtung des Arbeitnehmers zur Fortbildung – soweit sie sich nicht ohnehin bereits aus einem Gesetz ergibt (vgl. Sanitätergesetz) – stellt ebenfalls eine sachliche Weisung dar. Ebenfalls von Bedeutung bei der Beurteilung, ob ein echtes Arbeitsverhältnis vorliegt, ist die Eingliederung des Arbeitnehmers in den Betrieb des Arbeitgebers. Diese Integration zeigt sich vor allem durch die Einordnung in eine betriebliche Hierarchie und damit in die Weisungsunterworfenheit in persönlicher und auch sachlicher Hinsicht.

> **MERKE**
>
> Kriterien des Arbeitsvertrages:
> - persönliche Arbeitspflicht
> - Bindung an Arbeitszeit und -ort
> - Arbeitsmittel des Arbeitgebers
> - Weisungsgebundenheit
> - Eingliederung in den Betrieb

▶ **Betriebsmittel**

Weiteres Kriterium, das für das Vorliegen eines Arbeitsvertrages spricht, ist die Verwendung von **Betriebsmitteln** des Arbeitgebers vom Arbeitnehmer. Dies gilt umso mehr, als die vom Arbeitnehmer verwendeten Betriebsmittel des Arbeitgebers auch einen (wirtschaftlichen) Wert darstellen.

Arbeitsrecht

Der Rettungssanitäter verwendet bei der Erbringung seiner Arbeitsleistung die oftmals vom Arbeitgeber zur Verfügung gestellte Uniform, aber insbesondere das Einsatzfahrzeug und die darin befindliche Ausrüstung (Trage, Verbandszeug, Funkgerät etc.).

Im Gegensatz zu anderen Vertragsverhältnissen trägt das **Unternehmerrisiko** nicht der Arbeitnehmer sondern der Arbeitgeber.

Primär geht es darum, wer die Chancen und Risiken der Verwertbarkeit der Leistung am Markt trägt. Der Arbeitnehmer erhält sein Entgelt auch dann, wenn sich z. B. das hergestellte Produkt nicht verkaufen lässt. Einzig die in engen Grenzen zulässige Einschränkung dieses Grundsatzes bei **Umsatzprovisionsvereinbarungen** lässt gegebenenfalls auch den Arbeitnehmer am unternehmerischen Risiko partizipieren.

Der Arbeitnehmer schuldet nicht einen bestimmten Arbeitserfolg bei seiner Arbeit, sondern lediglich seine sorgfältige **Leistungserbringung**. Daraus folgt, dass der Arbeitnehmer auch dann Anspruch auf sein **Entgelt** hat, wenn der Erfolg seiner Leistung ausbleibt. Fährt ein Rettungssanitäter zu einem Patienten mit der Notfallsdiagnose Kreislaufstillstand und wendet er die Erste Hilfe bzw. Sanitätstechnik lege artis an, und verstirbt der Patient dennoch am Notfallort, hat der Rettungssanitäter dennoch Anspruch auf sein Entgelt.

Arbeitsverhältnisse sind – solange nicht ausdrücklich das Gegenteil vereinbart wurde – entgeltlich. Das bedeutet, dass der Arbeitnehmer grundsätzlich Anspruch auf Bezahlung eines Lohns/Gehalts hat. In der Regel, aber nicht ausschließlich, wird ein Stunden- oder Monatslohn vereinbart und kommt monatlich bzw. in bestimmten Branchen auch wöchentlich zur Auszahlung.

6.1.2 Bewegliches System

In vielen Fällen treffen nicht alle der oben beschriebenen Kriterien zu, sodass es für die Bewertung eines Vertragsverhältnisses ausreichend ist, wenn ein Großteil der Kriterien erfüllt ist, damit man von einem Arbeitsvertrag ausgehen kann.

6.1.3 Freier Dienstnehmer

Der Unterschied zum Arbeitnehmer liegt darin, dass der **freie Dienstnehmer** seine Arbeitsleistungen nicht in persönlicher Abhängigkeit erbringen muss. Der freie Dienstnehmer schuldet nicht einen Erfolg, sondern vielmehr eine bestimmte **Leistung**.

Wie bei einem Arbeitsverhältnis handelt es sich um ein **Dauerschuldverhältnis**, wobei der freie Dienstnehmer seine Leistungen in der Regel auch persönlich zu erbringen hat.

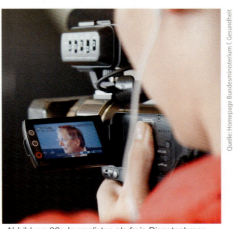

Abbildung 36: Journalisten als freie Dienstnehmer

▶ Unternehmerrisiko

▶ Umsatzprovisionsvereinbarungen

▶ Leistungserbringung Entgelt

14 Lernziel

Der Sanitäter muss die wesentlichen Merkmale der unterschiedlichen Verträge im Rahmen der Erbringung von Arbeitsleistungen umreißen können.

▶ freier Dienstnehmer Leistung Dauerschuldverhältnis

> **MERKE**
>
> Der freie Dienstnehmer ist grundsätzlich nicht an bestimmte Arbeitszeiten gebunden – hat aber auch keinen Anspruch auf Abfertigung, Entgeltfortzahlung im Krankenstand bzw. Urlaub etc.

Meist ist der freie Dienstnehmer allerdings nicht an Arbeitszeiten gebunden und auch nicht in den Betrieb des Arbeitgebers eingegliedert. Der freie Dienstnehmer hat jedenfalls keinen Anspruch auf Bezahlung der Abfertigung alt, Entgeltfortzahlung im Krankenstand bzw. im Urlaub, Überstundenzuschlag u. a. m.

Typische freie Dienstnehmer sind Rechtsanwälte, Ärzte, Journalisten, Konsulenten, Detektive etc.

6.1.4 Werkvertrag

▶ selbstständige Werkleistungen
  Erfolg

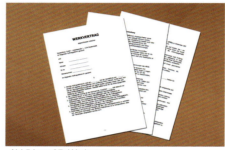
Abbildung 37: Werkvertrag

Der Werkvertrag ist durch zwei entscheidende Kriterien gekennzeichnet: Zum einen ist der Werkunternehmer in Bezug auf die **Werkleistungen selbstständig** tätig. Zum anderen schuldet er einen **Erfolg**, nicht bloß seine sorgfältige Arbeitskraft.

Beim Werkvertrag ist ein Werk geschuldet, beim Arbeitsvertrag bzw. beim freien Dienstnehmer ein bestimmtes Wirken. Der Werkunternehmer hat einen Anspruch auf Entgelt grundsätzlich nur dann, wenn das Werk vollendet wird; der Arbeitnehmer bzw. der freie Dienstnehmer erhält seinen Lohn/Gehalt für die Zurverfügungstellung seiner Arbeitskraft. Im Gegensatz zum Arbeitsvertrag als Dauerschuldverhältnis, spricht man beim Werkvertrag von einem **Zielschuldverhältnis**. Der Werkunternehmer arbeitet auch nach eigenen Plänen, in seinem eigenen Betrieb und vor allem auch mit seinen eigenen Arbeitsmitteln.

▶ Zielschuldverhältnis

> **Beispiel:**
>
> *A bestellt bei einem Tischler eine Küche. Der Tischler verlangt einen bestimmten Werklohn hiefür. A hat grundsätzlich keine Einflussmöglichkeit, ob die Küche vom Tischlermeister persönlich oder zum Teil von seinem Gesellen oder auch seinem Lehrling hergestellt wird. Wie hoch die Materialkosten bzw. die Anzahl der Arbeitsstunden für den Tischler bzw. seines Personals sind, ist für A nach Vereinbarung über den fixen Werklohn nicht mehr von Interesse. Sollte der Tischler die Küche nicht fertigstellen können oder aber entgegen dem Auftrag mit einem anderen Holz oder anderen Maßen als vereinbart hergestellt haben, ist A nicht verpflichtet die Küche anzunehmen und daher auch nicht zu bezahlen. Das diesbezügliche Unternehmerrisiko trägt ausschließlich der Tischler. Es handelt sich um einen klassischen Werkvertrag.*

▶ Typenzwang

> **MERKE**
>
> Der Werkvertrag ist ein Vertrag mit einem selbstständigen Unternehmer; das Arbeitsrecht kommt nicht zur Anwendung.

Diese Unterscheidung ist deshalb wichtig, da das österreichische Recht einen sogenannten **Typenzwang** kennt. Das bedeutet, dass die Vertragsteile nicht frei den Vertragstyp – je nach Vorteil in arbeitsrechtlicher oder aber auch steuerrechtlicher Hinsicht – wählen können.

Arbeitsrecht

Wenn die Kriterien für ein Arbeitsverhältnis im Sinne des beweglichen Systems überwiegen, sind die vertraglichen Konsequenzen nach dem Arbeitsrecht zu beurteilen, ungeachtet dessen, dass die Parteien einen Arbeitsvertrag unter der (unrichtigen) Bezeichnung als Werkvertrag geschlossen haben.

INFO

Es besteht keine freie Vertragstypenwahl im österreichischen Recht!

6.2 Stufenbau der Rechtsordnung

Gelangt man bei der Prüfung des Vertragsverhältnisses zum Ergebnis, dass es sich um ein Arbeitsverhältnis handelt, kommen eine Reihe von arbeitsrechtlichen Normen zur Anwendung, die in weiterer Folge dargestellt werden:

Arbeitsrecht
Das Arbeitsrecht ist die Summe aller Bestimmungen, die das Verhältnis zwischen Arbeitnehmer und Arbeitgeber regeln; es hat keine einheitliche Rechtsstruktur. Es existieren demgemäß auch viele Rechtsquellen, die sowohl einen unterschiedlichen Geltungsbereich haben, als auch in einer bestimmten Rangordnung zueinander stehen.

Arbeitsrechtsordnung
Die Arbeitsrechtsordnung muss als Pyramide verstanden werden, bei der die Spitze durch die Kompetenzartikel der Bundesverfassung und die Basis durch die einzelnen Arbeitsverträge gebildet werden.

④ Lernziel

Der Sanitäter muss die Gesetzgebung und den Stufenbau der Rechtsordnung in Österreich erklären können.

▶ Arbeitsrecht

▶ Arbeitsrechtsordnung

6.3 Verfassungsgesetz

- Zwingendes Gesetz
- Verordnung, Mindestlohntarif, Lehrlingsentschädigung
- Kollektivvertrag, Satzung
- Betriebsvereinbarung
- Individualvereinbarung (Arbeitsvertrag)
- Weisungen des Arbeitgebers

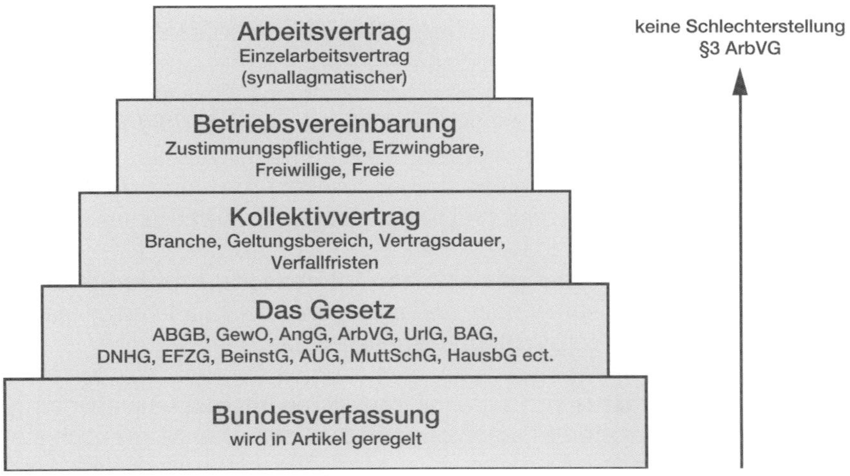

Arbeitsvertrag
Einzelarbeitsvertrag
(synallagmatischer)

Betriebsvereinbarung
Zustimmungspflichtige, Erzwingbare,
Freiwillige, Freie

Kollektivvertrag
Branche, Geltungsbereich, Vertragsdauer,
Verfallfristen

Das Gesetz
ABGB, GewO, AngG, ArbVG, UrlG, BAG,
DNHG, EFZG, BeinstG, AÜG, MuttSchG, HausbG ect.

Bundesverfassung
wird in Artikel geregelt

keine Schlechterstellung
§3 ArbVG

Abbildung 38: Stufenbau der Rechtsordnung

15 Lernziel

Der Sanitäter muss den Zweck und den Unterschied von einem Kollektivvertrag und einer Betriebsvereinbarung beschreiben können.

▶ Mindestarbeitsbedingungen
Betriebsverfassungsrecht
Arbeitnehmerschutzrecht

▶ arbeitsrechtliche Gesetze

▶ Normen
zwingendes oder dispositives Recht

▶ Ausbildungsverordnung

▶ kollektivvertragsfähige Körperschaft
Arbeiterkammer

> **INFO**
>
> Der Kollektivvertrag wird zwischen der Gewerkschaft und der Vertretung der Arbeitgeber für eine gesamte Branche abgeschlossen.

▶ Wirtschaftskammer
gesetzliche Interessensvertretung
freiwillige Interessensvertretung

Um Wiederholungen zu vermeiden wird an dieser Stelle zunächst auf den bereits im Allgemeinen Teil beschriebenen Stufenbau der Rechtsordnung verwiesen. Ergänzend wird darauf verwiesen, dass die österreichische Bundesverfassung sämtliche arbeitsrechtliche Belange grundsätzlich in die Kompetenz des Bundes verlagert. Einzelne Ausnahmen von dieser Bestimmung sind in den arbeitsrechtlichen Angelegenheiten der Länder zu ihren Vertragsbediensteten zu erblicken; vgl. Wiener Vertragsbedienstetenordnung (VBO), Steiermärkisches Vertragsbedienstetengesetz (VBG).

In der arbeitsrechtlichen Gesetzgebung sind relativ zwingende Normen dominierend, weil es im Wesen des arbeitsrechtlichen Schutzgedanken liegt, **Mindestarbeitsbedingungen** festzulegen, die nicht unterboten, wohl aber durch jede nachgeordnete Rechtsquelle verbessert werden können. Absolut zwingende Bestimmungen, bei welchen eine Abdingung in jede Richtung prinzipiell unstatthaft ist, findet sich vor allem im **Betriebsverfassungsrecht** und im **Arbeitnehmerschutzrecht**.

Beispiele für **arbeitsrechtliche Gesetze** sind das Angestelltengesetz, Arbeitszeitgesetz, Urlaubsgesetz, Behinderteneinstellungsgesetz, Gleichbehandlungsgesetz, Mutterschutzgesetz, Arbeitsverfassungsgesetz – um nur einige wenige zu nennen.

Unter Verordnungen versteht man die auf Grund des Gesetzes von Verwaltungsbehörden, oftmals dem zuständigen Bundesministerium, erlassenen generellen **Normen**, die in der Regel der Durchführung von Gesetzen dienen. Verordnungen können wie Gesetze **zwingendes oder dispositives Recht** beinhalten.

Im Rettungswesen ist Ausfluss des Sanitätergesetzes die darauf basierende und näher ausgestaltende **Ausbildungsverordnung**.

Die Lehrlingsentschädigung sowie der Mindestlohntarif haben ebenso Verordnungscharakter.

6.4 Kollektivvertrag

Kollektivverträge sind Vereinbarungen, die zwischen **kollektivvertragsfähigen Körperschaften** der Arbeitgeber einerseits und der Arbeitnehmer andererseits schriftlich abgeschlossen werden. An dieser Stelle wird daher die Frage aufgeworfen werden, wer denn eine kollektivvertragsfähige Körperschaft in Österreich darstellt. Man unterscheidet in diesem Zusammenhang zwischen der gesetzlichen und der freiwilligen kollektivvertragsfähigen Körperschaft. Die gesetzliche Interessensvertretung auf Arbeitnehmerseite ist die Kammer für Arbeiter und Angestellte (**Arbeiterkammer**), die der Arbeitgeber die Kammer der gewerblichen Wirtschaft (**Wirtschaftskammer**).

Man spricht deshalb von einer **gesetzlichen Interessensvertretung,** da die Mitgliedschaft der Arbeitnehmer bzw. der Arbeitgeber bei ihrer Interessensvertretung jeweils gesetzlich verpflichtend vorgesehen ist.

Im Unterschied zur Mitgliedschaft bei einer **freiwilligen Interessensvertretung**, wie z. B. der Gewerkschaft, wird auch ohne Unterschrift einer Mitgliedschaftserklärung automatisch jeder Arbeitnehmer Mitglied bei der Arbeiterkammer,

Arbeitsrecht

wobei er auch entsprechende Mitgliedsbeiträge bezahlt. Diese Beiträge werden im Beispielfall im Zuge der Sozialversicherungsabgabe vom Lohn/Gehalt des Arbeitnehmers automatisch in Abzug gebracht. Im Gegensatz dazu erhält der Arbeitnehmer neben den Vorteilen der politischen Arbeitnehmervertretung der Arbeiterkammer auch kostenlose Rechtsberatung und auch gegebenenfalls Rechtsschutz, abhängig vom Rechtsschutzregulativ, bei gerichtlichen Auseinandersetzungen mit dem jeweiligen Arbeitgeber.

> **MERKE**
> Unterscheide zwischen einer freiwilligen und einer gesetzlichen Interessensvertretung.

Beim Abschluss der einzelnen Kollektivverträge haben aber die freiwilligen Interessensvertretungen den Vorrang, sodass letztlich auf Arbeitnehmerseite der österreichische Gewerkschaftsbund mit einer seiner kollektivvertragsfähigen **Teilgewerkschaften** (z. B. Gewerkschaft für Handel, Transport und Verkehr) und auf Arbeitgeberseite z. B. die österreichische Industriellenvereinigung, der Hauptverband der österreichischen Sparkassen den Kollektivvertrag abschließen.

▶ Teilgewerkschaften

> **INFO**
> Die Inhalte eines Kollektivvertrages gelten für alle Arbeitnehmer und Arbeitgeber einer Branche!

Daneben – und auch für das Rettungswesen von besonderer Bedeutung – wurde auch einzelnen Unternehmen die Kollektivvertragsfähigkeit zuerkannt: Austrian Airlines, **Österreichisches Rotes Kreuz**, sodass diese auch berechtigt sind in den jeweiligen Unternehmen einen eigenen Kollektivvertrag abzuschließen.

▶ Österreichisches Rotes Kreuz

6.4.1 Beispiele von möglichen Inhalten

Im Rahmen des bereits erwähnten **Günstigkeitsprinzips** werden Inhalte abgeändert und vor allem zu Gunsten des Arbeitnehmers Regelungen zur Arbeitszeit, Kündigungsfristen etc. festgelegt.

▶ Günstigkeitsprinzip

> **Beispiel:**
> *Das Arbeitszeitgesetz sieht eine 40-Stunden-Woche vor. Durch Kollektivvertrag kann die Arbeitszeit bei gleichbleibender Höhe der Bezahlung reduziert werden; beispielsweise beträgt im Handel die wöchentliche Normalarbeitszeit nicht mehr 40 Stunden, sondern vielmehr 38,5 Stunden. Die Differenz der kollektivvertraglichen Normalarbeitszeit auf die gesetzliche 40-Stunden-Woche wird als Mehrstunde bezeichnet.*

Insbesondere in Kollektivverträgen im Arbeiter-, weniger im Angestelltenbereich, werden Kündigungsfristen und Kündigungstermine vom Gesetz abweichend festgelegt.

> **INFO**
> Möglicher Inhalt eines Kollektivvertrages: Reduzierung der Arbeitszeit

Unter anderem finden sich in Kollektivverträgen oftmals Regelungen für Maßnahmen zur Verhinderung, Beseitigung oder Milderung von wesentlichen Nachteilen bei Betriebsänderungen (Sozialplan) etc.

Von besonderer Bedeutung ist auch die Regelungskompetenz der Kollektivvertragsparteien im Bereich der Sonderzahlungen; damit ist das 13. und 14. Gehalt, sprich der Urlaubszuschuss und die Weihnachtsremuneration gemeint. Entgegen

> **MERKE**
> Gewährung des 13. und 14. Monatsgehaltes (Weihnachtsremuneration und Urlaubszuschuss).

▶ Weihnachtsgeld
  Urlaubsgeld

▶ kollektivvertraglicher Mindestlohn

der häufigen Meinung der Arbeitnehmer besteht für den Arbeitgeber grundsätzlich keine gesetzliche Verpflichtung zur Bezahlung eines **Weihnachts- oder Urlaubsgeldes** soweit sie nicht im anzuwendenden Kollektivvertrag geregelt ist. Klar ist aber, dass es dem Arbeitnehmer dessen ungeachtet frei steht, durch geschickte Gehaltsverhandlungen bei der Begründung des Arbeitsverhältnisses entsprechende Zahlungen des Arbeitgebers auch ohne gesetzliche Grundlage in den Arbeitsvertrag hinein zu verhandeln.

In jährlichen Abständen versuchen die Kollektivvertragsparteien auch den einmal festgelegten **kollektivvertraglichen Mindestlohn**, abhängig auch von der jeweiligen Inflationsrate, der Höhe nach an die entsprechende Wirtschaftslage und deren Entwicklung anzupassen. Zu diesem Anlass treffen sich in der Regel im Herbst zunächst die Kollektivvertragsparteien und versuchen einen neuen Lohn- bzw. Gehaltsabschluss für die jeweiligen Branchen auszuverhandeln (vgl. bspw.: 2011 Lohn- und Gehaltserhöhung in der Metallbranche 4,6 %, im Handel 3,6 %).

Je höheres Gewicht die einzelne Teilgewerkschaft hat, was sich in der Regel aus der Anzahl ihrer Mitglieder ergibt, und je besser sich die wirtschaftliche Situation für die jeweilige Branche darstellt, umso besser wird ein Lohnabschluss zugunsten der Arbeitnehmer erfolgen. Dies liegt darin begründet, dass einer Branche, insbesondere ihren Arbeitgebern, allfällig durch die Gewerkschaft organisierte Arbeitskämpfe (Streiks) größerer Schaden als durch eine in wenigen Prozenten gelegenen Lohnerhöhung droht, sodass es letztlich in der Regel zu einer gütlichen Einigung bei den Lohnverhandlungen kommt.

Wie bereits zuvor erwähnt handelt es sich bei der Gewerkschaft um eine freiwillige Interessensvertretung, zu der ein Arbeitnehmer ausdrücklich – und nicht wie im Falle der gesetzlichen Interessensvertretung der Arbeiterkammer automatisch – beitreten muss. Durch das Schwinden der Mitgliederzahlen in den vergangenen Jahren werden aber auch die Lohnverhandlungen auf Arbeitnehmerseite immer schwieriger, da das „Drohen mit Streik" seitens der Gewerkschaft durch die immer geringer werdende Anzahl von Mitgliedern auch gegenüber der Arbeitgeberseite zunehmend an Gewicht verliert. Wenn nunmehr die Gewerkschaft auf Seiten der Arbeitnehmer für seine Mitglieder den Kollektivvertrag abschließt, stellt sich aber auch die Frage, weshalb die Früchte dieser Verhandlungen auch Arbeitnehmern, die nicht Gewerkschaftsmitglieder sind, im Gegensatz zu anderen europäischen Staaten wie Frankreich zukommen.

> **INFO**
> Außenseiterwirkung – Vorteile der Kollektivverträge gelten auch für Nichtgewerkschaftsmitglieder.

Dies ergibt sich aus § 12 ArbVG (Arbeitsverfassungsgesetz), wonach die Rechtswirkungen eines abgeschlossenen Kollektivvertrages auch für Nichtgewerkschaftsmitglieder gelten (**Außenseiterwirkung**).

Ein gesetzlicher Anspruch auf Abgeltung der Inflationsrate bzw. überhaupt auf eine jährliche Lohn- oder Gehaltserhöhung ist dem österreichischen Recht jedenfalls fremd.

▶ Außenseiterwirkung

▶ Branchenzugehörigkeit bestimmt die KV-Zugehörigkeit

Der Inhalt des Kollektivvertrages gilt für sämtliche Rechtsbeziehungen zwischen Arbeitgeber und Arbeitnehmer einer gesamten Branche, wobei in Österreich noch zahlreiche Branchen existieren, die über keinen Kollektivvertrag verfügen. Für die Beantwortung, welcher Kollektivvertrag für ein jeweiliges Arbeitsverhältnis zur Anwendung zu gelangen hat, ist nicht die Tätigkeit des Arbeitnehmers von Relevanz, sondern vielmehr die **Branchenzugehörigkeit** des Arbeitgebers.

Arbeitsrecht

> **Beispiel:**
>
> *Eine Reinigungskraft bei einem Installateur unterliegt in der Regel dem Kollektivvertrag für das Metallgewerbe, die bei einem Handelsbetrieb dem Handelskollektivvertrag und lediglich die bei einem Reinigungsunternehmen dem Kollektivvertrag für Denkmal-, Fassaden- und Gebäudereinigung. Die unterschiedliche Kollektivvertragsunterworfenheit führt aber letztlich dazu, dass auch unterschiedliche Kündigungsfristen, Sonderzahlungen und auch ein unterschiedlicher Mindestkollektivvertragslohn gelten.*

6.4.2 Satzung

Auf Grund dieser Ausführungen drängt sich die Frage auf, weshalb der **Kollektivvertrag des Österreichischen Roten Kreuzes** auch für Dienstverhältnisse bei anderen Rettungsorganisationen mit Ausnahme der Wiener Rettung zur Anwendung zu gelangen hat.

▶ Kollektivvertrag des Österreichischen Roten Kreuzes

Das **Bundeseinigungsamt** kann über Antrag einen Kollektivvertrag zur Satzung erklären. Dadurch wird dieser Kollektivvertrag auch außerhalb seines Geltungsbereiches rechtsverbindlich.

▶ Bundeseinigungsamt Satzungserklärung

Zweck dieser **Satzungserklärung** ist es, Arbeitnehmer, die mangels Kollektivvertragsangehörigkeit ihres Arbeitgebers von keinem Kollektivvertrag erfasst werden, einerseits den Vorteil einer kollektiven Regelung mit Mindestarbeitsbedingungen zu verschaffen. Anderseits schützt sie der kollektivvertragsangehörige Arbeitgeber, vorliegend das Österreichische Rote Kreuz, vor unsozialer lohndrückender Konkurrenz durch Außenseiter. Eine solche Satzungserklärung ist nur möglich, wenn für die betreffenden Arbeitsverhältnisse gar kein Kollektivvertrag besteht.

Der Kollektivvertrag für das Österreichische Rote Kreuz, welcher an sich nur einen Firmenkollektivvertrag darstellt und schon deshalb nicht automatisch für die gesamte Rettungsbranche gelten kann, wurde zur Satzung erklärt und gilt daher auch für Arbeitsverhältnisse zum Arbeiter-Samariter-Bund, Johanniter etc. Daraus folgt aber auch, dass für die Frage, welche Rechte und Pflichten ein Arbeitnehmer zum Arbeiter-Samariter-Bund hat, auch der Inhalt der Satzung von Bedeutung ist.

6.5 Betriebsvereinbarung

Um auch dem Mitbestimmungsrecht der Arbeitnehmer auf betrieblicher Ebene Rechnung zu tragen, können zwischen dem **Betriebsrat**, als gewähltem Vertreter der Arbeitnehmer eines Betriebes, und dem **Arbeitgeber** Betriebsvereinbarungen abgeschlossen werden. Diese Betriebsvereinbarungen gelten nur für den jeweiligen Betrieb und nicht wie bei den Kollektivverträgen für eine gesamte Branche. Betriebsvereinbarungen können nur in jenen Angelegenheiten abgeschlossen werden, deren Regelung durch Gesetz oder Kollektivvertrag der Betriebsvereinbarung

> **INFO**
>
> Die Betriebsvereinbarung wird zwischen dem Betriebsrat und dem Arbeitgeber geschlossen.

▶ Betriebsrat
Arbeitgeber

▶ Disziplinarordnung
Menschenwürde
Frauenförderungswesen

ausdrücklich vorbehalten ist. Als Beispiele gelten die **Disziplinarordnung**, Kontrollmaßnahmen, die die **Menschenwürde** berühren (z. B. videoüberwachter Arbeitsplatz), Regelung von Leistungsentgelten, Sozialpläne, Grundsätze zum Verbrauch des Erholungsurlaubes, betriebliche Pensions- und Ruhegeldleistungen, **Frauenförderungswesen** etc.

Betriebsvereinbarungen sind wie die Inhalte von Kollektivverträgen unmittelbar rechtsverbindlich. Das bedeutet, auch wenn der Arbeitnehmer den Inhalt eines Kollektivvertrages bzw. einer Betriebsvereinbarung z. B. beim Abschluss des Arbeitsvertrages gar nicht kennt, ist dieser bindend und rechtliche Grundlage der Rechte und Pflichten des Arbeitnehmers bzw. des Arbeitgebers. Es ist daher für jeden Arbeitnehmer zweckmäßig, den Inhalt des anzuwendenden Kollektivvertrages bzw. der bestehenden Betriebsvereinbarungen genau zu studieren.

▶ Interessensvertreter der Belegschaft
Mitwirkungsrechte

6.6 Der Betriebsrat

> **MERKE**
> Ab 5 Mitarbeitern kann ein Betriebsrat gewählt werden.

Der Betriebsrat besteht in Betrieben mit fünf bis neun Arbeitnehmern aus einer Person, mit zehn bis neunzehn Arbeitnehmern aus zwei Mitgliedern, mit zwanzig bis fünfzig Arbeitnehmern aus drei Mitgliedern, mit einundfünfzig bis hundert Arbeitnehmern aus vier Mitgliedern etc. Daraus folgt, dass der Gesetzgeber bei einem Betrieb mit zumindest fünf Arbeitnehmern von einem betriebsratspflichtigen Unternehmen spricht, wobei die Unterlassung einer Wahl zum Betriebsrat durch die Arbeitnehmer sanktionslos bleibt.

> **MERKE**
> Der Betriebsrat ist kündigungsgeschützt und hat Informations- und Mitbestimmungsrechte.

Nach einer erfolgten Wahl ist der Betriebsrat für die Dauer von 4 Jahren **Interessensvertreter der Belegschaft** und in dieser Funktion auch kündigungs- und entlassungsgeschützt. Er hat besondere **Mitwirkungsrechte** zum Schutz der Belegschaft im Rahmen der Versetzung eines Mitarbeiters, aber auch im Rahmen von Kündigungen.

▶ Informations- und Interventionsrechte
Betriebsrat

Er hat daneben besondere **Informations- und Interventionsrechte** und ist befugt – bindend für die Belegschaft und auch ohne deren ausdrückliche Zustimmung – Betriebsvereinbarungen mit dem Arbeitgeber abzuschließen. Für die vom Arbeitgeber unabhängige Tätigkeit des **Betriebsrates** wird eine Betriebsratsumlage einbezogen. Damit werden oft private oder berufliche Härtefälle bei einzelnen Mitarbeitern abgefangen; meist dienen sie aber zur Finanzierung von Maßnahmen zur Stärkung der Gemeinschaft der Arbeitnehmer im Betrieb (Weihnachtsfeier, Betriebsausflug etc.).

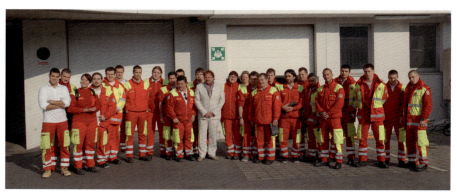

Abbildung 39: Gruppenfoto

Arbeitsrecht

6.7 Arbeitsvertrag

Der Arbeitsvertrag ist ein zweiseitiges **Rechtsgeschäft**, das durch übereinstimmende **Willenserklärung** von Arbeitnehmer und Arbeitgeber zustande kommt. Im Vertragsrecht gilt grundsätzlich **Formfreiheit**; das bedeutet der Arbeitsvertrag kann schriftlich, mündlich oder aber durch konkludentes Handeln zustande kommen. Lediglich in vereinzelten Bereichen, wie im Bereich der Lehrverhältnisse, ist die Schriftform zwingend vorgesehen; in den meisten Fällen ist es ausreichend, wenn sich die Vertragsparteien über den Inhalt der Tätigkeit, das Entgelt etc. einig geworden sind.

In vielen Fällen beinhaltet ein schriftlicher **Arbeitsvertrag** die Beschreibung der geschuldeten **Tätigkeit**, den **Arbeitsort**, die **Arbeitszeit**, das vom Arbeitgeber hiefür zu bezahlende **Entgelt** und manchmal auch für den Arbeitnehmer unvorteilhafte Vertragsbestimmungen wie die Vereinbarung über eine **Konkurrenzklausel** bzw. von Konventionalstrafen.

Unter Berücksichtigung des Stufenbaus der Rechtsordnung dürfen jedoch die arbeitsrechtlichen **Mindeststandards** in den Gesetzen, im Kollektivvertrag oder aber auch in der Betriebsvereinbarung selbst unter ausdrücklicher Duldung durch den Arbeitnehmer nicht zu dessen Ungunsten umgangen werden. Werden dennoch zu Ungunsten des Arbeitnehmers unter Verletzung des Stufenbaus der Rechtsordnung Vereinbarungen getroffen, so ist der Arbeitsvertrag in diesem Teilbereich nichtig. Der darüberhinausgehende Arbeitsvertrag bleibt aber dennoch aufrecht.

> **Beispiel:**
>
> *Die Vertragsteile vereinbaren unter Kenntnis des Inhaltes des Kollektivvertrages einen Lohn, der unter der Höhe des mindestkollektivvertraglichen Entgelts liegt. Selbst, wenn diese Vereinbarung unter ausdrücklicher Zustimmung oder auch auf Wunsch des Arbeitnehmers geschlossen worden wäre, ist sie nichtig und damit auch nicht für die Vertragsteile bindend. Der Arbeitnehmer hat ungeachtet dieser Vereinbarung Anspruch auf den kollektivvertraglichen Mindestlohn und kann diesen auch gegebenenfalls gerichtlich geltend machen.*

> **MERKE**
> Der Arbeitsvertrag wird vom Arbeitgeber und Arbeitnehmer geschlossen.

▶ Rechtsgeschäft
Willenserklärung
Formfreiheit

> **MERKE**
> Es gibt keine Formvorschriften: Der Arbeitsvertrag kann mündlich, schriftlich oder auch schlüssig vereinbart werden.

▶ Arbeitsvertrag:
Tätigkeit
Arbeitsort
Arbeitszeit

▶ Entgelt
Konkurrenzklausel
Mindeststandards

6.8 Angestellter – Arbeiter

Eine weitere Unterscheidung im Rahmen der Arbeitsverhältnisse kann zwischen Angestellten und Arbeitern vorgenommen werden.

Gemäß § 1 **Angestelltengesetz (AngG)** sind jene Arbeitsverhältnisse von Personen, die im Geschäftsbetrieb eines Kaufmanns vorwiegend zur Leistung kaufmännischer oder höherer, nicht kaufmännischer Dienste oder zu Kanzleiarbeiten herangezogen werden, als Angestellte zu werten. Zu den kaufmännischen Tätigkeiten im Sinne dieser Gesetzesbestimmung zählen alle mit dem Ein- und Verkauf

▶ Angestelltengesetz (AngG)

> **INFO**
> Ein Angestellter leistet kaufmännische, höhere nicht kaufmännische oder Büroarbeiten.

zusammenhängenden Tätigkeiten, die eine Anpassung des Arbeitnehmers an eine konkrete Marktsituation zur Hebung des Umsatzes erfordern, insbesondere **Kundenberatung, Preisfestsetzung, Lagerhaltung** sowie die Entwicklung von **Verkaufs- und Marketingstrategien**. Als typische kaufmännische Angestellte gelten der Filialleiter, der Kassier, Buchhalter, Werkstättenleiter.

▶ Kundenberatung
Preisfestsetzung
Lagerhaltung
Verkaufs- und
Marketingstrategie

Hingegen gelten Arbeiten eines Regalbetreuers nicht als Angestelltentätigkeit. Als höhere, nicht kaufmänische Dienstleistung kommt jede Arbeit in Betracht, die eine entsprechende Vorkenntnis und Schulung, Vertrautsein mit den Arbeitsaufgaben und eine gewisse fachliche Durchdringung derselben verlangt. Es handelt sich daher um eine Tätigkeit, die nicht von einer zufälligen Ersatzkraft ausgeübt werden kann. Im Einzelnen werden eine größere Selbstständigkeit und Denkfähigkeit, Genauigkeit, Verlässlichkeit sowie die Fähigkeit zur Beurteilung der Arbeiten anderer, Aufsichtsbefugnis, ohne selbst unter ständiger fachlicher Aufsicht zu stehen, und nicht überwiegend manuelle Tätigkeiten sowie eine gewisse Einsicht in den Produktionsprozess, gefordert.

Da z. B. Facharbeiter, wenngleich sie Tätigkeiten mit besonderem Geschick und Verantwortung auszuüben haben, meist manuelle Arbeiten zu bewältigen haben, gelten sie trotz ihrer Qualifikation nicht als Angestellte.

Weitere Möglichkeit als Angestellter im Sinne des Gesetzes beurteilt zu werden, ist die Ausübung von Kanzleiarbeiten. Als solche ist jedoch nicht jede Tätigkeit in einem Büro anzusehen, sondern nur jene, die mit einer geistigen Tätigkeit in Verbindung gebracht werden kann; d. h. das bloße Abschreiben eines Diktates gilt nicht als Kanzleitätigkeit im Sinne des § 1 AngG.

▶ Ehrenangestellter

Neben den gesetzlich zwingend vorgesehenen Kriterien für die Einordnung eines Arbeitnehmers als Angestellten kennt das Arbeitsrecht auch den „Angestellten ex contractu" (**Ehrenangestellter** bzw. Vertragsangestellter). Es handelt sich hiebei um Arbeiter, die auf Grund einer vertraglichen Vereinbarung mit dem Arbeitgeber auch ohne inhaltliche Angestelltentätigkeit auszuüben als Angestellte gelten.

▶ Allgemeines Bürgerliches Gesetzbuch
Gewerbeordnung

Für Angestellte gelten neben weiteren arbeitsrechtlichen Gesetzen die Bestimmungen des Angestelltengesetzes, für Arbeiter die des **Allgemeinen Bürgerlichen Gesetzbuches** (ABGB) bzw. der **Gewerbeordnung** (GewO).

▶ geringfügig beschäftigter Arbeitnehmer

Lediglich der Vollständigkeit halber wird noch auf die Gruppe der sogenannten **geringfügig beschäftigten Arbeitnehmer** hingewiesen. Es handelt sich hiebei um keine eigentliche eigene Gruppe von Arbeitnehmern, da sie sowohl je nach Art der Tätigkeit Angestellte oder Arbeiter sein können. Sie haben die gleichen Rechte und Pflichten wie andere Arbeitnehmer, was beispielsweise den Urlaubsanspruch, das kollektivvertragliche Mindestentgelt etc. betrifft.

> **MERKE**
> Auch für geringfügig beschäftigte Arbeitnehmer gilt das Arbeitsrecht.

▶ Brutto-Netto-Basis
Unfallversicherungsschutz

Der wesentliche Unterschied liegt darin, dass sie (auf Grund des Beschäftigungsausmaßes) lediglich bis zur Geringfügigkeitsgrenze von derzeit EUR 376,26 monatlich verdienen und sie daher weder Lohnsteuer noch Sozialversicherungsabgaben bezahlen. Die geringfügig beschäftigten Arbeitnehmer erhalten ihren Lohn/Gehalt auf **Brutto-Netto-Basis** ohne Abzüge ausbezahlt. Das bedeutet, dass sie auf Grund der geringfügigen Beschäftigung auch nicht pensions- oder krankenversichert sind. Einzig der **Unfallversicherungsschutz** wird durch eine zwingende Abgabe des Arbeitgebers gewährleistet.

Arbeitsrecht

Hat ein Arbeitnehmer allerdings zwei oder mehrere geringfügige Beschäftigungen und übersteigt sein monatliches Einkommen daher die Geringfügigkeitsgrenze, ist das gesamte Einkommen sozialversicherungs- bzw. lohnsteuerpflichtig.

6.9 Arbeitnehmerpflichten

6.9.1 Arbeitspflicht

Als Hauptpflicht des Arbeitnehmers gilt die Arbeitspflicht, die inhaltlich im **Einzelarbeitsvertrag** geregelt ist. Er ist auch nur verpflichtet die vereinbarte Arbeit zu leisten, wobei der Arbeitgeber aus einer vorübergehend anderen Arbeitsleistung kein Recht auf diese Form der Arbeitsleistung durch den Arbeitnehmer für die Zukunft ableiten kann.

Fehlt es jedoch an einer ausdrücklichen Vereinbarung über den Umfang der geschuldeten Leistung, so gilt eine angemessene Leistung als geschuldet, wobei die Frage, was denn eine angemessene Leistung sein soll, in der (Gerichts-)Praxis zu Problemen führen kann.

Innerhalb des Arbeitsvertrages wird die Arbeitspflicht durch das **Weisungsrecht** des Arbeitgebers konkretisiert (siehe Stufenbau der Rechtsordnung). Solange sich die Weisung des Arbeitgebers im Rahmen des Einzelvertrages hält und nicht gegen Kollektivvertrag, Betriebsvereinbarung oder auch Gesetz verstößt, hat sie der Arbeitnehmer zu befolgen, widrigenfalls er Gefahr läuft berechtigten disziplinären Konsequenzen, im schlimmsten Fall der berechtigten vorzeitigen Beendigung des Arbeitsverhältnisses durch den Arbeitgeber, ausgesetzt zu werden.

MERKE
Der Arbeitnehmer schuldet nicht den Erfolg seiner Leistung, sondern nur sein redliches Bemühen.

6.9.2 Versetzung

Die Weisungen des Arbeitgebers können auch **Veränderungen des Arbeitsortes**, des **Tätigkeitsbereiches** oder aber auch der **Arbeits- und Entgeltbedingungen** beinhalten; man spricht dann von einer sogenannten Versetzung. Eine Versetzung kann sowohl in arbeitsvertraglicher sowie in arbeitsverfassungsrechtlicher Hinsicht beurteilt werden:

Direktionale Versetzung: Diese findet im Inhalt des geschlossenen Arbeitsvertrages Deckung und kann gegebenenfalls auch verschlechternd für den Arbeitnehmer sein. Der Arbeitnehmer hat einer solchen Versetzung jedenfalls Folge zu leisten.

MERKE
Versetzung im Rahmen des Arbeitsvertrages bezeichnet man als direktionale Versetzung.

Beispiel:
Ein Berufskraftfahrer verliert für einige Wochen seine Lenkerberechtigung, weshalb ihn der Arbeitgeber ganztätig zum Autowaschen einteilt. Er weigert sich, da er der Meinung ist, dass er als Berufskraftfahrer aufgenommen worden ist.

---

16 Lernziel

Der Sanitäter muss die Rechte und Pflichten von Arbeitgeber und Arbeitnehmer umreißen können.

▶ Einzelarbeitsvertrag

▶ Weisungsrecht

▶ Veränderungen des Arbeitsortes oder Tätigkeitsbereiches Arbeits- und Entgeltbedingungen

▶ direktionale Versetzung

> **Fortsetzung Beispiel:**
>
> *Der Arbeitnehmer irrt allerdings, da das gesetzliche Berufsbild des Berufskraftfahrers auch die Reinigung und die Wartung eines Kraftfahrzeuges beinhaltet. Hält er seine Weigerung dennoch aufrecht, ist der Arbeitgeber, der sich mit seiner Weisung noch im Rahmen des Arbeitsvertrages hält, berechtigt, die Entlassung auszusprechen.*

6.9.2.1 Vertragsändernde Versetzung

▶ **Zustimmung des Arbeitnehmers und des Betriebsrates**

Diese sprengt die Grenzen des Arbeitsvertrages und kann nur unter zwei Voraussetzungen erfolgreich seitens des Arbeitgebers durchgeführt werden: Neben der ausdrücklichen **Zustimmung des Arbeitnehmers** ist auch zwingend die Zustimmung des **Betriebsrates** einzuholen. Verweigert der Betriebsrat die Zustimmung, kann der Arbeitnehmer nicht versetzt werden. Das bedeutet, selbst wenn der betroffene Arbeitnehmer einer verschlechternden Versetzung zustimmt, kann er nicht versetzt werden, wenn es an der Zustimmung des Betriebsrates fehlt. Grund hiefür ist, dass in der Praxis Arbeitnehmer oft nur unter Druck einer für sie verschlechternden Versetzung zustimmen, um allenfalls das Verhältnis zum Arbeitgeber nicht zu erschüttern, sodass der Betriebsrat mit seinem Veto die Interessen des Arbeitnehmers, aber auch der übrigen Belegschaft wahren kann.

> **MERKE**
>
> Für eine vertragsändernde Versetzung bedarf es neben der Zustimmung des Arbeitnehmers auch zwingend der des Betriebsrates!

Da die Mitwirkungsverpflichtung des Betriebsrates sich lediglich auf vertragsändernde, verschlechternde und nicht auf direktionale Versetzungen beschränkt, ist es umso wichtiger, die Vereinbarungen im Arbeitsvertrag genau zu überprüfen.

Unvorteilhaft für den Arbeitnehmer wären daher Vertragsbestimmungen wie z. B. „Jederzeitige Versetzbarkeit sowohl hinsichtlich der Arbeitsverwendung als auch des Arbeitsortes" oder „Arbeitsort ist Österreich".

Kurzfristige Versetzungen bis zu 13 Wochen sind jedoch grundsätzlich möglich.

6.10 Sorgfaltspflicht – Haftpflicht

⑦ Lernziel

Der Sanitäter muss die Verpflichtung und die Grenzen des Schadenersatzes wiedergeben können.

§ 7 Abs. 1 des Kollektivvertrages des Österreichischen Roten Kreuzes (in weiterer Folge: Kollektivvertrag) bestimmt:

- *Der Arbeitnehmer ist verpflichtet, sich mit den Vorschriften des Arbeitgebers vertraut zu machen und diese zu wahren. In Ausübung des Dienstes hat der Arbeitnehmer, soweit vorgesehen, die vorgeschriebene Dienstkleidung zu tragen. Der Arbeitnehmer hat die ihm anvertrauten Kraftfahrzeuge, Geräte und sonstigen Gegenstände mit Sorgfalt zu behandeln und zu pflegen.*

▶ **Sorgfaltspflicht**

Ungeachtet der im Kollektivvertrag beinhalteten ausdrücklichen Normierung der **Sorgfaltspflicht**, stellt diese eine zentrale Pflicht des Arbeitnehmers dar. Der Arbeitnehmer ist verpflichtet, die von ihm geschuldete Leistung mit der gebotenen Sorgfalt zu erbringen, wobei berufsrechtliche Bestimmungen über das Berufsbild davon mitumfasst sind.

Arbeitsrecht

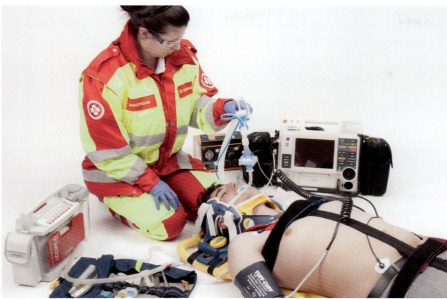

Abbildung 40: Sorgfaltspflicht

Die Kehrseite der Sorgfaltspflicht ist die Pflicht des Arbeitnehmers zum Ersatz des Schadens, den er dem Arbeitgeber infolge mangelhafter Sorgfalt zugefügt hat.

Im Gegensatz zu den allgemeinen schadenersatzrechtlichen Bestimmungen im **Allgemeinen Bürgerlichen Gesetzbuch** (in der Folge: **ABGB**) sieht das Arbeitsrecht als **Schutzgesetz** des Arbeitnehmers eine Privilegierung im Sinne einer eingeschränkteren Haftung eines Arbeitnehmers für Schäden am Vermögen des Arbeitgebers bei der Erbringung der Arbeitsleistung in bestimmten Fällen vor.

> **MERKE**
> Der Arbeitnehmer kann auch für Schäden haften!

▶ Allgemeines Bürgerliches Gesetzbuch (ABGB) Schutzgesetz

Die Bestimmungen der Vergütungsverpflichtung des Arbeitnehmers finden sich im **Dienstnehmerhaftpflichtgesetz** (DNHG).

Das ABGB bestimmt – zusammengefasst – , dass derjenige, der einem anderen einen Schaden zugefügt hat, diesen auch wiedergutzumachen hat.

Die wesentlichste Abweichung vom Schadenersatzrecht des ABGB beinhaltet die Bestimmung des § 2 DNHG, wonach der Arbeitnehmer für einen Schaden, den er dem Arbeitgeber durch eine entschuldbare Fehlleistung bei der Erbringung der Arbeitsleistung zugefügt hat, überhaupt nicht haftet.

▶ Dienstnehmerhaftpflichtgesetz

Für andere Formen der Fahrlässigkeit haftet der Arbeitnehmer jedoch, wobei bei grober Fahrlässigkeit das Gericht die Höhe des Schadenersatzes mäßigen kann; bei leichter Fahrlässigkeit reicht das richterliche Mäßigungsrecht nach Abwägungen im Einzelfall sogar so weit, dass es den Schadenersatz nicht nur mäßigen, sondern sogar zur Gänze erlassen kann.

Bei **vorsätzlicher Schadenszufügung** kommt eine richterliche Mäßigung jedoch nicht in Betracht.

▶ vorsätzliche Schadenszufügung

Wie können die Verschuldensformen, von denen der Umfang der Schadenersatzverpflichtung des Arbeitnehmers abhängig ist, unterschieden werden?

- grobe Fahrlässigkeit
- leichte Fahrlässigkeit
- entschuldbare Fehlleistung

Grobe Fahrlässigkeit ist dann anzunehmen, wenn eine ungewöhnliche und auffallende Vernachlässigung einer Sorgfaltspflicht vorliegt und der Eintritt des Schadens als wahrscheinlich und nicht als bloß möglich voraussehbar ist.

> **Beispiel:**
>
> *Fahren trotz Übermüdung, wobei dem Arbeitnehmer bewusst sein muss, dass ihm die erforderliche Fahrtüchtigkeit fehlt. Fahren mit einem PKW im Ortsgebiet bei nasser Fahrbahn mit 105 km/h. Lenken eines PKW im alkoholisierten Zustand.*

Leichte Fahrlässigkeit ist ein gewöhnliches Versehen, ein Fehler, der gelegentlich auch einem Menschen unterlaufen kann, der es ansonsten an der erforderlichen Sorgfalt nicht fehlen lässt.

> **Beispiel:**
>
> *Der Dienstnehmer reagiert bei einer plötzlich auftretenden Gefahr mit einem fahrtechnisch unrichtigen Bremsmanöver; zu spätes Wahrnehmen einer Straßenverengung; das Befahren einer Kurve an Stelle der gebotenen 50 km/h mit 60 km/h.*

Eine **entschuldbare Fehlleistung** liegt dann vor, wenn der Schaden entweder überhaupt nicht oder nur bei außerordentlicher Aufmerksamkeit und außerordentlichem Fleiß voraussehbar und vermeidbar gewesen wäre.

> **Beispiel:**
>
> *Der Dienstnehmer startet den Motor in der irrigen Annahme, dass kein Gang eingelegt ist. Durch die ruckartige Vorwärtsbewegung des Fahrzeuges wird das daneben parkende Auto beschädigt.*

MERKE

Je nach Verschuldensgrad des Arbeitnehmers kann der Richter die Schadenersatzzahlung mäßigen!

Der Umfang der richterlichen Mäßigung hängt neben dem Verschulden des Arbeitnehmers von weiteren Kriterien ab, nämlich vom Ausmaß, der mit der Tätigkeit des Arbeitnehmers verbundenen Verantwortung, ob bei der Bemessung des Arbeitsentgeltes das mit der ausgeübten Tätigkeit verbundene Wagnis berücksichtigt ist,

- vom Grad der Ausbildung des Arbeitnehmers,
- von den Arbeitsbedingungen
- sowie von der Schadensgeneigtheit der Tätigkeit.

Nach Abwägen der Umstände des Einzelfalls wird das Gericht eine allfällige Schadenersatzsumme festlegen oder gegebenenfalls auch zur Gänze mäßigen. Bei vorsätzlicher oder absichtlicher Schadenszufügung ist jedoch der gesamte Schaden vom Arbeitnehmer ungeachtet allfälliger Mäßigungskriterien zu ersetzen. Während des aufrechten Arbeitsverhältnisses kann der Arbeitgeber nur dann mit laufenden **Lohnforderungen** des Arbeitnehmers aufrechnen (das heißt, Teile des Lohns nicht ausbezahlen um damit den zugefügten Schaden wiedergutzumachen), wenn der Arbeitgeber zuvor eine ausdrückliche Aufrechnungserklärung abgibt und der Arbeitnehmer nicht binnen 14 Tagen ausdrücklich einer Aufrechnung widerspricht.

- Lohnforderungen

Arbeitsrecht

6.11 Treuepflicht

Die Treuepflicht ist die **Verpflichtung des Arbeitnehmers**, neben seiner eigentlichen Arbeitsleistung die schutzwürdigen Interessen des Arbeitgebers und dessen Betriebes nach Möglichkeit wahrzunehmen und alles zu unterlassen, was diese Interessen schädigen könnte.

Ausfluss aus der Treuepflicht sind u. a. die Wahrung von **Geschäfts- und Betriebsgeheimnissen**, das **Konkurrenzverbot** oder das Verbot der pflichtwidrigen **Annahme von Geschenken**. Auch der Treuepflicht entspringt die Verpflichtung des Arbeitnehmers gegebenenfalls Mehrarbeit oder vorübergehend andere als die vertraglich geschuldete Arbeitsleistung zu verrichten, um den Arbeitgeber vor allfälligem Schaden zu bewahren.

▶ Verpflichtung des Arbeitnehmers

▶ Geschäfts- und Betriebsgeheimnisse Konkurrenzverbot Geschenkannahme

> **MERKE**
> Der Arbeitnehmer ist dem Arbeitgeber zur Treue verpflichtet.

Die Treuepflicht wirkt grundsätzlich nur während des Arbeitsverhältnisses.

6.12 Konkurrenzklausel

Allerdings kann in bestimmten gesetzlich vorgegebenen Grenzen die Treuepflicht auch **nach** dem **beendeten Arbeitsverhältnis** nachwirken. Diese Vereinbarung bezeichnet man als Konkurrenzklausel.

▶ nach beendetem Arbeitsverhältnis

Beispiel:

Der Arbeitnehmer verpflichtet sich nach Beendigung des Arbeitsverhältnisses für die Dauer eines Jahres nicht in einem konkurrenzierenden Unternehmen im Großraum Wien tätig zu sein. Für den Fall des Zuwiderhandelns des Arbeitnehmers verpflichtet sich dieser 6 Bruttomonatsentgelte als Konventionalstrafe an den Arbeitgeber zu bezahlen.

> **INFO**
> Die Konkurrenzklausel schützt den Arbeitgeber vor konkurrenzierender Tätigkeit des Arbeitnehmers nach Beendigung des Arbeitsverhältnisses.

Eine solche Vereinbarung, mit der die Erwerbstätigkeit des Arbeitnehmers nach Beendigung des Arbeitsverhältnisses eingeschränkt wird, ist dann zulässig, wenn der Arbeitnehmer im Zeitpunkt der Vereinbarung der Konkurrenzklausel nicht minderjährig ist und sich die Einschränkung auf den Geschäftszweig des Arbeitgebers und die Dauer eines Jahres beschränkt.

Im Einzelfall sind die Interessen des Arbeitgebers, dass der Arbeitnehmer sich an die Klausel zu halten hat, und das Interesse des Arbeitnehmers, dass er in seiner Erwerbsmöglichkeit nicht eingeschränkt wird, gegenüberzustellen und abzuwägen. Je geringer das bisher ins Verdienen gebrachte Einkommen eines Arbeitnehmers war, desto eher ist die Einhaltung der Konkurrenzklausel unbillig.

> **INFO**
> Die Konkurrenzklausel muss ausdrücklich vereinbart werden.

Jedenfalls unzulässig ist die Konkurrenzklausel dann, wenn der Arbeitnehmer inklusive aliquotes Urlaubs- und Weihnachtsgeld monatlich nicht mehr als EUR 2.200 brutto ins Verdienen bringt. In der Regel liegt das Interesse des

▶ betrieblich geheime Informationen
Kundendaten

Arbeitgebers darin, dass der Arbeitnehmer nach Beendigung des Arbeitsverhältnisses nicht **betrieblich geheime Informationen** im Rahmen eines weiteren Arbeitsverhältnisses bei einem konkurrierenden Unternehmen verwerten kann. Es handelt sich oftmals um **Kundendaten** etc., die geschützt werden müssen.

> **MERKE**
>
> Die Konkurrenzklausel wird nur wirksam, wenn der Arbeitgeber keine Veranlassung zur Beendigung des Arbeitsverhältnisses gegeben hat.

Die **Geltendmachung** einer Konkurrenzklausel hängt auch wesentlich von der Art der Beendigung ab: Hat der Arbeitgeber durch schuldhaftes Verhalten dem Arbeitnehmer begründeten Anlass zum vorzeitigen Austritt oder zur Kündigung des Arbeitsverhältnisses gegeben, so kann die Klausel nicht geltend gemacht werden. Das Gleiche gilt, wenn der Arbeitgeber das Arbeitsverhältnis löst, es sei denn, dass der Arbeitnehmer durch schuldhaftes Verhalten hiezu begründeten Anlass gegeben hat.

▶ Geltendmachung

Von besonderer Bedeutung ist, dass die Konkurrenzklausel auch bei einer einvernehmlichen Auflösung oder bei bloßem Fristenablauf bei einem befristeten Arbeitsverhältnis seine Gültigkeit nicht verliert.

▶ Konventionalstrafe

Bei Verletzen der Konkurrenzklausel durch den Arbeitnehmer kann der Arbeitgeber den Ersatz des durch die konkurrenzklauselverstoßende Tätigkeit entstandenen Schadens begehren. Da es oftmals schwierig ist, den genauen Schaden nachzuweisen, insbesondere auch die Kausalität zum vertragsbrüchigen Arbeitnehmer herzuleiten, vereinbaren die Arbeitsvertragsparteien in der Regel die Bezahlung einer Vertragsstrafe (**Konventionalstrafe**). Ein weiterer Schadenersatz gegenüber dem Arbeitnehmer ist nach Bezahlung der Konventionalstrafe grundsätzlich nicht mehr möglich.

> **MERKE**
>
> Die Höhe der Konventionalstrafe kann vom Richter gemäßigt werden.

Häufig werden Konventionalstrafen in Höhe von 6 Bruttomonatsentgelten vereinbart, wobei – unabhängig von der vereinbarten Höhe – das Gericht die vom Arbeitnehmer zu zahlende Vertragsstrafe mäßigen kann.

6.13 Ausbildungskostenrückersatzklausel

▶ Ausbildungskosten
Spezialkenntnisse

> **ÜBERLEGEN SIE**
>
> Wodurch unterscheiden sich die Einschulungskosten von den Ausbildungskosten?

Ausbildungskosten sind die vom Arbeitgeber tatsächlich aufgewendeten **Kosten** für jene erfolgreich **absolvierte Ausbildung**, die dem Arbeitnehmer **Spezialkenntnisse** theoretischer und praktischer Art vermitteln, die dieser auch bei anderen Arbeitgebern verwerten kann. Bloße Einschulungskosten in die Besonderheiten eines Betriebes sind keine Ausbildungskosten.

Voraussetzung für die Gültigkeit einer Ausbildungsrückersatzklausel ist, dass der Arbeitnehmer im Zeitpunkt der Vereinbarung nicht mehr minderjährig war. Lehre und Rechtssprechung haben für die Gültigkeit solcher Vereinbarungen folgende zusätzliche Kriterien aufgestellt:

- Die Kosten der Ausbildung dürfen nicht nur geringfügig sein
- Die bei der Ausbildung erworbenen Kenntnisse und Fähigkeiten müssen in ihren Grundzügen nicht bloß im Betrieb verwertbar sein, für den die Ausbil-

Arbeitsrecht

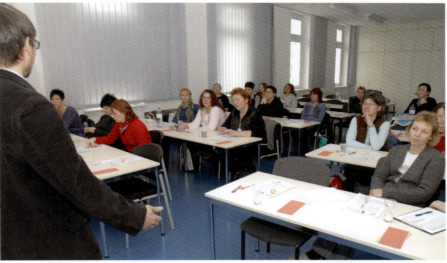
Abbildung 41: Schulung

dung gemacht wurde, sondern auch in anderen Betrieben derselben Branche, das heißt, bloß innerbetrieblich verwertbare Fortbildung kann niemals ersatzfähig sein. Die Ausbildung muss für den Angestellten einen nach Ausscheiden aus dem Betrieb verwertbaren Nutzen am Arbeitsmarkt darstellen

- Die **Bindungsdauer** darf 5 Jahre, in besonderen Fällen 8 Jahre nicht überschreiten

- Die **Rückzahlungsverpflichtung** vermindert sich zumindest pro Jahr, das nach der Beendigung der Ausbildung gearbeitet wurde, aliquot zu der vereinbarten Verpflichtungsdauer.

▶ Bindungsdauer Rückzahlungsverpflichtung

MERKE

Durch die Ausbildung muss der Wert der Arbeitskraft des Arbeitnehmers am Arbeitsmarkt gesteigert werden.

MERKE

Maximale Bindungsdauer des Arbeitnehmers: 5–8 Jahre

Beispiel:

Ein Arbeitnehmer hat sich zu einem Verbleib von 3 Jahren nach Beendigung der Ausbildung verpflichtet; er kündigt aber bereits nach 1 Jahr. Er hat daher den verbleibenden Teil, das sind 2/3 der gesamten Ausbildungskosten, zurückzuzahlen.

Vergleichbar der Konkurrenzklausel wird die Rückzahlungsverpflichtung nur dann schlagend, wenn bei der Beendigung des Arbeitsverhältnisses der Arbeitgeber nicht schuldhaft war. An dieser Stelle wird darauf verwiesen, dass die Rechtswirksamkeit solcher Vereinbarungen bereits mehrfach vom Obersten Gerichtshof bejaht wurde (Bsp.: Ausbildungskostenrückersatz bei der diplomierten Gesundheits- und Krankenschwester).

6.14 Arbeitgeberpflichten

6.14.1 Entgeltzahlungspflicht

> **Lernziel** 16
>
> Der Sanitäter muss die Rechte und Pflichten von Arbeitgeber und Arbeitnehmer umreißen können.
>
> ▶ Vergütung individuelle Vereinbarung

Das Pendant zur wichtigsten Pflicht des Arbeitnehmers, nämlich der zur Erbringung von Arbeitsleistung, ist die Verpflichtung des Arbeitgebers zur Bezahlung des vereinbarten oder angemessenen Entgelts. Zum Entgelt gehört alles, was der Arbeitnehmer als **Vergütung** für seine Arbeit vom Arbeitgeber erhält. Die Höhe des Entgelts (bei Arbeitern als Lohn, bei Angestellten als Gehalt bezeichnet) richtet sich in der Regel nach der **individuellen Vereinbarung** von Arbeitgeber und Arbeitnehmer, entspricht jedoch mindestens der Höhe des kollektivvertraglichen Entgelts.

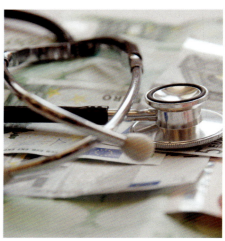

Abbildung 42: Geldscheine

Wenn nichts anderes vereinbart ist, erfolgt die Entlohnung am Letzten eines jeden Monats im Nachhinein.

6.14.2 Fürsorgepflicht

▶ arbeitsrechtliches Schutzprinzip Arbeitnehmerschutz

Zu den weiteren Nebenpflichten des Arbeitgebers, die von besonderer Bedeutung sind, zählt die sogenannte Fürsorgepflicht des Arbeitgebers, die dem **arbeitsrechtlichen Schutzprinzip** entspringt.

Der Arbeitgeber hat die Arbeitsleistungen so zu regeln, dass Leben und Gesundheit des Arbeitnehmers geschützt werden. Vorrangiges Ziel der Fürsorgepflicht ist die psychische und physische Integrität des Arbeitnehmers.

Zufolge der Fürsorgepflicht, die zwar nicht explizit in einer arbeitsrechtlichen Norm niedergeschrieben wurde, aber in vielen gesetzlichen Bestimmungen ihren Niederschlag gefunden hat, hat der Arbeitgeber auf die Einhaltung der **Arbeitnehmerschutzvorschriften** im Betrieb zu achten. Er hat zudem sämtliche Mitarbeiter gleich zu behandeln.

Fehlverhalten zwischen Kollegen hat er unverzüglich zu unterbinden, widrigenfalls können nicht nur der sich rechtswidrig verhaltende Arbeitskollege, sondern auch der Arbeitgeber schadenersatzpflichtig werden. Um diese Rechtsfolgen aber auch hinsichtlich des Arbeitgebers tatsächlich herbeiführen zu können, ist er zunächst aufzufordern, das Fehlverhalten des Kollegen zu unterbinden.

Arbeitsrecht

6.14.3 Recht auf Beschäftigung

Offen ist nunmehr die Frage, ob sich einer der beiden Vertragsparteien aus einer Pflicht, wie beschrieben, auch gleichzeitig ein Recht ableiten lassen kann.

Im Rahmen der Arbeitspflicht des Arbeitnehmers ist dies grundsätzlich zu verneinen. Der Arbeitnehmer ist zwar verpflichtet seine Arbeitsleistung anzubieten, er hat demgegenüber aber kein Recht, dass der Arbeitgeber dies auch tatsächlich annehmen muss. Das bedeutet, dass es dem Arbeitgeber grundsätzlich freisteht, den Arbeitnehmer auch tatsächlich arbeiten zu lassen.

> **MERKE**
> Grundsätzlich besteht kein Recht auf Beschäftigung.

Der Arbeitgeber kann auf die angebotene Arbeitskraft des Arbeitnehmers (vorläufig) verzichten, dennoch muss er seinen aus dem Arbeitsvertrag entstammenden Verpflichtungen, nämlich der Entgelt- und Fürsorgepflicht, nachkommen. Dieser (vorläufige) Verzicht auf die Arbeitskraft des Arbeitnehmers nennt man auch **Dienstfreistellung**.

▶ Dienstfreistellung

Der Arbeitnehmer darf durch die Dienstfreistellung nicht in seinem Einkommen oder den sonstigen Arbeitsbedingungen, z. B. bei einer Beförderung, auf Grund der Dienstfreistellung benachteiligt werden. Oftmals werden solche Dienstfreistellungen „bis auf jederzeitigen Widerruf" ausgesprochen, sodass es letztlich im Belieben des Arbeitgebers verbleibt, ab wann er sich wieder der Arbeitskraft des Arbeitnehmers bedienen möchte.

Wichtig ist, dass trotz Dienstfreistellung des Arbeitnehmers seine Treuepflicht gegenüber dem Arbeitgeber weiterhin aufrecht bleibt: Das heißt, er darf während seiner Dienstfreistellung nicht konkurrenzierend tätig sein oder sonst dem Arbeitgeber abträgliches Verhalten an den Tag legen.

Nur in wenigen Fällen hat der Gesetzgeber ein **Recht auf Beschäftigung**, sohin eine Verpflichtung des Arbeitgebers die Leistungen des Arbeitnehmers annehmen zu müssen, festgelegt. So hat der **Schauspieler** ein Recht, im Rahmen eines Engagements – wenn so vereinbart – auch tatsächlich auftreten zu dürfen; gleiches gilt für **Lehrlinge** im Rahmen ihrer Ausbildung.

▶ Recht auf Beschäftigung
Schauspieler
Lehrlinge
Chirurgen
Piloten

Die Rechtsprechung des Obersten Gerichtshofes hat ein solches Recht auf Beschäftigung auch bei einem **Chirurgen**, der durch seine operative Tätigkeit seine Fingerfertigkeit erhalten kann, oder einem **Piloten**, der ein Mindestmaß an Flugstunden benötigt um seine Flugberechtigung nicht zu verlieren, eingeräumt.

Bei einem Profifußballer hat er dieses Recht auf Beschäftigung aber nur eingeschränkt zuerkannt, da er die Teilnahme am Spiel nicht als ein Recht eines Fußballers aus dem Arbeitsvertrag wertet, demgegenüber aber die Teilnahme an Trainingseinheiten mit der Mannschaft bzw. ärztliche Betreuung für die Erhaltung seiner Fähigkeiten für notwendig erachtet.

6.14.4 Arbeitsverhältnis

Ein Dienstverhältnis kann auf bestimmte oder unbestimmte Zeit eingegangen werden.

6.14.5 Probezeit

Zunächst kann eine Probezeit für die Dauer von maximal 4 Wochen (= 28 Kalendertage), bei Lehrlingen 3 Monate, vereinbart werden. Während der Probezeit kann jeder Vertragspartner für sich, **ohne Angabe von Gründen** und ohne rechtliche Konsequenzen befürchten zu müssen, das **Arbeitsvertragsverhältnis** unverzüglich beenden. Eine solche Probezeit muss aber ausdrücklich (mündlich oder schriftlich) vereinbart werden.

▶ ohne Angabe von Gründen

In vereinzelten Kollektivverträgen gilt eine Probezeit automatisch als vereinbart (vgl. Kollektivvertrag für das Gastgewerbe: 14 Tage Probezeit). Dem Kollektivvertrag für das Österreichische Rote Kreuz ist eine solche Bestimmung aber fremd.

6.14.6 Befristetes Dienstverhältnis

Ein befristetes Arbeitsverhältnis liegt dann vor, wenn bereits im Rahmen der Begründung des Arbeitsverhältnisses der Zeitpunkt des **Endes des Vertragsverhältnisses** einvernehmlich festgelegt wird. Dieser Zeitpunkt kann durch ein konkretes Datum, aber auch durch ein Ereignis, dessen Eintritt vom Arbeitgeber nicht unmittelbar beeinflusst werden kann, definiert werden.

▶ Ende des Vertragsverhältnisses durch Zeitablauf

Zum Beispiel bei einer Karenzvertretung: „… bis zur Rückkehr der Frau X oder des Herrn Y aus der Karenz"; oder auch im Rahmen von Saisonbetrieben: „… bis zum Ende der Wintersaison"; oder: „… bis zum 31.8.2012".

Bei Eintritt des Ereignisses oder auch bei Erreichen eines festgelegten Datums endet das Arbeitsverhältnis automatisch, ohne dass eine der beiden Vertragsparteien sich fristgerecht hiezu äußern muss.

> **Beispiel:**
>
> *Das Arbeitsverhältnis wird mit der Dauer von 12 Monaten befristet und endet daher am 31.12.2013, ohne dass es einer weiteren Beendigungserklärung durch die Vertragsparteien bedarf. Nach Ablauf dieser Frist kann vereinbart werden, dass es in ein unbefristetes Arbeitsverhältnis umgewandelt wird.*

▶ Kündigungsmöglichkeit

MERKE

Kurze Befristungen schließen eine Kündigungsmöglichkeit aus!

Da dem Arbeitgeber durch die Befristung eines Vertragsverhältnisses weitere Beendigungsmöglichkeiten zustehen würden, ist bei kurzen Befristungen (z. B. 3 Monate) in der Regel eine **Kündigungsmöglichkeit** ausgeschlossen.

6.14.7 Kettendienstverträge

Von solchen Kettendienstverträgen spricht man, wenn der Arbeitgeber ohne jegliche sachliche Rechtfertigung ein Arbeitsverhältnis mehrmals mit einer Befristung mit dem Arbeitnehmer vereinbart. Die Rechtsprechung sieht solche **mehrfach befristeten Arbeitsverhältnisse** als ein durchgehendes Vertrags-

▶ mehrfach befristetes Arbeitsverhältnis

Arbeitsrecht

verhältnis an und erklärt zudem die letzte Befristung für nichtig. In einem solchen Fall hat der Arbeitgeber nur die Möglichkeit unter Einhaltung von Fristen und Terminen eine Kündigung auszusprechen.

> **INFO**
> Kettendienstverträge sind in aller Regel sittenwidrig!

Der Abschluss von **unbefristeten Arbeitsverträgen** stellt demgegenüber die Regel dar. Ein bereits bei der Begründung des Arbeitsverhältnisses vereinbarter fixer Beendigungszeitpunkt wird in solchen Fällen nicht vereinbart.

▶ unbefristeter Arbeitsvertrag

Ein solches Vertragsverhältnis kann beendet werden seitens des Arbeitnehmers durch

- Kündigung
- vorzeitigen Austritt,

seitens des Arbeitgebers durch

- Kündigung oder
- Entlassung.

Beide Vertragsteile können zudem eine einvernehmliche Auflösung vereinbaren.

6.14.8 Kündigung

Eine Kündigung ist eine einseitige, empfangsbedürftige **Willenserklärung** des Arbeitgebers oder des Arbeitnehmers, aus der sich eindeutig (schriftlich, mündlich oder aber auch konkludent) ergibt, dass das Arbeitsverhältnis mit Ablauf einer bestimmten Frist (**Kündigungsfrist**) zu einem bestimmten Zeitpunkt (**Kündigungstermin**) als aufgelöst zu gelten hat.

▶ Willenserklärung
Kündigungsfrist
Kündigungstermin
keine Begründung

Sowohl die Kündigungsfrist als auch der Kündigungstermin sind voneinander unabhängig einzuhalten. Wesentlich für eine Kündigung ist, dass sie **keiner Begründung** bedarf. Das bedeutet, dass eine Kündigung ausgesprochen werden kann, selbst wenn kein (wichtiger) Grund hiefür vorliegt. Es liegt in der alleinigen Entscheidungskompetenz des Arbeitgebers bzw. des Arbeitnehmers, unter Einhaltung der Fristen und Termine das Arbeitsverhältnis zu beenden.

> **MERKE**
> Die Kündigung braucht keine eigene Begründung.

Obwohl üblicherweise bei einer Kündigung die Kündigungsfrist und der Kündigungstermin angegeben werden, ist jedoch die Anführung derselben nicht zwingend erforderlich. Mangelt es einer Kündigung an der Bekanntgabe der Frist und des Termins, so wirkt sie regelmäßig bis zum nächsten fristgerechten Kündigungstermin.

> **MERKE**
> Kündigungsfrist und Kündigungstermin

Die Kündigungsfrist wird erst mit dem tatsächlichen Zugang der Kündigung an den Adressaten ausgelöst. Sie gilt dann als zugegangen, wenn sie in die persönliche Sphäre des Empfängers gelangt, z. B. Postkasten. Voraussetzung ist, dass er unter regelmäßigen Umständen von der Kündigung Kenntnis erlangen kann.

> **MERKE**
> Der tatsächliche Zugang einer Kündigung löst Fristen aus!

> **Beispiel:**
>
> Wien, am 10.3.2012
>
> Kündigung
>
> Ich kündige mein Arbeitsverhältnis unter Einhaltung der 4-wöchigen Kündigungsfrist zum 30.4.2012.
>
> Mit freundlichen Grüßen
>
> Max Mustermann

Hat der Arbeitgeber Kenntnis davon, dass der zu kündigende Arbeitnehmer für die Dauer von 4 Wochen auf Urlaub ist und er daher seinen Postkasten nicht täglich entleeren wird, gilt die Kündigung erst mit der Rückkehr des Arbeitnehmers aus dem Urlaub als zugegangen; die Kündigungsfrist beginnt daher erst mit diesem Zeitpunkt zu laufen. Dass der Arbeitnehmer aus Nachlässigkeit den Postkasten über mehrere Wochen nicht entleert, hindert hingegen den Beginn der Kündigungsfrist nicht.

Eine einmal ausgesprochene Kündigung kann nur mit Einverständnis des anderen Vertragsteiles wieder zurückgenommen werden.

6.14.8.1 Kündigung bei Arbeitern

In der Regel werden Kündigungsfristen bei Arbeitern in den einschlägigen Kollektivverträgen sehr unterschiedlich geregelt.

Der Kollektivvertrag für das Reinigungsgewerbe sieht im ersten Dienstjahr überhaupt keine Kündigungsfrist vor, sodass beide Vertragsteile ohne Einhaltung einer Frist und ohne Vorliegen eines wichtigen Grundes unverzüglich das Arbeitsverhältnis beenden können. Der Bäckerkollektivvertrag sieht zumindest eine eintägige Kündigungsfrist vor, wobei das Arbeitsverhältnis nur am Ende der jeweiligen Arbeitswoche enden kann.

Der Kollektivvertrag für das Gastgewerbe sieht hingegen eine 14-tägige Frist sowohl für den Arbeitnehmer als auch den Arbeitgeber vor.

▶ **gesetzliche 14-tägige Kündigungsfrist**

Findet jedoch für ein Arbeitsverhältnis eines Arbeiters kein Kollektivvertrag Anwendung, sehen die GewO (siehe § 77 GewO 1859) oder das ABGB (siehe § 1159a) eine **gesetzliche 14-tägige Kündigungsfrist** vor.

6.14.8.2 Kündigung bei Angestellten

▶ **Angestelltengesetz**

Das **Angestelltengesetz** regelt die Kündigungsfristen und -termine je nachdem, ob die Kündigung durch den Arbeitgeber oder durch den Angestellten ausgesprochen wird, verschieden.

Der Kollektivvertrag für das Österreichische Rote Kreuz sieht nachstehende Bestimmung vor:

Arbeitsrecht

§ 13 Kündigungsfristen

Der Arbeitgeber kann das Dienstverhältnis durch vorherige Kündigung zum 15. oder zum Letzten eines Kalendermonats lösen. Die **Kündigungsfrist** beträgt in den ersten beiden Dienstjahren des Arbeitnehmers 6 Wochen und erhöht sich nach Vollendung des 2. Dienstjahres auf 2 Monate, des 5. Dienstjahres auf 3 Monate, des 15. Dienstjahres auf 4 Monate und nach Vollendung des 25. Dienstjahres auf 5 Monate.

▶ Kündigungsfrist

Abs. 2 Satz 1 normiert Nachstehendes für den Arbeitnehmer:

Der Arbeitnehmer kann das Dienstverhältnis unter Einhaltung einer einmonatigen Kündigungsfrist zum 15. oder zum Letzten eines Kalendermonats lösen.

> **Beispiel:**
>
> Der Arbeitgeber möchte seinen Angestellten, der bereits seit 17 Jahren im Unternehmen beschäftigt ist, ehestmöglich kündigen. Am 20.3.2012 spricht er die Kündigung aus. Das Arbeitsverhältnis endet daher unter Einhaltung einer 4-monatigen Kündigungsfrist (20.3.–20.7.) mit dem darauffolgenden 15. oder Monatsletzten; vorliegend daher am 31.7.2012.

Der Kollektivvertrag bestimmt weiters, dass bei **Führungs- und Schlüsselkräften** vereinbart werden kann, dass diese Kündigungsfristen bis zu einem halben Jahr ausgedehnt werden können, wobei die vom Arbeitgeber einzuhaltende Frist nicht kürzer sein darf, als die mit dem Arbeitnehmer vereinbarte Frist.

▶ Führungs- und Schlüsselkraft

> **Beispiel:**
>
> Sachverhalt wie oben, nur diesmal kündigt der Angestellte: Unter Einhaltung einer 4-wöchigen Kündigungsfrist endet das Arbeitsverhältnis daher am 30.4.2012.

Grund hiefür ist, dass es der nachvollziehbare Wunsch des Arbeitgebers ist, entsprechend qualifizierte und eine Schlüsselfunktion innehabende Angestellte möglichst lange an das Unternehmen zu binden. Umgekehrt verbleibt dem Angestellten bei Kündigung durch den Arbeitgeber ausreichend Zeit während einer langen Kündigungsfrist eine adäquate Stelle am Arbeitsmarkt zu finden.

6.14.9 Entlassung

Die Entlassung gibt dem Arbeitgeber bei Vorliegen wichtiger Gründe die Möglichkeit, das Arbeitsverhältnis ohne Einhaltung von Kündigungsfristen oder -terminen sofort aufzulösen. Umgangssprachlich wird hiefür deshalb oft der Ausdruck „die Fristlose" oder „**fristlose Kündigung**" verwendet.

> **MERKE**
>
> Für die Rechtmäßigkeit einer Entlassung bedarf es eines wichtigen Grundes!

Gleich wie bei der Kündigung, welche auch eine einseitige empfangsbedürftige Willenserklärung darstellt, muss die **Entlassungserklärung**, die an keine Form gebunden ist – schriftlich oder mündlich – dem Arbeitnehmer zugehen.

▶ fristlose Kündigung
Entlassungserklärung

> **MERKE**
> Unzumutbarkeit der Weiterbeschäftigung

Infolge des wichtigen Grundes, der das Aufrechtbelassen des Arbeitsverhältnisses für den Arbeitgeber auch nur für die Kündigungsfrist unzumutbar macht, duldet der Ausspruch der Entlassung keinen Aufschub und muss bei Bekanntwerden eines Entlassungstatbestandes unverzüglich ausgesprochen werden (**Unverzüglichkeitsgrundsatz**).

▶ Unverzüglichkeitsgrundsatz

Das bedeutet, wenn der Arbeitgeber trotz Kenntnis eines Entlassungstatbestandes die Entlassung nach einer kurzen Überlegungsfrist nicht ausspricht und vielmehr weiterhin die Arbeitsleistung des Arbeitnehmers entgegennimmt, verliert er das Recht auf eine vorzeitige Beendigung durch eine Entlassung. Ihm verbleibt in diesem Fall lediglich der Ausspruch der Kündigung unter Einhaltung der Kündigungsfristen und -termine. In der Entlassungserklärung muss der Arbeitgeber auch keinen Entlassungsgrund angeben, er muss lediglich dartun, dass er das Arbeitsverhältnis unverzüglich beenden will.

> **MERKE**
> Unverzüglichkeit des Ausspruchs der Entlassung

Für Arbeiter und Angestellte hat das Gesetz unterschiedliche Entlassungsgründe definiert:

6.14.9.1 Entlassungsgründe bei Arbeitern

▶ § 82 GewO 1859

Die Grundlage für die relevanten Gründe bei Arbeitern bildet der **§ 82 GewO 1859**, wonach aus nachstehenden Gründen entlassen werden darf; zu berücksichtigen ist dabei aber, dass durch laufende Rechtsprechung und Lehre diese (schon sehr alten) Gründe weiterentwickelt worden sind:

Wenn er

▶ Irrtum
Unfähigkeit
Trunksucht
Diebstahl
Körperverletzung

- bei Abschluss des Arbeitsvertrages den Gewerbeinhaber durch Vorzeigen falscher oder gefälschter Ausweiskarten oder Zeugnisse hintergangen oder ihn über das Bestehen eines anderen den Arbeiter gleichzeitig verpflichtenden Arbeitsverhältnisses in einen **Irrtum** versetzt hat;
- zu der mit ihm vereinbarten Arbeit für **unfähig** befunden wird;
- der **Trunksucht** verfällt und wiederholt fruchtlos verwarnt wird;
- sich eines **Diebstahles**, einer Veruntreuung oder einer sonstigen strafbaren Handlung schuldig macht, welche ihn des Vertrauens des Gewerbeinhabers unwürdig erscheinen lässt;
- ein Geschäfts- oder Betriebsgeheimnis verrät oder ohne Einwilligung des Gewerbeinhabers ein der Verwendung beim Gewerbe abträgliches Nebengeschäft betreibt;
- die Arbeit unbefugt verlassen hat oder beharrlich seine Pflichten vernachlässigt oder die übrigen Arbeiter oder die Hausgenossen zum Ungehorsam, zur Auflehnung gegen den Gewerbeinhaber, zu unordentlichem Lebenswandel oder zu unsittlichen oder gesetzwidrigen Handlungen zu verleiten sucht;
- sich einer groben Ehrenbeleidigung, **Körperverletzung** oder gefährlichen Drohung gegen den Gewerbeinhaber oder dessen Hausgenossen oder gegen die übrigen Arbeiter schuldig macht, oder ungeachtet vorangegangener Verwarnung mit Feuer und Licht unvorsichtig umgeht;

Arbeitsrecht

- mit einer abschreckenden Krankheit behaftet ist oder durch eigenes Verschulden arbeitsunfähig wird;
- länger als 14 Tage gefänglich angehalten wird.

6.14.9.2 Entlassungsgründe bei Angestellten

Ein Angestellter kann aus folgenden gemäß **§ 27 AngG** nur beispielsweise angeführten Entlassungsgründen entlassen werden. Demnach kommen auch andere nicht angeführte Gründe, die zumindest das gleiche Gewicht haben, als Entlassungsgrund ebenso in Betracht:

▶ § 27 AngG

Wenn:

- der Angestellte im Dienst **untreu** ist,
- sich in seiner Tätigkeit ohne Wissen oder Willen des Arbeitgebers von dritten Personen unberechtigte Vorteile zuwenden lässt, insbesondere ein mit dem Abschluss oder der Vermittlung von Geschäften betrauter Angestellter ohne Einwilligung des Arbeitgebers von einem Dritten, mit dem er für den Arbeitgeber Geschäfte abschließt oder vermittelt, eine Provision oder eine sonstige Belohnung annimmt,
- oder wenn er sich einer Handlung schuldig macht, die ihn des **Vertrauens** des Arbeitgebers **unwürdig** erscheinen lässt;
- der Angestellte unfähig ist, die versprochenen oder den Umständen nach angemessenen Dienste zu leisten;
- ein im Geschäftsbetrieb eines Kaufmanns tätiger Angestellter ohne Einwilligung des Arbeitgebers ein **selbstständiges kaufmännisches Unternehmen** betreibt oder im Geschäftszweig des Arbeitgebers für eigene oder fremde Rechnung Handelsgeschäfte macht oder wenn ein Angestellter bei einem Ziviltechniker ohne Einwilligung des Arbeitgebers Aufträge aus dessen geschäftlichem Gebiet übernimmt und dadurch seine geschäftlichen Interessen beeinträchtigt oder gleichzeitig mit diesem an ein und demselben Wettbewerb teilnimmt;
- ein Angestellter ohne rechtmäßigen Hinderungsgrund während einer den Umständen nach erheblichen Zeit die Dienstleistung unterlässt oder
- sich beharrlich weigert, seine Dienste zu leisten oder sich den durch den Gegenstand der Dienstleistung gerechtfertigten Anordnungen des Arbeitgebers zu fügen, oder
- wenn er andere Bedienstete zum Ungehorsam gegen den Arbeitgeber zu verleiten sucht;
- der Angestellte durch eine längere **Freiheitsstrafe** oder durch Abwesenheit während einer den Umständen nach erheblichen Zeit, ausgenommen wegen einer Krankheit oder eines Unglücksfalles, an der Verrichtung seiner Dienste verhindert ist;
- der Angestellte sich Tätlichkeiten, **Verletzungen der Sittlichkeit** oder erhebliche Ehrverletzungen gegen den Arbeitgeber, dessen Stellvertreter, deren Angehörige oder gegen Mitbedienstete zuschulden kommen lässt.

▶ Untreue
Vertrauensunwürdigkeit
selbstständiges kaufmännisches Unternehmen

▶ Freiheitsstrafe
Verletzungen der Sittlichkeit

Der Arbeitgeber hat spätestens in einer **gerichtlichen Auseinandersetzung** zu behaupten und zu beweisen, dass der Arbeitnehmer durch sein Verhalten einen Entlassungsgrund gesetzt hat. Allfällige Zweifel gehen zu Lasten des Arbeitgebers.

▶ Gerichtsverfahren

Selbst für den Fall, dass die Entlassung ohne im Gesetz ersichtlichen wichtigen Grund ausgesprochen wurde, beendet sie das Dienstverhältnis unverzüglich. Eine nachträgliche Aufhebung einer allfällig unberechtigten Entlassung kann nur mit Zustimmung des Arbeitnehmers erfolgen.

▶ **Schadenersatzpflicht**

Spricht der Arbeitgeber die Entlassung ohne wichtigen Grund aus, handelt er rechtswidrig und wird daher auch **schadenersatzpflichtig** gegenüber dem Arbeitnehmer. Das heißt, er muss den Arbeitnehmer (zumindest finanziell) so stellen, als hätte er eine Kündigung unter Einhaltung von Fristen und Terminen ausgesprochen.

> **Beispiel:**
>
> *Der Angestellte, der seit 10 Jahren im Unternehmen mit einem Bruttomonatsgehalt von EUR 2.000,– beschäftigt ist, wird von seinem Arbeitgeber am 4. Februar 2012 entlassen. Als Begründung für die Entlassung verweist der Arbeitgeber darauf, dass der Angestellte Geld aus der Kassa gestohlen hätte. Der Angestellte bekämpft den Ausspruch der Entlassung am Arbeits- und Sozialgericht Wien. Im Rahmen des Prozesses stellt sich heraus, dass nicht der entlassene Angestellte Geld gestohlen hat, sondern vielmehr ein anderer Kollege. Das Gericht kommt daher zum Ergebnis, dass kein Entlassungsgrund durch den Angestellten verwirklicht wurde, sodass er finanziell so zu stellen ist, wie bei einer ordnungsgemäßen Kündigung durch den Dienstgeber.*
>
> *Das Gericht wird dem Angestellten nachstehende Ansprüche zusprechen:*
>
> - *Schadenersatz für die Nichteinhaltung der Kündigungsfrist durch den Arbeitgeber (Kündigungsentschädigung):*
>
> - *Fiktive Kündigungsfrist von 3 Monaten: unter Berücksichtigung des Kündigungstermins bei Angestellten laut Kollektivvertrag (15. oder Monatsletzter) wäre der letzte Arbeitstag bei einer Kündigung durch den Arbeitgeber der 15.5.2012.*
>
> - *Der Angestellte erhält seinen Gehalt vom 4.2. bis zum 15.5.2012 nachbezahlt, obwohl das Arbeitsverhältnis am 4.2.2012 durch Entlassung geendet hat:*
>
> | | |
> |---|---|
> | Gehalt 4.2. bis 28.2.2012 | EUR 1.714,– |
> | Gehalt März, April, bis zum 15.5.2012 | EUR 5.000,– |
>
> - *Er hätte auch aliquot Weihnachtsgeld und Urlaubsgeld ins Verdienen gebracht (Sonderzahlungen zur Kündigungsentschädigung):*
>
>   2.000,– x 2 : 365 Tage x 100 Tage =   EUR 1.095,–
>
> - *Weiters verliert der Angestellte bei berechtigter Entlassung den Anspruch auf Auszahlung des noch offenen Urlaubes. Da sich im vorliegenden Fall jedoch herausstellte, dass der Angestellte zu Unrecht entlassen wurde, hätte er seinen bis 4.2.2012 offenen Urlaub sowie den Urlaub, den er erworben hätte, hätte er die Möglichkeit gehabt bis zum 15.5.2012 zu arbeiten, bekommen:*
>
>   *Alter Urlaub 12 Werktage plus neuer Urlaub 8 Werktage ergibt einen Urlaubsersatzleistungsanspruch des Angestellten von 20 Werktagen inklusive aliquotem Urlaubs- und Weihnachtsgeld: 2.000,– x 14 : 12 : 26 x 20 =*
>   *EUR 1.794,–.*

Arbeitsrecht

> **Fortsetzung Beispiel:**
>
> In Summe würde bei einer unberechtigten Entlassung der Angestellte EUR 9.603,– erhalten, ohne jedoch nach dem 4. Februar 2012 noch im Unternehmen beschäftigt zu sein. Er kann auch vom Arbeitgeber nach Ausspruch der Entlassung nicht mehr zu Arbeitsleistungen herangezogen werden.

Noch im Rahmen der „**Abfertigung alt**" (für Arbeitsverhältnisse, die bis zum 31.12.2002 begründet wurden) hatte der Angestellte bei Beendigung des Dienstverhältnisses verschuldet durch den Arbeitgeber je nach Dauer des Dienstverhältnisses Anspruch auf eine **Abfertigungszahlung**.

▶ **Abfertigung alt Abfertigungszahlung**

Tabelle 6: Ansprüche auf Abfertigungszahlungen

Dienstjahre	Bruttomonatsentgelte
nach 3 Jahren	2
nach 5 Jahren	3
nach 10 Jahren	4
nach 15 Jahren	6
nach 20 Jahren	9
nach 25 Jahren	25

Im Beispielfall oben wäre der Anspruch des Angestellten nach 10 Jahren Betriebszugehörigkeit und vom Arbeitgeber verschuldeter Beendigung des Arbeitsverhältnisses daher 3 Bruttomonatsentgelte:

$$2.000,- \times 14 : 12 \times 3 = EUR\ 7.000,-$$

Es sei an dieser Stelle auch kurz auf das für Arbeitsverhältnisse seit dem 1.1.2003 geltende System der „**Abfertigung neu**" hingewiesen. Im Unterschied zum alten System, wo erst nach drei Jahren ununterbrochener Beschäftigung im gleichen Unternehmen ein Abfertigungsanspruch entstand, jedoch nur, wenn das Arbeitsverhältnis durch Arbeitgeberkündigung oder einvernehmliche Auflösung beendet wurde, existiert bei der Abfertigung Neu dieser Anspruch bereits ab dem zweiten Monat des Arbeitsverhältnisses. Der Abfertigungsanspruch kann bei der Abfertigung Neu auch in einen anderen Betrieb mitgenommen werden.

▶ **Abfertigung neu**

Erstmals haben auch Lehrlinge Anspruch auf Abfertigung, der Abfertigungsanspruch geht bei Selbstkündigung nicht verloren. Im neuen Abfertigungsrecht werden unter bestimmten Voraussetzungen sowohl die Zeiten des Kinderbetreuungsgeldbezuges als auch Zivil- und Präsenzdienst berücksichtigt.

Weitere Informationen zu diesem Thema finden Sie u. a. auf der Website der Arbeiterkammer: http://www.arbeiterkammer.at/arbeitsrecht/abfertigung.htm

6.15 Vorzeitiger Austritt

MERKE
Pendant zur Entlassung für den Arbeitnehmer.

Das Pendant zum Recht des Arbeitgebers bei Vorliegen eines wichtigen Grundes das Arbeitsverhältnis zu beenden (Entlassung), ist der **vorzeitige Austritt** des **Arbeitnehmers**.

Auch in diesem Zusammenhang hat das Gesetz wichtige Gründe zusammengefasst unter denen der Arbeitnehmer ohne Einhaltung von Fristen und Terminen bei einer Kündigung das Arbeitsverhältnis beenden kann, wobei der Austritt unverzüglich nach Bekanntwerden des Austrittsgrundes ausgesprochen werden muss:

▶ vorzeitiger Austritt Arbeitnehmer

Arbeiter können bei Eintritt der nachstehenden Gründe das Arbeitsverhältnis sofort beenden (diese gehen im Ursprung bereits auf den § 82a GewO 1859 zurück):

Wenn

- er ohne erweislichen Schaden für seine Gesundheit die Arbeit nicht fortsetzen kann;
- der Gewerbeinhaber sich einer tätlichen **Misshandlung** oder einer groben Ehrenbeleidigung gegen ihn oder dessen Angehörigen schuldig macht;
- der Gewerbeinhaber oder dessen Angehörige den Arbeiter oder dessen Angehörigen zu unsittlichen oder **gesetzwidrigen Handlungen** zu verleiten suchen;
- der Gewerbeinhaber ihm die bedungenen (= vereinbarten) Bezüge ungebührlich vorenthält oder andere wesentliche Vertragsbestimmungen verletzt;
- der Gewerbeinhaber außerstande ist oder sich weigert, dem Hilfsarbeiter Verdienst zu geben.

▶ Arbeiter
Misshandlung
gesetzeswidrige Handlung

In § 26 AngG sind die Austrittsgründe nur beispielhaft angeführt, sodass auch ähnliche Gründe mit gleichem Gewicht zum Austritt berechtigen können:

Der **Angestellte** kann daher berechtigt vorzeitig aus dem Dienstverhältnis austreten, wenn

- er zur Fortsetzung seiner Dienstleistung unfähig wird oder diese ohne Schaden für seine Gesundheit oder Sittlichkeit nicht fortsetzen kann;
- der Arbeitgeber das dem Angestellten zukommende **Entgelt** ungebührlich schmälert oder **vorenthält**, ihn bei Naturalbezügen durch Gewährung ungesunder oder unzureichender Kost oder ungesunder Wohnung benachteiligt oder andere wesentliche Vertragsbestimmungen verletzt;
- der Arbeitgeber den ihm zum Schutz des Lebens, der Gesundheit oder der Sittlichkeit des Angestellten gesetzlich obliegenden Verpflichtungen nachzukommen verweigert;
- der Arbeitgeber sich Tätlichkeiten, **Verletzungen der Sittlichkeit** oder erhebliche Ehrverletzungen gegen den Angestellten oder dessen Angehörige zuschulden kommen lässt oder es verweigert, den Angestellten gegen solche Handlungen eines Mitbediensteten oder eines Angehörigen des Arbeitgebers zu schützen.

▶ Angestellte
Entgeltvorenthaltung
Verletzungen der Sittlichkeit

Arbeitsrecht

- Tritt der Arbeitnehmer bei Vorliegen eines solcher wichtigen Gründe aus dem Arbeitsverhältnis (fristlos) aus, ist er finanziell vom Arbeitgeber so zu stellen, als würde er, wie im obigen Beispielfall, unberechtigt vom Arbeitgeber entlassen werden.

Da die praktische Anwendung des historischen Gesetzestextes oftmals schwierig sein kann und die von der Rechtssprechung außerhalb des Gesetzestextes erarbeiteten Ausnahmen und Besonderheiten für einen juristischen Laien zu komplex sind, ist eine vorangehende juristische Beratung durch die freiwillige oder gesetzliche Interessensvertretung jedenfalls erforderlich.

- Tritt der Arbeitnehmer nämlich ohne Vorliegen eines wichtigen Grundes, für den er im Streitfall bei Gericht beweispflichtig ist, aus dem Arbeitsverhältnis aus, wird er wie bei einer berechtigten Entlassung durch den Arbeitgeber sanktioniert.

- Zudem kann er auch schadenersatzpflichtig werden, wenn der Arbeitgeber nachweist, dass ihm durch die fristlose Beendigung durch den Arbeitnehmer ein Schaden entstanden ist.

6.16 Einvernehmliche Auflösung

Eine einvernehmliche Auflösung setzt eine **freie Willensübereinstimmung** zwischen Arbeitgeber und Arbeitnehmer über die wesentlichen Umstände im Zeitpunkt der Auflösung voraus. Das bedeutet, dass weder vom Arbeitgeber noch vom Arbeitnehmer Fristen und Termine einzuhalten sind, da beide Seiten gemeinsam den letzten Arbeitstag festlegen. Auf den Abschluss einer einvernehmlichen Auflösung besteht kein Rechtsanspruch.

> **INFO**
>
> Einvernehmliche Auflösung = Vertrag über die Auflösung des Arbeitsverhältnisses

Auch in diesem Fall ist grundsätzlich **keine Schriftform** vorgesehen (wenngleich sich eine solche im Falle einer möglichen späteren gerichtlichen Auseinandersetzung empfiehlt); nur bei Lehrlingen beziehungsweise schwangeren bzw. sich in Elternkarenz befindlichen Arbeitnehmerinnen sieht das Gesetz zusätzlich neben dem Nachweis einer Belehrung durch das Gericht bzw. der gesetzlichen Interessensvertretung die Schriftform für die Wirksamkeit einer einvernehmlichen Auflösung vor.

▶ freie Willensübereinstimmung
keine Schriftform

6.17 Erlöschen des Arbeitsverhältnisses bei Tod

Es bedarf wohl keiner weiteren Erklärung, dass das Arbeitsverhältnis durch den **Tod des Arbeitnehmers** sofort beendet ist.

Anders ist dies im Falle des **Ablebens des Arbeitgebers** – wenn es sich nicht ohnehin beim Arbeitgeber um eine juristische Person (Gesellschaft mit beschränkter Haftung, AG etc.) handelt – bleibt das Arbeitsverhältnis aufrecht, wobei zunächst der Nachlass und dann in weiterer Folge der Erbe die Arbeitgeberfunktion übernimmt.

▶ Tod des Arbeitnehmers
Tod des Arbeitgebers

6.18 Arbeitszeit

▶ zeitliche Dauer
gesetzliche Arbeitszeitbestimmungen
Betriebsvereinbarung

Das Arbeitszeitgesetz (AZG) regelt grundsätzlich die **zeitliche Dauer** der Zurverfügungstellung der Arbeitskraft des Arbeitnehmers.

Neben dem AZG gibt es weitere Sondervorschriften, wie das Krankenanstalten-Arbeitszeitgesetz (KA-AZG), Bäckerarbeitszeitgesetz etc., auf die in weiterer Folge nicht näher eingegangen wird.

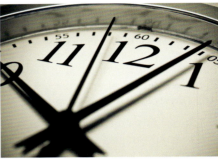

Abbildung 43: Arbeitszeit

Im Rahmen der **gesetzlichen Arbeitszeitbestimmungen** können Kollektivverträge Regelungen vorsehen; darüber hinaus enthält das AZG auch Bestimmungen, die den Kollektivvertrag ermächtigen, vom Gesetz abweichende Regelungen zu treffen.

Auch im Rahmen einer **Betriebsvereinbarung** kann eine generelle Festlegung von Beginn und Ende der täglichen Arbeitszeit, Dauer und Lage der Arbeitspausen sowie die Verteilung der Arbeitszeit auf einzelne Wochentage für einen bestimmten Betrieb geregelt werden (z. B. Gleitzeitvereinbarung).

▶ unentgeltliche Ruhepause

Unter der Arbeitszeit versteht man generell die **Zeit zwischen Beginn und Ende der Arbeit**, wobei **Ruhepausen** nicht hinzuzählen und in Ermangelung allfälliger anderslautender Vereinbarungen im Kollektivvertrag, in einer Betriebsvereinbarung oder im Arbeitsvertrag **unentgeltlich** sind.

Eine solche für den Arbeitnehmer bessere Bestimmung findet sich in § 15 Abs. 2 des Kollektivvertrages des Österreichischen Roten Kreuzes, wonach pro Arbeitstag 30 Minuten bezahlter Arbeitspause dem Arbeitnehmer zustehen.

> **MERKE**
> 40 Stunden wöchentlich; 8 Stunden täglich.

Grundsätzlich sieht das AZG eine wöchentliche Normalarbeitszeit von 40 und eine tägliche Normalarbeitszeit von 8 Stunden vor.

Zu dieser Grundregel der Dauer der täglichen bzw. wöchentlichen Normalarbeitszeit bestehen zahlreiche Ausnahmen, unter anderem bei der Verlängerung der Normalarbeitszeit bei **Arbeitsbereitschaft.**

▶ Arbeitsbereitschaft

Im Kollektivvertrag findet sich in § 20 Abs. 5 nachstehende Regelung:

- *Normalarbeitszeit bei Arbeitsbereitschaft*
    - *Auf Grund der Ermächtigung des § 5 Abs. 1 Z. 1 AZG wird zugelassen, dass bei Arbeitsbereitschaft im Bereich des Rettungs- und Krankentransportdienstes einschließlich Katastrophenhilfsdienst sowie in Notschlafstellen die wöchentliche Normalarbeitszeit auf 60 Stunden, die tägliche Normalarbeitszeit auf 12 Stunden ausgedehnt wird.*

> **INFO**
> Bei Arbeitsbereitschaft kann die Normalarbeitszeit bis auf 60 Stunden ausgedehnt werden.

Arbeitsrecht

Durch eine Betriebsvereinbarung kann eine entsprechende konkretisierende Form der Ausdehnung der Normalarbeitszeit bei Arbeitsbereitschaft erfolgen.

Voraussetzung ist hiefür, dass der jeweilige Dienst grundsätzlich einen erheblichen Anteil an Arbeitsbereitschaft (dabei spricht man von etwa einem Drittel der Arbeitszeit) umfasst.

Auf Grund des anzuwendenden Kollektivvertrages kann durch eine Betriebsvereinbarung festgelegt werden, dass innerhalb einzelner Wochen die wöchentliche Normalarbeitszeit bis auf 45 Stunden, die tägliche bis auf 10 Stunden ausgedehnt werden kann.

Wesentlich ist aber, dass innerhalb eines Beobachtungszeitraumes von 13 Wochen – unter Konsumation von ganztägigem Zeitausgleich – wiederum durchschnittlich die wöchentliche Normalarbeitszeit von 40 Stunden pro Woche rechnerisch eingehalten wird.

Überstundenarbeit liegt dann vor, wenn die Grenzen der zulässigen wöchentlichen oder täglichen Normalarbeitszeit überschritten werden. Für **Überstunden** gebührt grundsätzlich ein 50 %iger Zuschlag.

▶ Überstunden
Entgelt
Zeitausgleich

Das bedeutet, dass der Arbeitnehmer für eine Stunde, die er über die Normalarbeitszeit hinaus arbeitet, er 1,5 Stunden an Gegenwert erhalten muss: entweder **Entgelt** für 1,5 Stunden oder auch **Zeitausgleich** im Umfang von 1,5 Stunden. Letztlich besteht auch die Möglichkeit den Gegenwert teilweise in Entgelt und teilweise in Zeitausgleich zu erhalten.

Der Konsum von Zeitausgleich ist jedenfalls auch mit dem Arbeitgeber konkret zu vereinbaren. Weder der Arbeitgeber, noch der Arbeitnehmer haben das Recht, den Konsum von Zeitausgleich einseitig anzuordnen bzw. zu konsumieren.

Die während eines Durchrechnungszeitraumes von 13 Wochen in bestimmten Wochen erarbeiteten Überstunden werden, wenn sie innerhalb dieses Beobachtungszeitraumes in Zeitausgleich abgegolten werden, aber nur im Verhältnis 1:1 abgerechnet.

Lediglich beim Verbleib von Überstunden nach Ablauf des Beobachtungszeitraumes hat der Arbeitnehmer wiederum Anspruch auf den 50 %igen Überstundenzuschlag.

Arbeitet der Arbeitnehmer in Teilzeitbeschäftigung und übersteigt sein Arbeitseinsatz gelegentlich seine arbeitsvertragliche Arbeitszeit, so leistet er bis zur gesetzlichen Normalarbeitszeit von 40 Stunden pro Woche nicht Überstunden, sondern **Mehrarbeitsstunden**.

▶ Mehrarbeitsstunden

Diese Mehrarbeitsstunden werden mit einem Zuschlag von 25 % entlohnt.

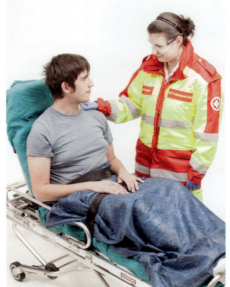

Abbildung 44: Überstunden

6.19 Arten von Dienstverhinderungen

6.19.1 Urlaub

16 Lernziel

Der Sanitäter muss die Rechte und Pflichten von Arbeitgeber und Arbeitnehmer umreißen können.

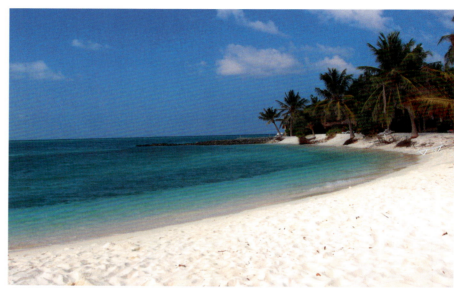

Abbildung 45: Urlaub

6.19.1.1 Umfang

▶ **Arbeitsjahr bezahlter Urlaub**

Jedem Arbeitnehmer gebührt für jedes **Arbeitsjahr**, welches nicht zwingend mit dem Kalenderjahr zusammenfallen muss, ein **bezahlter Urlaub** von 30 Werktagen. Nach einer Dienstzeit von 25 Jahren erhöht sich dieser Anspruch auf 36 Werktage.

> **MERKE**
> Merke: 5 Wochen Urlaubsanspruch pro Arbeitsjahr.

Werktage sind alle Kalendertage mit Ausnahme der Sonn- und gesetzlichen Feiertage; daraus folgt, dass der Anspruch von 30 Werktagen insgesamt einem Urlaubsanspruch von 5 Wochen pro Jahr entsprechen. Grundsätzlich kann – entgegen dem Gesetzestext – der Urlaub auch in Arbeitstagen (Montag bis Freitag, sohin 5 Arbeitstage pro Woche) dargestellt werden. Dennoch verbleiben dem Arbeitnehmer auch nach dieser Berechnungsmethode insgesamt 5 Wochen an bezahltem Gebührenurlaub, also 25 Arbeitstage.

▶ **Anspruch**

Der **Anspruch** auf Urlaub entsteht in den ersten sechs Monaten des ersten Arbeitsjahres aliquot zur Dauer des Arbeitsverhältnisses; d.h. er wächst pro Arbeitsmonat um 2,5 Werktage (oder auch 2,08 Arbeitstage) an.

▶ **Erholungszweck**

Nach Ablauf der ersten sechs Monate hat der Arbeitnehmer Anspruch auf den gesamten Jahresurlaub. Ab Beginn des zweiten Arbeitsjahres besteht der Anspruch des Arbeitnehmers über den gesamten Jahresurlaub sofort. Da der Gebührenurlaub dem **Erholungszweck** des Arbeitnehmers dient, ist er – falls möglich – im jeweiligen Arbeitsjahr auch zu konsumieren.

6.19.1.2 Urlaubsvereinbarung

Der Zeitpunkt des Urlaubsantrittes sowie die Dauer des Urlaubes sind zwischen dem Arbeitnehmer und dem Arbeitgeber zu vereinbaren. Es ist weder seitens des Arbeitgebers möglich, dem Arbeitnehmer den Urlaubstermin einseitig aufzuzwingen, noch hat der Arbeitnehmer das Recht den Gebührenurlaub ohne Zustimmung des Arbeitgebers zu konsumieren.

▶ **Einverständnis beider Vertragsteile über Zeitpunkt und Dauer**

Dem Wesen der sogenannten Urlaubsvereinbarung entsprechend, **müssen beide Vertragsteile mit** dem gewählten **Zeitpunkt** des Urlaubsantrittes **und** der geplanten **Dauer** der betrieblichen Abwesenheit **einverstanden sein.**

> **MERKE**
> Urlaubskonsum muss zwischen dem Arbeitnehmer und dem Arbeitgeber vereinbart werden.

Auch bei der Urlaubsvereinbarung sieht der Gesetzgeber **keinen Formzwang** vor. Nimmt der Arbeitgeber die Geltendmachung des Urlaubes zu einem bestimmten Termin widerspruchslos zur Kenntnis, gilt dies bereits als Zustimmung des Arbeitgebers. Es besteht die Pflicht des Arbeitgebers zur rechtzeitigen Antwort, wenn der Urlaubswunsch nicht seinen Vorstellungen entspricht.

▶ **kein Formzwang**

Zweckmäßig sollte der Arbeitnehmer aber Urlaubsansuchen und dergleichen schriftlich verfassen.

Rücktritt von der Urlaubsvereinbarung

Von einer bereits getroffenen Urlaubsvereinbarung kann der Arbeitgeber nur aus besonders schwerwiegenden Gründen zurücktreten, wenn dies zur Vermeidung wirtschaftlicher Nachteile für das Unternehmen eine dienstliche Inanspruchnahme gerade dieses Arbeitnehmers unumgänglich notwendig macht.

Liegen diese Voraussetzungen vor und widerruft der Arbeitgeber die Urlaubsvereinbarung, so hat er sämtliche dem Arbeitnehmer daraus entstandenen Kosten zu tragen, wie beispielsweise Stornogebühren für den gebuchten Urlaub, Weiterzahlen der (frustrierten) Hotelkosten, aber auch unvermeidlich gewordene Mehrauslagen naher Angehöriger.

Dem Arbeitnehmer steht das Recht vom Rücktritt einer getroffenen Urlaubsvereinbarung nur dann zu, wenn ebenfalls aus wichtigen Gründen der Erholungszweck des Urlaubes unzumutbar wurde.

> **Beispiel:**
> *Die notwendige Pflege eines erkrankten 2-jährigen Kindes stellt für die Mutter einen solchen wichtigen Grund zum Rücktritt von der Urlaubsvereinbarung dar.*

Wenngleich der Arbeitgeber gesetzlich verpflichtet ist, neben den Arbeitszeiten eines Arbeitnehmers auch seine Urlaubskonsumationen aufzuzeichnen, ist es für den Arbeitnehmer jedenfalls zweckmäßig entsprechende Arbeitszeit- und Urlaubsaufzeichnungen zu führen.

Ein vom Arbeitnehmer einseitig angetretener Gebührenurlaub stellt jedenfalls einen Entlassungsgrund dar. Das Gesetz kennt einige Ausnahmen vom Verbot des einseitigen Urlaubsantrittes, auf die noch später einzugehen sein wird.

Verjährung des Urlaubes

Der Gebührenurlaub verjährt nach Ablauf von zwei Jahren ab dem Ende des Urlaubsjahres, in dem er entstanden ist.

> **Beispiel:**
>
> *Der Urlaubsanspruch für das Arbeitsjahr 2010 verjährt mit 31.12.2012. Vereinfacht dargestellt: Hat der Arbeitnehmer 30 Werktage an jährlichem Urlaubsanspruch, verjährt das Guthaben an Urlaubstagen über das Ausmaß von 90 Werktagen; gleiches gilt bei 75 Arbeitstagen.*

Der jeweilige Urlaubsverbrauch wird an den ältesten noch nicht verjährten Urlaub angerechnet.

Urlaubsentgelt

Während des Urlaubskonsums erhält der Arbeitnehmer seinen Gehalt in bisheriger oder durchschnittlicher Höhe weiterbezahlt. Dieses Geld wird auch als Urlaubsentgelt bezeichnet. Demgegenüber stellt der Begriff „Urlaubszuschuss" den Anspruch des Arbeitnehmers – neben der Weihnachtsremuneration – auf das 13. bzw. 14. Gehalt (Sonderzahlungen) dar.

> **MERKE**
>
> Während des Urlaubes wird das Gehalt weiterbezahlt (Urlaubsentgelt).

Urlaubsablöse

Vereinbarungen zwischen dem Arbeitgeber und dem Arbeitnehmer, die für den Nichtverbrauch des Urlaubes Geld oder andere Zuwendungen vorsehen, sind unzulässig. Der Arbeitnehmer kann trotz einer derartigen Vereinbarung seinen Urlaubskonsum verlangen bzw. auch verbrauchen; er muss jedoch das für den Verzicht auf den Urlaubsverbrauch seinerzeit Geleistete auf Verlangen des Arbeitgebers zurückzahlen.

> **INFO**
>
> Urlaubsablöse ist sittenwidrig.

Urlaubskonsum während der Kündigungsfrist

Da die Rechte und Pflichten aus dem Arbeitsvertrag auch während der Kündigungsfrist gelten, ist auch der Konsum von Gebührenurlaub während der Kündigungsfrist zwischen Arbeitgeber und Arbeitnehmer zu vereinbaren.

Das bedeutet, dass der Arbeitgeber weder vom Arbeitnehmer verlangen kann, seinen restlichen offenen Urlaub zu verbrauchen, noch kann der Arbeitnehmer seine restlichen Urlaubstage ohne vorangegangene Urlaubsvereinbarung konsumieren. Ihm verbleibt aber jedenfalls der Anspruch auf Abgeltung der offenen aliquoten Urlaubstage in Geld, die sogenannte **Urlaubsersatzleistung**.

In der Praxis werden bei Ausspruch der Kündigung oftmals zwischen den Vertragsteilen eine Kombination aus Urlaubsverbrauch und Dienstfreistellung vereinbart. Diese kann dann für den Arbeitnehmer zweckmäßig sein, wenn sein offener aliquoter Urlaub unter der Dauer der Kündigungsfrist liegt.

> **Beispiel:**
>
> *Die Vertragsteile kommen überein, dass der Arbeitnehmer für die Dauer der Kündigungsfrist unwiderruflich dienstfrei gestellt wird, wobei gleichzeitig der Verbrauch des restlichen offenen Urlaubes vereinbart wird.*

Arbeitsrecht

Erkrankung während des Urlaubes

Wenn der Arbeitnehmer während des Urlaubes erkrankt, werden die Tage der Erkrankung dann auf das Urlaubsausmaß nicht angerechnet, wenn die Leistungsfähigkeit weder vorsätzlich noch grob fahrlässig herbeigeführt wurde und die Erkrankung mehr als 3 Kalendertage andauert.

▶ Erkrankung während des Urlaubes

> **Beispiel:**
>
> *Dauert die Erkrankung von Montag bis Mittwoch, werden diese Tage beim Urlaubsanspruch in Abzug gebracht. Dauert die Erkrankung allerdings von Montag bis Donnerstag, wird der Urlaub rückwirkend mit Montag unterbrochen. Die vier Tage an Urlaub, an denen der Arbeitnehmer erkrankt war, werden nicht als konsumierter Urlaub gerechnet.*

Der Arbeitnehmer muss dem Arbeitgeber nach dreitägiger Krankheitsdauer unverzüglich von der Erkrankung in Kenntnis setzen.

Bei Wiederantritt des Dienstes hat der Arbeitnehmer ohne schuldhafte Verzögerung ein ärztliches Zeugnis oder eine Bestätigung des zuständigen Krankenversicherungsträgers über Beginn, Dauer und ob es sich um einen Unfall oder um eine Krankheit gehandelt hat, vorzulegen (**Krankenstandsbestätigung**). Eine genaue Diagnose braucht in diesem Zusammenhang nicht mitgeteilt werden! Erkrankt der Arbeitnehmer im Ausland, muss neben der Krankenstandsbestätigung auch eine behördliche Bestätigung beigebracht werden, dass die Krankenstandsbestätigung von einer zum Arztberuf im jeweiligen Land zugelassenen Person stammt. Diese Bestätigungen können von der jeweiligen Gemeinde, dem österreichischen Konsulat oder Botschaft oder auch von einer hiefür zuständigen ausländischen Behörde in Österreich ausgestellt werden.

▶ Krankenstandsbestätigung

Verletzt der Arbeitnehmer seine Meldepflicht im Urlaub, werden die Tage der Erkrankung von seinem Urlaubsanspruch trotz Erkrankung einfach abgezogen.

Die ordnungsgemäß gemeldete Erkrankung im Urlaub führt allerdings nicht zu einer Verlängerung des einmal vereinbarten Urlaubsendes. Der Konsum des auf Grund der Erkrankung verbliebenen offenen Urlaubes ist daher wieder neuerlich mit dem Arbeitgeber zu vereinbaren.

6.20 Pflegefreistellung (Pflegeurlaub)

Der Arbeitnehmer hat innerhalb eines Arbeitsjahres Anspruch auf Fortzahlung des Entgeltes bis zum Ausmaß von 1 Woche (das heißt, im Ausmaß der wöchentlichen Arbeitszeit) wegen der **notwendigen Pflege** eines im gemeinsamen Haushalt lebenden erkrankten nahen Angehörigen bzw. bei Ausfall einer Person, die sein Kind ständig betreut, für die notwendige Betreuung des Kindes, wenn er an der Arbeitsleistung nachweislich verhindert ist.

▶ notwendige Pflege

Darüber hinaus erhöht sich der Anspruch auf Pflegefreistellung auf insgesamt 2 Wochen pro Arbeitsjahr, wenn es sich um die notwendige Pflege eines im gemeinsamen Haushalt lebenden erkrankten Kindes handelt, welches das 12. Lebensjahr noch nicht überschritten hat.

> **MERKE**
>
> Pflegeurlaub bis 1 Woche pro Jahr (bei Kindern bis 12 Jahre: 2 Wochen)

Unter dem Begriff „notwendige Pflege" versteht man, dass der Arbeitnehmer alle zumutbaren Vorkehrungen treffen muss, um eine Arbeitsverhinderung wegen eines Pflegefalles hintanzuhalten. Eine Pflege durch den Arbeitnehmer ist beispielsweise dann nicht notwendig, wenn ohnehin eine andere geeignete Person hiefür zur Verfügung steht.

Der Arbeitgeber darf aber nicht bestimmen, ob der Vater oder die Mutter das Kind pflegen soll, wenn beide berufstätig sind.

▶ **gemeinsamer Haushalt nahe Angehörige**

Die weitere Voraussetzung für den Pflegeurlaubsanspruch ist der **gemeinsame Haushalt** mit **nahen Angehörigen**. Erforderlich ist eine gemeinsame Wirtschafts- und Wohngemeinschaft; ein Nebenwohnsitz erfüllt diese Voraussetzung in der Regel nicht.

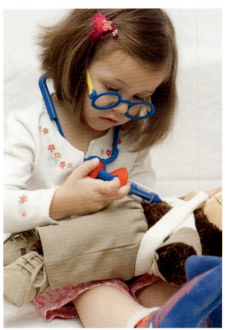
Abbildung 46: Pflegeurlaub

Für die Inanspruchnahme der zweiten Woche bei der Pflege eines Kindes bis zum 12. Lebensjahr muss es sich um eine neuerliche Erkrankung handeln; das heißt, entweder eine andere Pflegeursache oder zumindest ein zeitlicher Abstand zur ersten Pflegefreistellung.

> **Beispiel:**
>
> *Ein 8-jähriges Kind erkrankt für 2 Wochen an einem grippalen Infekt. Dem Arbeitnehmer steht dennoch nur eine Woche Pflegefreistellung zu. Erkrankt der Achtjährige allerdings zunächst im Frühling für die Dauer einer Woche an einem grippalen Infekt und im Herbst – ebenfalls für eine Woche – an einer Magen-Darm-Grippe, so kann der Arbeitnehmer seine berufliche Abwesenheit mit seinem Anspruch auf Pflegefreistellung rechtfertigen.*

Da Angestellte jedoch auch ohne Anspruch auf Pflegefreistellung aus sonstigen wichtigen Gründen abwesend sein können, spielt die zeitliche Einschränkung in der Praxis nur bei Arbeitern eine Rolle.

▶ **Gebührenurlaub**

> **MERKE**
>
> Ist der Pflegeurlaub aufgebraucht, kann der Arbeitnehmer einseitig den Urlaub antreten.

Der Gesetzgeber hat zudem die Möglichkeit für den Arbeitnehmer, dessen Anspruch auf Pflegefreistellung bereits erschöpft ist, eingeräumt, einseitig für die Dauer der Pflege den **Gebührenurlaub** anzutreten. Damit ist jedenfalls die notwendige Betreuung einer erkrankten Person gewährleistet; diese Regelung geht allerdings auch zu Lasten des Urlaubsanspruchs des Arbeitnehmers.

Arbeitsrecht

6.21 Dienstverhinderung

Bei einer Arbeitsverhinderung wegen **Krankheit oder Unfall** hat der Arbeitnehmer **Anspruch auf Entgeltfortzahlung**, soweit diese nicht vorsätzlich oder grob fahrlässig herbeigeführt wurde.

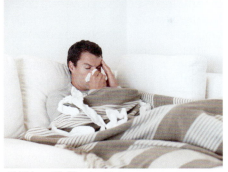

Abbildung 47: Dienstverhinderung

Durch die Entgeltleistung soll der Arbeitnehmer wirtschaftlich so gestellt werden, wie dies beim regelmäßigen Verlauf eines Arbeitsverhältnisses der Fall gewesen wäre. Gemäß den Bestimmungen des **Generalkollektivvertrages** über den Begriff des Entgeltes sind Überstundenpauschalen und Überstundenentgelt zu berücksichtigen, nicht jedoch Fehlgeldentschädigungen, Tages- und Nächtigungsgelder, Trennungsgelder, Entfernungszulagen und Fahrtkostenvergütungen etc.

▶ Krankheit oder Unfall Anspruch auf Entgeltfortzahlung

▶ Generalkollektivvertrag

MERKE
Unverzügliche Meldung der Erkrankung.

Anspruchsdauer
Je nach Dauer des Arbeitsverhältnisses erhält der Arbeitnehmer bei Krankheit sechs bis zwölf Wochen die volle Entlohnung und danach weitere 4 Wochen die halbe Entlohnung.

▶ Entgeltfortzahlungspflicht

Während der Fortzahlung des vollen Entgelts durch den Arbeitgeber zahlt die Krankenkasse kein Krankengeld; während der Fortzahlung des halben Entgelts durch den Arbeitgeber zahlt die Krankenkasse das halbe Krankengeld. Endet die **Entgeltfortzahlungspflicht** des Arbeitgebers, bezahlt die Krankenkasse das volle Krankengeld für die Dauer von 26 Wochen, in Ausnahmefällen auch für 52 Wochen.

MERKE
Entgeltfortzahlungspflicht des Arbeitgebers.

Kündigung im Krankenstand?
Entgegen der weitläufigen Meinung ist eine **Kündigung** durch den Dienstgeber auch **während** des **Krankenstandes** eines Arbeitnehmers **möglich**. Wenn sich allerdings die Krankheit über das Ende des Arbeitsverhältnisses erstreckt, bleibt der Anspruch auf Fortzahlung des Entgeltes für die jeweils gesetzliche Dauer bestehen, auch wenn das Arbeitsverhältnis früher endet. Voraussetzung für diese Ausnahmeregelung ist allerdings, dass der Arbeitnehmer sich im Zeitpunkt des Ausspruchs der Kündigung bereits im Krankenstand befunden hat.

▶ Kündigung im Krankenstand möglich

MERKE
Kündigung im Krankenstand ist möglich!

Beispiel:
Der Arbeitnehmer erkrankt am 1.2.2012 und bleibt bis zum 4.4.2012 im berechtigten Krankenstand. Der Arbeitgeber kündigt ihn am 5.2.2012 zum 31.3.2012. Das Dienstverhältnis endet zwar am 31.3.2012; er muss ihm aber auf Grund seiner Entgeltfortzahlungsverpflichtung bis zum 4.4.2012 bezahlen.

Alle weiteren arbeitsrechtlichen Ansprüche sind jedoch nach dem tatsächlichen Ende des Arbeitsverhältnisses zu berechnen.

6.21.1 Mitteilungs- und Nachweispflicht

▶ **formfreie Meldung**

Der Arbeitnehmer hat ohne Verzug den Arbeitgeber über seine krankheitsbedingten Arbeitsverhinderung zu informieren. Diese **Meldung ist** wiederum **formfrei** und kann daher auch telefonisch oder via E-Mail erfolgen.

> **MERKE**
> Die Krankenstandsbestätigung ist über Aufforderung des Arbeitgebers vorzulegen!

Der Arbeitgeber hat das Recht eine **ärztliche Krankenstandsbestätigung** über Beginn und voraussichtliche Dauer der Erkrankung zu verlangen.

Hinsichtlich der Ursache hat er nur das Recht zu erfahren, ob es sich um eine Erkrankung, einen Arbeitsunfall oder ob es sich um einen Kuraufenthalt, der arbeitsrechtlich als Krankenstand gilt, handelt.

▶ **ärztliche Krankenstandsbestätigung**

Auch in diesem Zusammenhang wird des Öfteren unrichtigerweise von einer Verpflichtung zur Vorlage einer Krankenstandsbestätigung bei einer mindestens 3 Tage dauernden Erkrankung gesprochen. Tatsächlich hat der Arbeitnehmer bei Verlangen des Arbeitgebers – unabhängig ob dieses Verlangen bereits im Rahmen der Krankenstandsmeldung zu Beginn der Erkrankung oder erst später abgefordert wird – ehestmöglich diesem eine ärztliche Krankenstandsbestätigung vorzulegen.

> **MERKE**
> Säumnisfolge: Kein Entgelt!

Kommt der Arbeitnehmer seinen Meldepflichten nicht nach, so verliert er für die Dauer der Säumnis den Anspruch auf Entgelt. Einzig aus der Säumnis des Arbeitnehmers zur Meldung der Erkrankung bzw. zur Vorlage der abgeforderten Krankenstandsbestätigung kann für sich alleine noch kein Entlassungsgrund abgeleitet werden.

6.22 Verhalten des Arbeitnehmers

▶ **Arbeitsfähigkeit**

Der Arbeitnehmer ist verpflichtet, sich so zu verhalten, dass seine **Arbeitsfähigkeit** möglichst rasch wieder hergestellt wird. Entsprechende Verstöße, die, wenn auch nur theoretisch, den Genesungsverlauf verzögern können oder aber dies tatsächlich tun, berechtigen den Arbeitgeber zum Ausspruch der Entlassung.

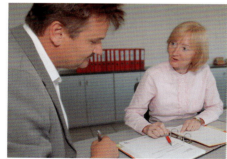

Abbildung 48: Arbeitnehmer

> **Beispiel:**
> Gasthausbesuch während eines grippalen Infektes; Anwesenheit bei einer Hochzeit trotz Bettruhe.

▶ **Ausgehzeiten**

Es kommt jedoch nicht darauf an, ob der Arbeitnehmer gegen die **Ausgehzeiten** verstoßen hat, sondern insbesondere auch, ob sein Verhalten den Genesungsverlauf negativ beeinträchtigt.

Arbeitsrecht

6.22.1 Entgeltfortzahlung bei Verhinderung

Ist der Arbeitnehmer zur **Arbeitsleistung** bereit und wird er durch Umstände, die in die Risikosphäre des Arbeitgebers fallen, an der Arbeitsleistung **gehindert**, so hat der Arbeitgeber dennoch das Entgelt vertragsgemäß zu leisten.

▶ Verhinderung der Arbeitsleistung

> **Beispiel:**
>
> *Arbeitsgeräte werden defekt; mangels Aufträge vorübergehende Stilllegung des Betriebes; mangelhafte Materialien, die eine Produktion verhindern etc.*

6.22.2 Besonders geschützte Dienstverhältnisse

Der Schutz bestimmter Gruppen von Arbeitnehmern liegt entweder im Verbot bestimmte Arbeiten oder Arbeiten zu bestimmten Zeiten zu verrichten oder aber in einem besonderen **Kündigungs- und Entlassungsschutz**.

▶ Kündigungs- und Entlassungsschutz

6.23 Mutterschutz und Karenz

Die Schutzbestimmungen des **Mutterschutzgesetzes (MschG)** gelten ab Bekanntgabe der Schwangerschaft gegenüber dem Arbeitgeber.

Die Arbeitnehmerin ist zwar grundsätzlich verpflichtet, ihre Schwangerschaft unverzüglich zu melden und auf Verlangen eine ärztliche Bestätigung vorzulegen, aus der sich der voraussichtliche Geburtstermin ergibt. Ein Verstoß gegen diese **Meldepflicht** zieht allerdings keine Rechtsfolgen nach sich.

Der Arbeitgeber ist auch von einem vorzeitigen Schwangerschaftsende zu benachrichtigen.

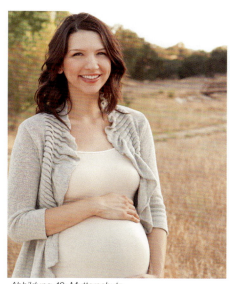

Abbildung 49: Mutterschutz

▶ Mutterschutzgesetz (MschG) Meldepflicht

6.23.1 Kündigungs- und Entlassungsschutz

▶ Arbeitsgericht und Sozialgericht Beendigungsschutz

Die werdende Mutter darf nur mit Zustimmung des **Arbeits- und Sozialgerichtes** gekündigt oder entlassen werden. Wird dennoch eine Schwangere oder eine sich in Karenz befindliche Arbeitnehmerin ohne urteilsmäßige Zustimmung des Gerichtes gekündigt oder entlassen, ist die Beendigungserklärung wiederum nichtig und das Arbeitsverhältnis dennoch aufrecht. Dieser besondere **Beendigungsschutz**

> **MERKE**
>
> Kündigungsschutz: ab Meldung der Schwangerschaft bis 4 Monate nach der Geburt.

besteht ab der Meldung der Schwangerschaft bis mindestens 4 Monate nach der Entbindung. Wird eine schwangere Arbeitnehmerin gekündigt, ohne dass der Arbeitgeber Kenntnis von der Schwangerschaft hat, erhält sie rückwirkend den Kündigungs- und Entlassungsschutz, wenn sie ihr Säumnis auf Meldung der Schwangerschaft unverzüglich nachholt.

▶ **Karenzurlaub**

Wird zudem ein **Karenzurlaub** nach dem Mutterschutzgesetz nach der Entbindung in Anspruch genommen, so endet der Schutz 4 Wochen nach Beendigung des Karenzurlaubes.

Dieser Kündigungs- und Entlassungschutz erstreckt sich auf Grund der Judikaturentwicklung zudem auch auf andere Beendigungsformen, wie die Auflösung während der Probezeit, die ja formal keine Kündigung darstellt.

Bei befristeten Arbeitsverhältnissen wird die Befristung bis zum Beginn der Mutterschutzfrist (also 8 Wochen vor der Geburt) ausgedehnt.

6.23.2 Absolutes Beschäftigungsverbot

> **MERKE**
> Absolutes Beschäftigungsverbot: mindestens 8 Wochen vor und nach der Geburt.

▶ **Beschäftigungsverbot vorzeitiger Mutterschutz**

Neben dem Kündigungs- und Entlassungsschutz besteht ein absolutes **Beschäftigungsverbot** für schwangere Arbeitnehmerinnen in den letzten 8 Wochen vor ihrer voraussichtlichen Entbindung und mindestens 8 Wochen (12 Wochen nach Früh- oder Mehrlingsgeburten oder auch Kaiserschnittsentbindungen) nach der tatsächlichen Geburt. Besteht allerdings bereits vor dieser Frist eine Gefahr für die Mutter und/oder das Kind, darf die Mutter nicht beschäftigt werden **(vorzeitiger Mutterschutz)**, wobei diese Voraussetzungen durch einen Amtsarzt oder dem Arbeitsinspektor zu bescheinigen sind.

Während der Schutzfrist hat die Arbeitnehmerin keinen Anspruch auf Entgelt von ihrem Arbeitgeber, sondern erhält Wochengeld von der zuständigen Krankenkasse in Höhe des durchschnittlich ins Verdienen gebrachten Entgeltes der letzten 13 Wochen.

6.23.3 Relatives Beschäftigungsverbot

▶ **Schutz der Gesundheit Beschäftigungsverbote**

Zum **Schutz der Gesundheit** der Schwangeren und des ungeborenen Kindes bestehen während der Schwangerschaft zahlreiche **Beschäftigungsverbote**:

> **MERKE**
> Relatives Beschäftigungsverbot: z.B. Verbot von Überstundenarbeit, Nachtarbeit etc.

Verboten sind schwere körperliche Arbeiten sowie Arbeiten, die nach der Art des Arbeitsvorganges oder der verwendeten Arbeitsstoffe oder Arbeitsgeräte für den Organismus der Mutter während der Schwangerschaft oder für das werdende Kind schädlich sind, insbesondere

- regelmäßiges Heben und Tragen von Lasten über 5 kg,
- gelegentliches Heben und Tragen von Lasten über 10 kg,
- Arbeiten überwiegend im Stehen, es sei denn, dass Sitzgelegenheiten zum kurzen Ausruhen benützt werden können,

Arbeitsrecht

- ab dem 6. Monat alle Arbeiten im Stehen, die länger als 4 Stunden pro Tag verrichtet werden,
- Arbeiten, die mit der Gefahr einer Berufserkrankung verbunden sind,
- Arbeiten auf Beförderungsmitteln,
- Akkordarbeiten, Fließbandarbeiten und Arbeiten unter erhöhtem Leistungsdruck,
- **Nachtarbeit** (zwischen 20 Uhr und 6 Uhr)
- **Sonn- und Feiertagsarbeit**
- **Überstundenarbeit**
- Stillenden Müttern ist über ihr Verlangen zudem die zum Stillen erforderliche Zeit freizugeben.
- In Zeiten des relativen Beschäftigungsverbotes hat der Arbeitgeber das Entgelt weiterzubezahlen.

▶ Nachtarbeit
Sonn- und Feiertagsarbeit
Überstundenarbeit

6.23.4 Elternkarenz

Während einer Karenz des Arbeitnehmers **ruhen** die wechselseitigen **arbeitsvertraglichen Pflichten**. Die Elternkarenz kann grundsätzlich bis zum 2. Geburtstag des Kindes mit dem Arbeitgeber festgelegt werden. Es bedarf hiezu keiner Vereinbarung, sondern lediglich einer rechtzeitigen Mitteilung der Mutter und/oder des Vaters an den Arbeitgeber. Voraussetzung ist aber der gemeinsame Haushalt mit dem zu betreuenden Kind.

Der **Karenzurlaub** ist spätestens 8 Wochen nach der Geburt dem Arbeitgeber bekannt zu geben; Abweichungen von dieser ursprünglichen Meldung sind 3 Monate vor Ablauf der ursprünglichen Karenzdauer dem Arbeitgeber mitzuteilen. Das bedeutet, dass sowohl der Arbeitgeber als auch der Elternteil an die erstattete Meldung gebunden ist.

Zudem besteht ein Wahlrecht der Mutter/des Vaters dahingehend, ob sie sich 3 Monate des gesetzlichen Karenzurlaubes aufheben, die bis zum 7. Geburtstag des Kindes und in der Zeit des Schuleintrittes konsumiert werden. Überdies hat die Mutter/der Vater bei Betrieben über 20 Mitarbeiter das Recht auf **Elternteilzeit** bis zum 7. Geburtstag des Kindes.

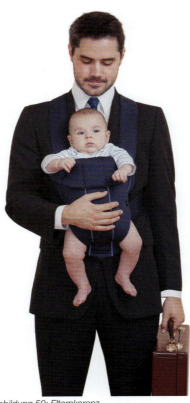
Abbildung 50: Elternkarenz

▶ arbeitsvertragliche Pflichten ruhen

▶ Karenzurlaub

▶ Elternteilzeit

MERKE

Elternkarenz nach dem Ende des Mutterschutzes möglich.

Bei Betrieben unter 20 Mitarbeiter kann gegebenenfalls eine Vereinbarung zwischen dem Arbeitgeber und dem zur Betreuung des Kindes herangezogenen Elternteil getroffen werden.

Weiters kann zwischen den Eltern zweimal ein Wechsel innerhalb der Karenz vereinbart werden, wobei der Wechsel zumindest für die Dauer von 2 Monaten sein muss (**Väterkarenz**) und zumindest 3 Monate vor dem Wechsel dem Arbeitgeber angezeigt werden muss.

Wenngleich es sich um eine Leistung aus dem **Sozialversicherungsrecht** handelt, ist bereits an dieser Stelle darauf hinzuweisen, dass der Bezug und die Dauer des **Kinderbetreuungsgeldes** nicht von einer Elternkarenz abhängig ist und zudem auch eine längere/andere Bezugsdauer vorsieht. Kinderbetreuungsgeld kann maximal für die Dauer von 36 Monaten, die Karenz selbst grundsätzlich nur bis zum 2. Geburtstag des Kindes gewährt werden.

Es ist daher ratsam, im Hinblick auf die Zuverdienstgrenzen im **Kinderbetreuungsgeldgesetz** bei der Planung der Karenzdauer auch diese Besonderheit mit zu berücksichtigen.

6.24 Betriebsräte

Betriebsräte genießen ab dem Zeitpunkt der Annahme ihrer Wahl bis drei Monate nach Erlöschen ihrer Funktionsperiode einen **Kündigungs- und Entlassungsschutz,** sodass der Arbeitgeber erst nach urteilsmäßiger Zustimmung durch das Arbeits- und Sozialgericht eine Beendigungserklärung wirksam aussprechen kann.

Der Betriebsrat soll daher in die Lage versetzt werden, **Arbeitnehmerinteressen** auch gelegentlich zum Missfallen des Arbeitgebers durchzusetzen, ohne sein eigenes Arbeitsverhältnis zu gefährden.

6.25 Präsenzdiener und Zivildiener

Der **Kündigungs- und Entlassungsschutz** beginnt mit dem Zeitpunkt der Mitteilung über die Zustellung des **Einberufungsbefehls**, der allgemeinen Bekanntmachung der Einberufung oder der Zustellung des Zuweisungsbescheides. Diese Mitteilung ist vom Arbeitnehmer unverzüglich an den Arbeitgeber zu richten.

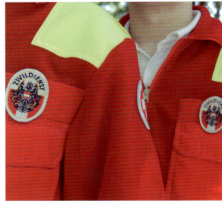

Abbildung 51: Zivildienst

Hat der Arbeitgeber in Unkenntnis über die bereits erfolgte Einberufung (Zuweisung) innerhalb einer Frist von 14 Tagen ab Zustellung des Einberufungsbefehls (Zuweisungsbescheides) die Kündigung oder Entlassung ausgesprochen, so ist diese rechtsunwirksam, wenn der Arbeitnehmer seiner Meldepflicht binnen 3 Tagen ab Zugang der Entlassung/Kündigung nachkommt.

Arbeitsrecht

6.26 Behinderte Arbeitnehmer

Das **Behinderteneinstellungsgesetz (BEinstG)** sieht zwei Gruppen von behinderten Arbeitnehmern vor: die begünstigten Behinderten sowie andere behinderte Arbeitnehmer.

▶ Behinderteneinstellungsgesetz (BEinstG)

6.26.1 Begünstigte Behinderte

Begünstigte Behinderte sind solche, die einen Antrag zur Feststellung des Grades der Behinderung beim zuständigen **Bundessozialamt** gestellt haben und mit Bescheid der Grad der Behinderung mit zumindest 50 % festgestellt wurde.

▶ begünstigte Behinderte Bundessozialamt

Der Arbeitgeber ist von der Zuerkennung zum Kreis der begünstigten Behinderten grundsätzlich in Kenntis zu setzen. Eine Nichtmitteilung ist an keine Rechtsfolgen gebunden.

Die anderen behinderten Arbeitnehmer sind solche, die entweder keine Feststellung im obigen Sinne beim Bundessozialamt beantragt haben, oder deren Grad der Behinderung unter 50 % liegt bzw. jene die einfach auf Grund einer Behinderung, die mindestens 6 Monate andauert, am Arbeitsmarkt eingeschränkt sind. Diesbezüglich ist die **Unterscheidung zwischen Behinderung und Krankheit** schwierig zu treffen.

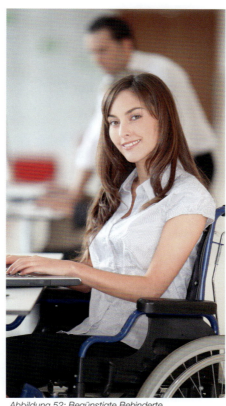

Abbildung 52: Begünstigte Behinderte

▶ Unterscheidung zwischen Behinderung und Krankheit

6.26.2 Kündigungsschutz

Begünstigte Behinderte, die bereits seit 4 Jahren im Betrieb tätig sind, können erst nach **bescheidmäßiger Zustimmung durch** das **Bundessozialamt**, welche vom Arbeitgeber im Verwaltungsweg beantragt werden muss, unter bestimmten eingeschränkten Gründen gekündigt werden. Der begünstigte Behinderte verfügt jedoch nur über einen Kündigungs-, nicht aber über einen Entlassungsschutz.

MERKE

Kündigung nur nach Zustimmung des Bundessozialamtes möglich!

▶ bescheidmäßige Zustimmung durch Bundessozialamt

Versucht der Arbeitgeber diesen aufwendigen Verwaltungsweg bei einer Kündigung zu umgehen, indem er den begünstigten Behinderten ohne wichtigen Grund entlässt, und stellt das Gericht fest, dass die Entlassung unberechtigt erfolgt war, so bleibt das Arbeitsverhältnis trotz der ausgesprochenen Entlassung aufrecht.

Da behinderte Menschen auf Grund ihrer Behinderung in der Arbeitswelt nicht benachteiligt bzw. diskriminiert werden dürfen, haben alle behinderten Arbeitnehmer, ungeachtet ob sie zum Kreis der begünstigen Behinderten zählen oder nicht, die Möglichkeit bei Diskriminierungen bei der Begründung des Arbeitsverhältnisses, bei der Frage des beruflichen Aufstiegs aber auch bei der Beendigung des Arbeitsverhältnisses **Schadenersatzforderungen** geltend zu machen.

▶ Schadenersatzforderungen

Erfolgt die Kündigung oder Entlassung wegen der Behinderung eines Arbeitnehmers, kann er die Beendigung sogar gerichtlich anfechten, sodass die Kündigung/Entlassung aufgehoben wird und das Arbeitsverhältnis aufrecht bleibt.

6.27 Kündigungs- und Entlassungsschutz

Der allgemeine Kündigungs- und Entlassungsschutz bezieht sich nur auf Arbeitnehmer in Betrieben, die zumindest 5 Arbeitnehmer beschäftigen.

▶ Betriebsrat
Kündigungsabsicht

Der Arbeitgeber hat vor jeder Kündigung eines Arbeitnehmers den **Betriebsrat** – soweit ein solcher von der Belegschaft gewählt wurde – von seiner **Kündigungsabsicht** zu verständigen. Der Betriebsrat hat hiezu innerhalb einer Woche Stellung zu nehmen. Hält der Arbeitgeber diese Vorgehensweise nicht ein, so ist die Kündigung jedenfalls rechtsunwirksam.

> **INFO**
>
> Ziel der Klage: Die Kündigung soll für rechtsunwirksam erklärt werden; das Dienstverhältnis bleibt aufrecht.

> **MERKE**
>
> Klagsfrist: 14 Tage

Die Kündigung kann bei Gericht dann binnen 14 Tagen ab Ausspruch der Kündigung angefochten werden, wenn sie aus einem **verpönten Motiv** des Arbeitgebers heraus resultiert. Als solche verpönten Motive gelten zum Beispiel:

▶ verpöntes Motiv

- der Beitritt eines Arbeitnehmers zur Gewerkschaft,
- wegen einer bevorstehenden (und noch nicht zugestellten) Einberufung zum Präsenzdienst,
- wegen der Mitwirkung bei der Betriebsratswahl,
- wegen der nicht offenkundig unberechtigten Geltendmachung von arbeitsrechtlichen Ansprüchen.

> **Beispiel:**
>
> *Wird der Arbeitnehmer deshalb gekündigt, weil er zuvor die Bezahlung seiner Überstunden vom Arbeitgeber begehrt hat, handelt es sich um ein verpöntes Motiv.*

Das Vorliegen eines verpönten Motivs ist vom Arbeitnehmer nicht zu beweisen, sondern nur glaubhaft zu machen. Gelingt dies dem Arbeitnehmer, so wird die Kündigung für rechtsunwirksam erklärt; das Arbeitsverhältnis bleibt aufrecht.

Die Anfechtung bei Gericht ist allerdings dann abzuweisen, wenn bei Abwägung aller Umstände eine höhere Wahrscheinlichkeit dafür spricht, dass ein anderes (nicht verpöntes) und vom Arbeitgeber glaubhaft gemachtes Motiv für die Kündigung ausschlaggebend war.

Arbeitsrecht

Ist der Arbeitnehmer bereits mehr als 6 Monate im Betrieb beschäftigt, kann er die Kündigung auch anfechten, wenn er der Ansicht ist, dass sie ihn auf Grund seines Alters, seiner Ausbildung, seiner finanziellen Verhältnisse etc. besonders hart trifft und damit sozial ungerechtfertigt ist.

> **MERKE**
> Sozialwidrige Kündigung kann angefochten werden!

Beispiel:

Lange Arbeitslosigkeit, Sorgepflichten für Kinder oder Ehegatten, hohe Schulden, eingeschränkter Gesundheitszustand etc.

Selbst wenn es dem Arbeitnehmer gelingt diese wesentliche Interessensbeeinträchtigung nachzuweisen, kann sich der Arbeitgeber dahingehend rechtfertigen, dass die Kündigung dennoch durch Umstände, die in der Person des Arbeitnehmers gelegen sind und die betrieblichen Interessen nachteilig berühren,

Beispiel:

Schlampige Arbeitsleistung; unkollegiales Verhalten, regelmäßiges Zuspätkommen zur Arbeit etc.

oder durch betriebliche Erfordernisse, die einer Weiterbeschäftigung des Arbeitnehmers entgegenstehen, begründet ist.

Beispiel:

Schließung einer Abteilung, Reduzierung von Personal wegen schlechterer Auftragslage etc.

Das Gericht hat letztlich in seinem Urteil die **Interessensbeeinträchtigung** des Arbeitnehmers und die **Rechtfertigungsgründe** des Arbeitgebers miteinander abzuwägen. Ergibt diese gerichtliche Interessensabwägung, dass die wesentlichen Interessen des Arbeitnehmers gegenüber den betrieblichen Nachteilen überwiegen, ist die Kündigung sozialwidrig, sodass das Arbeitsverhältnis aufrecht bleibt. Die Anfechtung einer Kündigung wegen Sozialwidrigkeit ist dann nicht möglich, wenn der Betriebsrat der Kündigung ausdrücklich zugestimmt hat.

▶ Interessensbeeinträchtigung
Rechtfertigungsgrund

Bei einer Entlassung entfällt zwar die Verpflichtung des Arbeitgebers den Betriebsrat eine Woche zuvor davon zu informieren, er hat diesen allerdings binnen 3 Tagen von der bereits ausgesprochenen Entlassung in Kenntnis zu setzen. Der Rechtsschutz ist mit jenem beim Kündigungsschutz vergleichbar, wobei zuvor das Vorliegen eines Entlassungsgrundes geprüft werden muss. Kann der Arbeitgeber das Vorliegen eines Entlassungsgrundes beweisen, ist weder eine Motiv- noch eine Sozialwidrigkeitsanfechtung erfolgreich.

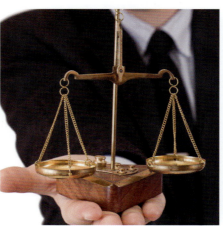

Abbildung 53: Justizwaage

6.28 Gleichbehandlungsgesetz

▶ **Europarecht**

Ausfluss aus dem **Europarecht** ist die Erweiterung des österreichischen Gleichbehandlungsgesetzes (GlBG). Arbeitnehmer dürfen dahingehend weder auf Grund

- ihres Geschlechts,
- ihrer sexuellen Orientierung,
- ihrer ethnischen Herkunft,
- ihres Alters,
- ihrer Religion noch
- ihrer Weltanschauung

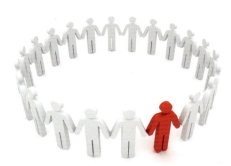

Abbildung 54: Gleichbehandlung

benachteiligt, sprich diskriminiert werden.

Diese Diskriminierung kann, wie bereits zum Behinderteneinstellungsgesetz erörtert,

- bei der Anbahnung eines Arbeitsverhältnisses,
- bei der Entlohnung und dem beruflichen Aufstieg,
- bei den sonstigen Arbeitsbedingungen und
- bei der Beendigung des Arbeitsverhältnisses erfolgen.

▶ **Diskriminierungstatbestand**

Das bedeutet, dass der Arbeitgeber verpflichtet ist, seine unternehmerischen Entscheidungen nicht auf die angeführten **Diskriminierungstatbestände** zu stützen, widrigenfalls läuft er Gefahr schadenersatzpflichtig zu werden. Der Arbeitnehmer hat – vergleichbar der Motivanfechtung – das diskriminierende Motiv lediglich glaubhaft zu machen; dem Arbeitgeber hingegen obliegt sodann die Pflicht darzutun, dass ein diskriminierungsfreier Grund für die unternehmerische Entscheidung ausschlaggebend war.

> **Beispiel:**
> - Eine Mann erhält trotz besserer Qualifikation gegenüber einer weiblichen Mitbewerberin die ausgeschriebene Stelle als Sekretär nicht, da der Arbeitgeber lieber eine (hübsche) Frau in seinem Vorzimmer haben will.
> - Trotz gleicher Ausbildung, Betriebszugehörigkeit und gleichem Tätigkeitsfeld verdient der männliche Kollege um EUR 200,– mehr; aber: trotz dieser gleichen Parameter bringt der jüngere Arbeitskollege weniger ins Verdienen als sein älterer Kollege.
> - Ein Kellner wird gekündigt, weil sich herausstellt, dass er homosexuell ist.
> - Ein Mann wird gegenüber anderen bei einer beruflichen Beförderung nicht berücksichtigt, weil er für 6 Monate die Väterkarenz zur Betreuung seines Kindes beanspruchen möchte.
> - Ein Arbeitnehmer wird gekündigt, weil er nach Ansicht des Vorgesetzten zu alt für die Arbeit sei.

Arbeitsrecht

Neben der bereits erwähnten **Schadenersatzpflicht** des Arbeitgebers bei Diskriminierung kann der Arbeitnehmer die Kündigung binnen 14 Tagen auch gerichtlich anfechten, sodass bei Obsiegen das Arbeitsverhältnis aufrecht bleibt.

> **MERKE**
> Klagsfrist: 14 Tage

▶ Schadenersatzpflicht

6.29 Verjährung/Verfall

Grundsätzlich verfallen **arbeitsrechtliche Ansprüche** nach Ablauf von 3 Jahren nach deren Entstehen; das heißt, sie müssen innerhalb dieser Frist gerichtlich geltend gemacht werden; danach wäre eine Klagsführung nicht mehr erfolgreich.

▶ arbeitsrechtliche Ansprüche

Der Kollektivvertrag sieht demgegenüber eine zulässige **Einschränkung dieser Verjährungsregel** vor, sodass sämtliche in Entgelt bestehenden Ansprüche (Überstunden, Urlaubsersatzleistung etc.) innerhalb von 4 Monaten ab Fälligkeit beim Arbeitgeber schriftlich geltend gemacht werden müssen, widrigenfalls eine zwangsweise Durchsetzung der Ansprüche bei Gericht nicht mehr erfolgreich möglich ist.

▶ Einschränkung der Verjährungsregel Fristverkürzung

Von dieser **Fristverkürzung** sind aber andere Fristen wie z. B. die der Kündigungsanfechtung auf Grund eines verpönten Motivs, einer Diskriminierung oder wegen Sozialwidrigkeit nicht mitumfasst.

> **INFO**
> Kürzere Fristen sind in Kollektivverträgen etc. zu finden.

6.30 Praktische Rechtsdurchsetzung

Zur Entscheidung in Streitigkeiten, die sich aus dem Arbeitsverhältnis ergeben, ist unabhängig von der Höhe der eingeklagten Forderung für Wien das **Arbeits- und Sozialgericht Wien**, in den Bundesländern das jeweilige **Landesgericht als Arbeits- und Sozialgericht** zuständig.

▶ Arbeits- und Sozialgericht Wien, Landesgericht als Arbeits- und Sozialgericht

Die Arbeits- und Sozialgerichtsbarkeit wird in Senaten ausgeübt, die aus einem Berufsrichter und zwei fachkundigen Laienrichtern – jeweils einer aus dem Kreis der Arbeitgeber und einer aus dem Kreis der Arbeitnehmer – bestehen, wobei der Vorsitz immer dem Berufsrichter zusteht. Im erstinstanzlichen Verfahren gibt es keinen Vertretungszwang. Das bedeutet, um ein Verfahren vor dem Arbeits- und Sozialgericht zu führen, bedarf es keiner rechtsanwaltlichen Vertretung. Sinnvollerweise lassen sich allerdings die nicht juristisch kundigen Parteien von Rechtsanwälten oder auch von anderen qualifizierten Vertretern, z. B. Funktionäre oder Arbeitnehmer einer Interessensvertretung wie der Arbeiterkammer, vertreten.

▶ Oberlandesgericht

> **MERKE**
> Arbeitsrechtlicher Senat:
> 1 Berufsrichter – 2 Laienrichter

Gegen die Urteile des Arbeits- und Sozialgerichtes kann das Rechtsmittel der Berufung an das **Oberlandesgericht** erhoben werden. Das Oberlandesgericht entscheidet in Senaten bestehend aus 3 Berufs- und 2 fachkundigen Laienrichtern.

> **MERKE**
> Instanzenzug:
> Arbeits- und Sozialgericht
> Oberlandesgericht
> Oberster Gerichtshof

**Oberster Gerichtshof
Vertretungspflicht**

In bestimmten Fällen steht den Parteien auch gegen die Urteile des Oberlandesgerichtes die Revision an den **Obersten Gerichtshof** zu. Für das Berufungsverfahren besteht **Vertretungspflicht** (Rechtsanwalt, Kammerfunktionär), für das Revisionsverfahren sogar absolute Rechtsanwaltspflicht.

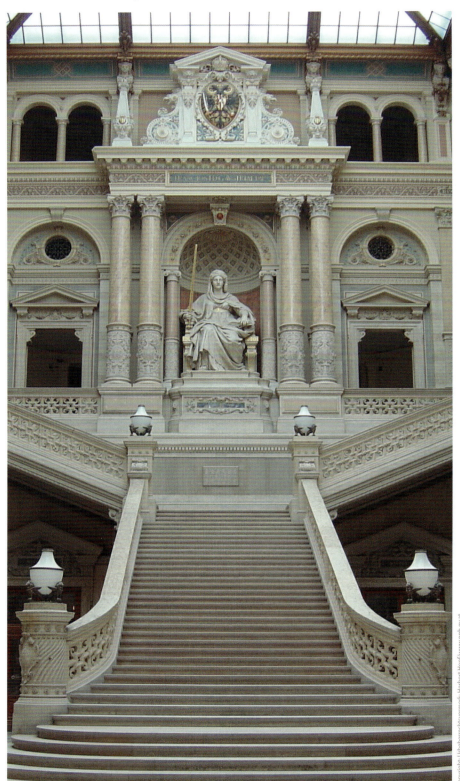

Abbildung 55: Oberster Gerichtshof Wien

Das Sozialversicherungssystem

7. Das Sozialversicherungssystem

Stellen Sie sich vor, Sie sind krank oder haben einen Unfall und müssten die anfallenden Arzt- und Spitalskosten aus eigener Tasche bezahlen – schnell sind da Hunderte oder gar Tausende Euro ausgegeben! Ebenso wie wohl jeder von uns irgendwann einmal zu arbeiten aufhören und die wohlverdiente Pension genießen möchte. Ein weiteres Risiko stellt die Arbeitslosigkeit dar und letztlich ist auch der „Pflegefall" neben allen menschlichen und gesundheitlichen Konsequenzen ein finanzielles Problem. Das sind die Aspekte, wo Sie Leistungen der gesetzlichen Sozialversicherung in Anspruch nehmen können.

17 Lernziel

Der Sanitäter muss die Finanzierung sowie die Leistungen des Sozialversicherungssystems umreißen können.

7.1 Überblick, Finanzierung und Leistungen

Die wichtigen Zweige in unserem Sozialversicherungssystem sind:

- **Krankenversicherung, Unfallversicherung, Pensionsversicherung**

Für die Durchführung der einzelnen Versicherungszweige sind in den meisten Fällen unterschiedliche **Versicherungsträger** zuständig. Um einen Überblick über die durchaus komplexe Struktur des österreichischen Sozialversicherungssystems zu erhalten, werfen Sie einen Blick auf die nachfolgende Tabelle:

▶ Krankenversicherung
Unfallversicherung
Pensionsversicherung
Versicherungsträger

Tabelle 7: Aufbau der österr. Sozialversicherung

Hauptverband der österreichischen Sozialversicherungsträger		
Unfallversicherung	Krankenversicherung	Pensionsversicherung
Allgemeine Unfallversicherungsanstalt	9 Gebietskrankenkassen	Pensionsversicherungsanstalt
	6 Betriebskrankenkassen	
	SVA der gewerblichen Wirtschaft	
Versicherungsanstalt für Eisenbahnen und Bergbau		
Sozialversicherungsanstalt der Bauern		
Versicherungsanstalt öffentlich Bediensteter		
		VA des österr. Nationalrates

Jeder Österreicher unterliegt der **gesetzlichen Pflichtversicherung**, wobei sich die zuständige Versicherung aus dem ausgeübten Beruf bzw. dem Standort des Unternehmens ergibt. Ein Wahlrecht hat man nicht – so gilt zum Beispiel:

▶ gesetzliche Pflichtversicherung

- Ein Sanitäter beim Arbeiter-Samariter-Bund Wien ist bei der Wiener Gebietskrankenkasse krankenversichert.
- Eine Diplomkrankenschwester in einem privaten Labor in Linz ist bei der Oberösterreichischen Gebietskrankenkasse krankenversichert.
- Ein Selbstständiger ist unabhängig vom Sitz des Unternehmens bei der Sozialversicherungsanstalt der gewerblichen Wirtschaft krankenversichert.
- Ein Fahrer der Wiener U-Bahn ist bei der Betriebskrankenkasse der Wiener Verkehrsbetriebe krankenversichert.

▶ **Versicherungspflicht**

▶ **Sonderzuschläge**

Hier gibt es einen Unterschied beispielsweise zum System in Deutschland – dort muss sich ebenfalls jeder Mensch versichern, kann aber die Versicherungsanstalt frei wählen. Es besteht dort also das System der **Versicherungspflicht**.

Für alle diese Leistungen müssen selbstverständlich auch Beiträge bezahlt werden – diese sind aufgeteilt auf den Arbeitnehmer sowie den Arbeitgeber. Abhängig von speziellen Beschäftigungsformen (Berufen) gibt es auch **Sonderzuschläge**:

Tabelle 8: Sonderzuschläge

Bezeichnung	Arbeiter		
	insgesamt	Dienstnehmeranteil	Dienstgeberanteil
Krankenversicherung, § 51 ASVG	7,05	3,60	3,45
Zusatzbeitrag in der Krankenversicherung, § 51c ASVG	0,50	0,25	0,25
Ergänzungsbeitrag, § 51c ASVG	-	-	-
Ergänzungsbeitrag, § 51e ASVG	0,10	0,10	0,00
KV-Beitrag gesamt	7,65	3,92	3,70
Unfallversicherung, § 51 ASVG	1,40	0,00	1,40
Pensionsversicherung, § 51 ASVG	22,80	10,25	12,55
Knappschaftliche Pensionsversicherung, §§ 51, 51a ASVG	28,30	10,25	18,05
Arbeitslosenversicherung (AV)	6,00	3,00	3,00
IESG-Zuschlag	0,55	0,00	0,55
Arbeiterkammerumlage	0,50	0,50	0,00
Wohnbauförderungsbeitrag	1,00	0,50	0,50
Schlechtwetterentschädigungsbeitrag	1,40	0,70	0,70
Nachtschwerarbeits-Beitrag	2,00	0,00	2,00
Dienstgeberabgabe	16,40	0,00	16,40
Beitrag für Versicherte in geringfügigen Beschäftigungsverhältnissen gemäß § 53a ASVG	14,20	14,20	0,00
Beitrag zur Betrieblichen Vorsorge (BV)	1,53	0,00	1,53

Bezeichnung	Landarbeiter		
	insgesamt	Dienstnehmeranteil	Dienstgeberanteil
Krankenversicherung, § 51 ASVG	7,05	3,52	3,53
Zusatzbeitrag in der Krankenversicherung, § 51c ASVG	0,50	0,25	0,25
Ergänzungsbeitrag, § 51c ASVG	-	-	-
Ergänzungsbeitrag, § 51e ASVG	0,10	0,10	0,00

Das Sozialversicherungssystem

Fortsetzung Tabelle 8: Sonderzuschläge

Bezeichnung	Landarbeiter		
	insgesamt	Dienstnehmer-anteil	Dienstgeber-anteil
KV-Beitrag gesamt	7,65	3,87	3,78
Unfallversicherung, § 51 ASVG	1,40	0,00	1,40
Pensionsversicherung, § 51 ASVG	22,80	10,25	12,55
Knappschaftliche Pensionsversicherung, §§ 51, 51a ASVG	0,00	0,00	0,00
Arbeitslosenversicherung (AV)	6,00	3,00	3,00
IESG-Zuschlag	0,55	0,00	0,55
Arbeiterkammerumlage	0,75	0,75	0,00
Wohnbauförderungsbeitrag	-	-	-
Schlechtwetterentschädigungsbeitrag	-	-	-
Nachtschwerarbeits-Beitrag	2,00	0,00	2,00
Dienstgeberabgabe	16,40	0,00	16,40
Beitrag für Versicherte in geringfügigen Beschäftigungsverhältnissen gemäß § 53a ASVG	14,20	14,50	0,00
Beitrag zur Betrieblichen Vorsorge (BV)	1,53	0,00	1,53

Bezeichnung	Angestellte		
	insgesamt	Dienstnehmer-anteil	Dienstgeber-anteil
Krankenversicherung, § 51 ASVG	6,95	3,47	3,48
Zusatzbeitrag in der Krankenversicherung, § 51c ASVG	0,50	0,25	0,25
Ergänzungsbeitrag, § 51c ASVG	0,10	0,00	0,10
Ergänzungsbeitrag, § 51e ASVG	0,40	0,10	0,00
KV-Beitrag gesamt	7,65	3,82	3,83
Unfallversicherung, § 51 ASVG	1,40	0,00	1,40
Pensionsversicherung, § 51 ASVG	22,80	10,25	12,55
Knappschaftliche Pensionsversicherung, §§ 51, 51a ASVG	28,30	10,25	18,05
Arbeitslosenversicherung (AV)	6,00	3,00	3,00
IESG-Zuschlag	0,55	0,00	0,55
Arbeiterkammerumlage	0,50	0,50	0,00
Wohnbauförderungsbeitrag	1,00	0,50	0,50
Schlechtwetterentschädigungsbeitrag	-	-	-

Fortsetzung Tabelle 8: Sonderzuschläge

Bezeichnung	Angestellte		
	insgesamt	Dienstnehmer-anteil	Dienstgeber-anteil
Nachtschwerarbeits-Beitrag	2,00	0,00	2,00
Dienstgeberabgabe	16,40	0,00	16,40
Beitrag für Versicherte in geringfügigen Beschäftigungsverhältnissen gemäß § 53a ASVG	13,65	13,65	0,00
Beitrag zur Betrieblichen Vorsorge (BV)	1,53	0,00	1,53

Bezeichnung	Freie Dienstnehmer		
	insgesamt	Dienstnehmer-anteil	Dienstgeber-anteil
Krankenversicherung, § 51 ASVG	7,05	3,52	3,53
Zusatzbeitrag in der Krankenversicherung, § 51c ASVG	0,50	0,25	0,25
Ergänzungsbeitrag, § 51c ASVG	-	-	-
Ergänzungsbeitrag, § 51e ASVG	0,10	0,10	0,00
KV-Beitrag gesamt	7,65	3,87	3,78
Unfallversicherung, § 51 ASVG	1,40	0,00	1,40
Pensionsversicherung, § 51 ASVG	22,80	10,25	12,55
Knappschaftliche Pensionsversicherung, §§ 51, 51a ASVG	-	-	-
Arbeitslosenversicherung (AV)	6,00	3,00	3,00
IESG-Zuschlag	0,55	0,00	0,55
Arbeiterkammerumlage	0,50	0,50	0,00
Wohnbauförderungsbeitrag	-	-	-
Schlechtwetterentschädigungsbeitrag	-	-	-
Nachtschwerarbeits-Beitrag	-	-	-
Dienstgeberabgabe	16,40	0,00	16,40
Beitrag für Versicherte in geringfügigen Beschäftigungsverhältnissen gemäß § 53a ASVG	14,20	14,20	0,00
Beitrag zur Betrieblichen Vorsorge (BV)	1,53	0,00	1,53

▶ **Höchstbemessungsgrundlage für Sozialversicherungsbeiträge**

Diese Beiträge berechnen sich nach einem Prozentsatz des Brutto-Einkommens und werden bei Arbeitnehmern direkt durch den Arbeitgeber einbehalten und abgeführt; Selbstständige müssen ihre Beiträge selber an die SVA der gewerblichen Wirtschaft abführen. In diesem Zusammenhang ist es auch gut zu wissen, dass wir eine **Höchstbemessungsgrundlage für die Sozialversicherungsbeiträge** haben:

Das Sozialversicherungssystem

Tabelle 9: Höchstbeitragsgrundlage Sozialversicherung/Stand 2012

Monatliche Höchstbeitragsgrundlagen	monatlich in Euro	Sonderzahlungen jährlich in Euro
in der Krankenversicherung, § 45 Abs. 1 ASVG	4.230,–	8.460,–
in der Unfallversicherung, § 45 Abs. 1 ASVG	4.230,–	8.460,–
in der Pensionsversicherung, § 45 Abs. 1 ASVG	4.230,–	8.460,–
für die Arbeitslosenversicherung	4.230,–	8.460,–

Diese Grenze bedeutet, dass Sie – selbst wenn Sie mehr als € 4.230,– pro Monat verdienen (was Ihnen zu wünschen ist) – nur für diesen Betrag Beiträge zu bezahlen haben. Selbstverständlich wird diese Höchstbeitragsgrundlage regelmäßig evaluiert und gegebenenfalls angepasst.

Ebenfalls zu unterscheiden ist nach der Art und Rechtsnatur der Leistungen:

- **Pflichtleistungen:**
  - Diese herrschen in der Sozialversicherung vor
  - Es besteht ein Rechtsanspruch des Versicherten
  - Beispiele sind Krankenbehandlung, Krankengeld, Wochengeld, Spitalspflege oder Pensionen

- **Freiwillige Leistungen:**
  - Es besteht kein Rechtsanspruch; der Versicherungsträger hat nach pflichtgemäßem Ermessen zu entscheiden
  - Beispiele sind Zuschüsse zu Landaufenthalten, Kuraufenthalte, Gesundheitsvorsorge

▶ Pflichtleistungen freiwillige Leistungen

Und die letzte Differenzierung finden wir bei der Art der Leistungserbringung:

- **Barleistungen** (Geldleistungen)
  - Diese überwiegen in der Unfall- und Pensionsversicherung
  - Beispiele sind: Unfallrenten, Pensionen

- **Sachleistungen** (Naturalleistungen)
  - Diese finden Sie v. a. in der Krankenversicherung
  - Direkt: in eigenen Einrichtungen des Versicherungsträgers, z. B. einem Ambulatorium der Gebietskrankenkasse
  - Indirekt: hier werden Vertragspartner zwischengeschaltet (Ärzte, Apotheken, Optiker etc.)
  - Beispiele sind: Heilmittel, Heilbehelfe, Körperersatzstücke etc.

▶ Barleistungen Sachleistungen

7.2 Die Krankenversicherung

Dieser Teil der Sozialversicherung ist auch für Ihre Arbeit von täglicher Bedeutung – eine Vielzahl der Transporte und Rettungseinsätze, die Sie jeden Tag leisten, wird von der jeweils zuständigen Krankenversicherung bezahlt. Wie das gesamte Sozialversicherungssystem sind auch in jeder einzelnen Sparte eine Fülle von Gesetzen und Bestimmungen relevant – diese werden Ihnen in der weiteren Folge kurz präsentiert, wobei es zu Beginn um den Kreis der versicherten Personen geht:

7.2.1 Wer ist versichert?

> **Lernziel**
>
> Der Sanitäter muss die Finanzierung sowie die Leistungen des Sozialversicherungssystems umreißen können.

Regelungen über den **Versicherungsschutz** in der gesetzlichen Krankenversicherung finden sich in mehreren Gesetzen. Versichert sind nach dem **Allgemeinen Sozialversicherungsgesetz (ASVG)**:

▸ **Versicherungsschutz Allgemeines Sozialversicherungsgesetz (ASVG)**

- Dienstnehmer (Arbeiter und Angestellte),
- Personen mit freien Dienstverträgen,
- Lehrlinge,
- Heimarbeiter,
- zu Ausbildungszwecken nach abgeschlossener Hochschulausbildung beschäftigte Personen (z. B. Rechtspraktikanten, Gastärzte),
- gewisse Gruppen von den Dienstnehmern gleichgestellten selbstständig Erwerbstätigen (z. B. freie Dienstverträge auf bestimmte oder unbestimmte Zeit zur Erbringung von Dienstleistungen);

Nach dem **Beamten-Kranken- und Unfallversicherungsgesetz (B-KUVG)**:

▸ **Beamten-Kranken- und Unfallversicherungsgesetz (B-KUVG)**

- Pragmatisierte Beamte des Bundes, der Länder und Gemeinden (soweit nicht eine Krankenfürsorganstalt zuständig ist),
- Vertragsbedienstete,
- ab 1.1.2000: Gemeindevertreter (Bürgermeister, Mitglieder der Gemeindevertretungen sowie Ortsvorsteher);

Nach dem **Gewerblichen Sozialversicherungsgesetz (GSVG)**:

▸ **Gewerbliches Sozialversicherungsgesetz (GSVG)**

- Selbstständig Erwerbstätige in der gewerblichen Wirtschaft,
- neue Selbstständige;

Nach dem **Bauern-Sozialversicherungsgesetz (BSVG)**:

▸ **Bauern-Sozialversicherungsgesetz (BSVG)**

- Selbstständig Erwerbstätige in der Land- und Forstwirtschaft und deren im Betrieb mittätige Familienangehörige, sowie deren Ehegatten (-gattinnen), sofern sie im land- und forstwirtschaftlichen Betrieb des anderen beschäftigt sind oder ihn auf gemeinsame Rechnung führen (keine Subsidiarität seit 1.1.2000).

▸ **Pensionsbezieher**

In der Krankenversicherung pflichtversichert sind auch die **Bezieher einer Pension** nach dem ASVG, GSVG und BSVG, desgleichen die Bezieher von Ruhe- und Versorgungsgenüssen im Anschluss an ein öffentlich-rechtliches Dienstverhältnis (pensionierte Beamte und deren Hinterbliebene).

Das Sozialversicherungssystem

Weiters sind in den Krankenversicherungsschutz einbezogen:

- Arbeitslose,
- Kriegshinterbliebene,
- seit 1. Jänner 1992 die Asylwerber und
- seit 1. September 2010 die BezieherInnen einer Leistung der Bedarfsorientierten Mindestsicherung.
- In der Krankenversicherung nach dem ASVG, dem GSVG und dem BSVG gibt es auch freiwillig Versicherte (Selbstversicherte nach dem ASVG, Weiterversicherte nach dem GSVG und BSVG).

Die Krankenversicherung schützt nicht nur die Versicherten selbst, sondern auch deren Angehörige (Ehegatte, Kinder u. a. m.), und zwar ohne dass dafür zusätzliche Beiträge zu zahlen sind. Die **Angehörigeneigenschaft** (sogenannte Mitversicherung) setzt voraus, dass die betreffenden Personen nicht selbst krankenversichert sind. Seit **1. Jänner 2001** ist jedoch für bestimmte erwachsene mitversicherte Angehörige (Ehegatten, Lebensgefährten, haushaltsführende Angehörige), die keine Kinder haben oder auch keine Betreuungspflichten ausüben, die Mitversicherung **beitragspflichtig** und ein Zusatzbeitrag zur Krankenversicherung vorgesehen.

▶ Angehörigeneigenschaft seit 1. Jänner 2001 Beitragspflicht

Neben der gesetzlichen Krankenversicherung gibt es noch Krankenfürsorgeanstalten, die auf Grund eines Dienstverhältnisses zu bestimmten öffentlich-rechtlichen Dienstgebern Krankenschutz gewähren.

Die Krankenversicherung trifft Vorsorge für die **Früherkennung von Krankheiten** und die **Erhaltung der Volksgesundheit**, für die Versicherungsfälle Krankheit, Arbeitsunfähigkeit infolge Krankheit und Mutterschaft, Zahnbehandlung und Zahnersatz, Hilfe bei körperlichen Gebrechen, medizinische Maßnahmen der Rehabilitation sowie **Gesundheitsförderung**.

▶ Früherkennung von Krankheiten
Erhaltung der Volksgesundheit
Gesundheitsförderung

Auf freiwilliger Basis kann die Krankenversicherung auch bei Maßnahmen zur Festigung der Gesundheit (z. B. Kur-, Genesungs- und Erholungsaufenthalte), Maßnahmen zur Krankheitsverhütung, Zuschuss zu den Bestattungskosten sowie Erforschung von Krankheits- bzw. Unfallursachen ihren Beitrag leisten.

MERKE
Die Krankenversicherung kann freiwillig für Kuraufenthalte, Krankheitsverhütung, Erforschung von Unfallursachen oder Bestattungskosten Beiträge leisten.

7.2.2 Krankenbehandlung

Die Krankenbehandlung muss ausreichend und zweckmäßig sein, sie darf jedoch das Maß des Notwendigen nicht überschreiten. Die Krankenbehandlung wird während aufrechter Versicherung für die Dauer der Krankheit ohne zeitliche Begrenzung gewährt. Umfasst sind:

Ärztliche Hilfe:
Diese wird durch Vertragsärzte (haben einen Vertrag mit der Krankenkasse, erhalten vom Patienten die e-card und rechnen direkt mit der Krankenkasse ab) und Wahlärzte (haben keinen Vertrag mit der Krankenkasse; der Patient bezahlt den Arzt vorläufig selbst, erhält vom Arzt eine Rechnung und reicht

▶ ärztliche Hilfe

diese bei der Krankenkasse zur Bezahlung ein) sowie Ärzte in Ambulatorien und Krankenhausambulanzen erbracht.

▶ **freie Arztwahl**

Der Patient entscheidet, durch wen er ärztliche Hilfe in Anspruch nimmt, in Österreich herrscht **freie Arztwahl.**

Der ärztlichen Hilfe gleichgestellt sind

- eine auf Grund ärztlicher Verschreibung durchgeführte Behandlung durch Physiotherapeuten, Logopäden und Ergotherapeuten;
- eine auf Grund ärztlicher Verschreibung oder psychotherapeutischer Zuweisung erbrachte diagnostische Leistung eines klinischen Psychologen;
- eine psychotherapeutische Behandlung durch berechtigte Psychotherapeuten;
- eine auf Grund ärztlicher Verschreibung erforderliche Leistung eines Heilmasseurs, der zur freiberuflichen Berufsausübung berechtigt ist.

▶ **Heilmittel**

Heilmittel
Diese umfassen die notwendigen Arzneien und sonstigen Mittel, die zur Beseitigung oder Linderung der Krankheit und zur Sicherung des Heilerfolges dienen. Der Versicherte trägt – abgesehen von div. Ausnahmen (soziale Härte, übertragbare anzeigepflichtige Krankheiten etc.) – einen Teil der Kosten in Form der Rezeptgebühr (für 2012 € 5,15 – es erfolgt eine regelmäßige Anpassung).

▶ **Heilbehelfe**

Heilbehelfe
Brillen, orthopädische Schuheinlagen, Bruchbänder und sonstige Heilbehelfe werden in einfacher und zweckentsprechender Ausführung gewährt. Der Versicherte trägt grundsätzlich einen Selbstbehalt zwischen 10 und 20 %, ausgenommen sozial bedürftige Personen sowie Angehörige unter 15 Jahren.

7.2.3 Hauskranken- und Anstaltspflege

▶ **medizinische Hauskrankenpflege diplomiertes Gesundheits- und Krankenpflegepersonal**

Wenn und solange es die Art der Krankheit zulässt, ist an Stelle von Anstaltspflege **medizinische Hauskrankenpflege** zu gewähren. Die Hauskrankenpflege erfolgt durch **diplomiertes Gesundheits- und Krankenpflegepersonal**, das von der Krankenkasse beigestellt wird oder mit der Krankenkasse einen Vertrag hat (niedergelassenes Pflegepersonal) oder im Rahmen von Vertragseinrichtungen (wie z. B. Arbeiter-Samariter-Bund oder das Rote Kreuz) tätig ist, die medizinische Hauskrankenpflege durchführen.

▶ **ärztliche Anordnung**

Die von der Krankenversicherung zu bezahlende Tätigkeit kann nur auf **ärztliche Anordnung** erfolgen. Die Tätigkeit umfasst medizinische Leistungen und qualifizierte Pflegeleistungen, wie z. B. die Verabreichung von Injektionen, Sondenernährung, Dekubitusversorgung. Zur medizinischen Hauskrankenpflege gehören nicht die Grundpflege und die hauswirtschaftliche Versorgung des Kranken. Die Hauskrankenpflege wird für ein und dieselbe Erkrankung für maximal vier Wochen gewährt, doch kann dieser Zeitraum durch chefärztliche Bewilligung verlängert werden.

▶ **allgemeine Gebührenklasse**

Für den Bereich der Versorgung in einem Spital schließlich gilt, dass Pflege in der **allgemeinen Gebührenklasse** zu gewähren ist, wenn und solange es die Art der Krankheit erfordert. Die Anstaltspflege kann auch gewährt werden, wenn

Das Sozialversicherungssystem

die Möglichkeit einer medizinischen Hauskrankenpflege nicht gegeben ist. Die Anstaltspflege wird seitens der Krankenkasse in unbegrenzter Dauer bezahlt, solange es sich um eine **notwendige Heilbehandlung** handelt.

▶ notwendige Heilbehandlung

Ist die Anstaltspflege oder die medizinische Hauskrankenpflege nicht durch die Notwendigkeit ärztlicher Behandlung bedingt, so wird sie nicht gewährt. Reine Pflegefälle ohne Akuterkrankung (Asylierung) werden daher von der Krankenkasse nicht bezahlt. Darüber hinaus hat der Patient einen kleinen Unkostenbeitrag je Tag, den er in stationärer Pflege verbringt, zu bezahlen (bis zu einem Jahreshöchstausmaß, Ausnahmen bei sozialer Bedürftigkeit, chronischen Krankheiten etc.).

7.2.4 Arbeitsunfähigkeit wegen Krankheit

Wenn Sie nun auf Grund Ihrer Krankheit auch keinen Dienst verrichten können, also entweder krankgeschrieben zu Hause oder im Spital sind, so kommt die Sozialversicherung durch Zahlung von **Krankengeld** auch für den Lohn auf, sobald ihr Arbeitgeber auf Grund der gesetzlichen Regelungen nicht mehr zur „**Entgeltfortzahlung**" verpflichtet ist. Der Anspruch auf Krankengeld entsteht ab dem 4. Tag der Erkrankung. Das Krankengeld wird erst nach Ende der vom Arbeitgeber zu leistenden Entgeltfortzahlung ausbezahlt. Leistet der Arbeitgeber noch die halbe Entgeltfortzahlung, so gebührt das halbe Krankengeld.

▶ Krankengeld Entgeltfortzahlung

Für die Dauer der Entgeltfortzahlung ruht der Anspruch auf Krankengeld. Berechnungsgrundlage für das Krankengeld ist die **Beitragsgrundlage**. Das Krankengeld wird für die Dauer von maximal 52 Wochen gewährt. Kein Krankengeld steht Ihnen bei einer Krankheit zu, die Sie sich infolge schuldhafter Beteiligung an einem Raufhandel zugezogen haben oder die eine unmittelbare Folge der Trunkenheit oder des Suchtgiftmissbrauches ist. Darüber hinaus gibt es noch einige Fällen, in denen die Auszahlung des Krankengeldes ruht.

▶ Beitragsgrundlage

MERKE

Bei einer Krankheit, die auf Trunkenheit, Suchtgiftmissbrauch oder schuldhaftem Raufhandel beruht, haben Sie keinen Anspruch auf Krankengeld.

7.2.5 Mutterschaft

Der Versicherungsfall Mutterschaft beinhaltet einerseits Leistungen, die nur einer Versicherten selbst und andererseits solche, die auch mitversicherten Frauen gewährt werden.

Ärztlicher Beistand, Hebammenbeistand und Beistand durch **diplomierte Kinderkrankenschwestern** werden allen selbstversicherten und mitversicherten Müttern durch Vertragspartner (Arzt, Hebamme, Kinderkrankenschwester), kasseneigene Einrichtungen oder Vertragseinrichtungen gewährt. Hat die Anspruchsberechtigte nicht die Vertragspartner oder die eigenen Einrichtungen (Vertragseinrichtungen) des Versicherungsträgers in Anspruch genommen, so gebührt ihr Kostenersatz wie bei der **Wahlarztregelung**.

▶ ärztlicher Beistand Hebammenbeistand diplomierte Krankenschwester Wahlarztregelung

Heilmittel und Heilbehelfe werden allen selbstversicherten und mitversicherten Müttern wie bei Krankenbehandlung gewährt.

Für die Entbindung ist allen selbstversicherten und mitversicherten Müttern Pflege in einer Krankenanstalt oder in einem Entbindungsheim für höchstens zehn Tage zu gewähren. Bei Komplikationen liegt der Versicherungsfall Krankheit vor und die Anstaltspflege wird in unbegrenzter Dauer gewährt. Das **Wochengeld** gebührt nur der weiblichen Versicherten (nicht mitversicherten Müttern) während der gesamten Schutzfrist sowie während eines allenfalls gegebenen vorzeitigen Mutterschutzes nach dem Mutterschutzgesetz.

▶ **Kinderbetreuungsgeld pauschale Variante einkommensabhängige Variante**

Das **Kinderbetreuungsgeld** wird bis zu 3 Jahre lang von derjenigen Krankenkasse ausbezahlt, bei der die Mutter oder der Vater zuletzt versichert war. Es gibt hier verschiedene Varianten – seit 1.1.2010 derer fünf:

Pauschale Varianten:

- 30 + 6 (rund € 436,– monatlich)
- 20 + 4 (rund € 624,–)
- 15 + 3 (rund € 800,–)
- 12 + 2 (rund € 1.000,–)

Einkommensabhängige Variante:

- 12 + 2 einkommensabhängig (80 Prozent der Letzteinkünfte, max. rund € 2.000,–)

Die Zahlen beziehen sich immer auf die Monate, für die man Kindergeld beziehen kann, und die maximale Dauer erreicht man nur, wenn sowohl Mutter als auch Vater Zeit zu Hause bei ihrem Kind verbringen.

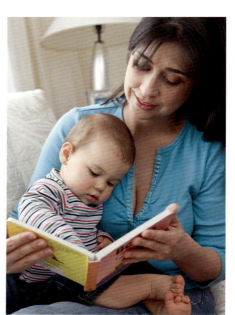

Abbildung 56: Kinderbetreuung

7.2.6 Zahnbehandlung

▶ **Behandlungskosten keine gesetzlichen Mindestleistungen**

Die Krankenkasse zahlt die notwendigen **Behandlungskosten** in einfachster Ausführung oder zahlt dem Versicherten **Zuschüsse**. Der Versicherte hat einen – meist relativ hohen – Selbstbehalt zu leisten. Bei Zahnbehandlung und Zahnersatz gibt es **keine gesetzlichen Mindestleistungen**. Speziell bei diesem Thema sollte allerdings dringend etwas reformiert werden. Sie waren sicher selbst schon beim Zahnarzt und wissen wohl aus eigener Erfahrung, was Sie dort ohne Aufpreis bzw. Honorarnote bekommen – „nicht viel". Selbst Dinge wie Dentalhygiene (was wohl als Vorbeugung ein wichtiger Teil der Pflege ist) müssen vom Versicherten privat bezahlt werden. Auf der anderen Seite gibt es zwar private Zusatzversicherungen, die auch Leistungen der Zahnbehandlung abdecken; die Beiträge, welche dafür zu bezahlen sind, machen es aber kaum möglich, eine solche Versicherung auch tatsächlich abzuschließen.

Anders beispielsweise in Deutschland, wo bei der privaten Krankenversicherung ein viel umfassenderes Paket an Leistungen inkludiert ist, darüber hinaus auch teurere Materialien als bei uns (z. B. für Inlays oder Kronen). Die „günstigste" Variante ist also gesunde Ernährung, regelmäßiges Zähneputzen und der Gang zum Zahnarzt 1–2-mal pro Jahr.

Das Sozialversicherungssystem

7.3 Die Unfallversicherung

Die Unfallversicherung (wie zu Beginn des Kapitels ausgeführt erbracht durch die AUVA) hat ein umfassendes Leistungsspektrum:

- **Verhütung** von Arbeitsunfällen und Berufskrankheiten (hier gehören Arbeitsplatzbegehungen, Erste Hilfe-Kurse, Schulungen & Seminare, Aufklärungskampagnen etc. dazu)
- **Entschädigung** nach Arbeitsunfällen und Berufskrankheiten
- **Erste Hilfe-Leistung** bei Arbeitsunfällen (darum müssen Sie auch für die Transportdokumentation bei Unfällen erfragen, ob es sich um einen Arbeitsunfall gehandelt hat oder nicht!)
- **Unfallheilbehandlung** (tlw. auch in eigenen Krankenhäusern, z. B. das Unfallkrankenhaus Meidling in Wien)
- **Rehabilitation**
- **Forschung**
- **Arbeitsmedizinische Betreuung**

▶ Verhütung
Entschädigung
Erste Hilfe-Leistung
Unfallheilbehandlung

▶ Rehabilitation
Forschung
arbeitsmedizinische Betreuung

Es wird aber auch streng abgegrenzt, welche Vorfälle von dem Begriff „Unfall" hier auch wirklich erfasst sind. Unfall: „ein plötzlich bzw. zeitlich eng begrenztes Ereignis, das von außen her schädigend auf den Körper einwirkt". Arbeitsunfälle sind Unfälle, die sich im örtlichen, zeitlichen und ursächlichen (kausalen) Zusammenhang mit der die Versicherung begründenden Beschäftigung ereignen (daher z. B. auch der Wegunfall inkludiert). **Kausalitätsprinzip**: Im Gegensatz zur Krankenversicherung ist die Ursache des Eintritts des Versicherungsfalles von Bedeutung; wenn der Verkehrsunfall am Weg in den Urlaub passiert, ist die Krankenversicherung „zuständig", wenn er aber am Weg ins Büro passiert, so fällt er in die Zuständigkeit der Unfallversicherung!

▶ Kausalitätsprinzip

MERKE

Der Eintritt des Versicherungsfalles spielt eine wesentliche Rolle, da sich daraus die Zuständigkeit der Versicherungen bildet.

Gerade der Begriff des Arbeitsunfalls ist durchaus weit gefasst – darum wird auch unterschieden in:

- **„Eigentliche" Arbeitsunfälle**
- **„Auch"-Arbeitsunfälle**
  - Unfälle auf Wegen
  - Unfälle bei anderen Tätigkeiten
  - Unfälle in land(forst)wirtschaftlichen Betrieben
- Den Arbeitsunfällen **„gleichgestellte Unfälle"**
  - Personen, die unfallversichert sind
  - Personen, auch wenn sie nicht unfallversichert sind
    - Individuelle Hilfeleistung (z. B. Ersthelfer am Unfallort)
    - Organisierte Hilfeleistung (z. B. freiwillige Mitglieder einer Rettungsorganisation)
    - Vorübergehende Tätigkeiten

▶ eigentliche Arbeitsunfälle
Auch-Arbeitsunfälle
gleichgestellte Unfälle

Einige Zahlen (AUVA/Stand 2011) möchten wir Ihnen hier ebenfalls nicht vorenthalten:

- 4,6 Millionen Versicherte
  - 2,8 Mio. Arbeiter & Angestellte
  - 0,435 Mio. selbstständig Erwerbstätige
  - 1,4 Mio. Schüler und Studenten
- ~167.000 Schadensfälle
  - Arbeitsunfälle
  - Berufskrankheiten
- Ca. 72.500 Rentenbezieher
  - Versehrten- & Hinterbliebenenrenten

7.3.1 Leistungen bei Körperschaden

▶ **Unfallheilbehandlung**
Minderung der Erwerbsfähigkeit

Die **Unfallheilbehandlung** hat mit allen geeigneten Mitteln die durch den Arbeitsunfall oder die Berufskrankheit hervorgerufene Gesundheitsstörung oder Körperbeschädigung sowie die durch den Arbeitsunfall oder die Berufskrankheit verursachte **Minderung der Erwerbsfähigkeit** (MdE; darunter versteht man den Grad der Behinderung in Bezug auf den Arbeitsmarkt) bzw. Minderung der Fähigkeit zur Besorgung der lebenswichtigen persönlichen Angelegenheiten zu beseitigen oder zumindest zu bessern und eine Verschlimmerung der Folgen der Verletzung oder Erkrankung zu verhüten.

▶ **ärztliche Hilfe**
Heilmittel
Pflege im Krankenhaus

Umfasst sind insbesondere **ärztliche Hilfe**, **Heilmittel** und -behelfe sowie die **Pflege im Krankenhaus** oder einer Kuranstalt. Die Unfallheilbehandlung wird so lange und so oft gewährt, als eine Besserung der Folgen des Arbeitsunfalles beziehungsweise der Berufskrankheit oder eine Steigerung der Erwerbsfähigkeit zu erwarten ist oder Heilmaßnahmen erforderlich sind, um eine Verschlimmerung zu verhüten.

▶ **Familiengeld**
Taggeld
Rehabilitation
Einschulungs- und Umschulungsmaßnahmen

Familiengeld (für Versicherte mit Angehörigen) und **Taggeld** (für Versicherte ohne Angehörige) werden seitens der Unfallversicherung ausbezahlt, wenn der Anspruch auf Krankengeld gegenüber der Krankenversicherung bereits ausgeschöpft ist und der Versehrte sich in Anstaltspflege befindet. Beide Leistungen werden während der gesamten Dauer des Aufenthaltes in einer Anstalt gewährt. Solange die Krankenkasse Krankengeld leistet, ruht der Anspruch auf Familien- und Taggeld.

Ein weiterer Leistungsbereich ist die **Rehabilitation**. Im Rahmen der beruflichen Rehabilitation soll der Versehrte in die Lage versetzt werden, seinen bisherigen Beruf wieder auszuüben; ist dies nicht möglich, soll er einen neuen Beruf ausüben können. Als Mittel stehen dabei **Einschulungs- und Umschulungsmaßnahmen** zur Verfügung; darüber hinaus kann bei einem geringeren Lohn, der sich aus dem vorläufigen Fehlen der Qualifikation ergibt, bis zu 4 Jahre lang ein Zuschuss zum vollen Entgelt gewährt werden.

Zur sozialen Rehabilitation kann dem Versehrten unter Bedachtnahme auf seine wirtschaftlichen Verhältnisse insbesondere gewährt werden:

Das Sozialversicherungssystem

- ein Zuschuss und/oder ein Darlehen zur Adaptierung seiner Wohnung, durch die ihm deren Benutzung erleichtert oder ermöglicht wird;
- ein Zuschuss zu den Kosten für die Erlangung des Führerscheins sowie
- ein Zuschuss und/oder ein Darlehen zum Ankauf bzw. zur Adaptierung eines PKW, wenn ihm auf Grund seiner Behinderung die Benützung eines öffentlichen Verkehrsmittels nicht zumutbar ist.

Überdies gibt es Zuschüsse an Institutionen, die Beschäftigung des Versehrten in einer geschützten Werkstätte bzw. in einer Einrichtung der **Beschäftigungstherapie** fördern.

▶ Beschäftigungstherapie

Der Versehrte hat Anspruch auf Versorgung mit **Körperersatzstücken, orthopädischen Behelfen** und anderen Hilfsmitteln, die erforderlich sind, um den Erfolg der Heilbehandlung zu sichern oder die Folgen des Arbeitsunfalls oder der Berufskrankheit zu erleichtern. Alle diese Hilfsmittel müssen den persönlichen und beruflichen Verhältnissen des Versehrten angepasst sein. Die Unfallversicherung trägt sowohl die Kosten der Anschaffung als auch der Erhaltung (Service, Reparatur etc.) der Hilfsmittel. Ein Selbstbehalt ist nicht vorgesehen. Die **Versehrtenrente** steht Versehrten bei einer **Minderung der Erwerbsfähigkeit** (MdE) von mindestens 20 % zu, wobei diese Minderung der Erwerbsfähigkeit mindestens 3 Monate über den Versicherungsfall hinaus bestehen muss.

▶ Körperersatzstücke orthopädische Behelfe

▶ Versehrtenrente Minderung der Erwerbsfähigkeit

Die Auszahlung von **Übergangsrente** und Übergangsbetrag kommt nur bei **Berufskrankheit** in Frage. Besteht durch die weitere Beschäftigung im bisherigen Beruf die Gefahr des Entstehens oder der Verschlechterung einer Berufskrankheit, so kann zur Erleichterung des Überganges in eine andere Berufstätigkeit eine Übergangsrente in der Höhe der Vollrente für maximal 2 Jahre gewährt werden. Dauert die berufliche Umstellung kürzer, so kann ein einmaliger Übergangsbetrag, höchstens eine Jahresvollrente, gewährt werden.

▶ Übergangsrente Berufskrankheit

7.3.2 Leistungen bei Tod

Bestattungskostenbeitrag: Derjenige, der die Kosten des Begräbnisses getragen hat, erhält einen Beitrag in der Höhe von 1/15 der Jahresbemessungsgrundlage, mindestens aber das Eineinhalbfache des Richtsatzes für Mindestpensionen erstattet. Die **Hinterbliebenenrente** beziehen die Witwe, der Witwer, die Kinder sowie allenfalls die Eltern und Geschwister des Versicherten, wenn dieser den Unterhalt der Eltern oder Geschwister überwiegend bestritten hat.

▶ Bestattungskostenbeitrag Hinterbliebenenrente Arbeitsunfall

Abschließend möchten wir Sie nochmals darauf hinweisen, dass alle diese Leistungen ausschließlich im Fall eines **Arbeitsunfalles** zur Auszahlung bzw. Anwendung kommen – wenn Ihnen aber in Ihrer Freizeit ein Unfall passieren sollte (mit dem PKW, beim Schifahren etc.), so fällt eine Leistung der gesetzlichen Unfallversicherung aus; das ist der Grund, warum – speziell in Hinblick auf eventuelle Renten- und Rehabilitationsthemen – der Abschluss einer privaten Unfallversicherung hier eine wichtige Absicherung und Komplettierung des sozialen Netzes darstellt (so wäre u. a. auch eine Rettung mit dem Hubschrauber im Fall bestimmter Freizeitunfälle nicht durch die gesetzliche Sozialversicherung abgedeckt).

> **INFO**
>
> Die Leistungen der Unfallversicherung kommen nur zur Anwendung, wenn es sich um einen Arbeitsunfall handelt. Bei Freizeitunfällen haben Sie keinen Anspruch auf die gesetzliche Unfallversicherung. Eine private Unfallversicherung ist eine wichtige Absicherung in unserem sozialen Netz.

7.4 Die Pensionsversicherung

▶ Pensionsversicherungsanstalt (PVA) unselbstständig Erwerbstätige

Die **Pensionsversicherungsanstalt (PVA)** ist für den Bereich der **unselbstständig Erwerbstätigen** in Österreich der Rechtsträger, welcher für die Leistungen der Pensionsversicherung zuständig ist; auf Grund der mehr als 4,3 Millionen Versicherten ist es zugleich auch der größte österreichische Sozialversicherungsträger. Selbstständige, Beamte und freiberuflich Tätige (Ärzte, Rechtsanwälte etc.) sind bei anderen Rechtsträgern versichert. Wir erläutern in diesem Rahmen die Leistungen der PVA, da auch Sie – solange Sie sich beruflich nicht vollständig verändern – Ihre wohlverdiente Pension wohl auf Basis dieses Trägers beziehen werden.

▶ Pensionszahlungen Gesundheitsvorsorge Rehabilitation

Generell erbringt die PVA neben den verschiedenen, noch zu erläuternden **Pensionszahlungen**/-modellen auch Leistungen auf dem Gebiet der **Gesundheitsvorsorge** (z. B. Kuraufenthalte) und der **Rehabilitation**.

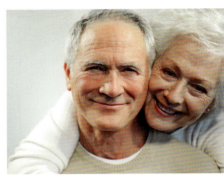

Abbildung 57: Pensionsalter

▶ Umlageverfahren Generationenvertrag

Grundlage für das österreichische Pensionsmodell ist das **Umlageverfahren**, was bedeutet, dass die Pensionen durch die im Berufsleben stehenden Menschen finanziert werden – Sie kommen also durch Ihre aktuellen Zahlungen zu einem Teil für die Pensionen der älteren Generation auf, die bereits im Ruhestand ist. Aus diesem Grund wird dieses Verfahren auch **Generationenvertrag** genannt. Wie aus den Medien sicher bekannt ist, können aber heute (und in Zukunft noch weniger) ausschließlich Beiträge der Erwerbstätigen die Zahlung der Pension für alle Berechtigten nicht decken, weshalb hier aus öffentlichen (Steuer) Mitteln Zuschüsse geleistet werden.

7.4.1 Voraussetzungen

▶ berufliche Tätigkeit Alter Gesundheitszustand

Was muss ein Mensch tun, um Anspruch auf eine gesetzliche Pension zu erlangen? Das ist – abhängig von der **beruflichen Tätigkeit**, dem **Alter** und **Gesundheitszustand** – unterschiedlich und abhängig von der anwendbaren Pensionsvariante. Es muss auch zwischen den verschiedenen möglichen Versicherungsfällen unterschieden werden:

- Arbeits- bzw. Erwerbsunfähigkeit
- Alter
- Tod

▶ Versicherungszeit versicherungspflichtige Erwerbstätigkeit freiwillige Beitragsentrichtung

Allgemeine Voraussetzungen: Für jede Variante gilt, dass eine ausreichend lange **Versicherungszeit** erworben worden sein muss. Zu den besonderen Voraussetzungen zählen insbesondere spezielle Altersgrenzen oder besondere Tätigkeiten (abhängig von der Variante). Bei der Frage der Versicherungszeit werden wiederum verschiedene Begriffe unterschieden, wie diese erworben wird:

Beitragszeiten der Pflichtversicherung sind Zeiten einer **versicherungspflichtigen Erwerbstätigkeit** als Arbeiter, Angestellter, selbstständig Erwerbstätiger oder Bauer. Beitragszeiten der freiwilligen Versicherung sind Zeiten, die durch **freiwillige**

Das Sozialversicherungssystem

Beitragsentrichtung (Selbst- oder Weiterversicherung) erworben wurden. Schließlich gibt es auch noch Ersatzzeiten, für die **keine Beitragsentrichtung** vorgesehen ist, weil der Versicherte nicht in der Lage oder verhindert war, z. B.: Schul- und Studienzeiten nach dem 15. Lebensjahr (bei Beitragszahlung), Wehrdienst, Zivildienst, Wochengeldbezug, Zeiten der Kindererziehung, Kranken- und Arbeitslosengeldbezug ab 1.1.1971.

▶ keine Beitragsentrichtung

Für das österreichische Pensionssystem wurden im **Jahr 2005** weitreichende **Reformen**, Anpassungen und Harmonisierungen beschlossen; es gilt zu beachten, dass für Menschen, die vor dem 1.1.1955 geboren wurden, tlw. noch „alte Regelungen" anzuwenden sind – wir gehen aber davon aus, dass die Leser dieses Buches wohl jünger sind und darum gehen wir nur mehr auf die neuen Bestimmungen ein. Die genauen rechtlichen Bestimmungen dazu finden Sie im Allgemeinen Pensionsgesetz (APG).

▶ Reformen im Jahr 2005

7.4.2 Eigenpensionen

Wenn Sie selber einen der anwendbaren Versicherungsfälle erleben, gibt es folgende Pensionsvarianten:

- Alterspension
- Korridorpension
- Schwerarbeitspension (seit 1.1.2007)
- Vorzeitige Alterspension bei langer Versicherungsdauer (diese gibt es nur mehr für einige bestimmte Geburtsjahrgänge)
- Krankheitsbedingte Pensionen
    - Berufsunfähigkeitspension (Angestellte)
    - Invaliditätspension (Arbeiter)
    - Erwerbsunfähigkeitspension (Selbstständige & Bauern)

Für die **Alterspension** gilt: Der Versicherungsfall tritt bei Männern mit 65 Jahren und bei Frauen mit 60 Jahren ein (wobei für Frauen das Alter ab 2024 stufenweise ebenfalls auf 65 angehoben wird, sodass für alle Menschen ab dem Geburtsjahr 1968 einheitlich diese Grenze gelten wird).

▶ Alterspension Mindestversicherungszeit

Die **Mindestversicherungszeit** ist gegeben, wenn mindestens 180 Versicherungsmonate nach dem APG (grundsätzlich erst ab 1.1.2005), davon mindestens 84 Monate auf Grund einer Erwerbstätigkeit, vor dem Stichtag vorliegen. Kindererziehungszeiten zählen auch, wenn sie vor dem 1.1.2005 liegen. Den Versicherungszeiten aufgrund einer Erwerbstätigkeit sind folgende, auch vor dem 1.1.2005 erworbene Zeiten gleichgestellt:

- Zeiten einer Selbstversicherung wegen Pflege eines behinderten Kindes,
- Zeiten einer Selbstversicherung wegen Pflege eines nahen Angehörigen,
- Zeiten einer beitragsbegünstigten Weiterversicherung für pflegende Angehörige,
- Zeiten einer Familienhospizkarenz.

▶ **Korridorpension
Schwerarbeitspension**

Wenn auch Monate einer Selbstversicherung erworben wurden, zählen höchstens 12 davon für die Erfüllung der Mindestversicherungszeit. Sie können natürlich auch später in Pension gehen oder trotz Pensionsantritt einer Arbeitstätigkeit nachgehen – in diesen beiden Fällen würde Ihnen ein Zuschlag zu Ihrer Alterspension gewährt werden.

Die **Korridorpension** wurde als neue Variante mit Einführung des APG zum 1.1.2005 geschaffen:

Hier ist ein Pensionsantritt ab Vollendung des 62. Lebensjahres möglich, wobei diese Variante nur für Männer in Frage kommt, die nach dem 1.1.1944 geboren wurden (bei Frauen besteht diese Möglichkeit erst ab dem Jahr 2028).

Die Antrittsvoraussetzungen sind erfüllt, wenn mindestens 450 Versicherungsmonate (das entspricht 37,5 Jahren) erworben wurden und keine Pflichtversicherung in der Pensionsversicherung, keine sonstige selbstständige oder unselbstständige Erwerbstätigkeit mit einem monatlichen Einkommen über der Geringfügigkeitsgrenze von € 376,26 sowie kein monatlicher Bezug aus einem öffentlichen Mandat (z. B. Bürgermeister) über € 3.998,40 vorliegen.

Für kranke und arbeitslose Versicherungsnehmer bestehen Sonderregelungen in Zusammenhang mit anderen Pensionsvarianten und speziellen Zu- und Abschlägen.

Auch die **Schwerarbeitspension** wurde mit dem APG ins Leben gerufen und kann seit 1.1.2007 in Anspruch genommen werden:

Der frühestmögliche Pensionsantritt ist mit Vollendung des 60. Lebensjahres. Für Frauen ist die Schwerarbeitspension erst ab der Anhebung des Regelpensionsalters im Jahr 2024 von Bedeutung.

Die besonderen Anspruchsvoraussetzungen sind für dieses Modell 540 Versicherungsmonate, davon müssen mindestens 120 Schwerarbeitsmonate innerhalb der letzten 240 Kalendermonate vor dem Stichtag erworben werden; darüber hinaus darf keine Pflichtversicherung in der Pensionsversicherung, keine sonstige selbstständige oder unselbstständige Erwerbstätigkeit mit einem monatlichen Einkommen über der Geringfügigkeitsgrenze von € 376,26 sowie kein monatlicher Bezug aus einem öffentlichen Mandat (z. B. Bürgermeister) über € 3.998,40 vorliegen.

Liegen die erforderlichen Schwerarbeitsmonate ab Vollendung des 60. Lebensjahres bereits vor, so bleibt dieser Pensionsanspruch auch bei einer späteren Pensionsantragstellung gewahrt. Die Frage ist nun, was denn eigentlich „Schwerarbeitsmonate" sind. Hierzu kann man einen Blick in die Schwerarbeitsverordnung werfen:

Im § 1 sind besonders belastende Tätigkeiten beschrieben:

Als Tätigkeiten, die unter körperlich oder psychisch besonders belastenden Bedingungen erbracht werden, gelten alle Tätigkeiten, die geleistet werden

- *1. in Schicht- oder Wechseldienst auch während der Nacht (unregelmäßige Nachtarbeit), das heißt zwischen 22 Uhr und 6 Uhr, jeweils im Ausmaß von mindestens sechs Stunden und zumindest an sechs Arbeitstagen im Kalendermonat, sofern nicht in diese Arbeitszeit überwiegend Arbeitsbereitschaft fällt, oder*

Das Sozialversicherungssystem

- 2. regelmäßig unter Hitze oder Kälte im Sinne des Art. VII Abs. 2 Z. 2 und 3 des Nachtschwerarbeitsgesetzes (NSchG), BGBl. Nr. 354/1981, oder
- 3. unter chemischen oder physikalischen Einflüssen im Sinne des Art. VII Abs. 2 Z. 5, 6 und 8 NSchG oder
- 4. als schwere körperliche Arbeit, die dann vorliegt, wenn bei einer achtstündigen Arbeitszeit von Männern mindestens 8.374 Arbeitskilojoule (2.000 Arbeitskilokalorien) und von Frauen mindestens 5.862 Arbeitskilojoule (1.400 Arbeitskilokalorien) verbraucht werden, oder
- 5. zur berufsbedingten Pflege von erkrankten oder behinderten Menschen mit besonderem Behandlungs- oder Pflegebedarf, wie beispielsweise in der Hospiz- oder Palliativmedizin, oder
- 6. trotz Vorliegens einer Minderung der Erwerbsfähigkeit (§ 14 des Behinderteneinstellungsgesetzes, BGBl. Nr. 22/1970) von mindestens 80 %, sofern für die Zeit nach dem 30. Juni 1993 Anspruch auf Pflegegeld zumindest in Höhe der Stufe 3 nach § 5 des Bundespflegegeldgesetzes, BGBl. Nr. 110/1993, oder nach den Bestimmungen der Landespflegegeldgesetze bestanden hat.
   - (2) Als besonders belastende Berufstätigkeiten gelten jedenfalls auch alle Tätigkeiten, für die ein Nachtschwerarbeits-Beitrag nach Art. XI Abs. 3 NSchG geleistet wurde, ohne dass daraus ein Anspruch auf Sonderruhegeld nach Art. X NSchG entstanden ist.

Sie sehen, dass hier auch durchaus einige Bestimmungen auf die Arbeit im Sanitäts- und Pflegedienst zutreffen!

▶ **Krankenpflegefachdienst**
Sanitätshilfsdienste

Eine zusätzliche Information bietet auch die „Berufsliste für Frauen und Männer mit beruflicher Schwerarbeit" – diese finden Sie auf der Website der Pensionsversicherungsanstalt. In der Liste finden sich dann auch ausdrücklich:

- Gehobener Dienst für Gesundheits- und Krankenpflege (**Krankenpflegefachdienst**), sofern Frauen mind. 1400 kcal verbrauchen
- Gesundheitshilfsdienst (**Sanitätshilfsdienste**) für Frauen und Männer

> **INFO**
> Die Berufsliste für Frauen und Männer mit beruflicher Schwerarbeit finden Sie auf der Internetseite www.pensionsversicherung.at in der Rubrik Leistungen.

Wenn ein Mensch gesundheitsbedingt nicht mehr (oder nur mehr stark eingeschränkt) arbeitsfähig ist und dies nicht auf einen Arbeitsunfall oder eine Berufskrankheit zurückzuführen ist (denn dann wäre eine Leistung der gesetzlichen Unfallversicherung abzurufen – siehe dazu weiter oben), stehen **Berufsunfähigkeitspension** (Angestellte) bzw. **Invaliditätspension** (Arbeiter) zur Verfügung:

▶ **Berufsunfähigkeitspension**
Invaliditätspension

Der Pensionsanspruch besteht, wenn kein Anspruch auf berufliche Rehabilitation besteht oder diese Maßnahmen nicht zweckmäßig bzw. nicht zumutbar sind, die Invalidität bzw. Berufsunfähigkeit voraussichtlich sechs Monate (oder länger) andauert, die Mindestversicherungszeit (mind. 180 Beitrags- oder 300 Versicherungsmonate oder bei Menschen vor dem 27. Lebensjahr mind. 6 Versicherungsmonate) erfüllt ist und die Voraussetzungen für eine normale Alterspension noch nicht erfüllt sind. Grundlage für eine Entscheidung ist in jedem Fall ein **(fach)ärztliches Gutachten**. Wenn eine versicherte Person ihren bisherigen Beruf durch Minderung ihrer Arbeitsfähigkeit infolge ihres körperlichen oder geistigen Zustandes nicht mehr ausüben kann, darf sie nur auf andere Berufe ihrer Berufsgruppe verwiesen werden (**Berufsschutz**).

▶ **fachärztliches Gutachten**
Berufsschutz

Berufsschutz besteht nur bei überwiegender Tätigkeit in einem erlernten (angelernten) Beruf oder Erwerbstätigkeit als Angestellte/r, wenn diese innerhalb der letzten 15 Jahre vor dem Stichtag in zumindest 90 Pflichtversicherungsmonaten ausgeübt wurde.

Besondere Regelungen gibt es einerseits noch bis 31.12.2015 und andererseits für Menschen, die das 57. Lebensjahr vollendet haben. Darüber hinaus gilt jeder Antrag auf eine Invaliditäts- bzw. Berufsunfähigkeitspension auch als Antrag auf Rehabilitation. Vor Auszahlung einer Pension wird also stets geprüft, ob eine (eventuell auch andere) Berufstätigkeit möglich ist.

7.4.3 Hinterbliebenenpensionen

▶ **Absicherung überlebender Angehöriger**

Hier steht die **Absicherung überlebender Angehöriger** im Vordergrund, für die der Verstorbene unterhaltspflichtig war – stellen Sie sich vor, Sie haben nie gearbeitet, weil das Ihr Ehepartner getan hat. Plötzlich verstirbt dieser – Sie würden vor dem „Nichts" stehen, da Sie ja keinen eigenen Anspruch erworben haben.

▶ **Witwen-/Witwerpension**
Pension für hinterbliebene eingetragene Partner
Waisenpension

Zur Verfügung stehen in diesem Zusammenhang:

- **Witwen-/Witwerpension** (befristet oder unbefristet, Entfall bei neuerlicher Eheschließung)

- **Pension für hinterbliebene eingetragene Partner** (um die Diskriminierung gleichgeschlechtlicher Beziehungen gegenüber der Ehe zu reduzieren)

- **Waisenpension** (bis zum 18. Lebensjahr, bei Schul-/Berufsausbildung max. bis zum 27. Lebensjahr)

Auch für diese Leistungen gibt es wieder allgemeine und spezielle Voraussetzungen, diverse Alters- und Bezugsgrenzen etc. Wenn Sie hierzu detaillierte Informationen benötigen, erhalten Sie diese bei der Pensionsversicherungsanstalt.

7.4.4 Ausgleichszulage

▶ **Mindestpensionen**
Ausgleichszulage

Pensionisten, deren Einkommen nicht einmal den Richtsatz für **Mindestpensionen** erreicht, erhalten eine **Ausgleichszulage** in der Höhe der Differenz zwischen tatsächlicher Pension und Richtsatz.

Der Richtsatz für Mindestpensionen beträgt für das Jahr 2012 monatlich:

Tabelle 10: Richtsatz für Mindestpensionen im Jahr 2012

für Alleinstehende	€ 814,82
für Ehepaare	€ 1.221,68
und Erhöhung für jedes Kind	€ 125,72
für Halbwaisen bis zur Vollendung des 24. Lebensjahres	€ 299,70
für Vollwaisen bis zur Vollendung des 24. Lebensjahres	€ 450,00
für Halbwaisen nach der Vollendung des 24. Lebensjahres	€ 532,56
für Vollwaisen nach der Vollendung des 24. Lebensjahres	€ 814,82

Das Sozialversicherungssystem

7.5 Die Arbeitslosenversicherung

Diese Versicherung hat eine Sonderstellung – als Bestandteil der sozialen Sicherheit in Österreich hat sie enorme Bedeutung, rechtlich gesehen gehört sie allerdings nicht zur „gesetzlichen Sozialversicherung". Das **Arbeitsmarktservice (AMS Österreich)**, ein privates Unternehmen, vollzieht neben anderen Aufgaben auch das **Arbeitslosenversicherungsgesetz**: Versichert sind **unselbstständig Erwerbstätige** (ausgenommen „geringfügig Beschäftigte"), **freie Dienstnehmer** (wenn sie in der Krankenversicherung pflichtversichert sind) sowie unter bestimmten Voraussetzungen auch **Selbstständige** (seit 2009).

▶ Arbeitsmarktservice (AMS Österreich) Arbeitslosenversicherungsgesetz

▶ unselbstständig Erwerbstätige freie Dienstnehmer Selbstständige

Die „bekannteste" Leistung ist wohl das **Arbeitslosengeld**, das Personen, die arbeitsfähig, arbeitswillig und arbeitslos sind, für eine bestimmte Zeit zusteht.

▶ Arbeitslosengeld

Arbeitsfähigkeit bedeutet, dass der Arbeitnehmer weder krank noch berufsunfähig bzw. invalid ist; Arbeitswilligkeit liegt vor, wenn die Person bereit ist, eine „zumutbare Arbeit" anzunehmen. Arbeitslosigkeit schließlich bedeutet, dass das letzte Dienstverhältnis endgültig beendet ist und noch kein neues begonnen hat.

Weitere Leistungen sind:

- **Notstandshilfe** (nach Ablauf der Berechtigung auf Arbeitslosengeld, solange die die Voraussetzungen für Arbeitslosengeld sowie eine Notlage vorliegen; zeitlich unbefristet)
- **Weiterbildungsgeld** (bei Bildungskarenz oder Freistellungen gegen Entfall der Bezüge)
- **Übergangsgeld** (für Personen ab bestimmten Altersgrenzen bis zur Berechtigung einer Alterspension)
- **Altersteilzeitgeld** (diese Leistung wird an den Arbeitgeber bei Vorliegen einer Altersteilzeitvereinbarung ausbezahlt)
- Bevorschussung von Leistungen der **Pensionsversicherung** (Absicherung für eine Phase zwischen Pensions-Antragstellung und Entscheidung der Pensionsversicherung)

▶ Notstandshilfe Weiterbildungsgeld Übergangsgeld Altersteilzeitgeld Pensionsversicherung

Weitere Informationen zu den Leistungen des AMS, auch zu speziellen Förderungen, Aus- und Weiterbildungsmaßnahmen etc. finden Sie auf der Website www.ams.at.

7.6 Das Pflegegeld

7.6.1 Allgemeines

Ziel der Bundes- und Landespflegegeldgesetze ist es, allen in Österreich lebenden **Pflegebedürftigen** (Menschen mit Behinderung) eine ihren Bedürfnissen angemessene **Hilfe als Rechtsanspruch** zukommen zu lassen. Die Pflegegeldgesetze werden nicht von eigenen Behörden vollzogen,

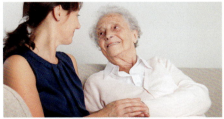

Abbildung 58: Pflegeanspruch

▶ Pflegebedürftige Hilfe als Rechtsanspruch

▶ **Grundleistung**

sondern, sofern der Pflegebedürftige eine **Grundleistung** (z. B. Rente, Pension oder Beihilfe) bezieht, von der diese Leistung auszahlenden Stelle (z. B. Pensionsversicherung, Unfallversicherung), bei Pflegebedürftigen ohne Grundleistung (z. B. Erwerbstätige, Hausfrauen/männer, Kinder) ab 1.1.2012 ebenfalls von der Pensionsversicherungsanstalt als zentral verwaltende Behörde.

7.6.2 Anspruchsvoraussetzungen

Pflegegeld gebührt ab der Vollendung des 3. Lebensjahres, wenn

▶ **körperliche, geistige, psychische Behinderung Sinnesbehinderung Pflegebedarf**

- auf Grund einer **körperlichen, geistigen oder psychischen Behinderung** oder
- einer **Sinnesbehinderung**
- ein ständiger Betreuungs- und Hilfsbedarf (**Pflegebedarf**) besteht, der mehr als 60 Stunden pro Monat beträgt und mindestens 6 Monate andauern wird.

Anspruch auf Pflegegeld vor Vollendung des dritten Lebensjahres besteht jedoch dann, wenn damit für den Pflegebedürftigen eine besondere Härte vermieden wird; insbesondere sind hierbei die persönlichen, wirtschaftlichen und familiären Umstände zu berücksichtigen.

7.6.3 Ausmaß des Pflegegeldes

▶ **Pflegegeld in 7 Stufen**

Je nach Ausmaß der Pflegebedürftigkeit ist das **Pflegegeld in 7 Stufen** eingeteilt.

Tabelle 11: Stufen des Pflegegeldes

Stufe	Pflegebedarf mehr als	Pflegegeld in €
1	60 Stunden pro Monat	154,20
2	85 Stunden pro Monat	284,30
3	120 Stunden pro Monat	442,90
4	160 Stunden pro Monat	664,30
5	180 Stunden pro Monat und außergewöhnlicher Pflegeaufwand	902,30
6	180 Stunden pro Monat und dauernde Beaufsichtigung	1.260,00
7	180 Stunden pro Monat und praktische Bewegungsunfähigkeit	1.655,80

Das Pflegegeld wird zwölfmal jährlich im Nachhinein ausbezahlt.

▶ **stationärer Aufenthalt**

Der Anspruch auf Pflegegeld ruht während eines **stationären Aufenthaltes** in einer Krankenanstalt ab dem Tag nach der Aufnahme, wenn ein in- oder ausländischer Träger der Sozialversicherung, der Bund oder eine Krankenfürsorgeanstalt für die Kosten der Pflege der allgemeinen Gebührenklasse in einer in- oder ausländischen Krankenanstalt aufkommt.

Das Sozialversicherungssystem

Das Pflegegeld ist auf Antrag für die Dauer von höchstens drei Monaten des stationären Aufenthaltes in einer Krankenanstalt in dem Umfang weiterzuleisten, in dem pflegebedingte Aufwendungen nachgewiesen werden, die sich aus einem der Pflichtversicherung nach dem ASVG unterliegenden Dienstverhältnis (Vollversicherung oder Teilversicherung in der Unfallversicherung) eines Pflegegeldbeziehers mit einer Pflegeperson ergeben oder wenn die Pflegeperson als Begleitperson stationär aufgenommen wurde, weil der Aufenthalt ohne diese nicht möglich wäre oder bei Kindern, unmündigen Minderjährigen oder geistig Behinderten in deren Interesse erforderlich ist.

7.6.4 Verfahren

Das Pflegegeld ist bei einem der oben genannten Entscheidungsträger geltend zu machen. Dieser entscheidet – allenfalls nach Einholung von ärztlichen Gutachten – über den Antrag mit Bescheid.

Ein Bescheid, mit dem der Antrag auf Pflegegeld entweder zur Gänze abgewiesen wurde oder der Antragsteller niedriger eingestuft wurde, kann mit Klage beim **Arbeits- und Sozialgericht** innerhalb einer Frist von 3 Monaten angefochten werden.

▶ Arbeits- und Sozialgericht

7.6.5 Einstufung

Die Pflegegeldgesetze sehen **einheitliche Einstufungsrichtlinien** vor, wobei im Bereich der Betreuung Richtwerte und Mindestwerte und im Bereich der Hilfe Fixwerte bis zu maximal 50 Stunden festgesetzt werden können. Überdies ist eine **pauschale Mindesteinstufung** für Behindertengruppen mit weitgehend gleichartigem Pflegebedarf möglich. Auf Grund der **Pflegegeldgesetze** wurden seitens des Bundes und der einzelnen Bundesländer im Wesentlichen gleichlautende **Einstufungsverordnungen** erlassen.

▶ einheitliche Einstufungsrichtlinien
pauschale Mindesteinstufung

▶ Pflegegeldgesetze
Einstufungsverordnungen

Die Einstufungsverordnungen sehen im Wesentlichen vor:

7.6.5.1 Betreuung mit Mindestwerten und Richtwerten

Unter Betreuung sind alle in relativ kurzer Folge notwendigen Verrichtungen anderer Personen zu verstehen, die vornehmlich den persönlichen Lebensbereich betreffen und ohne die der pflegebedürftige Mensch der Verwahrlosung ausgesetzt wäre.

Die Betreuungstätigkeiten sind demonstrativ aufgezählt und Mindestwerte bzw. Richtwerte für den zeitlichen Betreuungsaufwand angeführt. Von diesen Mindestwerten kann nach oben hin abgewichen werden, wenn der Betreuungsaufwand diese Mindestwerte erheblich überschreitet. Eine derartige Abweichung ist in den **Sachverständigengutachten** ausführlich zu begründen.

▶ Sachverständigengutachten

Von den Richtwerten kann unter denselben Voraussetzungen nach oben und unten abgewichen werden.

Generalklausel

Zu den unter Betreuung genannten Verrichtungen zählen insbesondere solche beim An- und Auskleiden, bei der Körperpflege, der Zubereitung und Einnahme von Mahlzeiten, der Verrichtung der Notdurft, der Einnahme von Medikamenten und der Mobilitätshilfe im engeren Sinn.

Betreuung mit Richtwerten

Bei der Feststellung des zeitlichen Betreuungsaufwandes ist von folgenden – auf einen Tag bezogenen – Richtwerten auszugehen:

Tabelle 12: Richtwerte für den Betreuungsaufwand

Tätigkeit	Zeit pro Tag	Stunden pro Monat
An- und Auskleiden	2 x 20 Minuten	20
Reinigung bei inkontinenten Patienten	4 x 10 Minuten	20
Entleerung und Reinigung des Leibstuhles	4 x 5 Minuten	10
Einnahme von Medikamenten	6 Minuten	3
Anus praeter-Pflege	15 Minuten	7,5
Kanülen-Pflege	10 Minuten	5
Katheter-Pflege	10 Minuten	5
Einläufe	30 Minuten	15
Mobilitätshilfe im engeren Sinn	30 Minuten	15

7.6.5.2 Betreuung mit Mindestwerten

Für die nachstehenden Verrichtungen werden folgende zeitliche Mindestwerte festgelegt:

Tabelle 13: Mindestwerte für Betreuungsaufwand

Tätigkeit	Zeit pro Tag	Stunden pro Monat
Tägliche Körperpflege	2 x 25 Minuten	25
Zubereitung von Mahlzeiten	1 Stunde	30
Einnehmen von Mahlzeiten	1 Stunde	30
Verrichtung der Notdurft	4 x 15 Minuten	30
Motivationsgespräch	20 Minuten	10

7.6.5.3 Erschwerniszuschlag

Erschwerniszuschlag für schwerstbehinderte Kinder und Jugendliche sowie für Personen mit einer schweren geistigen oder einer schweren psychischen Behinderung, insbesondere einer demenziellen Erkrankung.

Tabelle 14: Erschwerniszuschlag Pflegebedarf

	Stunden pro Monat
bis zum vollendeten 7. Lebensjahr	50
ab dem vollendeten 7. Lebensjahr bis zum vollendeten 15. Lebensjahr	75
ab dem vollendeten 15. Lebensjahr	25

7.6.6 Hilfe mit Fixwerten

Unter Hilfe sind **aufschiebbare Verrichtungen** anderer Personen zu verstehen, die den sachlichen Lebensbereich betreffen und zur **Sicherung der Existenz** erforderlich sind.

▶ aufschiebbare Verrichtungen
Sicherung der Existenz

Die Hilfsverrichtungen betreffen den sachlichen Lebensbereich und sind taxativ aufgezählt:

- Herbeischaffung von Nahrungsmitteln und Medikamenten,
- Reinigung der Wohnung und der persönlichen Gebrauchsgegenstände,
- Pflege der Leib- und Bettwäsche,
- Beheizung des Wohnraumes einschließlich Herbeischaffen von Heizmaterial,
- Mobilitätshilfe im weiteren Sinn.

Für jede Hilfsverrichtung ist ein fixer **Zeitwert** von 10 Stunden pro Monat anzunehmen. Ob überhaupt Hilfsbedürftigkeit vorliegt, ist für jede Hilfsverrichtung gesondert festzustellen. Bei pflegebedürftigen Kindern und Jugendlichen kann bis zum vollendeten 15. Lebensjahr ein Zeitwert für Mobilitätshilfe im weiteren Sinn im Ausmaß von bis zu 50 Stunden monatlich berücksichtigt werden.

▶ Zeitwert

7.6.7 Pauschaleinstufungen

Pauschaleinstufungen gibt es für Blinde (Stufen 3–5) und Rollstuhlfahrer (Stufen 3–5). Diese Pauschaleinstufungen sind **Mindesteinstufungen**, zusätzliche Einschränkungen führen darüber hinaus zu einer höheren Einstufung.

▶ Mindesteinstufungen

7.6.7.1 Pauschaleinstufungen für Blinde

Bei hochgradig sehbehinderten, blinden und taubblinden Personen ist mindestens folgender Pflegebedarf ohne weitere Prüfung der Stundenanzahl der notwendigen Pflege anzunehmen:

- Pflegebedarf von durchschnittlich mehr als 120 Stunden monatlich für Personen, die hochgradig sehbehindert sind (Stufe 3);
- Pflegebedarf von durchschnittlich mehr als 160 Stunden monatlich für Personen, die blind sind (Stufe 4);
- Pflegebedarf von durchschnittlich mehr als 180 Stunden monatlich und ein außergewöhnlicher Pflegeaufwand für Personen, die taubblind sind (Stufe 5).

Als hochgradig sehbehindert gilt, wer das Sehvermögen so weit eingebüßt hat, dass er sich zwar in nicht vertrauter Umgebung allein zurechtfinden kann, jedoch trotz der gewöhnlichen Hilfsmittel zu wenig sieht, um den Rest an Sehvermögen wirtschaftlich verwerten zu können.

Als blind gilt, wer nichts oder nur so wenig sieht, dass er sich in einer ihm nicht ganz vertrauen Umgebung allein nicht zurechtfinden kann. Als taubblind gelten Blinde, deren Hörvermögen so hochgradig beeinträchtigt ist, dass eine Kommunikation mit der Umwelt nicht mehr möglich ist.

7.6.7.2 Pauschaleinstufungen für Rollstuhlfahrer

Bei Personen, die zur Fortbewegung überwiegend auf den Gebrauch eines Rollstuhles angewiesen sind, ist mindestens folgender Pflegebedarf ohne weitere Prüfung der Stundenanzahl der notwendigen Pflege anzunehmen:

- Pflegebedarf von durchschnittlich mehr als 120 Stunden monatlich, wenn kein deutlicher Ausfall von Funktionen der oberen Extremitäten und weder eine Stuhl- oder Harninkontinenz noch eine Blasen- oder Mastdarmlähmung vorliegen (Stufe 3);
- Pflegebedarf von durchschnittlich mehr als 160 Stunden monatlich, wenn kein deutlicher Ausfall von Funktionen der oberen Extremitäten, jedoch eine Stuhl- oder Harninkontinenz bzw. eine Blasen- oder Mastdarmlähmung vorliegen (Stufe 4);
- Pflegebedarf von durchschnittlich mehr als 180 Stunden monatlich und ein außergewöhnlicher Pflegeaufwand, wenn ein deutlicher Ausfall von Funktionen der oberen Extremitäten gegeben ist (Stufe 5).

7.6.7.3 Gleichstellungsregelung

▶ **Beaufsichtigung von Menschen**

Die Anleitung und **Beaufsichtigung von Menschen** mit geistiger oder psychischer Behinderung zu Tätigkeiten, bei denen Betreuung oder Hilfe notwendig ist, ist der Betreuung und Hilfe gleichzusetzen.

7.6.7.4 Begrenzung des Pflegebedarfs

Pflegebedarf ist nicht anzunehmen, wenn die notwendigen Verrichtungen vom Anspruchswerber durch die Verwendung

- einfacher Hilfsmittel oder
- anderer Hilfsmittel, die vorhanden sind oder für deren Kosten der Entscheidungsträger überwiegend oder zur Gänze aufkommt,

vorgenommen werden könnten und dem Anspruchswerber die Verwendung dieser Mittel mit Rücksicht auf seinen physischen oder psychischen Zustand zumutbar ist.

▶ **Entwicklungsstufe**

Pflegebedarf ist bei 3–15-Jährigen nicht anzunehmen, wenn die betreffenden Verrichtungen bei gleichaltrigen Gesunden ebenfalls nicht selbstständig vorgenommen werden. Abzustellen ist immer auf die dem Lebensalter entsprechende **Entwicklungsstufe**.

Das Sozialversicherungssystem

7.6.8 Sachleistungen und Geldleistungen

Das Pflegegeld ist in erster Linie ein **Geldanspruch**. Wird der durch das Pflegegeld angestrebte Zweck nicht erreicht, so können an Stelle des gesamten oder eines Teiles des Pflegegeldes Sachleistungen erbracht werden. Die Umwandlung der Geldleistung in eine Sachleistung und die Ablehnung der Erbringung von Geldleistungen an Stelle von Sachleistungen kann mit Klage beim Arbeits- und Sozialgericht bekämpft werden.

▶ **Geldanspruch**

Das Gesundheitswesen in Österreich

8. Das Gesundheitswesen in Österreich

In diesem Abschnitt sollen Sie einen Überblick über die Einrichtungen im österreichischen Gesundheitswesen und deren Zusammenspiel (Krankenanstalten, Ambulatorien, niedergelassene Ärzte etc.) erhalten.

Lernziel [18]

Der Sanitäter muss einen Überblick über die Einrichtungen im österreichischen Gesundheitswesen geben können.

Wir können froh und auch stolz auf das Leistungsangebot in Österreich sein. Nehmen wir z. B. die durchschnittliche Lebenserwartung einer Frau, die in den Jahren 2006–2009 zur Welt gekommen ist:

Tabelle 15: Lebenserwartung Frauen Jahrgang 2006–2009

Land	2006	2007	2008	2009
Australien	83,5	83,7	83,7	83,9
Belgien	82,3	82,6	82,6	82,8
Chile	81,4	80,7	80,6	80,9
Dänemark	80,7	80,6	81	81,1
Deutschland	82,4	82,7	82,7	82,8
England	81,7	81,8	81,9	82,5
Estland	78,5	78,7	79,2	80,1
Finnland	83,1	83,1	83,3	83,5
Frankreich	84,2	84,4	84,3	94,4
Griechenland	81,9	81,8	82,3	82,7
Irland	82,1	82,4	82,4	82,5
Island	83	82,9	83	83,3
Israel	82,5	82,4	83	83,5
Italien	84,2	84,2	94,5	k.A.
Japan	85,8	86	86	86,4
Kanada	82,8	83	k.A.	k.A.
Korea	82,4	82,7	83,3	83,8
Luxemburg	81,9	82,2	83,1	83,3
Mexiko	77,2	77,4	77,5	77,6
Neuseeland	82,2	82,2	82,4	82,7
Niederlande	81,9	82,3	82,3	82,7
Norwegen	82,9	82,9	83,2	83,2
Österreich	82,8	83,1	83,3	83,2
Polen	79,6	79,7	80	80
Portugal	82,3	82,2	82,4	82,6

Fortsetzung Tabelle 15: Lebenserwartung Frauen Jahrgang 2006–2009

Land	2006	2007	2008	2009
Schweden	82,9	83	83,2	83,4
Schweiz	84,2	84,4	84,6	84,6
Slowakei	78,2	78,1	78,7	78,7
Slowenien	81,9	87,8	82,3	82,3
Spanien	84,4	84,3	84,5	84,9
Tschechien	79,9	80,2	80,5	80,5
Türkei	75,3	75,6	75,8	76,4
Ungarn	77,4	77,3	77,8	77,9
USA	80,2	80,4	80,5	80,6

Wir müssen uns also im internationalen Vergleich hier keinesfalls „verstecken". Interessant ist aber auch, wenn man nun vergleicht, wie viel in den unterschiedlichen Ländern für das Gesundheitssystem ausgegeben wird:

Tabelle 16: Ausgaben für das Gesundheitssystem 2006–2009

Land	2006	2007	2008	2009
Australien	8,458	8,507	8,742	k.A.
Belgien	9,602	9,658	10,073	10,876
Chile	6,622	6,898	7,499	8,394
Dänemark	9,924	9,987	10,255	11,532
Deutschland	10,577	10,454	10,66	11,612
England	8,476	8,42	8,783	9,781
Estland	5,017	5,239	6,106	7,006
Finnland	8,351	8,05	8,356	9,156
Frankreich	11,043	11,023	11,104	11,782
Griechenland	9,625	9,641	k.A.	k.A.
Irland	7,519	7,667	8,832	9,535
Island	9,129	9,091	9,117	9,653
Israel	7,601	7,568	7,738	7,872
Italien	9,017	8,683	9,045	9,475
Japan	8,188	8,189	8,5	k.A.
Kanada	9,968	10,037	10,277	11,412
Korea	6,048	6,302	6,458	6,921
Luxemburg	7,748	7,13	6,77	7,769

Das Gesundheitswesen in Österreich

Fortsetzung Tabelle 16: Ausgaben für das Gesundheitssystem 2006–2009

Land	2006	2007	2008	2009
Mexiko	5,684	5,778	5,838	6,413
Neuseeland	9,104	8,813	9,556	10,291
Niederlande	9,722	9,681	9,858	11,961
Norwegen	8,648	8,88	8,625	9,603
Österreich	10,262	10,266	10,36	11,048
Polen	6,201	6,43	7,002	7,366
Portugal	10,069	9,994	10,052	k.A.
Schweden	8,948	8,917	9,228	10,016
Schweiz	10,758	10,596	10,741	11,394
Slowakei	7,337	7,742	8,001	9,115
Slowenien	8,273	7,786	8,353	9,266
Spanien	8,357	8,48	8,957	9,51
Tschechien	9,964	6,757	7,114	8,243
Türkei	5,811	6,037	6,074	k.A.
Ungarn	8,107	7,462	7,224	7,449
USA	15,827	16,017	16,424	17,381

▶ **Bruttoinlandsprodukt**

Die angeführten Zahlen geben an, wie viel Prozent des **Bruttoinlandsproduktes** (das entspricht vereinfacht gesprochen der gesamten Wirtschaftsleistung eines Landes) für das Gesundheitssystem ausgegeben werden. Vergleichen Sie hier z. B. die USA mit Österreich – die Lebenserwartung ist in den USA deutlich geringer, dafür die Gesamtkosten um einiges höher als hierzulande.

INFO

Das Bruttoinlandsprodukt (BIP) stellt den gesamten Wert aller Waren und Dienstleistungen dar, die innerhalb eines Jahres in einem Land hergestellt wurden. Das BIP dient als Maß für wirtschaftliche Leistungen einer Volkswirtschaft.

Einrichtungen des Gesundheitswesens

9. Einrichtungen des Gesundheitswesens

Zu den Einrichtungen des Gesundheitswesens gehören die Krankenanstalten, die Rettung und Krankenbeförderung, die Apotheken und die Einrichtungen des Heilvorkommen- und Kurortewesens sowie im weiteren Sinn auch die Seniorenwohn- und Pflegeheime. Wir gehen in diesem Kapitel auf die Krankenanstalten sowie die Apotheken ein, einen Überblick über das Rettungswesen (am Beispiel Wien) finden Sie im Abschnitt zu den Landesrettungsgesetzen. Die Senioren-, Pflege- und Kureinrichtungen werden wir in diesem Rahmen nicht näher erläutern.

> **(18) Lernziel**
>
> Der Sanitäter muss einen Überblick über die Einrichtungen im österreichischen Gesundheitswesen geben können.

9.1 Krankenanstalten

Derzeit sind in Österreich **264 Krankenanstalten** mit insgesamt 63.354 Betten in Betrieb, davon werden 133 (49,6 %) mit 48.870 (77,1 %) Betten über Landesgesundheitsfonds finanziert, die etwa 90 % der stationären Patienten behandeln (Quelle BMG). Eine Suche nach angebotenen Leistungen und nach Standorten der Spitäler in Österreich ermöglicht auf einfache Art die Website www.spitalskompass.at/.

> ▶ 264 Krankenanstalten

Rechtsgrundlage für die Errichtung, den Betrieb und die Finanzierung von Krankenanstalten ist das (Bundes)Krankenanstaltengesetz, nunmehr **Krankenanstalten- und Kuranstaltengesetz (KAKuG)**. Zu diesem Grundsatzgesetz haben die Bundesländer jeweils eigene Landesgesetze erlassen, die das Bundesgesetz näher ausführen.

> ▶ Krankenanstalten- und Kuranstaltengesetz (KAKuG)

Unmittelbar anwendbares Bundesrecht sind im Wesentlichen die Bestimmungen für Universitätskliniken (AKH Wien, LKH Graz und LKH Innsbruck), die sanitäre Aufsicht und die Organentnahme an Verstorbenen.

9.1.1 Begriff der Krankenanstalt

Krankenanstalten (Heil- und Pflegeanstalten) sind Einrichtungen zur

- Feststellung des Gesundheitszustandes durch **Untersuchung**,
- Vornahme **operativer Eingriffe**,
- Vorbeugung, Besserung und Heilung von Krankheiten durch **Behandlung**,
- **Entbindung** oder zur Durchführung von
- Maßnahmen medizinischer **Fortpflanzungshilfe**.

> ▶ Untersuchung
> operative Eingriffe
> Behandlung
> Entbindung
> Fortpflanzungshilfe

Einrichtungen zur ärztlichen Betreuung und besonderen Pflege von chronisch Kranken sind ebenfalls Krankenanstalten, werden aber in der Sozialversicherung unterschiedlich behandelt. Pflegeheime sind keine Krankenanstalten, sondern Einrichtungen der Sozialhilfe.

9.2 Arten von Krankenanstalten

Man kann Krankenanstalten nach verschiedenen Gesichtspunkten einteilen. Eine Möglichkeit ist die Unterscheidung nach dem Anstaltszweck. Dabei wird unterschieden in:

▶ **Allgemeine Krankenanstalten** / **Sonderkrankenanstalten**

- **Allgemeine Krankenanstalten** für Personen ohne Unterschied des Geschlechts, des Alters oder der Krankheit,
- **Sonderkrankenanstalten** für Personen mit bestimmten Krankheiten oder bestimmter Altersstufen oder für bestimmte Zwecke (z. B. psychiatrische Krankenanstalten, Kinderkrankenanstalten); diese weiters in
  - Heime für Genesende,
  - Pflegeanstalten für chronisch Kranke,
  - Gebäranstalten und Entbindungsheime,
  - Sanatorien,
  - Selbstständige Ambulatorien (z. B. Röntgeninstitute, Zahnambulatorien)

▶ **Versorgungsfunktion**

Eine weitere Möglichkeit ist die Unterscheidung nach der **Versorgungsfunktion**, wobei die allgemeinen Krankenanstalten gegliedert werden in

▶ **Standardkrankenanstalten** / **Schwerpunktkrankenanstalten** / **Zentralkrankenanstalten** / **Universitätskliniken**

- **Standardkrankenanstalten** mit bettenführenden Abteilungen zumindest für Chirurgie, Frauenheilkunde und Geburtshilfe, Innere Medizin und Kinderheilkunde (in NÖ z. B. das Thermenklinikum Mödling)
  - Anmerkung: Nach dem Bundes-Krankenanstaltengesetz sind die Landesgesetzgeber ermächtigt, Standardkrankenanstalten mit bloß bettenführenden Abteilungen für Chirurgie und Innere Medizin zu errichten (im Bgld. z. B. das Krankenhaus Kittsee)
- **Schwerpunktkrankenanstalten** mit bettenführenden Abteilungen zumindest für Augenheilkunde, Chirurgie, Frauenheilkunde und Geburtshilfe einschließlich Perinatologie, Hals-, Nasen- und Ohrenkrankheiten, Haut- und Geschlechtskrankheiten, Innere Medizin, Kinderheilkunde einschließlich Neonatologie, Neurologie und Psychiatrie, Orthopädie, Unfallchirurgie und Urologie (in der Stmk. z. B. das LKH Leoben)
- **Zentralkrankenanstalten** mit grundsätzlich allen dem jeweiligen Stand der medizinischen Wissenschaft entsprechenden spezialisierten Einrichtungen (in OÖ z. B. das AKH Linz)
- **Universitätskliniken** einschließlich der medizinischen Universitätsinstitute gelten als Zentralkrankenanstalten.
  - Anmerkung: Universitätskliniken und Klinische Institute sind Institute der medizinischen Fakultät der Universität. Ihre Aufgaben sind einerseits die Krankenbehandlung und andererseits die medizinische Forschung und Lehre. Die Universitätskliniken am Allgemeinen Krankenhaus der Stadt Wien sind daher gleichzeitig Krankenabteilungen bzw. Einrichtungen der Krankenanstalt.

Einrichtungen des Gesundheitswesens

9.2.1 Leitung von Krankenanstalten

Dem **ärztlichen Leiter** obliegt die Organisation des gesamten medizinischen Betriebes einer Krankenanstalt. Ihm sind personell insbesondere sämtliche Ärzte, die Apotheker, der gesamte medizinisch-technische Dienst und die meisten Sanitätshilfsdienste unterstellt.

▶ ärztlicher Leiter

Für Krankenanstalten mit bettenführenden Abteilungen ist eine zur Leitung (Organisation, Personalführung) geeignete diplomierte Gesundheits- und Krankenpflegeperson als **Leiter des Pflegedienstes** zu bestellen. Ihr sind personell sämtliche diplomierten Gesundheits- und Krankenpflegepersonen, die Hebammen, die Pflegehelfer und die Abteilungshelfer unterstellt.

▶ Leiter des Pflegedienstes

Als Leiter der administrativen, wirtschaftlichen und in Krankenanstalten mit bis zu 800 Betten auch der technischen Angelegenheiten ist eine auf dem Gebiet der Betriebsführung ausgebildete und erfahrene sowie zur Leitung (Organisation, Personalführung) geeignete Person zum **Verwalter** zu bestellen.

▶ Verwalter

In Krankenanstalten mit mehr als 800 Betten ist für die technischen Angelegenheiten eine auf dem Gebiet der Betriebsführung ausgebildete und erfahrene sowie zur Leitung (Organisation, Personalführung) geeignete Person zu bestellen (Leiter der technischen Angelegenheiten). Ist ein solcher **technischer Leiter** bestellt, ist der Verwalter nur für die administrativen und wirtschaftlichen Angelegenheiten zuständig.

▶ technischer Leiter

In diesem Zusammenhang ist Ihnen vielleicht auch schon der Begriff der „**kollegialen Führung**" zu Ohren gekommen. Unter diesem Namen werden die o. a. **Leitungsfunktionen** zusammengefasst, wie es sie in den meisten Krankenanstalten gibt; das andere Modell ist eine „**monokratische Führung**", wo eine einzelne Person aus den o. a. Leitungsfunktionen die **Gesamtverantwortung** trägt. So finden Sie z. B. in § 11 (2) Wiener Krankenanstaltengesetz:

▶ kollegiale Führung
Leitungsfunktionen
monokratische Führung
Gesamtverantwortung

- *Kollegiale Führung bedeutet, dass die ärztliche Leiterin oder der ärztliche Leiter (§ 12 Abs. 3), die Leiterin oder der Leiter der wirtschaftlichen und administrativen Angelegenheiten (§ 18 Abs. 1), die Leiterin oder der Leiter der technischen Angelegenheiten (§ 18 Abs. 1) und die Leiterin oder der Leiter des Pflegedienstes (§ 22 Abs. 1) allgemeine und grundsätzliche Angelegenheiten zu besprechen sowie allfällige Entscheidungen gemeinsam zu fällen und im Sinne der Ergebnisse ihrer Beratungen in ihren jeweils zukommenden Aufgabenbereichen vorzugehen haben. Die monokratische Führung hat durch eine vom Rechtsträger der Krankenanstalt zu bestimmende Person wahrgenommen zu werden. Diese Funktion kann auch gleichzeitig mit einer der im ersten Satz genannten Führungsfunktionen ausgeübt werden. Die den Führungskräften nach den §§ 12 Abs. 3, 18 Abs. 1 und 22 Abs. 1 jeweils zukommenden Aufgaben dürfen unabhängig von der Organisation der Führung nicht beeinträchtigt werden.*

9.2.2 Finanzierung

Eine sehr wichtige Frage ist natürlich, wie die Arbeit der Krankenanstalten eigentlich finanziert bzw. bezahlt wird. Hier gibt es in Österreich seit dem Jahr 1997 die **leistungsorientierte Krankenhausfinanzierung** (LKF).

▶ leistungsorientierte Krankenhausfinanzierung

▶ **Diagnosenfallpauschalen (LDFs)**

Im LKF Modell werden stationäre Aufenthalte auf Basis der in den Krankenanstalten erfassten Daten in leistungsorientierte **Diagnosenfallpauschalen (LDFs)** gruppiert. Dazu zählen die erbrachten medizinischen Leistungen, die festgestellten Krankheiten bzw. ICD 10-Diagnosen (diese werden Sie u.U. auch aus dem Bereich der Transportprotokollierung kennen), das Alter und die benötigten Abteilungen im Krankenhaus. Diese bestimmen im Wesentlichen die LDFs und das zu bezahlende pauschale Entgelt.

▶ **medizinische Dokumentation Weltgesundheitsorganisation (WHO) Leistungskatalog**

Für die Gruppierung von Diagnosen und medizinischen Leistungen ist eine einheitliche **medizinische Dokumentation** notwendig. Die Krankheiten werden nach dem weltweit anerkannten Verzeichnis der Krankheiten der **Weltgesundheitsorganisation (WHO)**, der International Classification of Diseases (Version ICD 10), dokumentiert. Im Leistungsbereich liegt ein eigens entwickelter **Leistungskatalog** vor.

Krankheiten besitzen bestimmte Ausprägungen oder Schweregrade: Eine Herzschwäche kann ohne körperliche Einschränkung vorliegen oder aber dauernde Bettlägerigkeit verursachen; ein Schienbeinbruch kann zum Schock führen oder komplikationslos verlaufen; eine Blinddarmentzündung kann lebensbedrohend bei Perforation oder aber „einfach" bei einer ausschließlichen Blinddarmreizung verlaufen; bösartige Erkrankungen wie z.B. Karzinome können bei Frühentdeckung völlig geheilt werden, aber in einem späten Stadium zum sicheren Tod führen. Natürlich ist es auch vom einzelnen Patienten abhängig, welche Therapie für ihn am geeignetsten ist. Diese unterschiedlichen Krankheitsausprägungen bei derselben Diagnose finden bei der Gruppierung der Aufenthalte insoweit Berücksichtigung, als einerseits das Alter des Patienten, andererseits die unterschiedlichen Leistungen berücksichtigt werden.

▶ **Indikatoren für Schweregrade**

Aufenthalte auf Intensiveinheiten können als **Indikatoren für Schweregrade** gesehen werden und werden zusätzlich zur normalen Fallpauschale durch einen tageweisen Punktezuschlag abgegolten. Auch Aufenthalte in bestimmten anderen Bereichen sind mit einer besonderen Bepunktung versehen.

Im LKF-Modell 2010 gibt es 982 Fallgruppen, von denen 429 primär leistungsbasiert und 553 diagnosenbasiert sind. Von den 1.496 medizinischen Einzelleistungen (MEL) des Leistungskataloges BMG 2010 führen 1.293 Leistungen in eine der 204 MEL-Gruppen. In diesen 204 MEL-Gruppen kann es nun zu weiteren Differenzierungen nach Leistungen, Alter und Diagnosen kommen, sodass schließlich eine der 429 LDFs in MEL-Gruppen erreicht wird.

▶ **leistungsorientierte Diagnosenfallgruppe (LDF) Tageskomponente (TK) Leistungskomponente (LK)**

Für jede **leistungsorientierte Diagnosenfallgruppe (LDF)** wird eine Fallpauschale in Form von Punkten (LDFP) ausgewiesen. Diese setzt sich aus einer **Tageskomponente (TK)** und einer **Leistungskomponente (LK)** zusammen. Bei Mehrfacherbringung in einer Sitzung (z.B. beidseitige Kataraktoperation) wird für die zusätzliche Leistung der – in der Regel reduzierte – Leistungszuschlag ausgewiesen. Jede LDF weist auch eine Belagsdauerober- und -untergrenze, den Belagsdauermittelwert und einen Wert für den minimalen Belagsdauerzuschlag aus (wie lange also der Patient für eine solche Krankheit im Spital verweilen soll bzw. muss).

▶ **Medikamententherapie**

Mit der Tageskomponente werden neben den Basisleistungen insbesondere jene Aufwendungen abgegolten, die täglich im Rahmen der Versorgung des Patienten anfallen. Dazu gehören neben ärztlicher und pflegerischer Betreuung beispielsweise auch die **Medikamententherapie** (Ausnahme: onkologische Medikamente, die in der Regel eine Fallpauschale mit Leistungskomponente bedingen).

Einrichtungen des Gesundheitswesens

Diese Berechnung ist für alle Krankenanstalten Österreichs in einheitlicher Weise gültig, was bedeutet, dass es für eine bestimmte Krankheit bei einem bestimmten Patiententyp in der Universitätsklinik gleich viele Punkte gibt wie im Standardkrankenhaus – außer es gibt Intensivzuschläge, die dann natürlich von der Einstufung der Intensivstationen abhängen.

Zusammenfassend kann man sagen, dass die Bezahlung eines Krankenhauses durch die Sozialversicherung nach einem sehr umfassenden „**Punktesystem**" verläuft, wo sowohl die Krankheit als auch die spezifischen Patientendaten berücksichtigt werden; zusätzlich gibt es für bestimmte Situationen noch Auf- bzw. Abschläge. Jeder Punkt ist dann einen gewissen Geldbetrag wert, womit sich die Summe errechnet, die dem Krankenhaus überwiesen wird. Vor Einführung der LKF war es im Übrigen so, dass der wichtigste Parameter für die Bezahlung der „**Belagstag**" war – je länger jemand also im Spital war, umso mehr Geld bekam das Krankenhaus dafür. Sie können sich vorstellen, dass das keine absolut sinnvolle Methode ist. Darüber hinaus wird das gesamte System regelmäßig evaluiert und so werden an Hand der gewonnenen Erkenntnisse neue Leistungen aufgenommen, bestehende Leistungen umgruppiert oder ihre Wertigkeit angepasst, neue Behandlungsmethoden berücksichtigt usw. Die für 2012 vorgesehenen Anpassungen sind bereits veröffentlicht und Sie finden diese bei Interesse im Internet auf der Website des BM für Gesundheit: http://bmg.gv.at/home/Schwerpunkte/Krankenanstalten/LKF_Modell_2012/

▶ Punktesystem
Belagstag

9.3 Apotheken

Arzneimittel dürfen in Österreich grundsätzlich nur in Apotheken verkauft werden. Lediglich einige einfache Arzneimittel wie bestimmte Vitaminpräparate oder Tees bekommen Sie auch in Drogerien.

Derzeit gibt es in Österreich **1310 öffentliche Apotheken** (Stand Juli 2011). In Gebieten mit geringer Bevölkerungsdichte kann die Arzneimittelversorgung auch durch **ärztliche Hausapotheken** erfolgen.

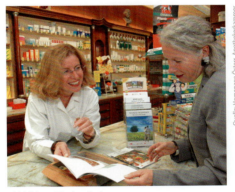
Abbildung 59: Apotheke

▶ 1310 öffentliche Apotheken
ärztliche Hausapotheken

Diplomierte Tierärzte sind zur Haltung von Hausapotheken für den Bedarf der eigenen tierärztlichen Praxis berechtigt. Die 45 in Österreich bestehenden **Anstaltsapotheken** versorgen Krankenhäuser mit Fertigarzneimitteln und mit individuell hergestellten Arzneimitteln, erbringen patientenorientierte Dienstleistungen und wirken an Maßnahmen zur Optimierung der Arzneitherapie mit.

▶ Anstaltsapotheken

In den letzten 10 Jahren haben 166 öffentliche Apotheken neu eröffnet. In kleineren Orten ohne Apotheke gab es mit 60 Neueröffnungen den größten Zuwachs; oft wurden dort bis dahin bestehende „Hausapotheken" der Gemeindeärzte abgelöst. In Orten mit Apotheken (ausgenommen Landeshauptstädte) wurden 57 Apotheken neu gegründet.

In den Landeshauptstädten wurden in den letzten 10 Jahren 49 öffentliche Apotheken neu eröffnet. Schwerpunkte der Tätigkeit der öffentlichen Apotheke sind:

▶ **Abgabe von Arzneimitteln**
 Anfertigung von Arzneimitteln
	■ **Abgabe von** qualitativ hochwertigen **Arzneimitteln**
	   ■ entweder nach ärztlicher Verschreibung oder
	   ■ die Abgabe von rezeptfreien Mitteln im Rahmen der Selbstmedikation
	 ■ **Anfertigung von Arzneimitteln**
	 ■ Besorgung ausländischer Arzneimittel

▶ **Information und Beratung**	■ **Information und Beratung** von Patientinnen und Patienten sowie von Anwenderinnen/Anwendern über Arzneimittel ■ Beratung in Gesundheits- und Ernährungsfragen ■ Informationsvermittlung im Bereich Gesundheitserziehung und -aufklärung mit dem Ziel einer Verbesserung der gesunden Lebensführung

Diese Leistungen umfassen die „klassischen Arzneimittel", die homöopathischen Präparate und auch die im Rahmen zahlreicher neuer, alternativer Therapieformen angewendeten Arzneimittel wie TCM oder Ayurveda. Die Umsätze der öffentlichen Apotheken sind in zwei Bereiche geteilt, die **Krankenkassenumsätze** und die **Privatumsätze**. Rund 70 % der Umsätze entfallen auf die Krankenkassenumsätze und rund 30 % auf die Privatumsätze. Wir sprechen dabei von (Werte 2010) ca. 976 Mio. EUR Privatumsätze sowie ca. 2,19 Mrd. EUR Kassenumsätzen.

▶ **Krankenkassenumsätze Privatumsätze**

Eine durchschnittliche Apotheke hat ca. 6.000 verschiedene Medikamente mit in Summe rd. 18.000 Arzneimittelpackungen auf Lager. Aufgrund der stetig steigenden Generikaverschreibungen erhöht sich auch die Anzahl der vorrätig zu haltenden Arzneimittel und damit der Lagerwert.

▶ **Preisbildung Fabriksabgabepreis (FAP)**

In Österreich ist die **Preisbildung** von Arzneimitteln gesetzlich geregelt. Zuständig für Arzneimittelpreise ist die Preiskommission des Bundesministeriums für Gesundheit. Basis für den Preis eines Medikamentes ist der **Fabriksabgabepreis (FAP)** des Herstellers.

▶ **Erstattungskodex (EKO) EU-Durchschnittspreis**

Der FAP kann vom Unternehmen grundsätzlich frei festgelegt werden, wobei das BMG über diesen Preis informiert wird. Für jene Medikamente aber, die in die Liste der erstattungsfähigen Arzneimittel – den **Erstattungskodex (EKO)** – aufgenommen werden sollen, ist in Österreich der **EU-Durchschnittspreis** maßgebend. Dieser Durchschnittspreis bildet den maximal möglichen FAP für erstattungsfähige Medikamente.

▶ **Apothekeneinkaufspreis (AEP) Apothekenaufschläge**

Der FAP wird dann um den Großhandelsaufschlag erhöht. Die Großhandelsaufschläge sind in der Verordnung des Bundesministeriums für Gesundheit über die Höchstaufschläge im Arzneimittelgroßhandel geregelt. Zu dem so ermittelten **Apothekeneinkaufspreis (AEP)** werden dann die Apothekenaufschläge addiert. Die **Apothekenaufschläge** sind Höchstaufschläge und in der Österreichischen Arzneitaxe durch das Bundesministerium für Gesundheit geregelt. Abschließend wird noch die Umsatzsteuer zugerechnet. Diese beträgt seit 1. Jänner 2009 10 %.

▶ **Genehmigungsverfahren Bedarfsprüfungen Apothekengesetz Apothekenbetriebsordnung**

Der Betrieb einer öffentlichen Apotheke ist durch ein behördliches **Genehmigungsverfahren** und **Bedarfsprüfungen** reglementiert. Apotheken sind verpflichtet, detaillierte Vorschriften betreffend Ausbildung des Personals, Ausstattung der Räumlichkeiten, Lagerhaltung etc. einzuhalten und Nacht- sowie Wochenenddienste zu versehen. Die wichtigsten zwei Gesetze in diesem Zusammenhang sind das **Apothekengesetz** (RGBl. Nr. 5/1907 zuletzt geändert durch BGBl. I Nr. 5/2004) sowie die **Apothekenbetriebsordnung** 2005 (BGBl. II Nr. 65/2005).

Qualitätsmanagement

10. Qualitätsmanagement

Ein besonderes Thema, das im Umfeld des Rettungs- und Krankentransportdienstes eher „jung" ist, stellt das Qualitätsmanagement dar. Abgesehen davon, dass man zu dieser Fragestellung eigene Bücher schreiben könnte bzw. schon geschrieben hat, soll hier für Sie nur ein kurzer Überblick über Begriff, Bedeutung und Auswirkungen für Ihren Arbeitsalltag formuliert werden.

Bevor wir weiter ins Detail gehen – was bedeutet „Qualität" überhaupt? Das Wort leitet sich aus dem Lateinischen ‚qualitas'/‚qualitatis' (weibliche Form) ab, was so viel wie **„Beschaffenheit"** bedeutet. Qualität beschreibt allgemein die Gemeinsamkeit typischer Eigenschaften oder die Güte einer Sache.

In der Norm ISO 9000 findet sich die Definition: „Als Qualität bezeichnet man die **Gesamtheit von Eigenschaften und Merkmalen eines Produktes**, eines **Prozesses oder einer Dienstleistung**, die sie zur Erfüllung vorgegebener Erfordernisse geeignet macht."

INFO

Der Samariterbund Wien ist in der Norm 9001 zertifiziert. Das bedeutet, dass er laut dieser Norm Qualität leistet – es liegt aber in Ihrer Hand, diesen Prozess beizubehalten und zu leben.

Speziell im Rettungsdienst kann der Begriff der „Qualität" etwas anders bzw. weiter verstanden werden, wobei es um folgende Merkmale geht:

19 Lernziel

Der Sanitäter muss Qualitätsmanagement im Rettungsdienst und Krankentransport beschreiben können.

▶ Beschaffenheit

▶ Gesamtheit von Eigenschaften und Merkmalen eines Produktes, Prozesses oder einer Dienstleistung

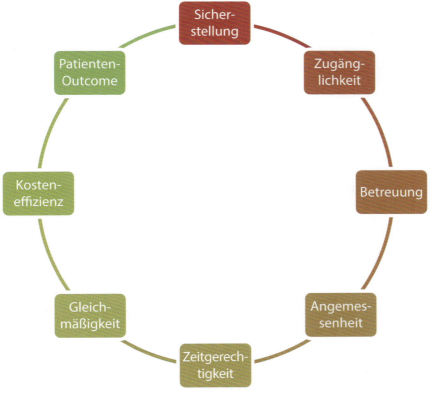

Abbildung 60: Qualität im Rettungsdienst

▶ **Sicherstellung
Zugänglichkeit
menschliche Betreuung
Angemessenheit**

Sicherstellung:
Der Rettungsdienst muss inkl. allfälliger weiterer Spezialeinheiten (Wasserrettung, Bergrettung etc.) lokal installiert und gesichert werden (dazu auch die Verpflichtung der Gemeinden, für den Rettungsdienst zu sorgen).

Zugänglichkeit:
Der Rettungsdienst muss über gängige und aktuelle Kommunikationsmethoden erreichbar sein (Telefon, Telefax). Eine einheitliche Notrufnummer (wie die 144 für den Rettungsdienst oder der Euronotruf 112) muss dem Hilfesuchenden den Zugang zum nächstgelegenen Rettungsmittel ermöglichen.

Menschliche Betreuung:
Die Versorgung und Betreuung der Patienten muss menschlich, anteilnehmend und einfühlsam erbracht werden.

Angemessenheit:
Der Patient muss die auf seine jeweilige spezifische Situation angemessene Versorgung erhalten. Es muss also einerseits wissenschaftlich belegte („evidenzbasierte Medizin") und weithin anerkannte gemeinsame Versorgungsrichtlinien geben (dazu dient u. a. eine einheitliche Lehrmeinung zumindest innerhalb einer Rettungsorganisation, besser noch organisationsübergreifend), andererseits muss entsprechend ausgebildetes Personal vorhanden sein, das in der Lage ist, nach diesen Versorgungsstandards zu handeln. Die Angemessenheit der Versorgung kann beispielsweise bereits durch eine standardisierte Abfrage in der Leitstelle (z. B. durch den Einsatz des AMPDS – „advanced medical priority dispatch system"), durch Anleitung zu Erste-Hilfe-Maßnahmen am Telefon und durch konsequente Analyse der Einsatzprotokolle optimiert werden.

▶ **zeitgerecht
gleichmäßig
Kosteneffizienz
besserer Patienten-Outcome**

Zeitgerecht:
Der Einsatz des Rettungsdienstes muss zeitgerecht erfolgen. Hier gibt es klare Vorgaben durch wissenschaftliche Studien. Um tatsächlich Leben retten zu können, müssen Erstmaßnahmen bei einer Reanimation innerhalb von 3–5 Minuten erfolgen (vielerorts wird zur Überbrückung einer längeren Eintreffzeit des Regelrettungsdienstes auch das „first-responder System" genutzt).

Gleichmäßig:
Ein Patient in einem kleinen Dorf am Land hat den gleichen Anspruch auf eine zeitgerechte und kompetente notfallmedizinische Versorgung wie der Patient in einer Groß- oder Landeshauptstadt.

Kosteneffizienz:
Das Rettungssystem muss so aufgebaut sein, dass mit den vorhandenen finanziellen Mitteln die für die Bürger beste notfallmedizinische Versorgung gewährleistet wird.

Besserer Patienten-Outcome:
Durch das Vorhandensein eines Rettungssystems müssen messbar mehr Patienten überleben, es muss messbar bewiesen werden, dass es zu einer Reduktion der Verweildauer im Krankenhaus kommt. Schmerzen, Not und Leiden müssen für die Patienten und deren Angehörige reduziert werden.

▶ **4 Dimensionen**

Wenn man sich mit dem Begriff des Qualitätsmanagements und den verwandten Themen ein wenig detaillierter auseinandersetzt, können **vier Dimensionen** unterschieden werden:

Qualitätsmanagement

Strukturqualität:
Es müssen geeignete Voraussetzungen geschaffen werden bzw. bestehen, um Leistungen erbringen zu können (Ausstattung/Fuhrpark, Fähigkeiten, Aus- & Weiterbildung, entsprechende Kenntnisse etc.)

Prozessqualität:
Es soll „das Richtige" getan werden – hier kommen oftmals Leitlinien, Algorithmen oder Vorschriften zur Anwendung, um die Versorgung optimal zu gestalten.

Ergebnisqualität:
Es soll der bestmögliche Zustand erreicht werden, für den Patienten muss also am Ende der Versorgung körperliche und geistige Gesundheit, Lebensqualität/Zufriedenheit stehen – hier sind alle Angehörigen von Gesundheitsberufen entlang der „Versorgungskette" gefordert, zu Beginn erwartet der Patient aber schon vom Sanitäter die Verbesserung seiner aktuellen Situation.

Qualitätsentwicklung:
Das Thema entwickelt sich ständig weiter, neue Erkenntnisse werden gewonnen und müssen geprüft und schließlich in die Arbeitsweise integriert werden. Das ist ein sehr umfangreicher und nie abgeschlossener Prozess, für den Sanitäter findet sich das u. a. in den verpflichtenden Fortbildungen und der Rezertifizierung wieder.

In Österreich wurde 2005 das Projekt „Gesundheitsreform 2005" in die Tat umgesetzt und in diesem Rahmen trat auch das „Gesetz zur Qualität von Gesundheitsleistungen" per 1.1.2005 in Kraft.

Wir finden in diesem Gesetz einige Eckpfeiler, die auch hier bereits genannt wurden bzw. noch werden: Patientenorientierung, Transparenz, Effizienz, Effektivität und Patientensicherheit. Der Sinn ist, einheitliche Vorgaben für die Erbringung von Gesundheitsleistungen zu entwickeln und umzusetzen. Das Gesetz betrifft alle Bereiche des österreichischen Gesundheitswesens, also neben Spitälern und Ambulatorien, Ärztinnen und Ärzten auch alle anderen gesetzlich geregelten Gesundheitsberufe, worunter bekanntlich auch der Sanitäter fällt.

Wichtige Inhalte dieses Gesetzes beziehen sich auf Vorgaben für die Qualität bei der Erbringung von Gesundheitsleistungen und der damit in Zusammenhang stehenden Entwicklung von Standards zu Strukturen, Prozessen und Ergebnissen. Diese drei Begriffe werden als Dimensionen der Qualitätsarbeit und eines gesamtösterreichischen Qualitätssystems verstanden (siehe dazu schon die Definition oben).

Im Auftrag der Bundesgesundheitskommission wurde 2010 eine **Qualitätsstrategie für das österreichische Gesundheitswesen** erarbeitet, auch dort finden sich zwei wesentliche Definitionen:

Qualität: Unter Qualität wird der Grad des Erfüllens patientenorientierter, transparenter, effektiver und effizienter Dienstleistungen in allen Sektoren des Gesundheitswesens verstanden. Qualität ist das Maß der Übereinstimmung zwischen den Behandlungsergebnissen und den zuvor formulierten Zielen guter Behandlung.

Qualitätsmanagement: Unter Qualitätsmanagement versteht man aufeinander abgestimmte Tätigkeiten zum Leiten und Lenken einer Organisation, die darauf abzielen, die Qualität der hergestellten Produkte oder der angebotenen Dienstleistung zu verbessern.

▶ **Strukturqualität**
Prozessqualität
Ergebnisqualität
Qualitätsentwicklung

▶ **Qualitätsstrategie für das österreichische Gesundheitswesen**

▶ **Qualität**
Qualitätsmanagement

Viele Aktivitäten wurden in den letzten Jahren in Österreich gesetzt, oft „beschränkt" auf das Gesundheitswesen im Sinne von Krankenhäusern, Ambulatorien und Pflegeeinrichtungen. Der Rettungsdienst ist aber definitiv Teil des Gesundheitswesens und für viele Patienten entscheidet bereits die Arbeit der Sanitäter vor Ort über deren weitere gesundheitliche Entwicklung. Aus diesem Grund ist es wohl zulässig, Visionen und Ziele bestehender oder geplanter Maßnahmen des Qualitätsmanagements auch für den Bereich des Rettungsdienstes „in Anspruch zu nehmen".

Darüber hinaus findet sich u. a. im § 22 Wiener Rettungs- und Krankentransportgesetz:

- *(1) Rettungs- und Krankentransportdienste haben für die Sicherung der Qualität ihrer Einrichtungen vorzusorgen. Die Maßnahmen sind so zu gestalten, dass sie den wissenschaftlich anerkannten Maßstäben der Qualitätssicherung entsprechen und regelmäßige vergleichende Prüfungen der Leistungsqualität ermöglichen.*

- *(2) Sie haben vorzusorgen, dass die Voraussetzungen für interne Maßnahmen der Qualitätssicherung geschaffen werden. Diese Maßnahmen haben die Struktur-, Prozess- und Ergebnisqualität zu umfassen.*

Wenn man sich die bereits o. a. Qualitätsstrategie nochmals ansieht, findet man bei den Werten:

▶ **Patientenorientierung**

„Im Sinne der **Patientenorientierung** sollen die jeweils betroffenen Menschen im Mittelpunkt der Entscheidungen und Handlungen stehen und befähigt werden, sich aktiv daran zu beteiligen. Die Sicherheit der Patientinnen und Patienten, der Mitarbeiterinnen und Mitarbeiter sowie des Systems stehen dabei im Vordergrund. Die Leistungen sollen effektiv im Sinne des bestmöglichen Ergebnisses und effizient im Sinne eines wirtschaftlichen Mitteleinsatzes erbracht werden."

▶ **Patientensicherheit**

Es mag „selbstverständlich" klingen, aber in Ihrer täglichen Arbeit sind Sie stets gefordert, auch wirklich aktiv in diesem Sinne zu handeln. Gerade die Begriffe „Patientenorientierung" und auch „**Patientensicherheit**" werden daher in der Folge noch etwas näher erläutert.

10.1 Patientenorientierung

Wieso sind wir Sanitäter geworden? Warum werden Krankenhäuser betrieben? Einfache Fragen – meinen Sie?

▶ **Betreuungsprozess**

Die Fragen sind einfach, die Antworten könnten einfach sein, allerdings zeigt die tägliche Praxis, dass es nicht immer so ist. Aber ja, wenn Sie jetzt sagen „für unsere Patienten mache ich das", sind Sie schon am richtigen Weg. Der entsprechende Fachbegriff dazu lautet „Patientenorientierung" und kann z. B. so definiert werden: „Patientenorientierung heißt, dass sich im Rahmen eines therapiekonformen **Betreuungsprozesses** alle daran Beteiligten bemühen, die Erwartungen und Bedürfnisse der Patienten kennenzulernen und zu erfüllen."

Patientenorientierung setzt voraus:

▶ **Information Patientenerwartungen**

- umfassende und für die Patienten verständliche **Information**,

- Abstimmung der **Patientenerwartungen** mit dem diagnostisch-therapeutisch, pflegerisch, rechtlich und wirtschaftlich Möglichen,

Qualitätsmanagement

- weiters motivierte und befähigte **Mitarbeiter** und schließlich
- eine darauf abgestimmte **Organisation**.

▶ Mitarbeiter
Organisation

Beachten Sie, dass wir einige dieser Punkte bereits an anderer Stelle erwähnt haben, teilweise sind es sogar **gesetzliche Pflichten** für Sie als Sanitäter. Im Zusammenhang betrachtet erkennen Sie aber hoffentlich, dass man manche Dinge nicht nur deswegen tun sollte, weil es eine solche Verpflichtung gibt.

▶ gesetzliche Pflichten
Patientenzufriedenheit

Damit im Zusammenhang steht auch die Frage der „**Patientenzufriedenheit**". Was ist damit gemeint? Sie kann wie folgt definiert werden:

„Des Patienten eigene Beurteilung (subjektiv und objektiv) aller Aspekte einer medizinischen Versorgung beinhaltend auch die **zwischenmenschlichen** Gesichtspunkte einer Behandlung und deren **organisatorischer Ablauf**. Die Patientenzufriedenheit ist somit ein sehr wichtiges Element der Ergebnisqualität."

▶ zwischenmenschlicher und organisatorischer Ablauf

Sie sehen auch an dieser Definition – es kommt nicht ausschließlich auf die objektiven Fakten an, sondern auch sehr stark auf den persönlichen Eindruck, den ein Patient gewinnt. Und diesen können Sie durch Ihr professionelles Auftreten und Handeln sowie durch einfühlsame und verständliche Sprache in jedem Fall verbessern.

> **INFO**
> Professionelles Auftreten zeigt im Rettungsdienst eine gewisse Grundkompetenz.

10.2 Patientensicherheit

Es geht im weitesten Sinne um „**Risikomanagement**" – da wir uns aber im Umgang mit unseren Patienten einer Besonderheit bewusst sein müssen, ist hier der Begriff der ‚Patientensicherheit' als Spezialgebiet eingearbeitet. Generell kann man Risikomanagement durchaus als einen Teil des Qualitätsmanagements sehen!

▶ Risikomanagement

Allerdings betrachtet das Qualitätsmanagement eben die „**Gesamtqualität**" einer Organisation und bei der Erbringung der Leistungen, wohingegen das Risikomanagement konkret auf das Erkennen, Bewerten und Vermeiden von Risiken abzielt. Letztlich wird aber – wenn uns weniger Fehler passieren – die Qualität insgesamt steigen, oder?

▶ Gesamtqualität

Wie können wir eigentlich den Begriff „Risiko" in unserem Zusammenhang umschreiben bzw. welche unterschiedlichen Formen gibt es?

Risiko wird allgemein als Möglichkeit, dass ein Schaden eintritt, definiert. Wenn man es etwas genauer gliedern möchte, kann man Risiko auch sehen als:

- Gefahr des Misslingens einer Leistung
- Gefahr der Fehlentscheidung/-einschätzung
- „Möglichkeit von unerwünschten Nebenfolgen einer Handlung"

Das Risikomanagement beschäftigt sich mit Fragen, wie vorhandene Risiken bewältigt oder verändert werden können bzw. wie man sie handhaben kann. Zu diesem Zweck ist eine erste Aufgabe selbstverständlich die **Erkennung bestehender Risiken**, in einem zweiten Schritt werden diese Risiken dann in eine Reihenfolge gebracht – abhängig davon, wie wahrscheinlich sie sind **(Eintrittswahrscheinlichkeit)** und was im Fall des Falles passieren kann **(Schadenausmaß)**.

▶ Erkennung bestehender Risiken
Eintrittswahrscheinlichkeit
Schadenausmaß

Überlegen Sie doch einmal, welche Risiken Ihnen im Rahmen des täglichen Dienstbetriebes begegnen – angefangen mit dem Fahrzeug (Unfallrisiko) über die verwendeten technischen Geräte (Gerätefehler oder -defekt, Bedienungsfehler) bis hin zu der konkreten Patientenversorgung (falsche Beurteilung des Zustandes, fehlerhafte oder „missglückte" Maßnahmen, Zeitverzug etc.). Es ist dies mit Sicherheit nur eine sehr kurze, beispielhafte Aufzählung und wenn Sie Ihren Dienst genau analysieren, werden Ihnen vermutlich noch viele weitere Risiken ein- oder auffallen. Dadurch haben Sie aber auch schon einen wichtigen ersten Schritt des Risikomanagements gesetzt – nämlich die Analyse vorhandener, möglicher oder auch zukünftiger Risiken.

> **ÜBERLEGEN SIE**
>
> Welche Risiken sind Ihnen schon einmal im Rahmen des täglichen Dienstbetriebes begegnet?

▶ **Risikoanalyse**
geeignete Maßnahmen

Nach Abschluss dieser **Risikoanalyse** und entsprechender Darstellung geht es in einem nächsten Schritt darum, **geeignete Maßnahmen** zu ergreifen – schließlich möchten sowohl Sie als auch Ihre Organisation nicht täglich mit Fehlern, Unfällen und Problemen zu tun haben. Hier stehen uns eine Fülle von Sicherheitsgütern zur Verfügung, die entweder Sie oder Ihre Organisation hoffentlich zum Einsatz bringen. Was kann man sich darunter vorstellen:

Tabelle 17: Arten von Sicherheitsgütern

Materielle Güter	Immaterielle Güter	Nominalgüter
Feuerlöscher	Schulungen	Geldmittel
Helm	Dienstanweisungen	Kreditlinien
Gurt-Rückhaltesystem	Versicherungen	
Stromaggregat	Notfall-/Einsatzpläne	

Die in der Tabelle genannten Beispiele sollen im Alltag dafür sorgen, dass bestehende Risiken nicht „schlagend" werden: So sorgt das Anschnallen Ihrer Patienten dafür, im Fall eines Unfalls schwere Folgeschäden zu vermeiden, abgeschlossene Versicherungen dafür, im Fall des Falles wenigstens finanzielle Schäden zu vermeiden oder Alarmpläne dafür, im Einsatzfall rasch die richtige Vorgehensweise zu wählen. Die Nominalgüter – insbesondere Geld – werden für den täglichen Dienstbetrieb benötigt, stellen Sie sich vor, wie sonst die Dienst- und Betriebsbereitschaft gewährleistet sein sollte.

▶ **Patientensicherheit**
klassisches Gesundheitswesen

Wieso beschäftigt man sich in der jüngeren Vergangenheit eigentlich immer stärker mit dem Thema **„Patientensicherheit"**? Nun – an sich stammt das Thema aus dem **„klassischen Gesundheitswesen"** (Arztpraxis, Krankenhaus) – für den Rettungsdienst gelten unserer Meinung nach aber ähnliche Argumente:

▶ **Bekämpfung von**
Krankheiten
Risiken und Gefahren
Nutzenpotenzial

„Unsere Gesundheitssysteme haben sich in den letzten Jahrzehnten enorm entwickelt. Die moderne Medizin bietet heute geradezu wundersame Möglichkeiten und ist sehr leistungsfähig geworden. Die Menschheit hat noch nie so starken Einfluss auf die eigene Gesundheit und die **Bekämpfung von Krankheiten** und anderen Gesundheitsschädigungen nehmen können wie heute. Mit den neuen Möglichkeiten sind aber **Risiken und Gefahren** entstanden, welche es früher gar nicht gab. Selbstverständlich stehen diese Risiken einem großen **Nutzenpotenzial** gegenüber. Früher war das Risiko bzw. die Sicherheit des Patienten stark durch die Krankheit bestimmt und hatte damit weitgehend schicksalshaften Charakter. Heute generiert die Medizin selbst neue Risiken, indem sie organisatorisch und technisch anspruchsvollere und wirksamere Behandlungsmöglichkeiten

Qualitätsmanagement

einsetzen kann. Deren positive Folgen sind eindrücklich, im Falle von Fehlern verursachen sie aber erhebliche menschliche und finanzielle Kosten. Dasselbe gilt für andere Risikobereiche: solange man nicht fliegen konnte, konnte man auch nicht abstürzen. Seit die Fliegerei existiert, besteht auch das Absturzrisiko. Fortschritt und Risikozunahme sind zwei Seiten derselben Medaille. Einem modernen Gesundheitssystem sind Risiken immanent, allerdings wurden diese lange unterschätzt bzw. die Risikoentwicklung lief unerkannt ab. Wir lernen heute, dass die **Gesundheitsversorgung** gerade auch dank ihrer Leistungsfähigkeit eine **Risikobranche** geworden ist."

▶ Gesundheitsversorgung Risikobranche

Bereits 2003 fand sich zu diesem Themenkomplex ein sehr interessanter Artikel im Standard:

„In Österreich sterben 3000 bis 5000 Menschen jährlich an vermeidbaren Fehlern im Spital", kritisiert Norbert Pateisky, ehemaliger Präsident der Österreichischen Gesellschaft für Gynäkologie und Geburtshilfe, gegenüber dem STANDARD. Die drastischen Zahlen errechnete er aus internationalen wissenschaftlichen Vergleichsstudien: „Selbst wenn das österreichische Spitalwesen doppelt so gut wäre wie das britische oder das amerikanische, sind das bei 2,4 Millionen Aufnahmen im Jahr zehn Tote täglich", analysiert Pateisky.

Der Gynäkologe meint damit nicht etwa Kunst-, sondern systemische Fehler: „Immer wieder werden Blutkonserven, Medikamente und sogar Patienten verwechselt, Chemotherapien schlecht dosiert, die falsche Therapie gegeben oder die falsche Seite operiert." Pateisky führt einen Großteil solcher Fehler auf einen verbesserungswürdigen Ablauf zurück, denn: „Wir sind als Menschen extrem fehleranfällig, werden bei Überarbeitung müde oder unkonzentriert. Wir müssen daher das Rundherum optimieren."

Daten und Fakten zum Patienten sowie dessen Krankengeschichte sollten vor einer Operation checklistenmäßig durchgegangen werden, schlecht designte Arbeitsplätze, Medikamente mit ähnlichen Namen und „Handschriften, die man nicht lesen kann", vermieden werden. Ganz zu schweigen von der „Tatsache, dass 35 Prozent der Ärzte sich nicht an die Hygienevorschriften halten", sagt Pateisky, und bis zu 15 Prozent der Patienten sich daher im Spital Infektionen holen.

Ein kleines Beispiel: Eine deutsche Untersuchung unter Medizinern hat ergeben, dass sich 60 Prozent der Ärzte und 40 Prozent der Ärztinnen nach dem Besuch der Toiletten nicht die Hände waschen.

Verdoppelt würde diese Misere durch schlechte Kommunikations- und Fehlerkultur. Frage ein Facharzt den anderen etwas, werde er nicht selten angefaucht mit: „Ja, wissen Sie denn das nicht?", berichtet Pateisky. Statt eine „Shame-and-Blame-Kultur, die Schuldige sucht, zu pflegen", sollten Spitäler wie im Flugverkehr Listen von „Near Misses" und exakte Fehleranalysen machen: „Wenn bei uns etwas passiert, fragt niemand, ob es eine Leitlinie gab, ob der Arzt diese kannte und ob er überhaupt qualifiziert ist, den Eingriff durchzuführen", kritisiert der Facharzt an der Wiener Universitätsfrauenklinik.

Der volkswirtschaftliche Schaden durch vermehrte Rehabilitation, Arzneien, Frühpensionen und Invalidität sei nicht abzuschätzen. Allein ein Geburtsschaden koste bis zu 50 Millionen Euro.

Siegfried Meryn, Internist am Wiener AKH und Vorstand des Instituts für medizinische Aus- und Weiterbildung, schlägt weniger laut Alarm, empfiehlt vor allem eine Verbesserung der Kommunikation zwischen Pflege, Ärzten und Patienten: „Alle Betroffenen müssen auf dem letzten Stand des Wissens sein", betont Meryn – mit Hinweis auf eine durch wissenschaftliche Studien abgesicherte Evidence Based Medicine.

Auch Michael Zimpfer, Vorstand der Wiener Uniklinik für Anästhesie und Allgemeine Intensivmedizin, sieht die Notwendigkeit, Flüchtigkeitsfehler zu vermeiden, „doch wenn eine Einheit immer auf vollen Touren läuft, erhöht sich die Zahl der Fehler". Zimpfer legt besonderen Wert auf die „psychohygienischen Verhältnisse der Mannschaft".

Sie stellen sich jetzt vielleicht die Frage, was das alles mit dem Rettungsdienst zu tun hat? Nun – nehmen wir gleich einen der erstgenannten Punkte, nämlich die **Verwechslung von Medikamenten:**

▶ **Verwechslung von Medikamenten**

Eine Aufgabe des Sanitäters ist es auch, dem Arzt bei der Verabreichung von Medikamenten zu helfen, diese also entsprechend vorzubereiten. In der Hektik eines Notfalleinsatzes kann es da auch dem erfahrensten Kollegen passieren, dass er etwas verwechselt oder übersieht – sei es, dass tatsächlich eine „echte Verwechslung" passiert (wie bei Präparaten in ähnlicher Verpackung leicht möglich), aber auch dass Verdünnungsvorgaben vergessen oder Dosierungen bzw. Konzentrationen falsch berechnet werden.

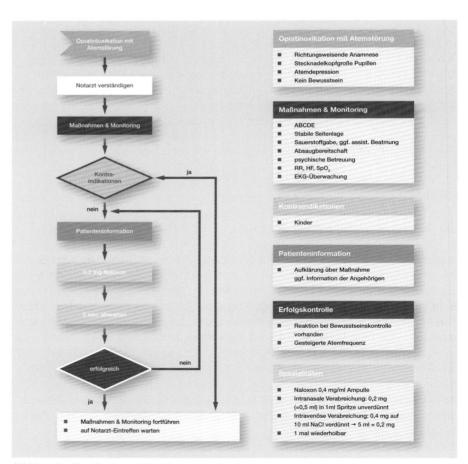

Abbildung 61: Algorithmus Arzneimittelliste 2 gem. § 11 SanG

Qualitätsmanagement

Natürlich ist die letzte Verantwortung beim Arzt, der die überreichten Medikamente nochmals überprüfen muss – aber denken Sie an Ihren Patienten, wenn dann doch ein Fehler passiert, wird es diesem wohl egal sein, wer die letzte Verantwortung dafür trägt, oder?

Ein weiterer Punkt, der in dem Artikel angesprochen wird, ist die **„Fehlerkultur"** – können Sie mit Ihren Kollegen und eventuell Vorgesetzten wirklich offen über Ängste, Probleme oder Fehler sprechen? Was tun, wenn Sie bei einem Einsatz das Gefühl haben, nicht alles wirklich vollkommen richtig gemacht zu haben? Hier hat sich auch seit 2003 das eine oder andere verändert bzw. verbessert – ein System, wo über „near misses" oder echte Fehler diskutiert werden kann, steht seit 2011 zur Verfügung.

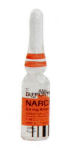

Abbildung 62: Medikament

▶ Fehlerkultur

Zu guter Letzt wird auch auf **Aufklärung und Dokumentation** hingewiesen – beide Aspekte sind auch für die Arbeit des Sanitäters von großer Bedeutung. Zum Thema „Dokumentation" finden Sie ja noch genauere Ausführungen in einem späteren Kapitel (siehe dazu den Abschnitt Dokumentation ab Seite 241), die Aufklärung fällt u. a. auch unter die Auskunftspflicht gem. SanG.

▶ Aufklärung und Dokumentation

Die angesprochenen „Leitlinien" finden sich in unterschiedlicher Form auch bei uns wieder – dazu gleich anschließend einige Anwendungsfelder:

10.2.1 Richtlinien, Standards und Anweisungen

Sicherheit und Qualität haben oft auch etwas mit **„Standard"** und **„Vorschrift"** zu tun – speziell in Hinblick auf getestete Verfahren und Methoden kommen oft solche Dinge zur Anwendung. Diese werden Ihnen unter verschiedensten Namen begegnen können:

- Algorithmus
- Verfahrensanweisung
- SOP – Standard Operating Procedure
- Behandlungspfad/-plan etc.

▶ Standard
Vorschrift

▶ Algorithmus
Verfahrensanweisung
SOP – Standard Operating Procedure
Behandlungspfad

Solcherart dargestellte Methoden und Vorgehensweisen werden zumeist umfassenden Tests unterzogen, durch wissenschaftliche Studien belegt (z. B. „evidence based medicine" o. Ä.) bzw. untermauert und sind daher im Sinne der Wissenschaft und Forschung als „state of the art" oder auch „lege artis" zu bezeichnen. Für den Patienten einerseits und Sie als Sanitäter andererseits bedeutet ein Arbeiten nach solchen Vorgaben, dass man sich auf „sicherem Pflaster" bewegt, da Wirkung und Konsequenz des Handelns eben schon von Experten in großem Umfang untersucht worden sind.

Ein weiteres Argument, speziell für Bestimmungen und Richtlinien auf nationaler Ebene oder auch organisationsintern, stellt die **Einheitlichkeit des Handelns** dar. Stellen Sie sich vor, jeder Patient würde anders behandelt werden – abhängig davon welcher Sanitäter gerade zum Einsatz gerufen wird?

▶ Einheitlichkeit des Handelns

Daraus ergeben sich auch schon wichtige Anwendungsfelder dieser Instrumente, die Ihnen im Rahmen Ihrer Arbeit sicher schon untergekommen sind.

▶ **Medizinische Leitlinien**

▶ **Entscheidungshilfen**

▶ **zunehmende Informationsmenge vermitteln
klinische Praxis
Qualität der Versorgung
Stellung des Patienten**

▶ **Notfallkompetenzen
Reanimation
European Resuscitation Council
(ERC)**

▶ **Rahmenvorschrift
Großunfall
Sanitätshilfsstelle
(SanHist)**

Der Europarat hat bereits 2001 Überlegungen zu „**Medizinischen Leitlinien**" angestellt:

- sie sind definiert als „systematisch entwickelte **Entscheidungshilfen** für Leistungserbringer und Patienten über die angemessene Vorgehensweise bei speziellen Gesundheitsprobleme",

- eignen sich dazu, die kontinuierlich **zunehmende Informationsmenge** an wissenschaftlicher Evidenz sowie an Expertenmeinungen über „gute medizinische Praxis" den Leistungsträgern im Gesundheitswesen (Ärzten, Pflegekräften und anderen Fachberufen) und der Öffentlichkeit zu **vermitteln**,

- zielen darauf, unter Berücksichtigung der vorhandenen Ressourcen

    - gute **klinische Praxis** zu fördern und die Öffentlichkeit darüber zu informieren,
    - die **Qualität der Versorgung** zu verbessern und
    - die **Stellung des Patienten** zu stärken.

Algorithmen zur Patientenversorgung: solche Vorgaben finden sich z. B. bei der Regelung der **Notfallkompetenzen** (wann darf ein Sanitäter welche Maßnahmen in welcher Reihenfolge setzen etc.), aber auch für wichtige Bereiche der Notfallmedizin gibt es solche – international erstellte – Vorgaben. Denken Sie an die **Reanimation** bzw. das Vorgehen bei einem reglosen Notfallpatienten – hier gibt es regelmäßige Publikationen des „**European Resuscitation Council" (ERC)**, gegenwärtig sind die Richtlinien 2010 in Kraft und wurden in Österreich von allen Rettungsorganisationen in die internen Aus- und Fortbildungskonzepte übernommen.

Ein wichtiges Dokument für jeden Sanitäter stellt auch die „**Rahmenvorschrift Großunfall**" dar – diese wird ergänzt um (bundeslandspezifische) Durchführungsbestimmungen, wo das Vorgehen im Großschadensfall beschrieben wird. Darüber hinaus sind die unterschiedlichen Funktionen, Beschriftungen und Prozesse im Rahmen der Versorgung und der „**Sanitätshilfsstelle**" (SanHist) beschrieben. Auch hier gilt, dass diese Regelungen organisationsübergreifend zur Anwendung gelangen.

Oft gibt es auch hier noch organisationsintern spezielle Vorgaben oder Ablaufbeschreibungen – bitte machen Sie sich mit solchen Informationen unbedingt vertraut, da sie für die Mitarbeiter i. d. R. bindende Wirkung entfalten.

Qualitätsmanagement

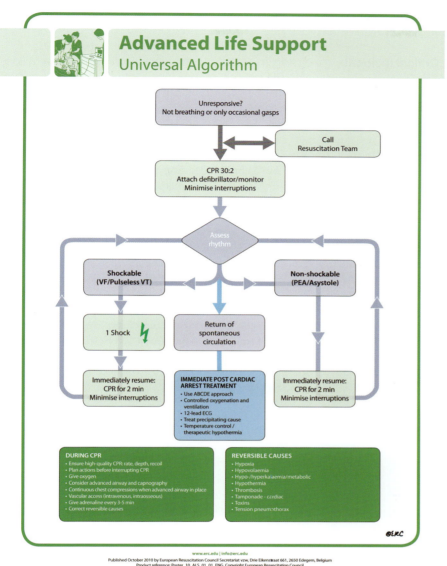

Abbildung 63: European Resuscitation Council

10.2.2 Fehlermeldesystem

Eine weitere Maßnahme, die ursprünglich schon vor vielen Jahren in der (Zivil-) Luftfahrt eingeführt wurde, hat letztlich den Weg in die Medizin und dann auch in den Rettungsdienst gefunden – das **„Fehlermeldesystem"** oder auch aus dem Englischen „Critical Incident Reporting System". Hier geht es insbesondere darum, Fehler oder auch **„Beinahe-Fehler"** („near-miss") anonym und ohne Schuldzuweisung zu publizieren, um zum einen eine breite Diskussion zu ermöglichen und zum anderen auch Bewusstsein für solche Situationen zu schaffen, um einen Wiederholungsfall zu vermeiden oder zumindest dessen Eintrittswahrscheinlichkeit zu senken.

▶ Fehlermeldesystem
Beinahe-Fehler

Die Meldung erfolgt durch die betroffenen Personen, denen dieser (Beinahe-)Fehler passiert ist – sohin ist eine Beschäftigung mit dem eigenen Handeln garantiert, durch die angestoßene Diskussion erhalten aber nicht nur die betroffenen

Kollegen Hilfestellung bzw. Ratschläge, sondern auch Berufskollegen, denen möglicherweise eine solche oder ähnliche Situation noch bevorsteht.

▶ **Critical Incidents**

„Critical Incidents" sind definiert als "an incident resulting in serious harm (loss of life, limb, or vital organ) to the patient, or the significant risk thereof. Incidents are considered critical when there is an evident need for immediate investigation and response". Unter „Critical Incidents" sind also sowohl eingetretene Schäden mit hoher Dringlichkeit als auch „Beinahe-Fehler" zu verstehen.

Die Erfahrung zeigt, dass nach kurzer Zeit von den Mitarbeitern auch Schäden gemeldet werden. Weiterhin ist die Frage der Anonymität zu klären. Vorbehalte sprechen einerseits von der Gefahr der Denunziation, andererseits erleichtert die anonyme Meldung das Vertrauen auf die zugesagte **Sanktionsfreiheit**. In den Abteilungen sollten erfahrene und anerkannte Mitarbeiter die Funktion von Mediatoren wahrnehmen, die in der Lage sind, zu Fragen betreffend das CIRS Auskunft zu geben. Dezentrale, d. h. abteilungsbezogene CIRS sind unbedingt zu unterstützen, gleichzeitig muss eine zentrale Koordination und eine Übereinkunft bzgl. wichtiger methodischer Fragen erreicht werden.

▶ **Sanktionsfreiheit**

Eine erste Umsetzung dieses Konzeptes findet sich beim Österreichischen Roten Kreuz, wo seit Jahresanfang 2011 ein solches „Critical Incident Reporting System" zur Verfügung steht – dies ist nicht auf Mitarbeiter des Roten Kreuzes beschränkt, sondern steht im Sinne der o. a. Aussagen allen im Rettungsdienst Tätigen zur Verfügung! Einzige Voraussetzung ist ein Computer mit Internet-Zugang, die Oberfläche und Nutzung ist webbasiert:

▶ **systematische Analyse**

„Im Sinne nachhaltiger Qualitätspolitik in Österreich ist CIRS eine umfassende Lösung zur **systematischen Analyse** von Zwischenfällen – unkompliziert, universal zugänglich und mit Fokus auf den Vorfall im Speziellen – anstatt auf mögliche Sanktionen für den Einzelnen – und treibt somit Qualität im Gesundheitswesen weiter voran. Das Österreichische Rote Kreuz hat sich dafür entschieden, CIRSmedical Systempartner zu beauftragen, dadurch kann garantiert werden, dass sämtliche Daten außerhalb der IT-Systeme des ÖRKs liegen und eine Rückverfolgung zum Melder nicht mehr möglich ist.

> **INFO**
>
> Das Fehlermeldesystem CIRSmedical finden Sie auf den Internetseiten www.cirsmedical.at sowie www.roteskreuz.at/cirs

CIRS-Rettungsdienst ist anonym und sicher und ermöglicht wechselseitiges Lernen aus sicherheitsrelevanten Ereignissen wie Beinahe-Fehlern, kritischen Ereignissen, Fehlern und Risiken im Rettungsdienst sowie im gesamten Gesundheitswesen."

Organisation

11. Organisation

Dieses Kapitel geht ein wenig auf Aspekte ein, die insbesondere für den Betrieb und die Führung eines Unternehmens oder einer Organisation notwendig sind – wenn Sie täglich mit Vorgesetzen, Prozessen, Vorschriften zu tun haben, sind das Anwendungsfälle dieses Themengebietes. Sofern Sie zukünftig eine Führungsaufgabe übernehmen möchten, werden Sie in weiterführenden Ausbildungen sicher auch noch mehr zu diesen Themen lernen.

11.1 Was ist Organisation?

Organisation ist selbstverständlich auch kein absolut eindeutig definierter Begriff – wenn Sie unterschiedliche Fachbücher lesen, werden Sie sicher einige verschiedene Erklärungen bzw. Definitionen finden können. Letztlich geht es aber um drei wesentliche Aspekte:

- **Strukturen** (Wie ist die Organisation selber aufgebaut, wo finden sich Mitarbeiter innerhalb der Organisation wieder etc. – siehe dazu später auch den Abschnitt Aufbauorganisation)
- **Regeln** (Was muss innerhalb der Organisation wie passieren, wie sehen Befehls- und Kommunikationswege aus, wie kann sich die Organisation verändern etc.)
- **Gefüge/Gestaltung** (Die beiden bereits genannten Komponenten müssen ja schließlich in die Realität umgesetzt werden, es muss für die Menschen in der Organisation klar sein, wo sie stehen und wohin die Entwicklung geht.)

▶ Strukturen
Regeln
Gefüge/Gestaltung

Man kann also zusammenfassend formulieren:

> Organisation ist die Aufstellung genereller Regeln für betriebliche Abläufe, um zu definieren, von wem auf welche Art und Weise Aufgaben erledigt werden, die sich in gleicher oder zumindest ähnlicher Ausprägung wiederholen.

In einem nächsten Schritt gilt es sich zu überlegen, welche Aufgaben eine Organisation eigentlich hat?

11.2 Organisationsaufgaben

Man kann hier wieder drei große Kategorien unterscheiden:

- **Gestaltungsbezogene Aufgaben**: wie aus dem Namen bereits hervorgeht, besteht bei diesen Aufgaben eine klare Verbindung zur Umsetzung allfälliger Aufgaben! Beispiele für solche Aufgaben könnten sein:
  - Gestaltung des Organisationsaufbaus (wer darf/muss was tun)
  - Gestaltung von Kommunikationswegen (wer soll wann auf welche Art mit wem kommunizieren)
  - Erarbeitung von adäquaten Prozessen
  - Dokumentation

▶ gestaltungsbezogene Aufgaben

▶ verhaltensbezogene Aufgaben	■ **Verhaltensbezogene Aufgaben**: Das Unternehmen muss stets darauf bedacht sein, dass seine Zielsetzungen ja nicht unbedingt mit den Zielen der Mitarbeiter übereinstimmen müssen! Es wird also von großer Bedeutung sein, wie gut hier eine jedenfalls notwendige Abstimmung der unterschiedlichen Interessenlagen erfolgen kann. Positive Beeinflussung kann z. B. erfolgen durch

- Förderung der Identifikation mit Zielen des Unternehmens
- Hinwirken auf die Beachtung der Dienstwege/Vorschriften
- Schaffung von Bonussystemen für die Mitarbeiter

▶ prozessbezogene Aufgaben	■ **Prozessbezogene Aufgaben**: Prozesse generell und so auch im Rahmen der Organisation folgen oftmals einem bekannten Muster, nämlich einem Regelkreis aus Planung, Umsetzung und Kontrolle. In diesem Sinne zählen zu den prozessbezogenen Aufgaben insbesondere:
▶ Organisationsplanung Organisationsgestaltung Organisationskontrolle	▫ **Organisationsplanung**: Auf Basis der Unternehmensziele muss definiert werden, wie die Organisation diese Ziele bestmöglich unterstützen bzw. gewährleisten kann. Dazu müssen geeignete Strukturen geschaffen werden.

▫ **Organisationsgestaltung**: Die im vorigen Schritt geplanten Maßnahmen müssen konkret in die Tat umgesetzt werden – was dazu notwendig ist, fällt in den Bereich der Organisationsgestaltung und speziell hier ist auf die Einhaltung der gesteckten Ziele besonders zu achten, da ja eben konkrete Handlungen gesetzt werden.

▫ **Organisationskontrolle**: Diese Phase steht am Ende der gesamten Kette – es geht insbesondere darum, die gesetzten Aktionen in Hinblick auf das Erreichen der Organisationsziele zu überwachen und – soweit notwendig – rechtzeitig einzugreifen und korrigierende Schritte zu setzen. Falls man Abweichungen zwischen den gesetzten und erreichten Zielen erkennt, muss selbstverständlich auch der Grund dafür analysiert werden.

11.3 Organisationsziele

Stellen Sie sich vor, Sie wollen am Wochenende eine Einsatzübung veranstalten → Sie werden die Ziele definieren und dann alles dafür Notwendige tun, um diese Ziele bestmöglich zu erreichen; das Gegenteil wäre, wenn Sie einfach Ihre Kollegen alarmieren, die Figuranten auslegen und sich dann überraschen lassen, was passiert.

▶ gewünschter Zustand in der Zukunft	Bei Organisationen sollte jedenfalls die erstgenannte Variante gelten – es geht also bei den Zielen um einen **gewünschten**, realen/konkreten **Zustand in der Zukunft**!

Auch hier kann man wieder drei große Kategorien unterscheiden, die sich teilweise gegenseitig ergänzen, teilweise aber auch konkurrenzieren oder letztlich auch gegenseitig bedingen:

▶ Organisationsziele	■ **Organisationsziele**: Wie oben ausgeführt geht es hier darum, welche Ziele die Organisation zukünftig erreichen bzw. umsetzen möchte; es handelt sich dabei in aller Regel um klassische „Managementaufgaben". Beispiele für solche Zieldefinitionen können u. a. sein:

Organisation

- **Produktivität** des Unternehmens
- Wirtschaftlichkeit der unternehmerischen Aktivitäten
- **Zukunftssicherung**
- Ruf/Prestige des Unternehmens
- Kontrollmechanismen zur Zielerreichung
- **Transparenz** der unternehmensinternen Abläufe

▶ Produktivität
Zukunftssicherung
Transparenz

- **Kundenziele**: Hier müssen wir zuerst einmal Einigung darüber erzielen, dass Patienten letztlich auch Kunden sind! Denken Sie speziell an den Krankentransport oder die Sozialdienste – hier haben die Menschen oft schon heute die Wahl zwischen verschiedenen Anbietern, weshalb es für jede Organisation wichtig ist, auch in diesem Bereich „kundenorientiert" zu denken. Jede Organisation muss sich – will sie langfristig erfolgreich sein – an den Interessen und Zielsetzungen ihrer Kunden orientieren, denn wenn diese Interessen unberücksichtigt bleiben, werden die Kunden sich über kurz oder lang andere Firmen suchen, die eben ihren Wünschen besser nachkommen. Die entsprechende Erfüllung von Kundenzielen durch Maßnahmen der Organisation ist Aufgabe aller Verantwortungsträger – **Kundenorientierung** sollte auch keinen hierarchischen Unterschied kennen bzw. machen. Beispiele für solche Kundenziele können u. a. sein:

▶ Kundenziele
Kundenorientierung

> **MERKE**
> Patienten sind Kunden! Im Sozialdienst oder im Krankentransport haben die Patienten die Wahl mehrerer Anbieter und sie werden die Organisation wählen, die am besten auf ihre Bedürfnisse eingeht.

- Hohe Produkt- bzw. **Dienstleistungsqualität**
- Niedriger/günstiger Preis (durch schlanke und effiziente Organisation zu unterstützen)
- **Schnelle Verfügbarkeit** bzw. Abwicklung der Kundenwünsche (Kundennähe, optimierte Prozesse, gut geschulte Mitarbeiter etc.)
- Flexibilität bei der Erfüllung von Kundenbedürfnissen
- **Optimale Kommunikation** (konkrete Ansprechpartner, einfache Erreichbarkeit etc.)

▶ Dienstleistungsqualität
schnelle Verfügbarkeit
optimale Kommunikation

- **Mitarbeiterziele**: Last but not least wird jede Organisation/jedes Unternehmen auch in einem hohen Maß von motivierten und gut ausgebildeten Mitarbeitern abhängig sein. Notwendig wird in diesem Zusammenhang auch sein, dass die Mitarbeiter in (organisatorische) Fragen eingebunden sind. Nichtsdestotrotz können Mitarbeiterziele manchmal auch mit o. a. Zielen anderer Kategorien kollidieren. Beispiele sind u. a.:

▶ Mitarbeiterziele
Zufriedenheit am Arbeitsplatz
Entwicklungschancen

- **Zufriedenheit am Arbeitsplatz**
- Sicherheit des Arbeitsplatzes
- Umfeld und Ergonomie des Arbeitsplatzes
- Karriere- bzw. **Entwicklungschancen**
- Klare Organisationsstrukturen, Dokumentationen usw.

- Wie bereits einleitend erläutert stehen die drei Zielkategorien oftmals in Widerspruch zueinander → denken Sie z. B. an ein hohes Maß an Produktivität zu geringen Kosten – die Flexibilität, auf spezielle Kundenwünsche einzugehen, wird dabei auf der Strecke bleiben. Ebenso der Wunsch nach geringen Kosten – wenn überall massiv gespart wird, sind oft die Arbeitsplätze und deren Ausstattung und Qualität weniger optimal etc.

11.4 Organisationsgrundsätze

Sie werden sicher schon unterschiedliche Unternehmen und Organisationen allgemein kennengelernt haben – jede funktioniert ein wenig anders, keine ist absolut perfekt und überall sind Dinge in Bewegung. Die vollkommene Organisation, an der keinerlei Verbesserungen mehr möglich sind, wird man in aller Regel nicht finden können – trotzdem sollten aber wesentliche Grundsätze eingehalten werden, um jedenfalls ein Mindestmaß an Erfolg gewährleisten zu können.

11.4.1 Wirtschaftlichkeit

▶ **vorhandene Mittel bestmögliches Ergebnis**

Je nachdem, um welche Art von Organisation es sich handelt (Unternehmen, Non-Profit Organisation, Verein etc.), wird „Wirtschaftlichkeit" etwas anderes bedeuten, letztlich geht es aber darum, mit den **vorhandenen Mitteln** das **bestmögliche Ergebnis** zu erzielen – und die Gestaltung der Organisation hat darauf maßgeblichen Einfluss! Die Wirtschaftlichkeit selber kann auf 2 Arten gesehen werden:

▶ **Maximalprinzip Minimalprinzip**

- **Maximalprinzip**: Die Mittel/Ressourcen sind fix und gegeben, es soll damit der bestmögliche/maximale Ertrag erwirtschaftet werden.
- **Minimalprinzip**: Das Ergebnis/der Ertrag sind fixiert und es geht nun darum, mit einem möglichst geringen Aufwand dieses gewünschte Ergebnis zu erreichen.

11.4.2 Zweckmäßigkeit

▶ **Maßnahmen und Regelungen Organisationsziele**

Wie so oft im Leben geht es hier darum, dass Organisation nicht zum „Selbstzweck" wird – man muss ständig darauf achten, welche **Maßnahmen und Regelungen** wirklich notwendig sind im Sinne der Zielerreichung oder was man vielleicht nur tun möchte, um „es auch zu tun". Denken Sie immer daran, dass es letztlich darum geht, die **Organisationsziele** bestmöglich zu erreichen, wenn Sie also in eine entsprechend verantwortliche Position in Ihrer Firma gelangen, beachten Sie bei der Auswahl einer Handlungsalternative immer, dass diese der Zielerreichung dient!

11.4.3 Ausgeglichenheit

▶ **längerfristige Maßnahmen aktuelle Situationen Stabilität und Elastizität**

Bedenken Sie, dass die Organisation auf der einen Seite dem Erreichen der div. Ziele dienen soll – dazu sind selbstverständlich **längerfristige Maßnahmen**, fixe Regeln etc. notwendig. Auf der anderen Seite zeichnet sich eine gute Organisation aber auch dadurch aus, dass sie wenn notwendig die Flexibilität hat, auf **aktuelle Situationen** zu reagieren.

Es geht also um ein ausgewogenes Verhältnis zwischen **Stabilität und Elastizität** (Flexibilität) der Organisation. Denken Sie an den Begriff der Improvisation – hier geht es darum, fallweise kurzfristige Veränderungen an der Organisation vorzunehmen, weil z. B.:

Organisation

- gesetzliche Bestimmungen Veränderungen erfordern,
- die Erfahrung zeigt, dass geltende Regeln & Verfahren möglicherweise nicht optimal sind,
- ein Mangel einer oder mehrerer der drei wichtigsten Betriebsmittel (Zeit, Geld & Mitarbeiter) auftritt.

11.5 Die Ablauf- oder Prozessorganisation

Die zwei grundlegenden Begriffe Prozessorganisation und Aufbauorganisation werden in den folgenden Kapiteln definiert und erklärt. Es handelt sich dabei um die wichtigsten Ausdrücke im Zusammenhang mit betrieblicher Organisation, die Unterscheidung ist sehr wichtig und speziell in diesem Zusammenhang sollten keinerlei Fragen oder Unklarheiten offenbleiben!

11.5.1 Allgemeines

In jedem Unternehmen sind Tätigkeiten, Vorgänge oder Prozesse eingeführt – die tägliche Arbeit im Betrieb läuft ja nicht willkürlich und zufällig ab, sondern nach entsprechenden Regeln. Wie nun die einzelnen Arbeitsschritte (häufig wird in diesem Zusammenhang eben der Begriff „Prozess" verwendet) miteinander verbunden und voneinander abhängig sind, wird im Zuge der **Prozessorganisation** geplant, dargestellt und realisiert.

▶ Prozessorganisation

In der Literatur wird an Stelle des Begriffes Prozessorganisation oft **Ablauforganisation** verwendet – wenn Sie also in anderen Büchern oder Artikeln auf diesen Ausdruck stoßen, so beachten Sie bitte, dass es sich im Grunde um dieselbe Thematik handelt.

▶ Ablauforganisation

▶ strukturierte Reihenfolge

Ein Prozess beschreibt einen Ablauf, das heißt den Fluss und die Transformation von Material, Informationen, Operationen und Entscheidungen. Geschäftsprozesse sind durch die Bündelung und die **strukturierte Reihenfolge** von funktionsübergreifenden Aktivitäten mit einem Anfang und einem Ende sowie klar definierten Inputs und Outputs gekennzeichnet. Prozesse sind „structure for action" (notwendige Strukturen für unternehmerische Aktivitäten).

> **MERKE**
>
> Prozesse sind notwendige Strukturen für unternehmerische Abläufe. Diese sind durch einen klaren Anfang, Ende sowie Inputs und Outputs gekennzeichnet.

Die Erbringung der Lieferungen und Leistungen in Unternehmen erfolgt also in Form von/durch Prozesse(n). In bzw. an den Prozessen sind die einzelnen Funktionen des Unternehmens als **Leistungsbereiche** beteiligt. Für die Optimierung der Leistungserbringung sind deshalb die Prozesse zu betrachten – Optimierung von Funktionen führt dabei nicht zum Ziel! Das Prozesssystem besteht aus Ressourcen sowie Wertschöpfungen und produziert **Produkte und Dienstleistungen**. Statt „process follows structure" (wie es früher oft war → die Strukturen und Rahmenbedingungen waren bereits gegeben und an diese mussten sich die Mitarbeiter bei ihrer Arbeit halten) heißt es nun „structure follows process" (also genau umgekehrt – die „idealen" Prozesse bzw. Abläufe werden definiert und erst daran orientieren sich dann die Rahmenbedingungen). Der amerikanische Wirtschaftswissenschafter Porter definierte Wertschöpfung bzw. Prozesskette in folgender Form:

▶ Leistungsbereiche Produkte und Dienstleistungen

„Jedes Unternehmen ist eine Ansammlung von Tätigkeiten, durch die sein Produkt entworfen, hergestellt, vertrieben, ausgeliefert und unterstützt wird. Alle diese Tätigkeiten lassen sich in einer Wertkette darstellen. Jede Wertaktivität setzt ... jeweils gekaufte Inputs, menschliche Ressourcen sowie Technologien in irgendeiner Form ein."

▶ **Prozesskostenrechnung betriebliche Kostenrechnung**

Die Kosten von Prozessen können in heutigen Unternehmen normalerweise überhaupt nicht angegeben werden. Der wirtschaftliche Effekt eines Prozesses ist nicht sichtbar, Änderungen können somit nur schwer begründet werden. Der Kostennutzen ist nicht einfach ermittelbar. Die **Prozesskostenrechnung** als Möglichkeit der Kostenermittlung und -verfolgung in Prozessen ist eine aus dieser Situation heraus entwickelte neue Form der **betrieblichen Kostenrechnung** – sie zielt auf genau diese unternehmerischen Abläufe ab und versucht, die entsprechenden Kosten im Unternehmen auf die einzelnen Schritte in den betrieblichen Prozessen umzulegen.

11.5.2 Zusammenhang Funktion – Prozess

Wie kann ich im Unternehmen nun also solche Prozesse erkennen und identifizieren? Das ist eine grundlegende Frage, wenn ich mit Organisationsthemen befasst bin! Prozesse sind in Unternehmen oft nicht oder nicht vollständig dokumentiert; dies gilt besonders für **funktionsübergreifende Prozesse**. Mit der zunehmenden Orientierung an neuen Normen wie ISO 900, welche eine ausgeprägte Prozessorientierung fordern, bessert sich dies allerdings und die entsprechenden Dokumentationen werden umfangreicher. Nehmen wir nun ein Beispiel aus dem Krankenhaus (die Aufnahme eines Patienten in der Notaufnahme), um die Schritte und das Ergebnis beispielhaft kennenzulernen:

▶ **funktionsübergreifende Prozesse**

Zu Beginn steht die Prozessdefinition, wo Anfang und Ende des Prozesses festgelegt werden:

Anfang: Der Patient betritt die Notfallambulanz bzw. wird eingeliefert.

Ende: Der Patient ist bereit für die seiner Situation angemessene Behandlung.

▶ **Teilprozess**

Es wird klar definiert, welche Ergebnisse in diesem **Teilprozess** erreicht werden sollen, wer den Prozess fortsetzt und welche Anforderungen dieser an den vorangegangenen Prozess stellt. Es hilft, sich vorzustellen, dass der- bzw. diejenige(n), für die das Prozessende der Prozessanfang eines weiterführenden Prozesses ist, als Kunden verstanden werden, für die der zu betrachtende Prozess eine Dienstleistung darstellt.

Es müssen dazu folgende Punkte geklärt werden:

▶ **Prozessverantwortliche Leistungsvereinbarung Lieferanten Kunden**

- **Prozessverantwortlicher**, d.h. die Person (bzw. das Team), die/das den Prozess verantwortlich steuert und die Ergebnisverantwortung trägt
- **Leistungsvereinbarung**, d.h. die definierten Rahmenbedingungen (Ressourcen, Budget, Zeitrahmen usw.)
- **Lieferanten**, d.h. die internen und externen Ressourcen mit definiertem Auftrag
- **Kunden**, d.h. die Person oder Gruppe, an die das Ergebnis des Prozesses (bzw. Teilprozesses) weitergegeben wird (auch interne Kunden, z.B. eine andere Arbeitsgruppe)

Organisation

- **Kennzahlen**, d.h. Festlegung von Maßzahlen, Merkmalen, Standards, um Qualität zu prüfen und zu verbessern

▶ **Kennzahlen**

Der nächste Arbeitsschritt besteht darin, die einzelnen **Teilschritte** festzulegen: In welcher Reihenfolge wird der Kernprozess abgearbeitet?

▶ **Teilschritte**

1) Patient in Empfang nehmen	5) Entscheidung, ob Bett notwendig
2) Datenerfassung	6) Entscheidung, ob Sofortbehandlung notwendig
3) Prüfung des Zustandes durch Schwester	7) Entscheidung, ob stationäre Aufnahme notwendig: Aufnahmeroutine
4) Prüfung des Zustandes durch Arzt	8) „Verlegung" in Intensivstation oder Schockraum oder Behandlungszimmer oder Warteraum

Wenn man nun – meistens mit Hilfe geeigneter Computerprogramme – solche Prozesse graphisch darstellt, ergibt sich beispielsweise die folgende Abbildung des eben in Worten formulierten Prozesses:

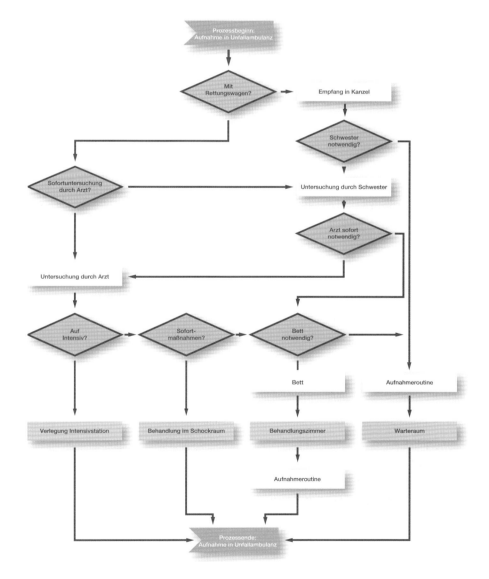

Abbildung 64: Prozessablauf

▶ **Methode der „4E"**

▶ **Einsatz**

Im Umfeld des Rettungsdienstes gibt es verschiedene Möglichkeiten, die wichtigsten Aufgaben zusammenzufassen. Eine davon stellt die **Methode der „4E"** – Einsatz, Engineering, Eigenstudium und Erholung – dar:

Zum **Einsatz** zählen die Notrufbearbeitung und die Rettungsmitteldisposition durch die Rettungsleitstelle. Den Rettungsmitteln sind die Anfahrt, die Versorgung des Patienten vor Ort, die Auswahl der geeigneten Versorgungseinrichtung, der Transport und die Übergabe des Patienten im Krankenhaus, die Abrechnung und die medizinische Dokumentation des Falles zugeordnet. Den Einsatzprozessen liegen exakt festgelegte Einsatzzeiten zu Grunde, die bei einer detaillierten Prozessausarbeitung hilfreich sind.

> **MERKE**
>
> Die „4E"-Methode wird im Rettungsdienst angewendet, um die wichtigsten Aufgaben zusammenzufassen.

Die medizinische Dokumentation wird an Hand von Notfall- und Notarztprotokollen geführt und kann u. a. für die Behandlung von Beschwerden seitens der Patientenanwaltschaft oder auch bei allfälligen Gerichtsverfahren eine enorme Bedeutung haben.

▶ **Engineering**

Das **Engineering** umfasst die Wartung, Reparatur und Tanken der Rettungsfahrzeuge. Als Wartung sind solche Tätigkeiten zu verstehen, die eine Aufrechterhaltung des ordnungsgemäßen Zustandes der Rettungsfahrzeuge und der Ausrüstung zum Ziel haben. Der Sanitäter kann diese Aufgaben teilweise selbstständig erledigen. Ein Beispiel dafür ist die regelmäßige Ölstandskontrolle, mit der einem schwerwiegenden Motorschaden vorgebeugt werden kann. Die für medizinische Geräte vorgeschriebene sicherheits- und messtechnische Kontrolle muss jedoch von zertifizierten Prüfern durchgeführt werden. Zur Wartung zählt das Reinigen und Desinfizieren des Fahrzeugs sowie der rettungsdienstlichen Gebrauchsmaterialien, ebenso wie diese nachzufüllen und zu sortieren.

Die Reparatur bedeutet die Wiederherstellung des ordnungsgemäßen Zustandes des Rettungsfahrzeuges und der Gebrauchsmaterialien. Diese Arbeiten können i. d. R. nicht durch den Sanitäter durchgeführt werden und sind durch Fremd(Fach)firmen zu erledigen. So sollte beispielsweise ein Defekt an Defibrillatoren nur durch den Hersteller oder von ihm autorisierten Firmen behoben werden, da ansonsten Garantieansprüche erlöschen können. Der rettungsdienstliche Mitarbeiter spielt als Veranlasser eine Schlüsselrolle in Reparaturprozessen.

▶ **Eigenstudium**

Eigenstudium fasst alle Prozesse zusammen, die mit dem selbstständigen Erwerb von Wissen im Zusammenhang mit dem Thema Rettungsdienst stehen. So fällt darunter das Lesen von Fachbüchern und -zeitschriften, einschlägigen Homepages und den Aushängen an Anschlagtafeln. Ferner gehört zum Eigenstudium die Einsatzbesprechung mit den Kollegen oder Vorgesetzten und die kritische Selbstreflexion.

Im Gegensatz zur Pflichtfortbildung (laut SanG oder auf Grund organisationsinterner Vorschriften) ist das Eigenstudium freiwillig und der Sanitäter muss es auch selber tun wollen. Das Eigenstudium ist außerhalb und je nach Einsatzhäufigkeit auch innerhalb der Dienstzeit möglich.

Der Rettungsdienst unterscheidet sich von anderen Berufsgruppen auch dadurch, dass der Erholung eine größere Bedeutung beigemessen wird. Die starke psychologische und körperliche Belastung einiger Einsatzkräfte durch den direkten Kontakt mit Menschen in Lebensgefahr und andere Ausnahmesituationen erfordert eben diese **Erholung** als wichtigen Aspekt der Arbeit im Rettungs- und Krankentransportdienst (natürlich des Öfteren auch im Bereich der Gesundheits- und Sozialdienste etc.). Die Freizeit genügt für den Sanitäter daher nicht als Zeit der Entspannung. So dient ein Gespräch mit den Kollegen kurz nach einem belastenden Einsatz nachweislich der Minderung der posttraumatischen Belastungsstörung und muss in die Arbeitszeit integriert werden. Durch die im Vergleich zu anderen Branchen längeren Dienstschichten müssen den Mitarbeitern Erholungsräume und -zeiten angeboten werden, auch um die Verpflegung mit Mahlzeiten und Getränken und das Schlafen im Nachtdienst zu ermöglichen.

11.6 Die Aufbauorganisation

Hier geht es insbesondere um die Strukturen und Zusammenhänge im Unternehmen. Die Aufbauorganisation wird charakterisiert durch:

- **Stellen** (die kleinsten organisatorischen Einheiten)
- **Beziehungen** (Beziehung[en] zwischen den Stellen)
- **Organisationsformen** (Gestaltung der Unternehmensstruktur)
- **Dokumentation** (schriftliches Festhalten der festgelegten Organisation)

11.6.1 Grundbegriffe

Einige wenige Begriffe der Organisationslehre möchten wir Ihnen hier näherbringen:

Strukturiertheit
Hier geht es darum, wie gut eine Fragestellung aufgeteilt werden kann, wie gut entsprechende Ergebnisse bestimmter Handlungen („Ursache-Wirkungsbeziehung") bekannt sind; bei hoch strukturierten Aufgaben ist das Ergebnis einer bestimmten Handlung zumeist vorab bekannt, bei wenig bzw. unstrukturierten Aufgaben weiß man vorher nicht, was am Ende das Ergebnis sein wird.

Ein Beispiel für eine strukturierte Aufgabe wäre der Ablauf einer Schulung (EH-Kurs), die Transportverrechnung etc. Dem gegenüber stehen beispielsweise außergewöhnliche Rettungseinsätze.

Veränderlichkeit
Handelt es sich um Aufgaben, die ständig nach demselben Schema abgearbeitet werden und wo weder Patientenwünsche noch sonstige Rahmenbedingungen dazu führen können, dass anders gehandelt werden muss als sonst, dann ist die Veränderlichkeit sehr gering und die Unsicherheit bei der Ausführung dieser Aufgabe ebenfalls.

Im Gegensatz dazu gibt es aber selbstverständlich auch Aufgaben, wo man – bedingt durch Patientenwünsche, Marktveränderungen, gesetzliche Rahmenbedingungen etc. – nicht genau weiß, wie die Aufgabe letztlich abgearbeitet werden kann. Hier ist der Grad der Unsicherheit also höher, was wiederum bei der Organisationsplanung berücksichtigt werden muss (es wird hier u.a. eine höhere Flexibilität gefordert werden).

> **Stelle**

Stelle
Diesen Begriff haben Sie sicher schon gehört. Begriffe wie „Stellenbeschreibung", „Stellenausschreibung" etc. sind alle daraus abgeleitet.

Eine Stelle wird durch die Zusammenfassung von (Teil)aufgaben definiert, die i.d.R. von einer Person bearbeitet werden können. Denken Sie an die Stelle eines „Dienstführers", eines „Leitstellenmitarbeiters" oder eines „Einsatzlenkers".

Wesentliche Merkmale einer Stelle sind darüber hinaus noch:

- Stellen sind auf Dauer angelegt
- Stellen sind von der konkreten personellen Besetzung („dem Namen") unabhängig
- Um die Aufgaben, die einer Stelle zugeordnet sind, effizient erledigen zu können, muss ein bestimmtes Aufgabenprofil erfüllt sein

Instanz
Stellen, die nun auch über eine Entscheidungs- bzw. Weisungskompetenz verfügen – die also den Personen anderer Stellen Anweisungen erteilen können – nennt man Instanzen (umgangssprachlich ist ein solcher Stelleninhaber dann Ihr „Vorgesetzter").

Wenn im Unternehmen eine oder mehrere Instanzen definiert werden, so ist es wichtig zu wissen, wie viele Mitarbeiter dem Vorgesetzten direkt unterstellt sein sollen – diese Zahl nennt man die Leitungsspanne. Hingegen Stellen, die über keine Befehlsgewalt verfügen, werden oft als untergeordnete Stellen oder Stabsstellen bezeichnet.

11.6.2 Gruppen- und Bereichsbildung

> **Gruppenbildung**
> **einzelne Stellen**
> **unternehmerische Ziele**

Nachdem wir in einem ersten Schritt die vorliegenden Aufgaben und Tätigkeiten analysiert und Stellen sowie Instanzen definiert haben, erfolgt in einem nächsten Schritt die **Gruppenbildung**. Dabei werden **einzelne Stellen** zu entsprechenden Gruppen innerhalb des Unternehmens zusammengefasst – es geht hier konkret um die Erreichung der **unternehmerischen Ziele.** Die Gruppenbildung ist prinzipiell zumeist auf die unteren Ebenen des Unternehmens beschränkt.

Abhängig davon, welche Aufgaben im konkreten Unternehmen zu bewältigen sind, können u.a. folgende Gruppen gebildet werden:

> **Materialwirtschaftsgruppen**
> **Rettungs- und Krankentransport**
> **(RKT)**
> **Schulungsgruppe**

- **Materialwirtschaftsgruppen**: Hier geht es z.B. um Aufgaben in Zusammenhang mit Einkauf und Lagerwirtschaft (Angebote einholen und vergleichen, Bestellungen abwickeln, Wareneingang kontrollieren, Qualität überprüfen etc.).
- **Rettungs- und Krankentransport (RKT):** Mitglieder dieser Gruppen erbringen genau diese Leistungen für die Organisation, führen also die entsprechenden Transporte durch, kümmern sich um die Patienten und um die Beziehungen zu den häufigen Partnern (niedergelassene Ärzte, Ambulanzen etc.)
- **Schulungsgruppe:** Dieser Gruppe zugeordnete Mitarbeiter werden insbesondere in Aus- und Weiterbildung tätig werden. Das sowohl innerhalb der Organisation (z.B. für die Sanitätsausbildung), aber auch extern (z.B. Erste Hilfe-Kurse).

Organisation

- **Personalwesengruppen:** Mitarbeiter, die direkt im Personalwesen tätig und dort für Einstellung von Mitarbeitern, Abrechnung, Reisetätigkeit, Statistiken etc. zuständig sind
- **Finanzwesen-/Rechnungswesengruppen:** Hier geht es einerseits um die Beschaffung der notwendigen finanziellen Mittel („Finanzierung") und andererseits um Agenden der Buchhaltung, der Kostenrechnung und aller mit der laufenden Buchführung sowie dem Jahresabschluss zusammenhängenden Tätigkeiten
- **I(K)T-Gruppen:** Die Mitarbeiter, die für die Funktion der technischen Infrastruktur im Unternehmen sorgen, wie z. B. Systemadministratoren, Telefontechniker, Support-Mitarbeiter etc.

▶ Personalwesengruppen Finanzwesen-/Rechnungswesengruppen I(K)T-Gruppen

Die wichtigsten Eigenschaften der Gruppenorganisation sind:

- Verantwortung der gesamten Gruppe für die eigenen Arbeitsergebnisse
- Aufgaben werden, soweit möglich, zu **Gruppenaufgaben** und dann gemeinsam gelöst
- Mitglieder der einzelnen Gruppen werden sich untereinander behilflich sein/einander beistehen
- Die Mitglieder einer Gruppe sollten, soweit möglich, **gleiche Arbeitszeiten/-bedingungen** haben
- Die Größe einer Gruppe sollte jedenfalls überschaubar sein und die Zusammensetzung nicht ständig wechseln, um eine sinnvolle Konstanz zu erreichen

▶ Gruppenaufgaben gleiche Arbeitszeiten

In einem nächsten Schritt, nachdem die Gruppen erfolgreich gebildet wurden, kann man die einzelnen **Unternehmensbereiche** definieren. Ein Bereich innerhalb des Unternehmens wird oft auch als Abteilung oder **Hauptabteilung** bezeichnet und ist definitiv größer als Gruppen.

▶ Unternehmensbereiche Hauptabteilung

Letztlich findet man in der **Bereichsplanung** oft ähnliche oder idente Gliederung wie schon bei den Gruppen, also Material-, RKT-, Schulungs-, Personal-, Finanz/Rechnungswesen- sowie Informationstechnikbereich. Innerhalb der einzelnen Bereiche werden somit die vorab definierten Gruppen zusammengefasst und zu thematischen (funktionalen) Einheiten konsolidiert.

▶ Bereichsplanung

11.6.3 Leitungsbildung

In einem letzten Schritt geht es darum, die Unternehmensleitung zu definieren – wir haben nun schon unsere Gruppen und Bereiche konstituiert, die maßgebliche Funktion kommt aber der Leitung zu und deren **organisatorische Gestaltung** kann über Erfolg und Misserfolg eines Unternehmens (mit)entscheiden.

▶ organisatorische Gestaltung

Es gibt verschiedene Wege und Methoden, wie man eine **Leitungsorganisation** definieren kann – das sind auch typische Fragestellungen, mit denen Sie in Ihrem täglichen Leben sicher nicht allein konfrontiert, sondern immer im Team bzw. unter Beiziehung von Experten arbeiten werden!

▶ Leistungsorganisation

11.6.3.1 Rechtsformmodelle

> gesetzliche Normen des Unternehmensrechts
> Mindesterfordernisse der Leitung

Diese Modelle sind v. a. geregelt durch entsprechende **gesetzliche Normen des** Gesellschafts- und **Unternehmensrechts**. Für bestimmte Gesellschafts- bzw. Unternehmensrechtsformen müssen **Mindesterfordernisse der Leitung** gewährleistet sein – in diesen Fällen ist man dann in der Definition dieser Strukturen nicht vollkommen frei, sondern an eben diese Vorschriften gebunden.

Zu unterscheiden sind hier Modelle, die durch Personen oder Organe und hier wieder durch einen oder mehrere wahrgenommen werden – Beispiele dafür sind:

> natürliche Person
> juristische Person

- **Natürliche Personen:** das klassische Einzelunternehmen ebenso wie Personengesellschaften, die durch einen einzelnen geschäftsführenden Gesellschafter geleitet werden

- **Juristische Person:** dazu gehören z. B. die Gesellschaft mit beschränkter Haftung (GmbH), der Verein oder die Aktiengesellschaft (AG). Bei solchen Organisationen gibt es mehrere Gremien bzw. Organe, die Verantwortung zu übernehmen haben. Das sind der Vorstand, die Haupt- oder Generalversammlung und oftmals auch ein Aufsichtsrat.

11.6.3.2 Prinzipienmodelle

> Leitungsgrundsätze
> Kollegialprinzip
> Direktorialprinzip

Wie der Name schon zum Ausdruck bringt, geht es bei diesen Ansätzen primär darum, nach welchen **Leitungsgrundsätzen** die Organisation geführt wird bzw. werden soll – es können hier zwei Kategorien unterschieden werden:

- **Kollegialprinzip:** In diesem Fall werden Entscheidungen von mehreren befugten Personen gemeinsam getroffen, es gibt dann auch Spezialformen (wie z. B. in Gremien mit ungerader Mitgliederanzahl den „Vorsitzenden" etc., dessen Stimme bei Gleichheit doppelt zählt etc.). Denken Sie hier z. B. an die „kollegiale Führung" im Krankenanstaltenwesen.

> **MERKE**
>
> Im Kollegialprinzip werden die Entscheidungen von mehreren Personen getroffen. Im Direktorialprinzip trifft eine Person in ihrem Bereich die Entscheidung.

- **Direktorialprinzip:** Bei diesem Modell trifft jeweils eine Person alleinverantwortlich in ihrem Bereich die Entscheidung; dem Vorteil der einfachen und einheitlichen Entscheidung steht die Gefahr von Fehlurteilen und zu hoher Machtkonzentration bei dieser Person gegenüber.

11.6.4 Formen der Aufbauorganisation

> Strukturen
> Mischformen

Die hier nun ausführlich dargestellten Bestandteile einer Organisation müssen ja letztlich „zusammengefasst" werden – für unterschiedliche Situationen und Gegebenheiten werden Unternehmen und Organisationen verschiedene Modelle wählen, wie sie ihre **Strukturen** gestalten möchten. Im folgenden Kapitel sollen Sie die wichtigsten Formen kennenlernen; zu beachten ist allerdings auch, dass in modernen Unternehmen sehr selten genau eine dieser Organisationsformen zu finden sein wird – vielmehr werden oft **Mischformen** gewählt, die aber ursprünglich auf eine oder mehrere der Standardorganisationen zurückzuführen sind!

11.6.4.1 Einliniensystem

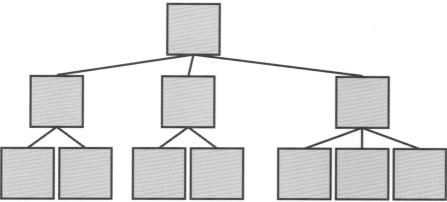

Abbildung 65: Einliniensystem

Zu den einfachsten Formen zählt das „Einliniensystem" – wesentlich dabei ist, dass jede Stelle genau **einen Vorgesetzten** hat. Der Untergebene erhält also nur von dem direkt Vorgesetzten seine Anweisungen – ihm gegenüber ist er dann auch verantwortlich!

Als Vorteil dieser Systeme muss gesehen werden, dass es **klare Zuständigkeiten** gibt und jeder in der Organisation weiß, wo er steht und an wen er sich im Fall des Falles zu wenden hat.

Nachteilig ist hier sicher, dass bei größeren Organisationen z. T. **lange Befehlswege** entstehen können; darüber hinaus wird von den Personen, die in diesem System an der Spitze stehen, sehr viel erwartet – schließlich bilden sie die Spitze für alle nachfolgenden Aufgaben und sollten daher überall entsprechende Kompetenz vorweisen können.

▶ ein Vorgesetzter
klare Zuständigkeiten
lange Befehlswege

11.6.4.2 Mehrliniensystem

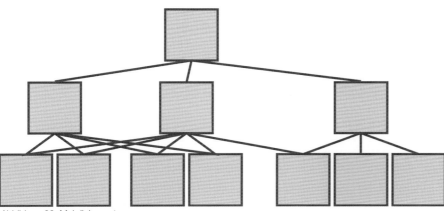

Abbildung 66: Mehrliniensystem

Die nächste Stufe der Liniensysteme verfügt in einzelnen Fällen bereits über **mehrfache Über- bzw. Unterordnungen** – es ist also nicht mehr so eindeutig, wessen Anweisungen ein Mitarbeiter zu befolgen hat und wem gegenüber er verantwortlich ist! Jede Stelle kann also mehreren Instanzen oder Stellen unterstellt sein – oft wird hier unterschieden, ob es sich um **fachliche oder organisatorische Zusammenhänge** handelt:

▶ mehrfache Über- bzw. Unterordnungen
fachliche oder organisatorische Zusammenhänge

So kann ein Sanitäter an einer großen Dienststelle einerseits als Lehrsanitäter dem Ausbildungsleiter unterstellt sein, andererseits als Notfallsanitäter aber auch dem Organisationsleiter gegenüber verpflichtet sein, wenn es um die Besetzung des Notarztwagens geht.

▶ **kürzere Wege im Leitungssystem**
höhere Fachkompetenz

Vorteile einer Mehrlinienorganisation sind insbesondere die **kürzeren Wege im Leitungssystem** und die häufig gegebene **höhere Fachkompetenz** bzw. Spezialisierung der Vorgesetzten.

▶ **Abstimmungs- und Koordinationsprobleme**

Die Nachteile dieser Variante beziehen sich v. a. auf **Abstimmungs- und Koordinationsprobleme** – bedenken Sie, dass der eine oder andere Mitarbeiter „Diener zweier Herren" ist, was in der beruflichen Praxis oft zu Schwierigkeiten führen kann, wenn es keine absolut klaren Regeln für die Arbeit der Mitarbeiter gibt. So müssen sich die Bereiche bzw. Funktionsbereiche im Unternehmen an strikte Regeln halten, damit dieses System erfolgreich arbeiten kann.

11.6.4.3 Stabsstellen/Stabliniensystem

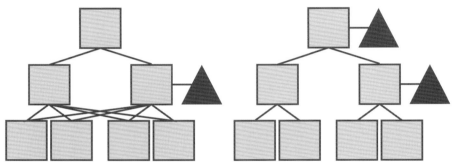

Abbildung 67: Stabliniensystem

▶ **Experten**

Vorhandene Organisationsmodelle – wie z. B. die bereits vorgestellten Liniensysteme – werden um **Experten** ergänzt, die an bestimmten Punkten eingesetzt werden, um das operative Management zu unterstützen.

▶ **Entscheidungsvorbereitung**
keine Anordnungsbefugnisse

Die Stabstellen sollen primär der **Entscheidungsvorbereitung** dienen und sind daher häufig in der Nähe von Führungsstellen zu finden. Zu beachten ist, dass Stabstellen in der Regel **keine Anordnungsbefugnisse** haben – in der gelebten Praxis haben die Inhaber solcher Stellen aber oft eine große faktische Macht, die weit über die formalen Befugnisse hinausgeht.

▶ **Stabsfunktionen**

Insbesondere bei den Kommandostrukturen im Rettungsdienst (Bezirks-, Bereichs- oder Landesrettungskommando) finden Sie den Begriff der „**Stabsfunktionen**" verankert. Hier handelt es sich z. B. um die Stabsfunktionen S1–S7, welche spezielle Aufgaben im Einsatzfall zu erfüllen haben, letztlich aber den Kommandanten bzw. Einsatzleiter in dessen Entscheidungen beraten.

11.6.4.4 Funktionale Organisation

Stellen Sie sich ein Unternehmen vor, das verschiedene Zweige vereint, eine Vielzahl von Produkten erzeugt oder vertreibt und somit eine bestimmte Größe erreicht hat! Eine funktionale Organisation fasst nun **Unternehmensvorgänge**,

▶ **Unternehmensvorgänge**

die für alle Produkte bzw. Dienstleistungen gleich sind, zusammen und stellt sie zentral zur Verfügung. Diese zentralen (Funktions-)Bereiche werden i. d. R.

straff geführt, somit kommt hier ein **Liniensystem** zur Anwendung; für spezielle Fragestellungen, die ein wenig abseits der täglichen Anforderungen stehen, werden Stabsstellen eingesetzt. Wenn man das nun alles zusammenfasst, erhält man folgendes Bild:

▶ Liniensystem

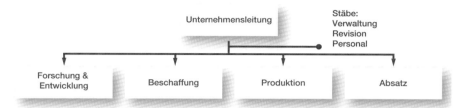

Abbildung 68: Funktionsbereiche

Sie können erkennen, dass z. B. „Personal" als Stabsstelle organisiert ist – typisch in einem „stabilen" Unternehmen, wo Prioritäten bei den Produkten liegen. Generell ist eine solche Organisationsform gut bei Unternehmen anzuwenden, die ein relativ „abgeschlossenes" (homogenes) Produkt- bzw. Leistungsangebot haben und wo auf den Absatzmärkten keine großen Überraschungen zu erwarten sind.

Vorteilhaft ist die höhere Spezialisierung der einzelnen Bereiche, die dann wiederum dem gesamten Unternehmen zugute kommt. Als Nachteil muss man beachten, dass natürlich Differenzen zwischen den einzelnen Fachbereichen auftreten können – jeder ist mit Sicherheit davon überzeugt, dass das Unternehmen ohne seine Abteilung nicht überlebensfähig wäre. Diese und andere gegensätzliche Ansichten können daher bei Budgetverhandlungen, Personaldiskussionen etc. zu Konflikten führen.

11.6.4.5 Spartenorganisation

Je größer das Unternehmen wird, umso mehr **Aufgabengebiete** müssen koordiniert werden; darüber hinaus kann die Zahl der Produkte steigen, verschiedene Märkte werden versorgt, die Produktion erfolgt an zahlreichen Standorten – also insgesamt wird die gesamte Organisation zunehmend schwieriger zu durchschauen.

▶ Aufgabengebiete

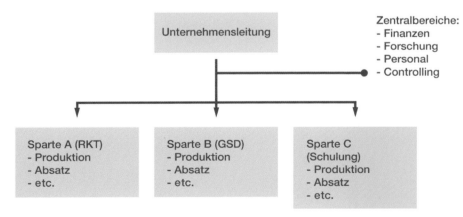

Abbildung 69: Spartenorganisation

12. Rechnungswesen

Jede wirtschaftlich tätige Organisation muss nach geltenden rechtlichen Vorschriften Bücher führen. Darüber hinaus wollen Eigentümer, Führungskräfte und andere Interessensgruppen wissen, wie es um die Organisation steht. Wie sehen Einnahmen und Ausgaben aus, wo wird Geld verdient und wo nicht, welche Kosten sind zu hoch usw. Eine Fülle von Fragen, zu deren Beantwortung man das Rechnungswesen benötigt.

Keine Sorge – Sie müssen ja keine Aufgabe in der Buchhaltung oder im Controlling Ihrer Organisation übernehmen, nachdem Sie das Berufsmodul abgeschlossen haben. Aber die grundlegenden Zusammenhänge sollen Ihnen bewusst sein und wer weiß, vielleicht verändern Sie sich beruflich doch zu einem späteren Zeitpunkt.

Nehmen wir z. B. das Unternehmensgesetzbuch (UGB); dieses bestimmt in § 190 (1):

- *Der Unternehmer hat Bücher zu führen und in diesen seine unternehmensbezogenen Geschäfte und die Lage seines Vermögens nach den Grundsätzen ordnungsmäßiger Buchführung ersichtlich zu machen. Die Buchführung muss so beschaffen sein, dass sie einem sachverständigen Dritten innerhalb angemessener Zeit einen Überblick über die Geschäftsvorfälle und über die Lage des Unternehmens vermitteln kann. Die Geschäftsvorfälle müssen sich in ihrer Entstehung und Abwicklung verfolgen lassen.*

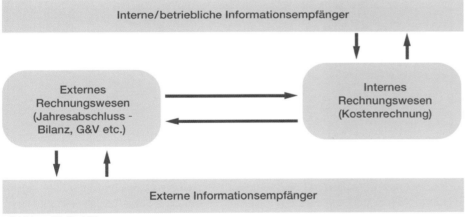

Abbildung 70: Buchführung

12.1 Bilanz und Gewinn- & Verlustrechnung

Jeder einzelne Geschäftsfall während des Jahres wird in der Buchhaltung erfasst und auf „Konten" verbucht. So z. B. jede Tankrechnung, jede Transportabrechnung mit der Krankenkasse, Löhne/Gehälter, Materialbeschaffungen, Spendeneinnahmen etc. Zum Ende des Jahres werden alle diese Konten abgeschlossen und in den „**Jahresabschluss**" übergeführt.

▶ Jahresabschluss
Bilanz
Gewinn- und Verlustrechnung

Die wichtigsten beiden Dokumente, die im Zuge des Jahresabschlusses erstellt werden, heißen **Bilanz** und **Gewinn- und Verlustrechnung**; sie geben einen Eindruck über den wirtschaftlichen Zustand des Unternehmens bzw. der

Organisation. Es gibt zwischen diesen zwei Dokumenten auch eine logische Verbindung, sodass man – wenn ein Unternehmen analysiert wird – auch immer beide Werke benötigt.

Für diese Bestandteile des Rechnungswesens ist der Leiter der Buchhaltung/Finanzvorstand allerdings nicht frei in der Erstellung – vielmehr gibt es **gesetzliche Normen und Bestimmungen** über den Grundaufbau. Natürlich bestehen im Rahmen der laufenden Buchführung und der Arbeiten im Zuge des „Jahresabschlusses" ein gewisses Maß an Flexibilität bzw. Gestaltungsmöglichkeiten; hier kommt oft das Expertenwissen von Steuerberater oder Wirtschaftstreuhänder zur Anwendung.

▸ gesetzliche Normen und Bestimmungen

12.1.1 Die Bilanz

Eine Bilanz zeigt auf, welche **Kapitalmittel** im Unternehmen zur Verfügung stehen und wofür diese verwendet bzw. gebunden werden. Es werden die sogenannten „**Bestandskonten**" verwendet – es gibt aktive und passive Konten, daher findet man die Begriffe auch im Grundaufbau einer Bilanz wieder, der im Überblick so aussieht:

▸ Kapitalmittel Bestandskonten

Tabelle 18: Auszug einer Bilanz

Mittelverwendung	Bilanz zum 31.12.2012	Nominalgüter
Aktiva/Vermögen		Passiva/Kapital
Anlagevermögen		Eigenkapital
Umlaufvermögen		Fremdkapital
Rechnungsabgrenzung		Rechnungsabgrenzung
(Bilanzverlust)		(Bilanzgewinn)

Sie hat also „zwei Seiten", die **Aktiva und Passiva** genannt werden, bzw. auch andere, erläuternde Namen tragen können. Die Darstellung resultiert aus der historischen Arbeit mit den „Büchern" – damals waren es tatsächlich noch Bücher, wo nebeneinander auf 2 Seiten die einzelnen Buchungen eingetragen wurden. Heute wird die Bilanz meistens in der „Staffelform" dargestellt bzw. gedruckt – dabei sind die beiden Bereiche untereinander angebracht. Wichtige Prinzipien in Zusammenhang mit der Bilanz sind auch:

▸ Aktiva Passiva

- Sie wird immer zu einem **Stichtag** erstellt (in unserem Fall oben der 31.12.2012).

- Sie umfasst immer ein **Wirtschaftsjahr** (das kann, muss aber nicht das Kalenderjahr sein).

- Es muss bei veröffentlichten Bilanzen neben dem aktuellen Stichtag auch die vorige Periode angeführt sein, damit man einen **Vergleich** bei den Zahlen hat.

- Die zwei Seiten werden am Ende immer zusammengezählt zur **Bilanzsumme** und diese muss für Aktiva und Passiva gleich sein.

▸ Stichtag Wirtschaftsjahr Vergleich Bilanzsumme

Rechnungswesen

- Sie muss für österreichische Unternehmen/Organisationen in deutscher Sprache erstellt werden.
- Sie muss in einer vereinfachten Form von allen im **Firmenbuch** eingetragenen Unternehmen veröffentlicht werden (man findet den Jahresabschluss dann online im Firmenbuch oder im „Amtsblatt der Wiener Zeitung").

▶ Firmenbuch

Wenn wir uns nun noch kurz die Überschriften der beiden Seiten ansehen – ein paar zusätzliche Details möchten wir Ihnen da nicht vorenthalten. Zuerst werfen wir einen Blick auf die Vermögensseite der Bilanz; dort finden sich folgende Positionen:

- **Anlagevermögen (AV)** – steht länger als 1 Jahr zur Verfügung
    - **Immaterielles AV**: das sind Dinge, die man „nicht angreifen" kann – z. B. Lizenzen, Patente, der Firmenwert, eine Marke oder der Kunden-/Klientenstock
    - **Sach-AV**: Dinge, welche man „angreifen" kann – z. B. Gebäude, Fahrzeuge, EDV-Ausstattung
    - **Finanz-AV**: Beteiligungen an anderen Unternehmen, Wertpapiere, die zur Veranlagung vorhanden sind (Anleihen, Aktien etc.)

▶ Anlagevermögen (AV)
immaterielles AV
Sach-AV
Finanz-AV

- **Umlaufvermögen (UV)** – steht kürzer als 1 Jahr zur Verfügung
    - **Vorräte**: v. a. bei Handelsunternehmen Dinge, die im Lager auf den Verkauf warten oder in der Produktion benötigt werden
    - **Forderungen**: Leistung wurde schon erbracht, Rechnung schon gelegt, aber noch nicht bezahlt – z. B. die Abrechnungen mit der Krankenkasse, solange diese die Transporte noch nicht bezahlt hat
    - **Wertpapiere**: hier sind Wertpapiere gemeint, die man aus „Spekulationszwecken" gekauft hat (weil das Unternehmen hofft, sie mit Gewinn wiederverkaufen zu können etc.)
    - **Liquides UV**: hier sind Geldbestände gemeint, auf die täglich zugegriffen werden kann – also z. B. die Handkasse, das Girokonto, ein täglich fälliges Sparbuch etc.

▶ Umlaufvermögen (UV)
Vorräte
Forderungen
Wertpapiere
liquides UV

- **Rechnungsabgrenzung**: das sind Positionen in der Bilanz, wo es darum geht, Geschäftsfälle zu berücksichtigen, die über den „Bilanzstichtag" wirken (z. B. Vorauszahlungen für Mieten, Anzahlungen von Kunden für Leistungen, die erst später erbracht werden etc.)

Nun sehen wir uns noch kurz die Kapitalseite der Bilanz an – auch hier gibt es eine weitere Gliederung:

- **Eigenkapital**
    - **Stammkapital**: das ist der Betrag, der bei Gründung einer GmbH auf ein Konto eingezahlt werden muss und den Gläubigern des Unternehmens als Mindestsicherung zur Verfügung steht („beschränkte Haftung" – auf das Kapital beschränkt)
    - **Kapitalrücklagen**, Gewinnrücklagen: wenn man in erfolgreichen Jahren „etwas zur Seite gelegt" hat
    - **Gewinn-/Verlustvortrag**: Gewinne oder Verluste, die in vergangenen Perioden erwirtschaftet worden sind

▶ Eigenkapital
Stammkapital
Kapitalrücklagen
Gewinn-/Verlustrechnung

- ▶ Jahresüberschuss/-fehlbetrag
- ▶ Eigenmittel
- ▶ unversteuerte Rücklagen
- ▶ Rückstellungen
- ▶ Verbindlichkeiten (VB)
- ▶ Rechnungsabgrenzung

- **Jahresüberschuss/-fehlbetrag**: „Gewinn" oder „Verlust" der Periode – dieser wird aus der Gewinn- und Verlustrechnung übernommen und hier besteht auch ein wichtiger Zusammenhang zwischen den beiden Dokumenten
- **Eigenmittel** im engeren Sinn
  - Gesellschafterdarlehen
  - Verrechnungskonten
- **Unversteuerte Rücklagen** – hier wird „echtes Geld" zur Seite gelegt, um es später zur Verfügung zu haben
- **Rückstellungen** – hier handelt es sich um reine „Buchhaltungsvorgänge", also keine echten Geldbewegungen
  - Sozialkapital – z. B. für Urlaubsgeld, Abfertigungen (nach altem Abfertigungsrecht), Firmenpensionen etc.
  - Langfristige/kurzfristige Rückstellungen – z. B. für schwebende Gerichtsverfahren etc.
- **Verbindlichkeiten (VB)**
  - Langfristige VB (Kredite, Leasing etc.) – diese haben eine Laufzeit von mehr als einem Jahr
  - Kurzfristige VB (Betriebsmittelkredit, Lieferantenkredit, Wechsel, Umsatzsteuer etc.) – diese haben eine Laufzeit von weniger als einem Jahr
- **Rechnungsabgrenzung** (siehe schon bei den Aktivpositionen)

Wenn man über die Grenzen Österreichs blickt, so sind beispielsweise in Deutschland oder in der Schweiz diese Dokumente selbstverständlich ähnlich aufgebaut:

Tabelle 19: Bilanz 2010 der Regio 144 AG

Aktiven	CHF	31.12.2010	31.12.2009
Umlaufvermögen			
Flüssige Mittel		91.084,68	685.020,63
Forderungen aus Lieferungen und Leistungen			
Gegenüber Dritten		643.047,40	609.817,10
Gegenüber Aktionären		156.747,00	99.098,00
Übrige Forderungen			
Gegenüber Dritten und VST		30.930,65	
Gegenüber Aktionären		8.000,00	
Vorräte		4.781,20	4.800,52
Aktive Rechnungsabgrenzungen		174.822,10	1.851,15
Total Umlaufvermögen		1.109.413,03	1.400.587,40
Sachanlagen			
Büromobilien und übrige Einrichtungen		9.920,05	5.975,55
Büromaschinen, EDV-Anl., Funk + Tel		1.178.984,83	6.439,50
Fahrzeuge		1.030.102,08	353.900,40
Med. Geräte und Instrumente		167.033,91	179.167,53
Stützpunkt Schänis		0,00	
Total Sachanlagen		1.386.040,87	545.482,98
Immaterielle Anlagen			
Gründungskosten		0,00	0,00
Total Immaterielle Anlagen		0,00	0,00
Total Anlagevermögen		1.386.040,87	545.482,98
Total Aktiven		2.495.453,90	1.946.070,38

Rechnungswesen

Fortsetzung Tabelle 19: Bilanz 2010 der Regio 144 AG

Passiven	CHF	31.12.2010	31.12.2009
Verbindlichkeiten kurzfristig			
Verbindlichkeiten aus Lieferungen und Leistungen			
Gegenüber Dritten		90.897,03	64.115,12
Gegenüber Aktionären		100.384,77	615.600,24
Andere kurzfristige Verbindlichkeiten			
Gegenüber Dritten		33.226,85	105.704,95
Gegenüber Aktionären		26.403,79	
Gegenüber Personalvorsorgeeinrichtung		84.688,10	
Total Verbindlichkeiten kurzfristig		**335.600,54**	**786.420,31**
Verbindlichkeiten mittelfristig			
Fester Vorschuss UBS		1.001.097,00	
Total Verbindlichkeiten mittelfristig		**1.001.097,00**	
Passive Rechnungsabgrenzungen		34.065,00	43.648,65
Total Fremdkapital		**1.370.762,54**	**830.068,69**
Eigenkapital			
Aktienkapital Namenaktien		900.000,00	900.000,00
Allgemeine Reserven		11.000,00	10.500,00
Gewinnvortrag		205.001,42	197.273,65
Jahresgewinn		8.689,94	8.227,77
Total Eigenkapital		**1.124.691,36**	**1.116.001,42**
Total Passiven		**2.495.453,90**	**1.946.070,38**

In Publikationen für Mitglieder und Partner wird dann manchmal nicht alles „so streng" genommen, wie es in öffentlichen und rechtlich relevanten Anzeigen sein muss – die wichtigsten Elemente bleiben aber dieselben.

Die folgende Bilanz ist vom Deutschen Roten Kreuz, Kreisverband Esslingen:

Tabelle 20: Bilanz Deutsches Rotes Kreuz, Kreisverband Esslingen 2010

Aktiva	in TEUR
Anlagevermögen	
I. Immaterielle Vermögensgegenstände	0,5
II. Sachanlagen	
Grundstücke und grundstücksgleiche Rechte mit Betriebsausbauten	832,4
Einrichtungen und Ausstattungen ohne Fahrzeuge	151,0
Fahrzeuge	10,3
Geleistete Anzahlungen und Anlagen im Bau	0,0
III. Finanzeinlagen	
Anteile an verbundenen Unternehmen	207,1
Umlaufvermögen	
I. Forderungen und sonstige Vermögensgegenstände	
Forderungen aus Lieferungen und Leistungen	45,8
Forderungen gg. verbundene Unternehmen	61,0
Sonstige Vermögensgegenstände	58,7
II. Kassenbestand, Guthaben Kreditinstitute	190,4
Rechnungsabgrenzungsposten	3,3
Summe Aktiva	**1.560,5**

Fortsetzung Tabelle 20: Bilanz Deutsches Rotes Kreuz, Kreisverband Esslingen 2010

Passiva	in TEUR
Eigenkapital	
I. Gezeichnetes Kapital	900,9
II. Zweckgebundene Rücklagen	75,4
III. Bilanzgewinn/-verlust	-116,9
Sonderposten aus Zuwendungen zur Finanzierung des Anlagevermögens	1,4
Rückstellungen	
Steuerrückstellungen	0,0
Sonstige Rückstellungen	73,8
Verbindlichkeiten	
Verbindlichkeiten gg. Kreditinstituten	320,7
davon mit einer Restlaufzeit bis zu einem Jahr 18,5 TEUR	
Vorjahr (27 TEUR)	
Verbindlichkeiten aus Lieferungen und Leistungen	91,6
davon mit einer Restlaufzeit bis zu einem Jahr 91,6 TEUR	
Vorjahr (91 TEUR)	
Verbindlichkeiten gg. verbundene Unternehmen	0,0
davon mit einer Restlaufzeit bis zu einem Jahr 0 TEUR	
Vorjahr (3 TEUR)	
Sonstige Verbindlichkeiten	213,6
davon mit einer Restlaufzeit bis zu einem Jahr 108,5 TEUR	
(Vorjahr 361 TEUR)	
Summe Passiva	**1.560,5**

Sie können sicher bei Interesse einmal in Ihrer Organisation mit der Buchhaltung sprechen, um sich eine „eigene" Bilanz anzusehen – aber wie gesagt, die Grundbegriffe und Überschriften sollten Sie jetzt kennen.

12.1.2 Gewinn- und Verlustrechnung

Dieser Teil des Rechnungswesens bildet die **laufenden Geschäftsfälle** in Hinblick auf den **„wirtschaftlichen Erfolg"** ab. Es werden im Rahmen der laufenden Buchhaltung die „Erfolgskonten" verwendet – zum einen die Erlöskonten (für Erlöse/ Einnahmen der Organisation) und zum anderen die **Aufwandskonten** (für Aufwendungen/Ausgaben der Organisation).

▶ laufende Geschäftsfälle
wirtschaftlicher Erfolg
Aufwandskonten

Auch für die Gewinn- und Verlustrechnung (G&V-Rechnung) gibt es entsprechende gesetzliche Regelungen sowie zwei unterschiedliche Darstellungsformen, wie Sie es auch schon von der Bilanz kennen. Die Kontenform zeigt das Ergebnis als **Saldo** auf der entsprechenden Kontoseite: Auf der Sollseite (das ist bei diesen Konten die linke Seite) bei Gewinn, auf der Habenseite (das ist in diesem Fall die rechte Seite) bei Verlust.

▶ Saldo

Die **Staffelform** ordnet die einzelnen Positionen untereinander an und gelangt zum Periodenergebnis über mehrere Zwischenschritte. Die einmal gewählte Form muss in der Regel beibehalten werden, Abweichungen sind im Anhang zu begründen.

▶ Staffelform

Rechnungswesen

Für die Berechnung gibt es dann auch zwei Varianten: das **Gesamtkostenverfahren (GKV)** oder das **Umsatzkostenverfahren (UKV)**. Wenn man sich die diversen Gesetze und Vorschriften ansieht, so ist die Organisation prinzipiell frei in ihrer Entscheidung, welches Verfahren sie verwendet. Aber: Man benötigt unterschiedlich stark ausgebildete Abteilungen im Unternehmen – für das GKV brauchen Sie „nur" die Finanzbuchhaltung, welche ohnehin vorhanden sein muss; das UKV hingegen kann nur angewendet werden, wenn es eine **Kostenstellenrechnung** oder eine sehr genaue Detaillierung der Konten nach Funktionen gibt. Beide Methoden starten mit den Umsatzerlösen der jeweiligen Periode. Wenn Sie sich kurz überlegen, was die wichtigsten Einnahmen Ihrer Organisation sind, haben Sie wohl auch gleich einen „Wiedererkennungswert" bei den abgebildeten G&V-Rechnungen:

▶ Gesamtkostenverfahren (GKV) Umsatzkostenverfahren (UKV) Kostenstellenrechnung

- Erstattung der Krankenkasse für durchgeführte Transporte oder Pflegeleistungen
- Öffentliche Zuschüsse/Beiträge („Rettungsschilling", Abgangsdeckung im Notarztbetrieb etc.)
- Spenden von Mitgliedern und Förderern
- Einnahmen aus Kursen, Veranstaltungen etc.

Anschließend werden diesen Erlösen nach unterschiedlichen Kriterien **Kostenarten** zugeordnet bzw. der Ergebnisausweis angepasst. Das GKV berücksichtigt alle Kosten, die in der betrachteten Rechnungsperiode bei der betrieblichen Leistungserstellung entstanden sind, und stellt ihnen alle erzielten Erlöse gegenüber:

▶ Kostenarten

Dazu gehören v. a. Material-, Personal- und Produktionskosten u. v. m. Vor allem bei produzierenden Unternehmen sind Kosten und Erlöse aber nicht immer in derselben Periode angefallen – denken Sie daran, dass zum Beispiel Güter nicht in der gleichen Periode verkauft werden, in der sie hergestellt wurden; darum müssen bei diesem Verfahren die Lagerbestände und -veränderungen an Halb- und Fertigfabrikaten berücksichtigt werden. Das Gleiche gilt für die Eigenleistungen, also Leistungen, die nicht verkauft, sondern im eigenen Betrieb verbraucht werden (wenn z. B. eigene Mitarbeiter einen Teil des Gebäudes renovieren/umbauen).

Das UKV setzt auch auf den **Umsatzerlösen** einer Periode auf. Ihnen werden aber nur diejenigen Kosten gegenübergestellt, die für die tatsächlich verkauften Produkte angefallen sind (wenn also ein Produkt nur im Lager liegt, werden diese Kosten bei der G&V-Rechnung nach diesem Verfahren nicht berücksichtigt).

▶ Umsatzerlöse

Ein zweiter wesentlicher Unterschied ist die **Gruppierung der Kostenarten**: Während das Gesamtkostenverfahren nach Kostenarten (Materialkosten, Personalkosten, Abschreibungen) gegliedert ist, gruppiert das Umsatzkostenverfahren die Kosten nach Funktionsbereichen (Kostenstellen – z. B. Krankentransport, NAW, Schulung etc.; Produktion, Vertrieb, Verwaltung). Für eine kurzfristige, insbesondere für die monatliche Ergebnisrechnung ist die Funktionsgliederung aussagefähiger. Das Betriebsergebnis für einzelne Produkte oder Produktgruppen lässt sich so einfacher ermitteln. Die Aufschlüsselung nach Kostenarten ist hier jedoch nur nach Umrechnung und daher nicht immer verursachergerecht möglich. Auch hier ist eine eingeführte Kostenrechnung notwendig, sonst kann man dieses Verfahren nicht anwenden (siehe dazu gleich im nächsten Abschnitt).

▶ Gruppierung der Kostenarten

> **MERKE**
> Das Gesamtkostenverfahren ist nach Kostenarten gegliedert. Das Umsatzkostenverfahren gruppiert die Kosten nach Funktionsbereichen.

Auch bei der G&V-Rechnung müssen zum Vergleich Zahlen der Vorperiode mitangeführt werden, nach amerikanischen Standards sogar die vergangenen drei Perioden.

Es geht bei einem Jahresabschluss immer um Information und dazu muss der Leser eben auch vergleichen können – darum ist der Aufbau solcher Dokumente geregelt und darum müssen Vergleichszahlen angegeben werden.

Tabelle 21: Erfolgsrechnung 2010 der Regio 144 AG

Erlöse aus Leistungen	CHF	2010	2009
Aus unplanbaren Transporten		2.823.082,90	2.746.713,04
Aus planbaren Transporten		1.841.237,15	1.575.649,14
Aus Arzthonoraren und Erlöse Notarzt		555.077,00	491.558,08
Übriger Betriebsertrag		97.050,30	54.175,37
Forderungsverluste inkl. Zuweisung an Delkredere		-109.406,49	-91.535,85
Total Betrieblicher Gesamtertrag		**5.207.040,86**	**4.776.589,74**
Betriebsaufwand			
Personalaufwand			
Saläraufwand		-3.357.205,80	-.270.366,30
Sozialleistungen		-436.985,36	-427.305,51
Übriger Personalaufwand		-147.822,80	-94.383,85
Total Personalaufwand		**-3.942.013,96**	**-3.792.055,66**
Sachaufwand			
Medizinischer Bedarf		-147.165,07	-174.896,54
Haushaltaufwand		-47.937,70	-47.580,20
Unterhalt & Reparaturen Fahrzeuge, Mobilien		-277.263,72	-279.064,00
Miete inkl. Nebenkosten (inkl. Energie, Wasser usw.)		-38.592,95	-31.842,80
Büro- und Verwaltungsaufwand, inkl. EDV		-250.176,36	-252.280,78
Abschreibungen Sachanlagen		-430.087,64	-240.992,55
Abschreibungen Gründungskosten		0,00	0,00
Vers. Prämien, Gebühren, Abgaben		-48.108,55	-27.695,25
Total Sachaufwand		**-1.239.331,99**	**-1.054.3**
Total Betriebsaufwand		**-5.181.345,95**	**-4.846.407,78**
Betriebsergebnis vor Zinsen und Steuern		25.694,91	-69.818,04
Finanzaufwand		-17.004,97	-6.616,29
Betriebsfremder Ertrag			
Übriger betriebsfremder Ertrag			24.750,00
Ordentliches Unternehmensergebnis vor Steuern		8.689,94	-54.684,33
Steuern			59.912,10
Jahresergebnis		**8.689,94**	**8.227,77**

▶ **Zusammenhang zur Bilanz**

Beachten Sie hier auch den **Zusammenhang zur Bilanz:** das Jahresergebnis der Erfolgs(G&V)-Rechnung finden Sie auch in der Bilanz auf der Passiv(Kapital)-Seite an entsprechender Stelle wieder!

Auch bei der Darstellung des DRK Esslingen können Sie diesen numerischen Zusammenhang zwischen den beiden dargestellten Dokumenten erkennen:

Tabelle 22: Gewinn- und Verlustrechnung, Deutsches Rotes Kreuz, Kreisverband Esslingen 2010

	in TEUR
1. Erträge aus Hauptleistungsentgelten	565,7
2. Erstattungen und sonstige ordentliche Erträge	211,5
3. Betriebszuschüsse	8,2
4. Mitgliedsbeiträge	732,8
5. Spenden und ähnliche Erfolge	136,0
6. Erträge aus der Auflösung von Sonderposten	1,4
7. Sonst. periodenfremde und außerordentliche Erträge	226,4
	1.882,0
8. Personalaufwand	
a) Löhne und Gehälter	748,1
b) Soziale Abgaben und Aufwendungen für Altersversorgung und Unterstützung	154,3
	902,4
9. Abschreibungen auf Sachanlagen	90,3
10. Sonstige betriebliche Aufwendungen	852,5
11. Sonstige Zinsen und ähnliche Erträge	3,1
12. Zinsen und ähnliche Aufwendungen	19,3
13. Sonstige Steuern	6,5
14. Ergebnis der gewöhnlichen Geschäftstätigkeit/Jahresüberschuss	14,1
15. Verlustvortrag	-131,0
16. Entnahme aus zweckgebundenen Rücklagen	0,0
17. Bilanzverlust	**-116,9**

12.2 Kostenrechnung & Kalkulation

Im Gegensatz zu den Dokumenten des Jahresabschlusses, die Sie im vorigen Kapitel kennengelernt haben, sind die Themen Kostenrechnung und Kalkulation **nicht gesetzlich geregelt** (mit Ausnahme einiger weniger Branchen und Produkte), aber viele Fragen des täglichen Lebens in einem Unternehmen kann man nicht beantworten, wenn man nur auf die laufende Buchhaltung sowie die Unterlagen des Jahresabschlusses angewiesen ist. Man kann die wesentlichen Aufgaben der Kostenrechnung in drei große Kategorien unterteilen:

▶ **nicht gesetzlich geregelt**

Tabelle 23: Aufgaben der Kostenrechnung

Hilfsfunktionen zur Entscheidung	Ermittlung Preisunter-/obergrenzen
	Ermittlung Selbstkosten je Stk./Std. etc.
	Programmentscheidungen
Dokumentation/Überwachung	Kurzfristige Erfolgsermittlung
	Wirtschaftlichkeitskontrolle
Sonstige Hilfsfunktionen	Versicherungswertermittlung
	Statistisches Material (Betriebsvergleich)
	Bilanzwertermittlung

Generell gilt, dass die Kostenrechnung alle Kosten erfasst und verrechnet, die in einem Unternehmen anfallen, um Leistungen zu erbringen. Es können dies **Erzeugungsleistungen** (wenn also etwas produziert wird) ebenso sein wie **Dienstleistungen** (Rettungs- und Krankentransport und Schulung fallen typisch in diesen Bereich) oder der **Handel**. Die verantwortlichen Mitarbeiter im Unternehmen können also mit Hilfe der Kostenrechnung z. B. Fragen beantworten wie:

- Ermittlung der **Selbstkosten** eines Produktes/einer Dienstleistung, um eine Grundlage für die Preisgestaltung zu haben (zu welchem Preis muss ich einen Kurs mindestens anbieten, um jedenfalls alle Kosten zu decken)
- Errechnung der **Wirtschaftlichkeit** einzelner Bereiche des Unternehmens, einzelner Produkte oder Produktgruppen, um eine Grundlage für die Produktionsplanung zu erhalten (soll ich mich auf dem Gebiet GSD engagieren oder lieber mehr im Bereich RKT tun)
- Ermittlung von **Preisuntergrenzen** (kurzfristig/langfristig), bis zu denen Leistungen erbracht bzw. Aufträge angenommen werden
- Ermittlung von **Preisobergrenzen** für den Einkauf (z. B. bei Medikamenten, Verbandsstoffen, med.-techn. Geräten etc.)
- Entscheidungen über das Selbst-Erstellen einer Leistung oder den Fremdbezug dieser Leistung (**„make or buy"-Entscheidung**)
- Berechnung von **Zuschlagssätzen** für diverse Bewertungsaufgaben im Rahmen der Erstellung des Jahresabschlusses

12.2.1 Einige Grundbegriffe

Auch hier gilt, dass Sie wohl nicht im Bereich der Kostenrechnung arbeiten werden – aber einige Begriffe sind immer gut zu kennen und für das Verständnis von Zusammenhängen hilfreich.

Einzelkosten
Einzelkosten – oder oft auch direkte Kosten genannt – sind Kosten, die eindeutig und direkt einem Kostenträger (das Produkt bzw. die Leistung, welche am Markt angeboten wird – also z. B. der Krankentransport oder der EH-Kurs) zugerechnet werden können. Diese Kosten können direkt auf Basis der Verursachung richtig zugeordnet werden und somit wird ein KORE-System bzw. eine Kalkulation umso genauer, je besser das betriebliche Rechnungswesen gestaltet ist und je mehr Kosten als Einzelkosten direkt zugeordnet werden können. Wichtige Beispiele dafür sind u. a. Kursmaterial, Vortragshonorar des Lehrers, spezielle Vertriebskosten etc.

Gemeinkosten
Gemeinkosten – oft auch indirekte Kosten genannt – können dem Kostenträger bzw. der innerbetrieblichen Leistung nicht direkt zugerechnet werden und müssen daher indirekt über Zuschlags- oder Verrechnungssätze zugerechnet werden. Wichtige Beispiele dafür sind u. a. Kosten des indirekten Bereichs (Verwaltung, Vertrieb etc.) wie auch Kosten für ganze Bereiche oder das ganze Unternehmen (Mieten, allg. Versicherungen, Heizungskosten etc.).

Fixkosten
Fixkosten, die sich nicht verändern, wenn Kosteneinflussgrößen oder die Beschäftigung sich ändern. Beispiel dafür sind Grundgebühren bei Mobilfunkverträgen oder KFZ-Versicherungen.

Variable Kosten

Variable Kosten, die zu Kosteneinflussgrößen bzw. der Beschäftigung in einem variablen Verhältnis stehen – sich also ändern, wenn bei der entsprechenden Einflussgröße ebenfalls etwas verändert wird. Je mehr Kilometer das Fahrzeug zurücklegt, umso mehr Treibstoffkosten werden anfallen; wenn ein Mitarbeiter Überstunden machen muss, fallen zusätzliche Kosten an; wenn der Winter besonders kalt ist, muss mehr geheizt werden etc.

▶ variable Kosten

Kostenstellen

Kostenstellen sind Bereiche im Unternehmen, denen die Kosten auf Grund ihrer Verursachung zugerechnet werden können. Oft werden Kostenstellen durch räumlich begrenzte Unternehmensteile gebildet: Lackiererei, Spenglerei (in einer Werkstatt), Operationssaal, Kantine (in einem Krankenhaus), Poststelle, Portierdienst (in einem Großunternehmen) etc. Die zweite Möglichkeit ist, dass Kostenstellen durch Organisationseinheiten eines Unternehmens gebildet werden: RKT, Schulung, GSD etc.

▶ Kostenstellen

Kostenrechnungsverfahren

Kostenrechnungsverfahren/-modelle gibt es ebenfalls eine ganze Menge, abhängig von der Situation und Branche des Unternehmens ebenso wie von der Bedeutung, die Kostenrechnung für das Unternehmen/die Organisation insgesamt hat. Einige Verfahren sind:

- **Vollkostenrechnung**: alle Kosten und Erlöse der Periode werden berücksichtigt (vgl. dazu das Gesamtkostenverfahren bei der Gewinn- und Verlustrechnung)

- **Teilkostenrechnung**: hier wird auf Beschäftigung (= Auslastung) der Ressourcen und Zeiten abgestellt und nur relevante Kosten und Erlöse finden Berücksichtigung (vgl. dazu auch das Umsatzkostenverfahren bei der Gewinn- und Verlustrechnung)

- **Prozesskostenrechnung**: hier werden Kosten und Erlöse den innerbetrieblichen Prozessen an Stelle ganzer Funktionen oder Bereiche zugeordnet

▶ Vollkostenrechnung
Teilkostenrechnung
Prozesskostenrechnung

Kalkulationsverfahren: Wenn es konkret darum geht zu berechnen, was ein einzelner Krankentransport kostet, wie viel ein 16-Stunden-EH-Kurs kostet oder eine Pflegestunde in der mobilen Hauskrankenpflege des GSD, werden auf Basis der vorliegenden Informationen des Rechnungswesens und der Kostenrechnung entsprechende Kalkulationen angestellt. Einige einfache Verfahren sehen Sie in der nächsten Abbildung:

▶ Kalkulationsverfahren

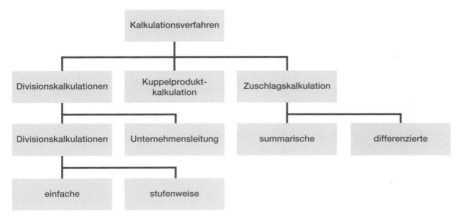

Abbildung 71: Kalkulationsverfahren

Bei der Wahl und Anwendung der möglichen Kalkulationsverfahren muss selbstverständlich auf die Größe und Art des Unternehmens Rücksicht genommen werden – nicht jedes Verfahren ist in jedem Unternehmen wirklich geeignet.

12.2.2 Der Betriebsabrechnungsbogen (BAB)

▶ **Kostenarten**
Kostenstellen
Kostenpläne

In einem Betriebsabrechnungsbogen werden **Kostenarten und Kostenstellen** angeordnet (z. B. in Form einer Matrix: Kostenarten in Zeilen und Kostenstellen in Spalten). Vor Einzug der EDV in das betriebliche Rechnungswesen wurden in der Tat noch große Tabellen bzw. Formulare verwendet; heute sind es zumeist schon elektronisch erfasste **Kostenpläne** je Kostenstelle.

▶ **Einzel- und Gemeinkosten**

Beiden Systemen (Formular oder EDV) ist gemeinsam, dass die Kosten – gegliedert in **Einzel- und Gemeinkosten** – eingetragen und letztlich daraus die entsprechenden Zuschlagssätze berechnet werden.

▶ **logische Verbindung**

Die Zahlen stammen überwiegend aus der Buchhaltung, die errechneten Zuschlags- bzw. Kalkulationssätze dienen der genaueren Arbeit in der Kostenrechnung – der BAB steht somit zwischen diesen Systemen und stellt die **logische Verbindung** dar. Im einfachsten Fall eines öffentlichen Rettungsdienstes gibt es zumindest drei Kostenstellen, denen die anfallenden Kosten zugerechnet werden können. Daraus ergibt sich beispielhaft folgender einfache Betriebsabrechnungsbogen:

Nummer und Bezeichnung der Kosten-/Erlösearten		Kameralrechnung	Abgrenzungsrechnung Eingliederung Ausgliederung	Kostenstellen					Ergebnis der Betriebsabrechnung	
				Krankentransport	Rettungstransport	Notarzt			EUR	Anteil in v. H.
1		2	3	4	5	6	7	8	9	10
Ausgaben bzw. Kosten										
A Persönliche Ausgaben										
410000 u.a.	Beamtenbezüge	796.770,00	0,00	158.690,00	464.960,00	173.120,00			796.770,00	40,80
414000 u.a.	Angestelltenvergütung	0,00	0,00							
SUMME A		796.770,00	0,00	158.690,00	464.690,00	173.120,00			796.770,00	40,40
B Sachlicher Verwaltungs- und Betriebsaufwand										
520250	Unterhaltung Geräte/Inventar/Technik	3.203,58	0,00	1.707,19	1.496,39				3.203,58	0,16
521260	Unterhaltung der med.-techn. Geräte	5.524,84	0,00	1.055,27	4.469,57				5.524,84	0,28
522000	Kauf von Geräten	2.999,57	0,00	1.074,00	1.925,57				2.999,57	0,15
550000	Betrieb der Fahrzeuge	33.073,10	0,00	10.641,56	18.349,45	4.082,09			33.073,10	1,70
551000	Versicherung der Fahrzeuge	28.961,31	0,00	12.656,98	16.304,33				28.961,31	1,48
552283	Unterhaltung der Fahrzeuge	35.800,08	0,00	10.392,18	20.796,19	4.611,71			35.800,08	1,83
560163	Dienstkleidung/Schutzkleidung	24.204,97	0,00	4.623,24	19.581,73				24.204,97	1,24
560173	Dienstkleidung/Schutzkl.-Freiw.Leistungen	1.411,05	0,00	269,52	1.141,53				1.411,05	0,07
562100	Fortbildung	9.908,60	0,00	0,00	9.908,60				9.908,60	0,51
575100	Betriebsausg. Software Abrechnungsverf.	17.385,68	0,00	9.264,83	8.120,85				17.385,68	0,89
591000	Sanitätsverbrauchsmaterial u. Ä.	49.573,37	0,00	18.744,31	30.799,06				49.573,37	2,54
591100	Verbrauchsmaterial Notarzt	13.080,81	0,00			13.080,81			13.080,81	0,67
651000	Zeitungen, Zeitschriften u. Ä.	275,87	0,00	52,69					275,87	0,02
654181	Reisekosten u. Ä. ohne Fortbildung	411,85	0,00	78,66					411,85	0,02
659193	Sonstige Geschäftsausgaben	72,29	0,00	13,81					72,29	0,00
672000	Erstattung an den Kreis	498.607,50	-498.607,50						0,00	0,00
677000	Erstattung als Hilfsorganisationen	574.466,12	0,00	233.490,66	340.975,46				574.466,12	29,42
679000	Leistungen Baubetriebshof (Werkstatt)	7.420,00	-6.086,80	121,20	1.212,00				1.333,20	0,07
679777	Verwaltungsbetriebsausgaben	3.428,96	0,00	564,94	2.744,02				3.428,96	0,18
679900	Mietpflichtige Überlassungen	30.490,00	0,00	7.387,00	23.103,00				30.490,00	1,56
712000	Umlage Rettungsleitstelle	80.289,69	0,00	15.355,63	64.954,06				80.289,69	4,11
712100	Umlage Kreisleitstelle	59.963,53	0,00	11.453,26	48.510,27				59.963,53	3,07
Summe B		1.480.522,77	-504.694,30	339.046,93	615.036,93	21.774,61			975.858,47	49,97
C Kalkulatorische Kosten										
680000	Abschreibung	135.770,00	0,00	61.190,00	74.580,00				135.770,00	6,95
685000	Kalkulatorische Zinsen	44.600,00	0,00	16.420,00	28.180,00				44.600,00	2,28
Summe C		180.370,00	0,00	77.610,00	102.760,,	0,00			180.370,00	9,23
Nummer und Bezeichnung der Kosten-/Erlösearten		Kameralrechnung	Abgrenzungsrechnung Eingliederung Ausgliederung	Kostenstellen					Ergebnis der Betriebsabrechnung	
				Krankentransport	Rettungstransport	Notarzt			EUR	Anteil in v. H.

Abbildung 72: Betriebsabrechnungsbogen

Fortsetzung Abbildung 67: Betriebsabrechnungsbogen

1		2	3	4	5	6	7	8	9	10
Summe A-C		2.457.692,77	-504.964,30	575.346,93	1.182.756,93	194.894,61			1.952.998,47	100,00
Einnahmen bzw. Erlöse										
111000	Benutzungsgebühren	1.844.844,48	-97.788,48	522.152,00	1.224.904,00				1.747.056,00	85,21
111100	Benutzungsgebühren	495.269,62	-495.269,62						0,00	0,00
157000	Vermischte Einnahmen *)	1.154,83	0,00		1.154,83				1.154,83	0,06
162000	Erstattung des Kreises	180.092,30				180.092,30			180.092,30	8,78
162100	Erstattung Verbrauchsmaterial	13.080,81	0,00			13.080,81			13.080,81	0,64
169399	Erstattungen (Kostenersatz für sonstige Einsatzfahrten)	64.154,00	0,00	1.100,00	63.054,00				64.154,00	3,13
280000	Zuführung Vermögenshaushalt/Betriebsüberschuss 2004	44.740,00	0,00	0,00	44.740,00				44.740,00	2,18
Summe Einnahmen		2.643.336,04	-593.058,10	523.252,00	1.333.852,83	193.173,11			2.050.277,94	100,00
Betriebsergebnis										
Ausgaben/Kosten insgesamt		2.457.692,77	-504.964,30	575.346,93	1.182.756,93	194.894,61			1.952.998,47	
Einnahmen/Erlöse insgesamt		2.643.336,04	-593.058,10	523.252,00	1.333.852,83	193.173,11			2.050.277,94	
Überdeckung (+) Unterdeckung (-)		185.643,27	-88.363,80	-52.094,93	151.095,90	-1.721,50			97.279,47	
Kostendeckungsgrad in v.H.				90,95	122,77	99,12			104,98	

Erinnern wir uns an den Anfang, wo bereits die Begriffe Einzel- und Gemeinkosten, Kostenstellen etc. besprochen wurden – was passiert nun bei einem Betriebsabrechnungsbogen? Die Zahlen der Buchhaltung werden auf die Kostenstellen umgelegt; für die Einzelkosten kann dies problemlos erfolgen (z. B. auf Basis von Materialentnahmescheinen, Gehaltslisten der einzelnen Kostenstellen etc.) – bei den Gemeinkosten hingegen muss berücksichtigt werden, dass eben mehr als eine Kostenstelle betroffen ist! Hier muss mit **Verteilungsschlüsseln** gearbeitet werden, mit deren Hilfe diese Gemeinkosten dann auf die einzelnen Kostenstellen umgelegt werden können:

▶ **Verteilungsschlüssel**

Tabelle 24: Beispiel für Gemeinkosten-Umlageschlüssel

Gemeinkostenart	Verteilungsschlüssel
Reinigungsmaterial	m^2 der Kostenstelle
Heizmaterial/Heizkosten	m^3 der beheizten Räume der Kostenstelle
Arbeitskleidung	Anzahl der Mitarbeiter der Kostenstelle
Grundsteuer	m^2 der Kostenstelle
Stromkosten	nach Anschlusswerten in der Kostenstelle

Diese Berechnungen werden in den Nebenaufzeichnungen erstellt und dann gesammelt im BAB erfasst – Sie können aber hier schon die Bedeutung dieser Aufzeichnungen erkennen, mit deren Genauigkeit die gesamte Verwendbarkeit des BAB und der sich daraus ergebenden Zahlen und Informationen des Kostenrechnungssystems stehen oder fallen!

Somit haben wir die wichtigsten Elemente im betrieblichen Rechnungswesen kennengelernt und die Zusammenhänge aufgezeigt:

- Gewinn aus der G&V-Rechnung findet sich in der Bilanz
- Zahlen der lfd. Buchhaltung finden Eingang in G&V-Rechnung und Bilanz
- Aufwendungen der G&V sind Eingangsdaten für die Kostenrechnung im BAB
- Ergebnisse der Kostenrechnung/Kalkulation finden wiederum Eingang in die Erlöse („Verkaufspreise" etc.) und damit in die G&V-Rechnung

Dokumentation

13. Dokumentation

Neben den konkreten Handlungen des Sanitäters, um dem ihm anvertrauten Patienten zu helfen, müssen alle Maßnahmen und Belange auch in geeigneter Art und Weise dokumentiert werden. Die wichtige Bestimmung des § 5 SanG haben wir bereits im Abschnitt zu den Rechten und Pflichten eines Sanitäters besprochen – bitte rufen Sie sich diese zur Sicherheit nochmals in Erinnerung!

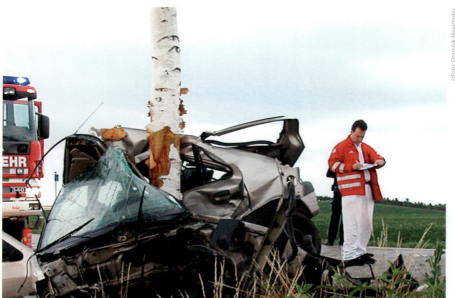

Abbildung 73: Dokumentation

20 Lernziel

Der Sanitäter muss die fachgerechte und tätigkeitsrelevante Dokumentation im Rettungsdienst und Krankentransport erklären und anwenden können.

Es darf natürlich nicht unerwähnt bleiben, welche zentrale Bedeutung die Dokumentation im Rahmen einer juristischen bzw. gerichtlichen Auseinandersetzung hat. Solche finden meistens mit deutlichem zeitlichen Abstand zum betreffenden Vorwurf statt, darum sind häufig konkrete Erinnerungen an den jeweiligen Patienten und den Vorwurf nur eingeschränkt möglich. Daraus ergibt sich dann u. U. der die Haftung entscheidende Beweissatz: „Was nicht dokumentiert ist, gilt auch als nicht durchgeführt".

MERKE

Die Dokumentation jeder gesetzten Maßnahme spielt bei gerichtlichen Auseinandersetzungen eine zentrale Rolle. Denken Sie immer an den Beweissatz: „Was nicht dokumentiert ist, gilt auch nicht als durchgeführt."

Erfüllt also ein Sanitäter die in diversen Vorschriften **geregelte Dokumentationspflicht** nicht, so beraubt er sich – neben diversen anderen Risiken und Nachteilen (mangelhafter Informationsfluss zum Krankenhaus, Nicht-Erkennen von Krankheitsverläufen etc.) – auch der Möglichkeit, seine wohl normalerweise gute Arbeit am Patienten nachvollziehbar darstellen zu können. Dies kann im Einzelfall über den zivilrechtlichen Rahmen hinaus auch persönliche negative Konsequenzen in einem strafrechtlichen Verfahren nach sich ziehen.

▶ geregelte Dokumentationspflicht

Ein zusätzlicher Hinweis auf die rechtliche Bedeutung findet sich so u. a. auch in einem Urteil des Obersten Gerichtshofes, wo es zwar um einen ärztlichen Fehler, dort aber auch um die Konsequenzen mangelhafter Dokumentation ging:

- *[...] Der Arzt ist nämlich verpflichtet, den Operationsverlauf zu dokumentieren. Die ärztliche Dokumentation stellt nicht nur eine interne Gedächtnisstütze des Arztes dar, die er führen kann oder auch nicht, sondern wird im Rahmen der ordnungsgemäßen Erfüllung des abgeschlossenen Behand-*

> **Beweissicherung**

*lungsvertrages geschuldet. Der Umfang der Dokumentationspflicht bestimmt sich weitgehend nach ihren Zwecken, das sind Therapiesicherung, **Beweissicherung** und Rechenschaftslegung. Alle wesentlichen diagnostischen Ergebnisse und therapeutischen Maßnahmen haben in der Dokumentation enthalten zu sein, sie müssen, sollen sie ihren Zwecken gerecht werden, spätestens zum Ende des einzelnen Behandlungsabschnittes aufgezeichnet zu sein. Verletzt der Arzt seine Dokumentationspflicht, hat dies im Prozeß beweisrechtliche Konsequenzen, die dazu führen, daß dem Patienten zum Ausgleich der durch die Verletzung der Dokumentationspflicht eingetretenen größeren Schwierigkeiten, einen ärztlichen Behandlungsfehler nachzuweisen, eine der Schwere der Dokumentationspflichtverletzung entsprechende Beweiserleichterung zugute kommt, um auch für die Prozeßführung eine gerechte Rollenverteilung im Arzt-Patienten-Verhältnis zu schaffen. Diese Beweiserleichterung greift insoweit, als sie etwa die Vermutung begründet, daß eine nicht dokumentierte Maßnahme vom Arzt auch nicht getroffen worden ist, sodaß daraus der Schluß auf einen ärztlichen Kunstfehler gezogen werden könnte.*

Dieses Thema ist also für ihre Arbeit sehr wichtig, nicht zuletzt deswegen hat es der Gesetzgeber auch als verpflichtenden Inhalt in das Berufsmoduls eingefügt!

Es geht aber bei diesem Abschnitt nicht nur um rechtliche Fragestellungen – daneben gibt es eine Fülle anderer Gründe und Motive für die Arbeit, die zweifelsfrei mit einer professionellen Dokumentation verbunden ist. Unterscheiden muss man selbstverständlich auch nach **Anwendungsbereich** und „**Zielgruppe**" der jeweiligen Dokumentation – nicht alle Inhalte sind für alle Leser relevant.

> **Anwendungsbereich Zielgruppe**

Zum Abschluss des Kapitels möchten wir die Entwicklung digitaler bzw. elektronischer Dokumentation an einigen aktuellen Beispielen zeigen. In den nächsten Jahren werden geeignete Systeme mit Sicherheit eine noch weitere Verbreitung finden, als das heute der Fall ist. Die gezeigten Anwendungen geben Ihnen aber sicher schon einen guten Eindruck.

Zu Beginn steht auch die Frage, warum man nicht umfassend dokumentieren sollte – dafür werden immer wieder verschiedenste Gründe genannt:

- Ich war zu sehr mit dem Patienten und dessen Betreuung beschäftigt
- Ich habe zu wenig Zeit gehabt
- Es war Dienstende – für das Schreiben von Protokollen bekomme ich nicht bezahlt
- Als der Patient endlich stabil und transportfähig war, konnten wir uns nicht mehr erinnern, wer welche Maßnahmen durchgeführt hat
- Wir haben einen Folgeeinsatz bekommen und mussten somit weiterfahren
- Ich habe gedacht, der Kollege kümmert sich um das Protokoll
- Oh – das habe ich jetzt vergessen …

Stellen Sie sich doch einmal die Frage, ob Sie möglicherweise die eine oder andere der oben genannten Ausreden auch schon einmal verwendet haben? Für die Vergangenheit kann dieser Fehler nicht mehr korrigiert werden – aber in Zukunft versuchen Sie, dieses Thema wirklich ernst zu nehmen und nehmen Sie sich die notwendige Zeit dafür. Letztlich hat die Dokumentation für den Patienten, die Organisation und Sie persönlich eine enorme Bedeutung – allerdings wird man sich dessen oft erst bewusst, man sie benötigt und nicht hat.

Dokumentation

Das Formulieren der Gründe für eine ordnungsgemäße Dokumentation ist allerdings eine hoffentlich ebenso „leichte Übung" und für Ihren Alltag überwiegen dann hoffentlich eben diese Argumente:

- **Rechtliche Gründe**: Diese haben wir bereits umfassend beschrieben.
- **Qualitätssicherung und Nachvollziehbarkeit**: Die Informationen, die aus einer professionellen Dokumentation gewonnen werden können, fließen in weiterer Folge z. B. in neue Algorithmen oder auch in notwendig werdende Fortbildungsmaßnahmen etc. ein. Aber auch allfällige Fehler oder Missverständnisse können an Hand solcher Unterlagen erkannt und beseitigt bzw. für die Zukunft vermieden werden.
- **Wissenschaft und Forschung**: Denken Sie an neue Behandlungsmethoden, Geräte oder Verfahren – zumeist gehen solchen Entwicklungen umfangreiche Studien voraus, wo Dokumentation eine essenzielle Bedeutung hat.
- **Aus- und Weiterbildung**: Wie bereits dargestellt können Erkenntnisse aus der Dokumentationsanalyse gewonnen werden, welche dann für die zukünftige Aus- und Weiterbildung der Sanitäter genutzt werden.
- Gedächtnis- und **Erinnerungsstütze**: Im Zusammenhang mit Fragen durch Angehörige, deren Anwälte, der Patientenanwaltschaft, aber auch der Presse oder anderer Interessengruppen ist es – ähnlich den rechtlichen Gründen – unumgänglich, auf eine gute und umfassende Dokumentation der Geschehnisse zurückgreifen zu können.
- **Kosten- und Effizienzanalyse**: Werden Transporte u. U. schlecht disponiert oder koordiniert, sind Ressourcen schlecht oder zu hoch ausgenutzt, werden gewünschte oder vereinbarte Hilfsfristen eingehalten? Diese und ähnliche Fragen können seriös nur beantwortet werden, wenn man einen umfassenden Daten- und Informationsbestand hat.
- **Administration/Abrechnung**: Ein wesentliches Argument – denn ohne entsprechende Dokumentation wird die Sozialversicherung die Transporte und Einsätze nicht bezahlen und am Ende des Tages würde die Organisation ihren Betrieb wohl aus finanziellen Gründen einschränken oder einstellen müssen.
- **Berufspolitische Gründe**: Denken wir z. B. an die Diskussion zu den Notfallkompetenzen – wie sollen Sanitäter in geeigneter Weise argumentieren, dass Maßnahmen und Kompetenzen wichtig und notwendig sind, wenn es aus den vorliegenden Dokumentationen nicht hervorgeht, was wann und weshalb getan wurde? Je besser wir unsere Arbeit dokumentieren, umso leichter können wir auch deren Bedeutung und Qualität belegen.

> **MERKE**
>
> Ihre professionelle Dokumentation ist Grundlage für notwendige Fortbildungsmaßnahmen. An Hand der geführten Dokumentationen können allfällige Fehler oder Missverständnisse für die Zukunft beseitigt werden.

▶ rechtliche Gründe
Qualitätssicherung und Nachvollziehbarkeit

▶ Wissenschaft und Forschung
Aus- und Weiterbildung
Erinnerungsstütze

▶ Kosten- und Effizienzanalyse
Administration
Abrechnung
berufspolitische Gründe

Was erheben und erfassen Sie denn nun eigentlich im Rahmen Ihrer Dokumentationsaufgabe? Im Folgenden möchten wir Ihnen ein wenig „theoretische Hintergrundinformation" dazu geben, die Ihnen in der Praxis auch helfen sollte, den einen oder anderen Fehler zu vermeiden.

13.1 Daten und Information

Was erheben Sie eigentlich, wenn Sie ein Transport- oder Einsatzprotokoll erstellen? Darüber sollte man sich an dieser Stelle auch ein paar Gedanken machen – der eine oder andere Fehler, der beim Ausfüllen vorkommt, kann dann auch vermieden werden.

Stellen Sie sich vor, Sie sind bei einem Notfallpatienten und nach der ersten Untersuchung beginnen Sie, das Protokoll zu erstellen – Was dokumentieren Sie? Es wird sich wohl um unterschiedlichste Informationen zum Patienten und seinen Zustand handeln, korrekt? Wo liegt aber nun der Unterschied zwischen Daten und Informationen:

▶ diskrete Fakten
objektive Fakten
Kontext
Interpretation

Bei Daten handelt es sich um **„diskrete, objektive Fakten"** (Zahlen, Symbole und Abbildungen) ohne **Kontext und Interpretation**. Nehmen wir also an, ich gebe Ihnen eine Zahlenreihe: 180, 35, 70, 99.

Wenn ich Ihnen aber keine Bezugsgröße oder Einheit dazu nenne, können Sie mit diesen Daten nicht viel anfangen. Handelt es sich dabei nun um systolische Blutdruckwerte, den Blutzuckergehalt oder die Geschwindigkeit eines Rettungswagens bei verschiedenen Einsätzen?

▶ Bezugssystem

Wenn wir jetzt in einem zweiten Schritt eben diese Einheit bzw. das **„Bezugssystem"** ergänzen, werden aus diesen Daten schließlich Informationen.

▶ zusätzliches Verständnis
Sachverhalt
Grundlage für Wissen

Information basiert auf Daten und liefert **zusätzliches Verständnis** für einen **Sachverhalt**. Eingebettet in einen Handlungskontext ist Information **Grundlage für Wissen**.

Sie sehen also, dass wir uns der Spitze der Pyramide nähern. Bleiben wir bei dem Beispiel mit den Zahlen:

Ein Patient mit 99 mg/dl Blutzucker in nüchternem Zustand wird von Ihnen in diesem Zusammenhang keine Hilfe benötigen und Sie wissen auch, dass es sich dabei um einen „normalen" Blutzuckerwert eines gesunden Menschen handelt.

Wenn Sie bei einem anderen Patienten aber die Messung mit dem Ergebnis 35 mg/dl durchführen, so haben Sie eine sehr wichtige Information für Ihr weiteres Vorgehen gewonnen.

▶ Gruppierung von Daten und Informationen
mentale Aktivitäten
Wissen

Die **Gruppierung von Daten und Informationen** sowie die Kombination mehrerer unterschiedlicher **mentaler Aktivitäten** (Erfahrung, Fähigkeiten, Risikobewusstsein, Intuition etc.) führen abschließend zu dem, was wir **Wissen** nennen. Wissen dient der Fähigkeit, rationale Entscheidungen zu treffen und vernünftig zu handeln. Sie kombinieren also alle Informationen, die Sie am Einsatzort erhoben haben, mit dem Gelernten und werden – abhängig von Ihrer Ausbildungsstufe – die richtigen weiteren Maßnahmen einleiten!

Sie sehen aber an diesem Beispiel hoffentlich auch, wie wichtig eine vollständige Erhebung der Daten ist, um daraus korrekte Informationen zu gewinnen. Die Dokumentation dient auch dazu, solche Informationen festzuhalten, um daraus zu einem späteren Zeitpunkt entsprechende Schlüsse ziehen zu können oder Maßnahmen zu argumentieren.

Dokumentation

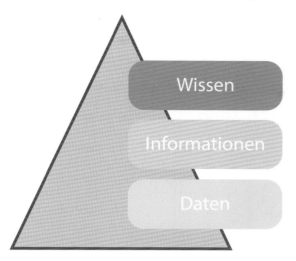

Abbildung 74: Pyramide

Sehen wir uns abschließend noch ein anderes Zahlenbeispiel an, das oft auf Einsatzprotokollen zu finden ist:

Sie messen mit Hilfe eines Pulsoxymeters die Sauerstoffsättigung Ihres Patienten. Auf manchen Formularen ist aber für diesen Wert („SpO$_2$") kein eigenes Feld vorgesehen, also schreiben Sie ihn eben in die Box „Sonstiges" oder „Bemerkungen". In der Hektik vergessen Sie aber vollständig zu dokumentieren und so findet sich in diesem Feld später nur der Eintrag „98". Wissen Sie nach einigen Wochen oder gar Jahren noch, ob es sich bei dieser Zahl 98 um die Sauerstoffsättigung oder den Blutzuckerwert gehandelt hat? Und selbst wenn es der SpO$_2$-Wert ist – war dieser bei Raum- bzw. Umgebungsluft gemessen oder vor/während/nach Sauerstoffgabe?

Dokumentieren Sie also auch in diesem einfachen Fall korrekt und vollständig: SpO$_2$: 98 % bei Umgebungsluft, gemessen 19:15 (DNr)

Bei Informationen gilt es ebenfalls des Öfteren zu unterscheiden – insbesondere in die beiden Kategorien:

- **Objektive Informationen**
- **Subjektive Informationen**

▶ objektive Informationen
subjektive Informationen

Der Begriff „objektiv" beschreibt hier Informationen, die tatsächlich und unvoreingenommen – zumeist unter Verwendung der fünf Sinne (Hören, Sehen, Riechen, Schmecken, Tasten) – gemessen werden können. Im Zweifelsfall können solche objektive Informationen auch von mehreren Personen vor Ort in gleicher Weise erhoben werden:

Als Beispiel denken Sie an die Blutdruck- oder Blutzuckermessung bei Ihrem Patienten – hier kommt es nicht auf Ihre persönliche Einstellung an und auch Ihre Kollegen würden bei einer Messung zum selben Ergebnis kommen. Der Begriff „subjektiv" meint persönliche, einseitige und von persönlichem Empfinden abhängige Informationen – diese können Sie nicht durch Ihre Sinne erheben und deren Wahrheitsgehalt auch nicht abschließend beurteilen.

Wenn Sie also beispielsweise Ihren Patienten nach Schmerzen oder seiner Zufriedenheit mit der Versorgung fragen, so wird er Ihnen eine subjektive, persönliche Antwort geben, die Sie akzeptieren müssen, ohne sie „beweisen"

▶ Kombination objektiver und subjektiver Informationen

zu können („Wie empfinden Sie den Schmerz auf einer Skala von 1–10" wird bei unterschiedlichen Patienten selbst bei gleichartigen Verletzungen oder Erkrankungen immer zu unterschiedlichen Antworten führen).

Ihre Dokumentation wird also immer eine **Kombination aus objektiven und subjektiven Informationen** darstellen. Wichtig ist aber, dass Sie diese auch strikt trennen bzw. als solche kennzeichnen. Die Rückschlüsse, die Sie daraus auf Grund Ihrer Erfahrung und Ausbildung ziehen, stellen letztlich Ihr Wissen dar und darauf stützen Sie die Maßnahmen, welche Sie ebenfalls in geeigneter Weise dokumentieren. Die unterschiedlichen Teile jeder Einsatzdokumentation bilden also in gewisser Weise den Zusammenhang Daten – Information – Wissen ab, den Sie in diesem Abschnitt kennengelernt haben!

> **MERKE**
>
> Eine Dokumentation ist immer eine Kombination aus objektiven und subjektiven Informationen. Für Sie ist es von wesentlicher Bedeutung, diese stets zu trennen und als solche zu kennzeichnen.

13.2 Transportdokumentation

Dieser – zumeist „einfachere" – Teil der Dokumentation umfasst alle Daten und Informationen, welche zur Beschreibung des durchgeführten Transportes und zum Zwecke der Abrechnung mit der Sozialversicherung benötigt werden. Wie in der nachfolgenden Abbildung zu sehen sind also die wesentlichen Teile einer solchen Erfassung:

▶ personenbezogene Daten
Angaben zum Transport
genutzte Ressourcen
Zusatzinformationen

- **Personenbezogene Daten** zum Patienten (Name, Anschrift, Geburtsdatum und Sozialversicherung, Arbeitgeber etc.)
- **Angaben zum Transport** (Abholungs- und Abgabeort, Transportgrund etc.)

▶ administrative Informationen

- Angaben zu den **genutzten Ressourcen** (Dienstnummer der Sanitäter, Fahrzeugkennung, Kilometerstand, Uhrzeit etc.)
- **Zusatzinformationen** (Sondersignal, zusätzliche Rettungsmittel etc.)
- **Administrative Informationen** (Dienststelle, Transport- oder Einsatznummer, Übernahmebestätigung des Krankenhauses/des Arztes etc.)

Obwohl die verschiedenen Organisationen zu diesem Zweck unterschiedliche Formulare verwenden und z. B. in Wien beim Roten Kreuz und Arbeiter-Samariter-Bund auch schon elektronische „Car-Devices" im Einsatz sind, umfassen doch alle diese Varianten zumeist dieselben, hier dargestellten Inhaltsblöcke. Exemplarisch haben wir Ihnen ein solches Formular zur Ansicht angefügt.

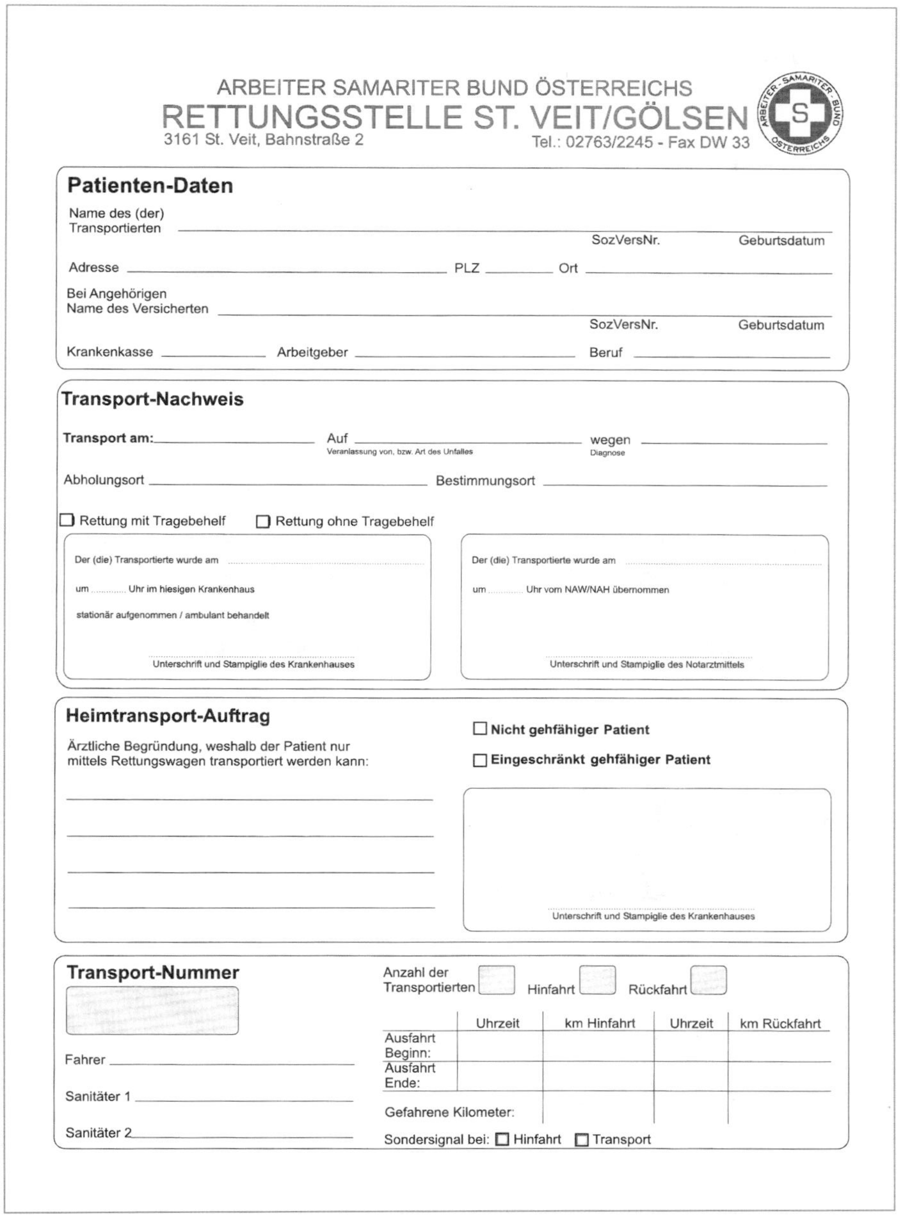

ARBEITER SAMARITER BUND ÖSTERREICHS
RETTUNGSSTELLE ST. VEIT/GÖLSEN
3161 St. Veit, Bahnstraße 2 Tel.: 02763/2245 - Fax DW 33

Patienten-Daten

Name des (der) Transportierten ______ SozVersNr. Geburtsdatum

Adresse ______ PLZ ______ Ort ______

Bei Angehörigen Name des Versicherten ______ SozVersNr. Geburtsdatum

Krankenkasse ______ Arbeitgeber ______ Beruf ______

Transport-Nachweis

Transport am: ______ Auf ______ (Veranlassung von, bzw. Art des Unfalles) wegen ______ (Diagnose)

Abholungsort ______ Bestimmungsort ______

☐ Rettung mit Tragebehelf ☐ Rettung ohne Tragebehelf

Der (die) Transportierte wurde am ......
um ...... Uhr im hiesigen Krankenhaus
stationär aufgenommen / ambulant behandelt
Unterschrift und Stampiglie des Krankenhauses

Der (die) Transportierte wurde am ......
um ...... Uhr vom NAW/NAH übernommen
Unterschrift und Stampiglie des Notarztmittels

Heimtransport-Auftrag

Ärztliche Begründung, weshalb der Patient nur mittels Rettungswagen transportiert werden kann:

☐ **Nicht gehfähiger Patient**

☐ **Eingeschränkt gehfähiger Patient**

Unterschrift und Stampiglie des Krankenhauses

Transport-Nummer

Anzahl der Transportierten ☐ Hinfahrt ☐ Rückfahrt ☐

Fahrer ______

Sanitäter 1 ______

Sanitäter 2 ______

	Uhrzeit	km Hinfahrt	Uhrzeit	km Rückfahrt
Ausfahrt Beginn:				
Ausfahrt Ende:				
Gefahrene Kilometer:				

Sondersignal bei: ☐ Hinfahrt ☐ Transport

Abbildung 75: Transportformular

Ebenso wichtig sind aber auch Transportaufträge, die durch einen Arzt oder eine Krankenanstalt ausgestellt werden und die Genehmigung des Transportes sowie die dazugehörige Kostenübernahme repräsentieren. Sie werden einen solchen Transportauftrag in unterschiedlichen Formen und Farben antreffen. Entweder ist es ein eigenes Dokument – oft unterschiedlich nach Krankenkassa und/oder Bundesland – oder es wird direkt auf dem Transportprotokoll ausgefüllt. Sie finden Beispiele dazu in den folgenden Abbildungen.

Auch ein – insbesondere getrennter – Transportauftrag muss durch den Sanitäter in geforderter Weise behandelt und abgelegt werden (z. B. Stempel durch das aufnehmende Krankenhaus, Angabe der Transportnummer, Ablage gemeinsam mit dem Transportprotokoll etc.).

Wenn aber nun ein solcher Auftrag nicht vorliegt, somit die Bezahlung des Transportes nicht garantiert ist, muss in vielen Fällen (beachten Sie hierzu bitte

▶ **Kostenübernahme-erklärung**

die organisationsinternen Vorschriften) durch den Patienten eine „**Kostenübernahmeerklärung**" unterzeichnet werden. Dabei bestätigt der Patient, die Kosten für den Fall zu übernehmen, dass diese nicht durch die Sozialversicherung getragen werden.

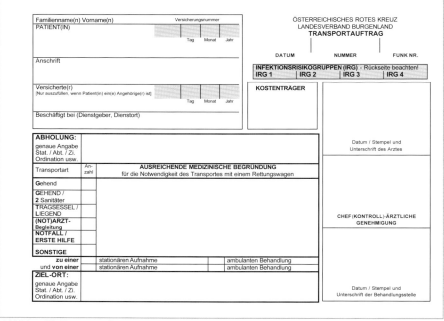

Abbildung 76: Transportauftrag

In Zusammenhang mit dem Transportgrund – der auch einen wesentlichen Parameter für die Kostenübernahme durch die Sozialversicherung darstellt – kennen Sie vielleicht (abhängig von Organisation und Bundesland, wo Sie tätig sind) das System der „**ICD-Codes**":

▶ **ICD-Codes**

Das System (im Original „Internationale statistische Klassifikation der Krankheiten und verwandter Gesundheitsprobleme" bzw. „International Statistical Classification of Diseases and Related Health Problems") wird von der Weltgesundheitsorganisation WHO herausgegeben. Gegenwärtig verwenden wir die 10. Version dieses Verzeichnisses – darum ICD-10.

▶ **Hauptgruppen zusammenhängende Diagnosen Gesundheits-informationen**

Es gibt systematische **Hauptgruppen**, in denen dann **zusammengehörige Diagnosen** zusammengefasst werden. An Hand der Codes können somit rasch die relevanten **Gesundheitsinformationen**, die Grundlage für den Kranken- oder Rettungstransport waren, erfasst werden und in weiterer Folge auch an die Sozialversicherung übermittelt werden. Zu jeder Hauptgruppe bestehen dann unterschiedlich viele Subkapitel (in der nachfolgenden Liste am Beispiel des Kapitels 5 dargestellt), in denen wiederum dann einzelne konkrete Krankheitsbilder genannt und beschrieben werden. Ein Überblick über das System sieht wie folgt aus:

Tabelle 25: Systematische Hauptgruppen für zusammengehörende Diagnosen

Code	Diagnose
A00-B99	Bestimmte infektiöse und parasitäre Krankheiten
C00-D48	Neubildungen

Dokumentation

Fortsetzung Tabelle 20: Systematische Hauptgruppen für zusammengehörende Diagnosen

Code	Diagnose
D50-D90	Krankheiten des Blutes und der blutbildenden Organe sowie bestimmte Störungen mit Beteiligung des Immunsystems
E00-E90	Endokrine Ernährungs- und Stoffwechselkrankheiten
F00-F99	Psychische und Verhaltensstörungen
F00-F09	Organische, einschließlich symptomatischer psychischer Störungen
F10-F19	Psychische und Verhaltensstörungen durch psychotrope Substanzen
F20-F29	Schizophrenie, schizotype und wahnhafte Störungen
F30-F39	Affektive Störungen
F40-F48	Neurotische, Belastungs- und somatoforme Störungen
F50-F59	Verhaltensauffälligkeiten mit körperlichen Störungen und Faktoren
F60-F69	Persönlichkeits- und Verhaltensstörungen
F70-F79	Intelligenzstörung
F80-F89	Entwicklungsstörungen
F90-F98	Verhaltens- und emotionale Störungen mit Beginn in der Kindheit und Jugend
F99	Nicht näher bezeichnete psychische Störungen
G00-G99	Krankheiten des Nervensystems
H00-H59	Krankheiten des Auges und der Augenanhangsgebilde
H60-H95	Krankheiten des Ohres und des Warzenfortsatzes
I00-I99	Krankheiten des Kreislaufsystems
J00-J99	Krankheiten des Atmungssystems
K00-K93	Krankheiten des Verdauungssystems
L00-L99	Krankheiten der Haut und der Unterhaut
M00-M99	Krankheiten des Muskel-Skelett-Systems und des Bindegewebes
N00-N99	Krankheiten des Urogenitalsystems
O00-O99	Schwangerschaft, Geburt und Wochenbett
P00-P96	Bestimmte Zustände, die ihren Ursprung in der Perinatalperiode haben
Q00-Q99	Angeborene Fehlbildungen, Deformitäten und Chromosomenanomalien
R00-R99	Symptome und abnorme klinische und Laborbefunde, die anderenorts nicht klassifiziert sind
S00-T98	Verletzungen, Vergiftungen und bestimmte andere Folgen äußerer Ursachen
V01-Y84	Äußere Ursachen von Morbidität und Mortalität
Z00-Z99	Faktoren, die den Gesundheitszustand beeinflussen und zur Inanspruchnahme des Gesundheitswesens führen
U00-U99	Schlüsselnummern für besondere Zwecke

13.3 Einsatzdokumentation

Es gibt hier viele unterschiedliche Formate, wie die Einsätze dokumentiert werden – abhängig von der Organisation, teilweise aber auch dem Einsatzmittel (Notarztmittel oder Rettungsmittel). In weiterer Folge zeigen wir Ihnen exemplarisch einige ausgewählte Formblätter – einleitend kann aber auch das Gemeinsame all dieser Formulare herausgestrichen werden.

Ein Begriff, der in Zusammenhang mit Einsatzdokumentation immer wieder fällt und der die wichtigsten Inhalte in einer einfachen Formel zusammenfasst, ist **HAUBT:**

▶ HAUBT

▶ Hauptbeschwerde
Anamnese
Untersuchung
Behandlung
Transport
vordefinierte Optionen

H
Hauptbeschwerde: Warum wurde der Rettungsdienst verständigt? Hier sollten primär die Angaben des Patienten erfasst bzw. zitiert werden. Falls dieser bewusstlos ist oder Sie ihn reanimieren müssen, stellt diese Situation die Hauptbeschwerde dar.

A
Anamnese: Hier können Sie alle vorangegangenen Entwicklungen zu Krankheit/Unfall etc. des Patienten dokumentieren. Ebenfalls dazu gehören Vorerkrankungen, bestehende Medikation, Allergien u. a.

U
Untersuchung: In diesem Abschnitt beschreiben Sie das Ergebnis all Ihrer Untersuchungen, notieren die entsprechenden Messwerte sowie weiterführende Informationen zu Erkrankung, Verletzung oder Vergiftung, soweit diese zu erheben sind. In diesem Abschnitt ist es besonders wichtig, zwischen den objektiven und den subjektiven Informationen in der Doku klar zu unterscheiden.

B
Behandlung: Welche Maßnahmen haben Sie gesetzt? Wie haben Sie den Patienten gelagert, haben Sie ihm Sauerstoff verabreicht, eine Wundversorgung durchgeführt oder beispielsweise auf ärztliche Anweisung einen venösen Zugang gelegt? Wie hat der Patient auf die Maßnahmen reagiert, wie hat sich sein Zustand entwickelt?

T
Transport: Wie haben Sie den Patienten in Ihr Fahrzeug gebracht, wie wurde er dort für den Transport gelagert? Haben Sie für den Transport Sondersignale verwendet, sind während des Transportes besondere Dinge vorgefallen oder mussten Sie den Transport beispielsweise unterbrechen etc.?

Je nach Herausgeber der jeweiligen Protokolle finden sich dann mehr oder weniger „**vordefinierte Optionen**" zu den genannten Abschnitten. Oft kann der Sanitäter also die Basisinformationen bereits durch einfaches „Abhaken" oder Einsetzen in entsprechende Felder dokumentieren.

Für besondere Vorkommnisse, wie z. B. die Anwendung einer Notfallkompetenz, die Übergabe an ein anderes Rettungsmittel oder die notwendige Anwesenheit anderer Einsatzorganisationen sind oftmals separate Bereiche vorgesehen, die auch speziell gekennzeichnet sind.

Dokumentation

Weil es auf sehr vielen Formularen vorkommt und daher auch dem Sanitäter bekannt sein sollte, möchten wir hier nochmal kurz die **Patientenklassifikation „NACA"** (von „National Advisory Committee of Aeronautics") wiederholen:

▶ **Patientenklassifikation „NACA"**

Tabelle 26: NACA-Score

NACA-Score	Bedingung	Beschreibung
0	Keine Verletzung/keine Erkrankung/kein Patient	-
1	Leichte Verletzung/Erkrankung	Geringfügige Störung
2	Mäßige Funktionsstörung, Verletzung	Ambulante Behandlung
3	Schwere aber nicht lebensbedrohliche Vitalstörung/Verletzung einer Körperregion	Stationäre Behandlung
4	Schwere nicht lebensbedrohliche Vitalfunktionsstörung/akute vitale Bedrohung nicht auszuschließen/Verletzung mehrerer Körperregionen	Akute Lebensgefahr nicht auszuschließen
5	Lebensbedrohliche Vitalfunktionsstörung/Verletzung einer Körperregion	Akute Lebensgefahr
6	Kardiopulmonaler Stillstand	Reanimation
7	Tödliche Verletzung oder Erkrankung	Tod

Ursprünglich wurde der Score im Hinblick auf Unfälle in der Luftfahrt entwickelt. Bald darauf wurde er jedoch von der US-Army im Vietnam-Krieg als **Triageinstrument** eingesetzt. Im Jahre 1974 wurde der Score im deutschsprachigen Raum vorgestellt und sechs Jahre später mit einem ausführlichen internistischen und traumatologischen **Diagnosekatalog** ergänzt.

▶ **Triageinstrument Diagnosekatalog**

Auch der Zeitpunkt der Bewertung des NACA-Scores veränderte sich im Laufe der Zeit. Wurde anfänglich der NACA-Index 24 Stunden nach Klinikeinlieferung auf Grund der Verletzungsdiagnosen gestellt, so empfahl Tryba 1980 den Patienten bei der Übergabe an die Notfallaufnahme im Krankenhaus zu bewerten. Die uneinheitliche Zeitangabe ist eine Schwachstelle des NACA-Scores. Er ist ein schlechter Indikator für Notarzteinsätze, da die rückschauende Betrachtung zum Zeitpunkt des Einsatzendes eventuell die eigene Entbehrlichkeit des Notarztes dokumentiert (z. B. Hypoglykämie vor Arzneimittelgabe NACA 4, und nach guter präklinischer Versorgung eventuell NACA 2). Es sollte darum der schlechteste Zustand des Patienten berücksichtigt werden und nicht auf den Zeitpunkt der Übergabe in der Klinik fixiert sein.

Nachfolgend stellen wir Ihnen stellvertretend für solche Formulare drei weit verbreitete Protokolle des Rettungs- bzw. Notarztdienstes vor, wobei wir bereits an dieser Stelle auf die Zukunftsentwicklungen in Hinblick auf elektronische Dokumentation verweisen wollen – dazu etwas mehr im abschließenden Abschnitt dieses Kapitels.

SAMARITERBUND WIEN Hollergasse 2–6 1150 Wien **Einsatzprotokoll**	CASUSNUMMER	Fahrzeug	T T M M J J	für die Verrechnung/befr. Org.:
	Dienstnummer Lenker Sgh1 Sgh2 Arzt	Überg.-	Eing.-Zeit	PLS-Nr.:

Administration

Patient	Familienname	Vorname	M | W Ges.	Vers.-Nr.	Geb.-Datum
	Wohnadresse		mv als	Staat	L | VH | VW | GG Familienstand
Versicherter	Familienname	Vorname	M | W Ges.	Vers.-Nr.	Geb.-Datum
	Wohnadresse			Staat	
Beruf	Arbeitgeber d. Pat./Versicherten				Telefon

GKK | BVA | VAE | SVA Gw | MA 12 | SVA B | KFA | WVB | BKK

ERST-DIAGN.

BO | **ABGABE** Anstaltsstempel | ☐ Barbez. ☐ Kreditkarte | Kilometer: Anf. / Ende / Ges. / Ausl. | Überlandtransport ☐

Einsatzbeschreibung

Einsatztyp

☐ NAW ☐ NEF ☐ NAH
☐ RTW ☐ KTW ☐ SFZ

Einsatzart

☐ Primäreinsatz*
☐ Glzt. Primäreins. NEF / RTW*
☐ Folgeeinsatz*
*zu Typ: ___ Cas. Nr.: ___
☐ Ambulanz - Ereignis
Leitungs-Fahrzeug vor Ort mit Cas. Nr.: ___
☐ Ambulanz - Veranstaltung
☐ Transfer
☐ Krankentransport
☐ Verleg.: ☐ organ. ☐ eig. Wunsch
☐ Zwischentr.: ☐ hin ☐ retour
☐ Heimtransport
☐ Geräte-/Personen-Transport
☐ Neugeb.-Intensiv-Transport
☐ Betten-Intensiv-Transport
☐ Dienstfahrt: ___

Berufungsursache

angen. Notfallzeit: ___:___ ☐ > als 24 Stunden
☐ **Verletzung** bei →
☐ **akute Erkrankung**
☐ **andere**

☐ Betriebsunfall, -weg
☐ Verkehrsunfall ___
☐ häusliche Arbeit
☐ Schulunfall, -weg
☐ Sportunfall
☐ sonstige

Verletzungsgrad

☐ unbestimmt
☐ leicht
☐ schwer

Verursachung

☐ Selbstverursachung
☐ Fremdverursachung
☐ Verursachung unklar

Ziel

☐ belassen
☐ verweig. Interv./Untersuchg.
☐ Irreführung
☐ Intervention unterblieben
☐ Einsatz storniert
☐ anderes Rettungsmittel
Typ: ___ Cas. Nr.: ___
☐ Interne
☐ Chirurgie
☐ Unfallchirurgie
☐ Neurologie
☐ Kinder
☐ Gynäkologie
☐ andere Abt. ___
☐ anderes Ziel ___
☐ Gerichtsmedizin

Ort

☐ Wohnung
☐ Stiege, Hof, Keller, Dach
☐ Hotel, Pension
☐ Heim
☐ Verkehrsfläche
☐ Verkehrsm.: ☐ priv. ☐ öffentl.
☐ Freigelände / Baustelle
☐ Betriebsraum
☐ Schule
☐ Spital, Ordination, Ambulanz
☐ Lokal / Restaurant
☐ Wachzimmer
☐ anderer Ort ___

Umstände

☐ Einsatz über Funk
☐ Aviso
☐ Revers
☐ Angehörige in Kenntnis
☐ Polizei DNr. ___ Fz. ___
☐ Effekten
☐ Psychose ☐ Amtsarzt
☐ Selbstmord ☐ SMV
☐ Alkohol
☐ Drogen ☐ Medikamente
☐ Entbindung ☐ Fzg. ☐ Whg.
☐ Fzg. wd. Pat. Tr.: ☐ mit ☐ ohne Arzt
☐ andere Umstände ___

Erstdiagnose VERLETZUNG

☐ keine		Excor.	RQW	Schnitt	Stich	Schuss	Prell./QW.g.	Distors.	Luxat.	Frakt.g.	Frakt.o.	Amput.
		r l	r l	r l	r l	r l	r l	r l	r l	r l	r l	r l
Schädel	1											
Gesicht	2											
Augen	3											
Nase	4											
Hals	5											
HWS	6											
Schulter	7											
Thorax	8											
BWS	9											
Oberarm	A											
Ellenbogen	B											
Unterarm	C											
Hand/Finger	D											
LWS	E											
Abdomen	F											
Becken	G											
Genitalbereich	H											
Oberschenkel	I											
Knie	J											
Unterschenkel	K											
Knöchel	L											
Fuß/Zehen	M											

☐ SHT ☐ Grad 1 GCS 15–13
☐ Grad 2 GCS 12–9
☐ Grad 3 GCS 8–3
☐ Thoraxtrauma
mit (Verdacht auf) Organverletzung
☐ Bauchtrauma
mit (Verdacht auf) Organverletzung
☐ Weichteiltrauma ___
mit ausgedehnter Gewebsverletzung
☐ Polytrauma
☐ Verbrennung ☐ Verbrühung
☐ 1. Grades ___% ___
☐ 2. Grades ___% ___
☐ 3. Grades ___% ___
☐ Stromunfall
☐ Inhalationstrauma
☐ Verätzung: ☐ innerl. ☐ äußerl. ___
☐ Tierstich- / Tierbissverletzung ___
☐ Barotrauma / Tauchunfall
☐ sonstige Verletzung ___

Unfallmechanismus

☐ stumpf ☐ penetrierend
☐ Sturz <3 m ☐ >3 m Höhe

Abbildung 77: Einsatzprotokoll

Dokumentation

Erstbefund / Endbefund

Neurologie

GCS-Summe: ☐☐

Augen öffnen
- ☐☐ 4 spontan
- ☐☐ 3 auf Aufforderung
- ☐☐ 2 auf Schmerzreiz
- ☐☐ 1 nicht

verbale Reaktion
- ☐☐ 5 orientiert
- ☐☐ 4 desorientiert
- ☐☐ 3 inadäquate Äußerung
- ☐☐ 2 unverständliche Laute
- ☐☐ 1 keine

motorische Reaktion
- ☐☐ 6 auf Aufforderung
- ☐☐ 5 gezielt auf Schmerzreiz
- ☐☐ 4 ungezielt auf Schmerzreiz
- ☐☐ 3 abnorme Beugeabwehr
- ☐☐ 2 Streckneigung
- ☐☐ 1 keine

☐☐ unauffällig

Bewusstseinslage
- ☐☐ wach ☐☐ agitiert
- ☐☐ getrübt
- ☐☐ bewusstlos
- ☐☐ narkotisiert / sediert

Pupillen   R   L
- eng   ☐☐ ☐☐
- mittel   ☐☐ ☐☐
- weit   ☐☐ ☐☐
- entrundet   ☐☐ ☐☐
- lichtstarr   ☐☐ ☐☐
- nicht beurteilbar ☐☐ ☐☐
- kein Corn.reflex ☐☐ ☐☐
- Meningismus   ☐☐
- Herdblick nach ☐☐ ☐☐
- Halbseitenzeichen ☐☐ ☐☐
- akute Sehstörung ☐☐ ☐☐
- andere neurol. Befunde ☐☐

Schmerz ☐☐ kein
☐☐ leicht ☐☐ stark ☐☐ n. beurteilb.

Messwerte ☐☐ keine

RR ☐☐ n. messbar   Puls ☐☐ rhy. ☐☐ arrhy.   AF |__|__| Temp. |__|
|__|/|__| |__| SpO2 |__| etCO2 |__| BZ |__|
|__|/|__|

EKG
- ☐☐ Sinusrhythmus
- ☐☐ Tachykardie ☐☐ QRS schmal / ☐☐ QRS breit
- ☐☐ Bradykardie
- ☐☐ absolute Arrhythmie (AF)
- ☐☐ AV-Blk. ☐☐ Grad 2 ☐☐ Grad 3
- ☐☐ VES ☐☐ polytop ☐☐ Salven
- ☐☐ ST-Hebung ☐☐ ST-Senkung
- ☐☐ Schrittmacherrhythmus
- ☐☐ Kammerflimmern / -flattern
- ☐☐ elektromech. Dissoz. / PEA
- ☐☐ Asystolie
- ☐☐ andere EKG-Veränderungen

Atmung
- ☐☐ unauffällig
- ☐☐ Hyperventilation
- ☐☐ Dyspnoe
- ☐☐ Zyanose
- ☐☐ Spastik
- ☐☐ Rasselgeräusche
- ☐☐ Stridor
- ☐☐ Atemwegsverlegung
- ☐☐ Atemdepression
- ☐☐ Schnappatmung
- ☐☐ beatmeter Patient
- ☐☐ Apnoe
- ☐☐ andere Atemstörung

Erstdiagnose ERKRANKUNG

Herz / Kreislauf
- ☐ Kollaps / Synkope
- ☐ Schock
- ☐ Angina pectoris
- ☐ Herzinfarkt
- ☐ (akuter) Thoraxschmerz
- ☐ Rhythmusstörung
- ☐ Herzinsuffizienz
- ☐ Lungenödem
- ☐ hypertensive RR-Entgleisung
- ☐ Lungenembolie
- ☐ arterielle Embolie
- ☐ venöse Thrombose
- ☐ andere |__0__|

Atmung
- ☐ Asthma
- ☐ COPD
- ☐ Atemwegsinfekt
- ☐ Pneumonie

- ☐ Aspiration
- ☐ Pneumothorax
- ☐ respiratorische Insuffizienz
- ☐ andere |__1__|

Neurologie / Psychiatrie
- ☐ TIA / Schlaganfall / Hirnblutung
- ☐ Subarachnoidalblutung
- ☐ Meningitis / Encephalitis
- ☐ epileptischer Anfall
- ☐ psychiatrische Erkrankung
- ☐ akute psych. Belastungsreakt.
- ☐ Suchtkrankheit
- ☐ andere |__2__|

Abdomen
- ☐ Akutes Abdomen
- ☐ gastrointestinale Blutung
- ☐ Abdominalschmerz / Kolik
- ☐ Nierenkolik
- ☐ andere |__3__|

Stoffwechsel
- ☐ Diabetes mellitus
  - ☐ Hypo- ☐ Hyperglycämie
- ☐ Niereninsuffizienz
- ☐ Leberinsuffizienz
- ☐ Exsiccose
- ☐ andere

Gynäkologie / Geburtshilfe
- ☐ Geburt
- ☐ Abortus
- ☐ Frühgeburt
- ☐ Tubaria
- ☐ vaginale Blutung
- ☐ andere |__4__|

Pädiatrie
- ☐ Fieberkrampf
- ☐ Pseudokrupp / Laryngitis
- ☐ Epiglottitis
- ☐ SIDS

- ☐ Kinderinfektionskrankheit
- ☐ Toxikose
- ☐ andere |__5__|

Intoxikation
- ☐ Medikamente
- ☐ Alkohol
- ☐ Drogen
- ☐ Lebensmittel
- ☐ Rauchgas
- ☐ chemische Substanzen
- ☐ andere |__6__|

Sonstige Erkrankungen
- ☐ Allergie / Anaphylaxie
- ☐ Erkr. Stütz- / Bewegungsapp.
  - ☐ HWS ☐ BWS ☐ LWS
- ☐ (Beinahe) Ertrinken
- ☐ Hyperthermie / Hitzschlag
- ☐ Unterkühlung
- ☐ andere |__7__|

Maßnahmen

Herz / Kreislauf
- ☐ keine
- ☐ periphervenöser Zugang
- ☐ zentralvenöser Zugang
- ☐ Herzdruckmassage
- ☐ Defibrillation / Kardiov.
- ☐ AED-Reanimation
  - Anzahl letzte Def./J |__|
- ☐ Schrittmacher extern

Atmung
- ☐ keine
- ☐ Sauerstoffgabe   l/min |__|
- ☐ Freimachen / halten d. Atemw.
- ☐ Absaugen
- ☐ Intubation ☐ oral
                ☐ nasal ☐ ETC
- ☐ Beatmung
  - ☐ manuell ☐ maschinell

Weitere Maßnahmen
- ☐ keine
- ☐ Verband
- ☐ Blutstillung
- ☐ spez. Lagerung / Schienung
- ☐ Reposition
- ☐ Thoraxdrainage ☐ re ☐ li
- ☐ Tracheo- / Coniotomie
- ☐ kontrolliert
- ☐ assistiert AF |__| AMV |__| PEEP |__|

- ☐ Monitoring
- ☐ 12-Abl.-EKG
- ☐ Sedierung
- ☐ Analgesie
- ☐ Narkose
- ☐ Sozialnotruf ☐ ABW verst.
- ☐ sonstiges

Einsatzergebnis

NACA-Score
- ☐ I geringfügige Störung
- ☐ II ambulante Abklärung
- ☐ III stationäre Behandlung
- ☐ IV akute Lebensgefahr nicht auszuschließen
- ☐ V akute Lebensgefahr

- ☐ VI Reanimation
- ☐ VII Tod

Reanimation / Tod
- ☐ Reanimation erfolgreich
- ☐ Reanimation erfolglos
- ☐ Tod auf dem Transport
- ☐ Todesfeststellung
  - ☐ Totenstarre ☐ Verwesung

Ersthelfermaßnahmen
- ☐ suffizient
- ☐ insuffizient
- ☐ Basisreanimation
- ☐ AED (first responder)
- ☐ psychischer Beistand
- ☐ keine / nicht beurteilbar

Übergabe / Belassung

klinischer Zustand
- ☐ verbessert
- ☐ gleich
- ☐ verschlechtert

Zusatz

Medikamente	Dosis	Verabreichungsart	Bemerkungen

EKG ad ☐ Stat. ☐ KH ☐ Pat.
☐ Arztbrief angefordert

DNR: Unterschrift:

Abbildung 78: Einsatzprotokoll Rückseite

ÖSTERREICHISCHES ROTES KREUZ
NIEDERÖSTERREICH

TRANSPORTBERICHT

Bez. Nr. | Verrechnungsnummer

RD Einsatz	Krankentr.	DA	Storno	Dienstfahrt	anderer Transportgrund	TA bei Pat.	NF/SS zum BO ZO	Transportdatum (TTMMJJ)
☐	☐	☐	☐	☐		☐		

Patient:

Europäische Krankenversicherungskarte. Die neben der e-Card befindlichen Felder sind nur bei nicht in Österreich versicherten Personen zu befüllen.

Name / Vorname / Titel | M / W | Versicherungsnr. | Geburtsdatum (TTMMJJ)

Adresse | Land | PLZ | Ort

Persönliche Kennnummer (6) | Kennnummer des Trägers (7)

Kennnummer der Karte (8) | Ablaufdatum (9)

Sozialversicherung:

NÖ GKK	andere GKK	BVA	SV Bauern	SV Gewerbe	VAEB/ÖBB	andere Kostenträger
☐		☐	☐	☐	☐	

☐ **Hauptversicherte Person:** ☐ **Gesetzlicher Vertreter:** ☐ **Sonderverrechnung:** Nur befüllen, wenn dies nicht der Patient selbst ist.

Name / Vorname / Titel / Firma | M / W | Versicherungsnr. | Geburtsdatum (TTMMJJ)

Adresse wie Patient ☐ | Land | PLZ | Ort

Transportdaten:

Beginnzeit	Übergabezeit	Endzeit	KM Anfang	KM Ende

Abholort wie Patient ☐

Zielort wie Patient ☐

NACA | Beauftragende Stelle / Verdachtsdiagnose bei EH | Transportbemerkung (KH Station/Abteilung)

Mannschaft:

1 Fahrer (MG. Nr.)

2 Sanitäter 1 (MG. Nr.)

3 Sanitäter 2 (MG. Nr.)

Notarzt (MG. Nr.)

Revers / Transportverweigerungserklärung:

Ich bestätige, dass ich vom unterzeichnenden Notarzt, Notfallsanitäter bzw. Rettungssanitäter über meine Erkrankung bzw. meine Verletzung und sich daraus möglicherweise ergebende Komplikationen und Gefahren in für mich verständlicher Form aufgeklärt wurde.

☐ Dennoch verweigere ich jegliche angeratene Untersuchung und Hilfeleistung

☐ Dennoch verweigere ich folgende angeratene Untersuchung oder Hilfeleistung:

☐ Dennoch verweigere ich den angeratenen Transport in ein Krankenhaus durch den Rettungsdienst des Österreichischen Roten Kreuzes.

☐ Ich bestätige, dass ich vom unterzeichnenden Notarzt, Notfallsanitäter bzw. Rettungssanitäter aufgefordert wurde, beim Verschlechtern meines Zustandes, bei Auftreten von Schmerzen/Beschwerden sofort den Rettungsdienst zu verständigen oder unverzüglich einen Arzt oder ein Krankenhaus aufzusuchen.

☐ Als gesetzlicher Vertreter bestätige ich, dass ich vom unterzeichnenden Notarzt, Notfallsanitäter bzw. Rettungssanitäter aufgefordert wurde, beim Verschlechtern des Zustandes, bei Auftreten von Schmerzen/Beschwerden meines Kindes, Klienten,.... sofort den Rettungsdienst zu verständigen oder unverzüglich den Arzt oder ein Krankenhaus aufzusuchen.

Ich nehme zur Kenntnis, dass ich weder das Österreichische Rote Kreuz, Landesverband Niederösterreich noch den Notarzt, den Notfallsanitäter bzw. den Rettungssanitäter in irgendeiner Form für auftretende Schäden haftbar machen kann, die sich aus den oben genannten Tatsachen ergeben mögen und übernehme für die Konsequenzen meines Handelns die volle Verantwortung.

Transportanweisung / Kostenübernahmeerklärung / Inkasso:

☐ **Transportanweisung / Versicherungsdaten:**
Diese werden innerhalb von 4 Tagen beim Österreichischen Roten Kreuz nachgereicht, andernfalls gehen die Transportkosten zu meinen Lasten.

☐ **Kostenübernahmeerklärung:**
Das Rote Kreuz wird alles in seiner Macht stehende veranlassen, um eine Kostenübernahme bei Ihrer Sozialversicherung zu erreichen. Wird die Kostenübernahme durch die Sozialversicherung verweigert, sieht sich das Rote Kreuz veranlasst, Ihnen die Transportkosten in Rechnung zu stellen.

☐ **Inkassobetrag:** € ______ dankend erhalten.

Unterschriften / Bestätigung:

☐ Patient bzw. gesetzlicher Vertreter verweigert die Unterschrift

☐ Patient entfernt sich ohne Bekanntgabe seiner Daten / Generalien

Stempel / Bemerkungen / Übergebene Wertsachen

Unterschrift Patient bzw. des gesetzlichen Vertreters	Unterschrift des Notarztes bzw. des Sanitäters	Unterschrift von Zeugen bzw. Exekutivbeamten (inkl. Dienstnr.)

Abbildung 79: Transportbericht

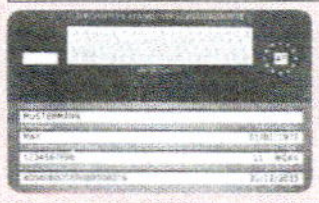

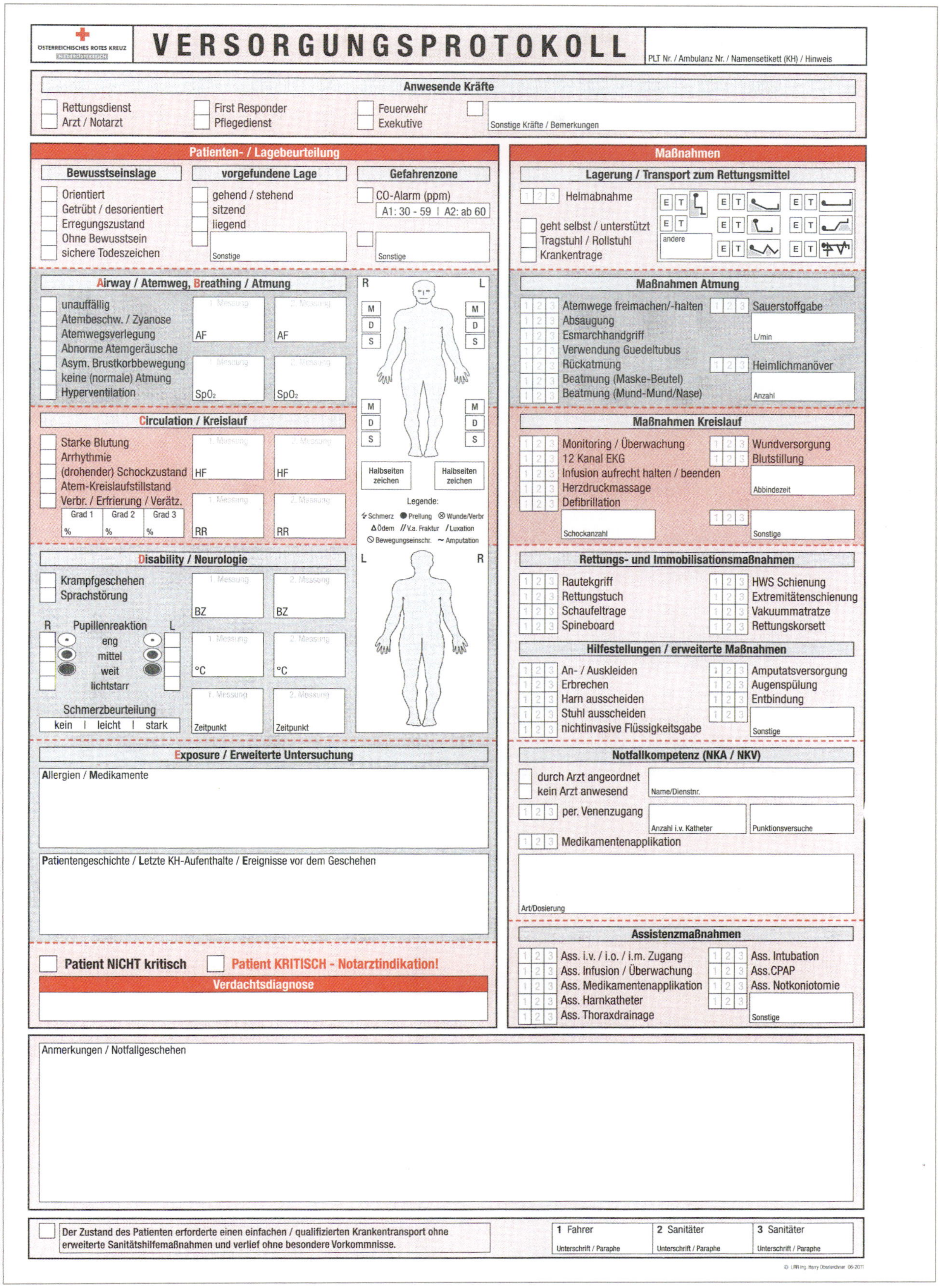

Österreichisches Rotes Kreuz – Niederösterreich

VERSORGUNGSPROTOKOLL

PLT Nr. / Ambulanz Nr. / Namensetikett (KH) / Hinweis

Anwesende Kräfte

- ☐ Rettungsdienst
- ☐ Arzt / Notarzt
- ☐ First Responder
- ☐ Pflegedienst
- ☐ Feuerwehr
- ☐ Exekutive
- ☐ Sonstige Kräfte / Bemerkungen

Patienten- / Lagebeurteilung

Bewusstseinslage

- ☐ Orientiert
- ☐ Getrübt / desorientiert
- ☐ Erregungszustand
- ☐ Ohne Bewusstsein
- ☐ sichere Todeszeichen

vorgefundene Lage

- ☐ gehend / stehend
- ☐ sitzend
- ☐ liegend
- ☐ Sonstige

Gefahrenzone

- ☐ CO-Alarm (ppm) A1: 30 - 59 I A2: ab 60
- ☐ Sonstige

Airway / Atemweg, Breathing / Atmung

- ☐ unauffällig
- ☐ Atembeschw. / Zyanose
- ☐ Atemwegsverlegung
- ☐ Abnorme Atemgeräusche
- ☐ Asym. Brustkorbbewegung
- ☐ keine (normale) Atmung
- ☐ Hyperventilation

1. Messung AF | 2. Messung AF
1. Messung SpO_2 | 2. Messung SpO_2

Circulation / Kreislauf

- ☐ Starke Blutung
- ☐ Arrhythmie
- ☐ (drohender) Schockzustand
- ☐ Atem-Kreislaufstillstand
- ☐ Verbr. / Erfrierung / Verätz.

Grad 1	Grad 2	Grad 3
%	%	%

1. Messung HF | 2. Messung HF
1. Messung RR | 2. Messung RR

R L

M D S | M D S

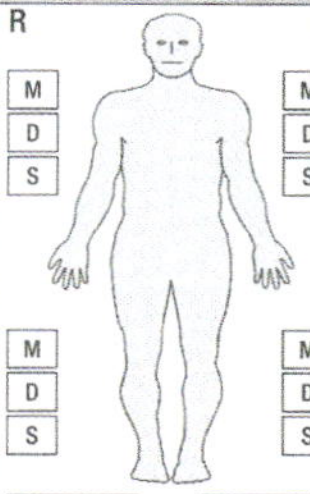

M D S | M D S

Halbseiten zeichen | Halbseiten zeichen

Legende: Schmerz, Prellung, Wunde/Verbr, Ödem, V.a. Fraktur, Luxation, Bewegungseinschr., Amputation

L R

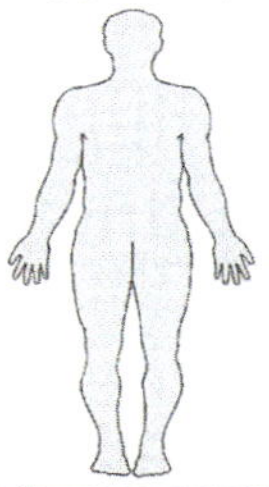

Disability / Neurologie

- ☐ Krampfgeschehen
- ☐ Sprachstörung

1. Messung BZ | 2. Messung BZ
1. Messung °C | 2. Messung °C
1. Messung Zeitpunkt | 2. Messung Zeitpunkt

R Pupillenreaktion L

- eng
- mittel
- weit
- lichtstarr

Schmerzbeurteilung: kein I leicht I stark

Exposure / Erweiterte Untersuchung

Allergien / Medikamente

Patientengeschichte / Letzte KH-Aufenthalte / Ereignisse vor dem Geschehen

☐ **Patient NICHT kritisch** ☐ **Patient KRITISCH - Notarztindikation!**

Verdachtsdiagnose

Maßnahmen

(1 2 3 = Ankreuzfelder)

Lagerung / Transport zum Rettungsmittel

- 1 2 3 Helmabnahme
- ☐ geht selbst / unterstützt
- ☐ Tragstuhl / Rollstuhl
- ☐ Krankentrage

E T (Lagerungssymbole), andere

Maßnahmen Atmung

- 1 2 3 Atemwege freimachen/-halten
- 1 2 3 Absaugung
- 1 2 3 Esmarchhandgriff
- 1 2 3 Verwendung Guedeltubus
- 1 2 3 Rückatmung
- 1 2 3 Beatmung (Maske-Beutel)
- 1 2 3 Beatmung (Mund-Mund/Nase)
- 1 2 3 Sauerstoffgabe – L/min
- 1 2 3 Heimlichmanöver – Anzahl

Maßnahmen Kreislauf

- 1 2 3 Monitoring / Überwachung
- 1 2 3 12 Kanal EKG
- 1 2 3 Infusion aufrecht halten / beenden
- 1 2 3 Herzdruckmassage
- 1 2 3 Defibrillation – Schockanzahl
- 1 2 3 Wundversorgung
- 1 2 3 Blutstillung – Abbindezeit
- 1 2 3 Sonstige

Rettungs- und Immobilisationsmaßnahmen

- 1 2 3 Rautekgriff
- 1 2 3 Rettungstuch
- 1 2 3 Schaufeltrage
- 1 2 3 Spineboard
- 1 2 3 HWS Schienung
- 1 2 3 Extremitätenschienung
- 1 2 3 Vakuummatratze
- 1 2 3 Rettungskorsett

Hilfestellungen / erweiterte Maßnahmen

- 1 2 3 An- / Auskleiden
- 1 2 3 Erbrechen
- 1 2 3 Harn ausscheiden
- 1 2 3 Stuhl ausscheiden
- 1 2 3 nichtinvasive Flüssigkeitsgabe
- 1 2 3 Amputatsversorgung
- 1 2 3 Augenspülung
- 1 2 3 Entbindung
- 1 2 3 Sonstige

Notfallkompetenz (NKA / NKV)

- ☐ durch Arzt angeordnet
- ☐ kein Arzt anwesend – Name/Dienstnr.
- 1 2 3 per. Venenzugang – Anzahl i.v. Katheter – Punktionsversuche
- 1 2 3 Medikamentenapplikation – Art/Dosierung

Assistenzmaßnahmen

- 1 2 3 Ass. i.v. / i.o. / i.m. Zugang
- 1 2 3 Ass. Infusion / Überwachung
- 1 2 3 Ass. Medikamentenapplikation
- 1 2 3 Ass. Harnkatheter
- 1 2 3 Ass. Thoraxdrainage
- 1 2 3 Ass. Intubation
- 1 2 3 Ass.CPAP
- 1 2 3 Ass. Notkoniotomie
- 1 2 3 Sonstige

Anmerkungen / Notfallgeschehen

☐ Der Zustand des Patienten erforderte einen einfachen / qualifizierten Krankentransport ohne erweiterte Sanitätshilfemaßnahmen und verlief ohne besondere Vorkommnisse.

1 Fahrer	2 Sanitäter	3 Sanitäter
Unterschrift / Paraphe	Unterschrift / Paraphe	Unterschrift / Paraphe

© LRR Ing. Harry Oberleitner 06-2011

Abbildung 80: Versorgungsprotokoll

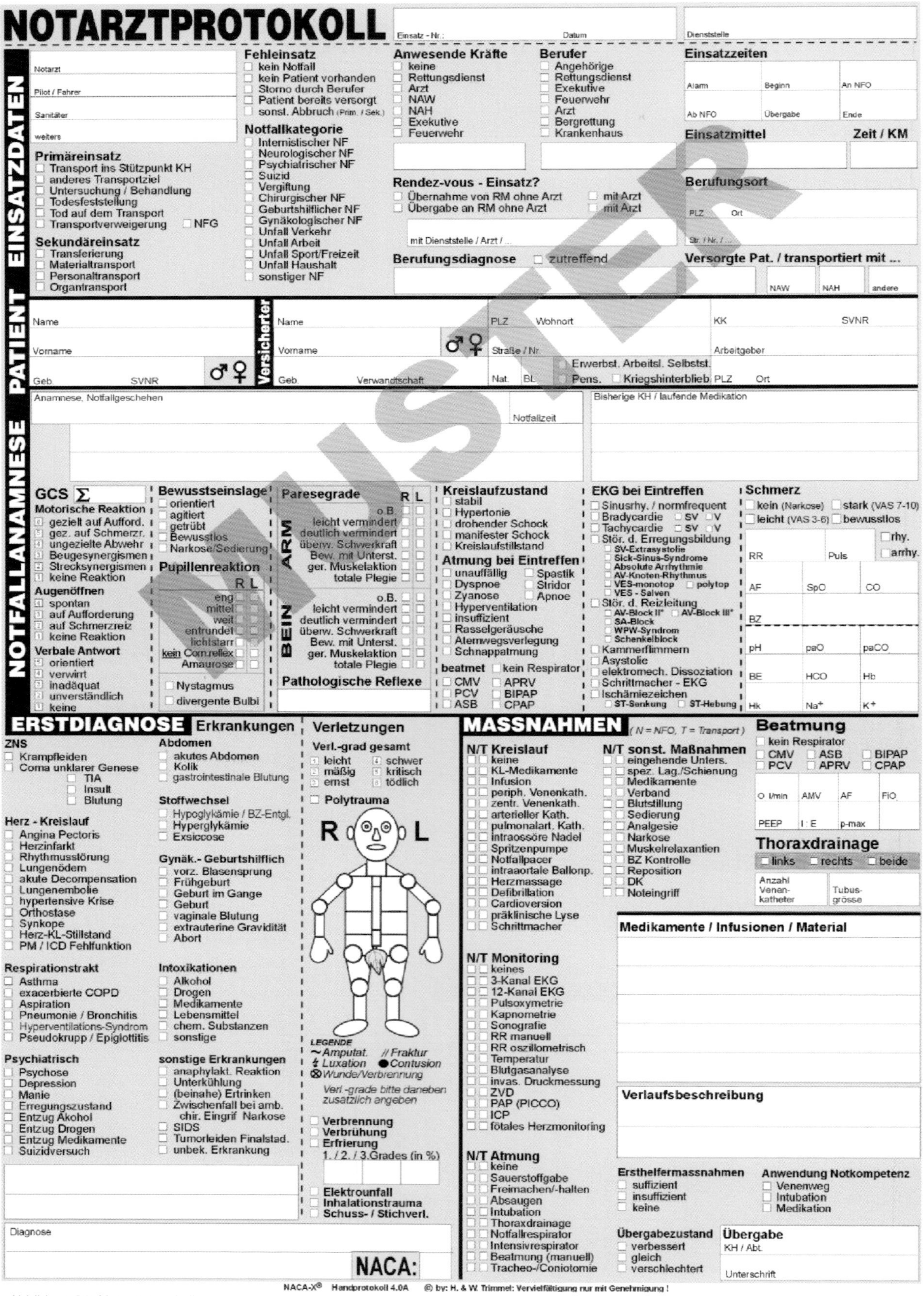

NOTARZTPROTOKOLL

Einsatz - Nr.: Datum | Dienststelle

EINSATZDATEN

Notarzt
Pilot / Fahrer
Sanitäter
weiters

Primäreinsatz
- ☐ Transport ins Stützpunkt KH
- ☐ anderes Transportziel
- ☐ Untersuchung / Behandlung
- ☐ Todesfeststellung
- ☐ Tod auf dem Transport
- ☐ Transportverweigerung ☐ NFG

Sekundäreinsatz
- ☐ Transferierung
- ☐ Materialtransport
- ☐ Personaltransport
- ☐ Organtransport

Fehleinsatz
- ☐ kein Notfall
- ☐ kein Patient vorhanden
- ☐ Storno durch Berufer
- ☐ Patient bereits versorgt
- ☐ sonst. Abbruch (Prim. / Sek.)

Notfallkategorie
- ☐ Internistischer NF
- ☐ Neurologischer NF
- ☐ Psychiatrischer NF
- ☐ Suizid
- ☐ Vergiftung
- ☐ Chirurgischer NF
- ☐ Geburtshilflicher NF
- ☐ Gynäkologischer NF
- ☐ Unfall Verkehr
- ☐ Unfall Arbeit
- ☐ Unfall Sport/Freizeit
- ☐ Unfall Haushalt
- ☐ sonstiger NF

Anwesende Kräfte
- ☐ keine
- ☐ Rettungsdienst
- ☐ Arzt
- ☐ NAW
- ☐ NAH
- ☐ Exekutive
- ☐ Feuerwehr

Berufer
- ☐ Angehörige
- ☐ Rettungsdienst
- ☐ Exekutive
- ☐ Feuerwehr
- ☐ Arzt
- ☐ Bergrettung
- ☐ Krankenhaus

Rendez-vous - Einsatz?
- ☐ Übernahme von RM ohne Arzt ☐ mit Arzt
- ☐ Übergabe an RM ohne Arzt ☐ mit Arzt

mit Dienststelle / Arzt / ...

Berufungsdiagnose ☐ zutreffend

Einsatzzeiten
Alarm | Beginn | An NFO
Ab NFO | Übergabe | Ende

Einsatzmittel **Zeit / KM**

Berufungsort
PLZ Ort
Str. / Nr. / ...

Versorgte Pat. / transportiert mit ...
NAW | NAH | andere

PATIENT

Name
Vorname ♂ ♀
Geb. SVNR

Versicherter
Name | PLZ Wohnort | KK | SVNR
Vorname ♂ ♀ | Straße / Nr. | Arbeitgeber
Geb. Verwandtschaft | Nat. BL | ☐ Erwerbst. Arbeitsl. Selbstst. ☐ Pens. ☐ Kriegshinterblieb. | PLZ Ort

NOTFALLANAMNESE

Anamnese, Notfallgeschehen
Notfallzeit
Bisherige KH / laufende Medikation

GCS Σ

Motorische Reaktion
- 6 gezielt auf Aufford.
- 5 gez. auf Schmerzr.
- 4 ungezielte Abwehr
- 3 Beugesynergismen
- 2 Strecksynergismen
- 1 keine Reaktion

Augenöffnen
- 4 spontan
- 3 auf Aufforderung
- 2 auf Schmerzreiz
- 1 keine Reaktion

Verbale Antwort
- 5 orientiert
- 4 verwirrt
- 3 inadäquat
- 2 unverständlich
- 1 keine

Bewusstseinslage
- ☐ orientiert
- ☐ agitiert
- ☐ getrübt
- ☐ Bewusstlos
- ☐ Narkose/Sedierung

Pupillenreaktion R L
- eng
- mittel
- weit
- entrundet
- lichtstarr
- kein Corn.reflex
- Amaurose
- ☐ Nystagmus
- ☐ divergente Bulbi

Paresegrade R L

ARM: o.B. / leicht vermindert / deutlich vermindert / überw. Schwerkraft / Bew. mit Unterst. / ger. Muskelaktion / totale Plegie

BEIN: o.B. / leicht vermindert / deutlich vermindert / überw. Schwerkraft / Bew. mit Unterst. / ger. Muskelaktion / totale Plegie

Pathologische Reflexe

Kreislaufzustand
- ☐ stabil
- ☐ Hypertonie
- ☐ drohender Schock
- ☐ manifester Schock
- ☐ Kreislaufstillstand

Atmung bei Eintreffen
- ☐ unauffällig ☐ Spastik
- ☐ Dyspnoe ☐ Stridor
- ☐ Zyanose ☐ Apnoe
- ☐ Hyperventilation
- ☐ insuffizient
- ☐ Rasselgeräusche
- ☐ Atemwegsverlegung
- ☐ Schnappatmung

beatmet ☐ kein Respirator
- ☐ CMV ☐ APRV
- ☐ PCV ☐ BIPAP
- ☐ ASB ☐ CPAP

EKG bei Eintreffen
- ☐ Sinusrhy. / normfrequent
- ☐ Bradycardie ☐ SV ☐ V
- ☐ Tachycardie ☐ SV ☐ V
- ☐ Stör. d. Erregungsbildung
  - ☐ SV-Extrasystolie
  - ☐ Sick-Sinus-Syndrome
  - ☐ Absolute Arrhythmie
  - ☐ AV-Knoten-Rhythmus
  - ☐ VES-monotop ☐ polytop
  - ☐ VES - Salven
- ☐ Stör. d. Reizleitung
  - ☐ AV-Block II° ☐ AV-Block III°
  - ☐ SA-Block
  - ☐ WPW-Syndrom
  - ☐ Schenkelblock
- ☐ Kammerflimmern
- ☐ Asystolie
- ☐ elektromech. Dissoziation
- ☐ Schrittmacher - EKG
- ☐ Ischämiezeichen
  - ☐ ST-Senkung ☐ ST-Hebung

Schmerz
- ☐ kein (Narkose) ☐ stark (VAS 7-10)
- ☐ leicht (VAS 3-6) ☐ bewusstlos

☐ rhy. ☐ arrhy.
RR | Puls
AF | SpO | CO
BZ
pH | paO | paCO
BE | HCO | Hb
Hk | Na+ | K+

ERSTDIAGNOSE Erkrankungen

ZNS
- ☐ Krampfleiden
- ☐ Coma unklarer Genese
  - ☐ TIA
  - ☐ Insult
  - ☐ Blutung

Herz - Kreislauf
- ☐ Angina Pectoris
- ☐ Herzinfarkt
- ☐ Rhythmusstörung
- ☐ Lungenödem
- ☐ akute Decompensation
- ☐ Lungenembolie
- ☐ hypertensive Krise
- ☐ Orthostase
- ☐ Synkope
- ☐ Herz-KL-Stillstand
- ☐ PM / ICD Fehlfunktion

Respirationstrakt
- ☐ Asthma
- ☐ exacerbierte COPD
- ☐ Aspiration
- ☐ Pneumonie / Bronchitis
- ☐ Hyperventilations-Syndrom
- ☐ Pseudokrupp / Epiglottitis

Psychiatrisch
- ☐ Psychose
- ☐ Depression
- ☐ Manie
- ☐ Erregungszustand
- ☐ Entzug Akohol
- ☐ Entzug Drogen
- ☐ Entzug Medikamente
- ☐ Suizidversuch

Abdomen
- ☐ akutes Abdomen
- ☐ Kolik
- ☐ gastrointestinale Blutung

Stoffwechsel
- ☐ Hypoglykämie / BZ-Entgl.
- ☐ Hyperglykämie
- ☐ Exsiccose

Gynäk.- Geburtshilflich
- ☐ vorz. Blasensprung
- ☐ Frühgeburt
- ☐ Geburt im Gange
- ☐ Geburt
- ☐ vaginale Blutung
- ☐ extrauterine Gravidität
- ☐ Abort

Intoxikationen
- ☐ Alkohol
- ☐ Drogen
- ☐ Medikamente
- ☐ Lebensmittel
- ☐ chem. Substanzen
- ☐ sonstige

sonstige Erkrankungen
- ☐ anaphylakt. Reaktion
- ☐ Unterkühlung
- ☐ (beinahe) Ertrinken
- ☐ Zwischenfall bei amb. chir. Eingrif Narkose
- ☐ SIDS
- ☐ Tumorleiden Finalstad.
- ☐ unbek. Erkrankung

Verletzungen

Verl.-grad gesamt
- 1 leicht 4 schwer
- 2 mäßig 5 kritisch
- 3 ernst 6 tödlich

☐ Polytrauma

R L

LEGENDE
~ Amputat. // Fraktur
↯ Luxation ● Contusion
⊗ Wunde/Verbrennung
Verl.-grade bitte daneben zusätzlich angeben

- ☐ Verbrennung
- ☐ Verbrühung
- ☐ Erfrierung

1. / 2. / 3. Grades (in %)

- ☐ Elektrounfall
- ☐ Inhalationstrauma
- ☐ Schuss- / Stichverl.

Diagnose

NACA:

MASSNAHMEN (N = NFO, T = Transport)

N/T Kreislauf
- ☐☐ keine
- ☐☐ KL-Medikamente
- ☐☐ Infusion
- ☐☐ periph. Venenkath.
- ☐☐ zentr. Venenkath.
- ☐☐ arterieller Kath.
- ☐☐ pulmonalart. Kath.
- ☐☐ intraossäre Nadel
- ☐☐ Spritzenpumpe
- ☐☐ Notfallpacer
- ☐☐ intraaortale Ballonp.
- ☐☐ Herzmassage
- ☐☐ Defibrillation
- ☐☐ Cardioversion
- ☐☐ präklinische Lyse
- ☐☐ Schrittmacher

N/T Monitoring
- ☐☐ keines
- ☐☐ 3-Kanal EKG
- ☐☐ 12-Kanal EKG
- ☐☐ Pulsoxymetrie
- ☐☐ Kapnometrie
- ☐☐ Sonografie
- ☐☐ RR manuell
- ☐☐ RR oszillometrisch
- ☐☐ Temperatur
- ☐☐ Blutgasanalyse
- ☐☐ invas. Druckmessung
- ☐☐ ZVD
- ☐☐ PAP (PICCO)
- ☐☐ ICP
- ☐☐ fötales Herzmonitoring

N/T Atmung
- ☐☐ keine
- ☐☐ Sauerstoffgabe
- ☐☐ Freimachen/-halten
- ☐☐ Absaugen
- ☐☐ Intubation
- ☐☐ Thoraxdrainage
- ☐☐ Notfallrespirator
- ☐☐ Intensivrespirator
- ☐☐ Beatmung (manuell)
- ☐☐ Tracheo-/Coniotomie

N/T sonst. Maßnahmen
- ☐☐ eingehende Unters.
- ☐☐ spez. Lag./Schienung
- ☐☐ Medikamente
- ☐☐ Verband
- ☐☐ Blutstillung
- ☐☐ Sedierung
- ☐☐ Analgesie
- ☐☐ Narkose
- ☐☐ Muskelrelaxantien
- ☐☐ BZ Kontrolle
- ☐☐ Reposition
- ☐☐ DK
- ☐☐ Noteingriff

Beatmung
- ☐ kein Respirator
- ☐ CMV ☐ ASB ☐ BIPAP
- ☐ PCV ☐ APRV ☐ CPAP

O l/min | AMV | AF | FIO
PEEP | I : E | p-max

Thoraxdrainage
☐ links ☐ rechts ☐ beide

Anzahl Venen-katheter | Tubus-grösse

Medikamente / Infusionen / Material

Verlaufsbeschreibung

Ersthelfermassnahmen
- ☐ suffizient
- ☐ insuffizient
- ☐ keine

Anwendung Notkompetenz
- ☐ Venenweg
- ☐ Intubation
- ☐ Medikation

Übergabezustand
- ☐ verbessert
- ☐ gleich
- ☐ verschlechtert

Übergabe
KH / Abt.
Unterschrift

NACA-X® Handprotokoll 4.0A © by: H. & W. Trimmel: Vervielfältigung nur mit Genehmigung !

MUSTER

Abbildung 81: Notarztprotokoll

Dokumentation

13.4 Dienst- & Fahrzeugdokumentation

Ihre Organisation wird – einerseits um die Dienstpläne erstellen und verwalten zu können, andererseits aber auch zur Erfüllung der **arbeitsrechtlichen Vorgaben** etc. – ein geeignetes System zur Dienstführung, Dienstplanung und -dokumentation im Einsatz haben. Sofern Sie dort persönlich auch Ihre Dienstart/-zeit erfassen, haben Sie sich wohl schon damit auseinandergesetzt. Oder möglicherweise sind Sie bereits mit einer Führungsaufgabe beschäftigt und arbeiten täglich mit diesen Systemen?

▶ arbeitsrechtliche Vorgaben

Speziell im Zusammenhang mit dem Fuhrpark Ihrer Organisation gibt es noch einige weitere Dokumentationsthemen, die wir hier exemplarisch anführen wollen – ob bzw. in welchem Ausmaß das dann bei Ihnen tatsächlich vorhanden ist, kann unterschiedlich sein. Als erstes Beispiel sei ein **Fahrtenbuch**, in dem je Transport/Einsatz ebenfalls die Zeiten und Kilometerstände eingetragen werden müssen oder bei Fahrzeugen mit Fahrtenschreibern („**Tachographen**") die korrekte Verwendung der entsprechenden Dokumentationsscheiben genannt:

▶ Fahrtenbuch Tachograph

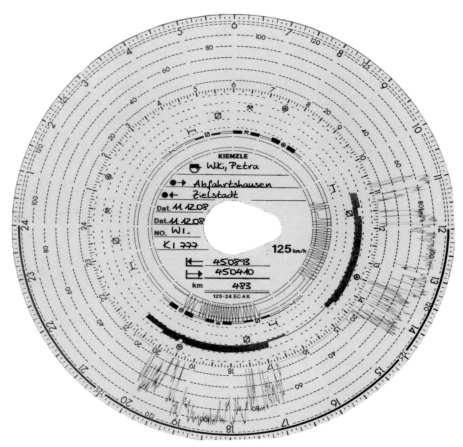

Abbildung 82: Tachograph

Auch für dieses Themengebiet stehen mittlerweile vielerorts elektronische Dokumentationssysteme zur Verfügung, sodass der Sanitäter keine Papiere mehr ausfüllen muss. Der Inhalt der Aufzeichnungen ist im Wesentlichen ident.

Einen weiteren Bereich im Zusammenhang mit dem Fuhrpark stellen Hygiene-/ **Reinigungsvorgaben** sowie die **Kontrolle des Wagens bei Dienstantritt**

▶ Reinigungsvorgaben Kontrolle des Wagens bei Dienstantritt

– speziell vor dem Hintergrund des Medizinproduktegesetzes – dar. Wie so oft können auch hier Checklisten eine große Hilfe sein, allerdings müssen Sie bei Ihrer jeweiligen Organisation bzw. Dienststelle selbstverständlich mit den vorhandenen/aufliegenden Materialien arbeiten.

Datum:

Fahrzeugreinigung

FUNKKENNUNG: 3-02/_____

Fahrerabteil			
	Anmerkung	durchgeführt	kontrolliert
Frontscheibe:	reinigen		
Seitenscheiben:	reinigen		
Schiebefenster:	reinigen		
Fußraum:	saugen		
Armaturen:	wischen		
Abfall:	entsorgen		

Patientenraum			
	Anmerkung	durchgeführt	kontrolliert
Seitenscheiben:	reinigen		
Heckscheibe:	reinigen		
Schiebefenster I:	reinigen		
Schiebefenster II:	reinigen		
Kunststoffverkleidung:	reinigen		
Beladetasse Trage/Sessel:	wischen		
Heckklappe innen:	reinigen		
Fußboden:	wischen/saugen		
Tragstuhlschiene:	saugen		
Abfallbehälter:	entleeren		
div. Zwischenräume:	wischen/saugen		
Trage, Tragstuhl:	überziehen/wischen		
Vakuummatratze:	wischen		
Absaugeinheit, Schaufeltrage:	wischen		

Kfz außen			
	Anmerkung	durchgeführt	kontrolliert
Frontscheibe:	reinigen		
Seitenscheiben:	reinigen		
Heckscheibe:	reinigen		
Stoßstange vorne/hinten:	schrubben		
Karosserie vorne	waschen		
Karosserie rechts	waschen		
Karosserie links:	waschen		
Karosserie hinten:	waschen		
Blaulichter/Parteilicht:	reinigen		
Felgen/Reifen:	schrubben		

Diese Aufgaben sind innerhalb eines Dienstes durchzuführen und anschließend von einem HA zu kontrollieren.

Fahrer: _____

Sanitäter 1: _____

Sanitäter 2: _____

Erstellt von: Kernberger Lorenz   Rotes Kreuz Baden

Abbildung 83: Checkliste Fahrzeugreinigung

Rotes Kreuz Baden

PRIMÄR-NAW BADEN

3-52/099

Datum:__________________

Fahrer:__________________________ LV-Nr.:__________

Sanitäter 1:_______________________ LV-Nr.:__________

Sanitäter 2:_______________________ LV-Nr.:__________

Vormittag/Nachmittag/Nacht
(NICHT ZUTREFFENDES STREICHEN !!)

	Gegenstand	Anmerkung	✓
	Reifen		
	Treibstoff		
	Standlicht/Abblendlicht/Fernlicht		
	Breitstrahler/Nebelschlußleuchte		
	Blaulicht/Straßenräumer		
	Blinker/Warnblinker/Umfeldbel.		
	Funk-Sensor KH Baden		
	Funktion NAVI/Rückfahrkamera		
Stk.	**Gegenstand**	**Anmerkung**	**✓**
je 1	Pannendreieck/Wagenheber		
je 1	Abschleppseil/ Radschlüssel		
2	Schneeketten (Winterbetrieb)		
1	Fahrzeugpapiere (Kopien)		
je 1	ÖMV-Routex Karte/ Kamera	Handschuhfach	
1	Tetra-Handfunkgerät		
1	Handy		
1	Detailplanmappe BN/MD/SW		
1	Procedere NAW 96K6	Kartenfach	
1	Magnetcode-Kartenmappe		
1	Mappe Betriebsanleitungen		
1	Transportnachweismappe		
1	Transportberichtblock		
je 10	Übergabebestätigungen/Status Zettel		
1	NACA-X-Mappe		
je 5	Lyseprotokolle/Reversblatt für Arzt		
1	Großschadensset (blaue Tasche)	lt. Liste	
4	Schutzhelm + Lampe	Funktion ?	
1	Versorgungskabel 230 Volt		
1	Feuerlöscher	Plakette?	
1	Handscheinwerfer		
je 1	Arkadiaschlüssel/Autobahnschlüssel	Handschuhfach	
1	RK-Bär	Handschuhfach	
1	Rettungstuch + Leintuch		
1	Leselampe		

Bis Fahrzeugübergabe bzw. Dienstende zu erledigen:

Aussen	✓	
Aussenwäsche		
Felgenreinigung		
Scheiben abziehen		
Fahrerabteil		* bei Bedarf
Boden saugen*/wischen		
Fächer ausräumen/auswischen		
Kunststoffflächen reinigen		
Patientenraum		* bei Bedarf
Boden saugen*/wischen		* bei Bedarf
Trage frisch überziehen*		
Kunststoffflächen reinigen		
Mistkübel ausleeren		
Fenster Fahrer/Patientenraum		
Aussen + Innen reinigen		

Mit meiner Unterschrift bestätige ich, dass alle Medizinprodukte im Notarztwagen auf Funktion überprüft wurden bzw. den ordentlichen Fahrzeugcheck nach Detailcheckliste.

Schäden/Bemerkungen:____

____

____

Unterschrift:_______________________________

Seite 1

Abbildung 84: Checkliste Notarztwagen

| Rotes Kreuz Baden | PRIMÄR-NAW BADEN | | | 3-52/099 |

Stk.	Gegenstand	✓
1	Notfallrucksack (lt. Liste)	
1	Kindernotfall-Rucksack (lt. Liste)	
1	Rucksack "Verband" (lt. Liste)	
1	Rettertuch + Leintuch	
1	Corpuls³ (lt. Liste)	
2	O₂-Flasche 10l - bar:	
1	tragbarer O₂ - bar:	
1	Oxylog 2000+ mobil - bar:	
1	Oxylog 2000+ stationär	
2	O₂-Flasche 2l Reserve	
1	O₂-Regler Dachcenter	
2	mobile Absaugeinheiten Accuvac	
2	Perfusor compact	
1	Schaufeltrage	
2	Vakuummatratzen	
je 1	Vakuumschiene Arm/Bein	
1	Schwebetisch	
1	Fahrtrage	
1	Desinfektionsmittel-Spender	
1	Einmalhandtuch-Spender	
1	Kontamedbox	
1	Robin-Rettungsschere	
1	Medikamentenschrank (lt. Liste)	
1	Wärme/Kühlschrank (lt. Liste)	
1	Harnkatheterset (lt. Liste)	

Stk.	Gegenstand	✓
2	Stauräume (lt. Liste)	
1	Schienungsschrank (lt. Liste)	
1	Leintuchschrank (lt. Liste)	
1	O₂-Schrank (lt. Liste)	
1	Seitenlade 1 (lt. Liste)	
1	Seitenlade 2 (lt. Liste)	
1	Seitenlade 3 (lt. Liste)	
4	Laden (lt. Liste)	
1	Plavix-Set (1 Wasserfl. + Becher)	
1	EZ-IO Set	
2	Überkopschütten (lt. Liste)	
2	Schütten (lt. Liste)	
3	Absaugkatheter-Röhren (lt. Liste)	
2	Innenbeleuchtung klein	
1	Innenbeleuchtung groß	
3	Zusatzgurte	
1	Kinder-Rückhaltesystem	
je 1	Combitube/Larynx Tubusset	
je 1	Burnshield-Set	
1	Harnflasche	
1 Rolle	Müllsäcke	
2	Ambu Perfit Kinder	
3	Ambu Perfit Erw.	
1	Ersatzdecke	
10	Nierenschalen/Einmalhandtücher	

Funktionstest Oxylog 2000+:

1) Gerät einschalten (ein/aus)
2) Drehkonopf drücken für Menü "Gerätetest"
3) O₂ aufdrehen
4) Testlunge anschließen
5) Beatmungsschlauch bestätigen
6) Einstellungen: Vt 500, f 10, p_{max} 30, O₂ 100%
7) Test optisch/akkustische Warnsignale, Beginn des Testes
Nach Beendigung des Testes Gerät ausschalten.

Schäden/Defekte: bitte um Meldung an KFZ/SanMat-Team

Seite 2   14.09.2011

Abbildung 85: Checkliste Notarztwagen Rückseite

13.5 Großschaden & Katastrophenfall

Sie wissen mittlerweile schon alle notwendigen Dinge über die Dokumentation im „Alltag". Was aber, wenn Sie plötzlich in die Situation kommen, bei einem Großschadens- oder Katastrophenhilfseinsatz mitzuwirken? Grundsätzlich gilt das einleitend Gesagte über Gründe, Vorteile und Notwendigkeiten der Dokumentation auch in solchen Fällen. Darüber hinaus gibt es aber bedingt durch die spezielle Situation auch spezifische „Werkzeuge", auf die an dieser Stelle eingegangen werden soll.

Dokumentation

13.5.1 Checklisten & Formulare

Stellen Sie sich vor, es kommt zu einem Autobusunfall, einem Großbrand in der Schule oder einer Lebensmittelvergiftung im Pflegeheim – wissen Sie zu jeder Tages- (und Nacht-)Zeit genau, wie Sie vorgehen werden? Oder stellen Sie sich vor, dass der Einsatz bereits begonnen hat und Sie haben die Aufgabe des „Leiters KFZ Sammelplatz" oder arbeiten in der Meldesammelstelle mit etc. Gerade wenn es nicht zu Ihren täglichen Aufgaben zählt, sich mit Fragen des Großschadens zu beschäftigen, werden Sie dankbar sein für jede vorgefertigte Unterstützung.

▶ **Alarmpläne**

Soweit nicht bereits vorhanden empfiehlt es sich in jedem Fall, für „Standardszenarien" geeignete Checklisten vorzubereiten, aus denen für jeden Mitarbeiter klar hervorgeht, welche Schritte in welcher Reihenfolge zu setzen sind. Für manche Betriebe und Einrichtungen schreiben auch gesetzliche Bestimmungen geeignete „**Alarmpläne**" vor – in solchen finden sich tlw. ähnliche Informationen, Sie sollten über eben solche Firmen und Organisationen in Ihrem Zuständigkeitsgebiet informiert sein.

> **TIPP**
>
> Informieren Sie sich in Ihrer Organisation über Alarmpläne und Checklisten, damit Sie in jeder Situation gut vorbereitet sind und Sie Ihr Aufgabengebiet kennen.

Einige Beispiele finden Sie hier; darüber hinaus muss aber darauf verwiesen werden, dass – soweit die personellen und zeitlichen Möglichkeiten bestehen – die normale Einsatz- und Transportdokumentation auch in solchen Situationen relevant ist. Speziell zum Thema „Einsatzdokumentation" dann noch später Details zum Patientenleitsystem!

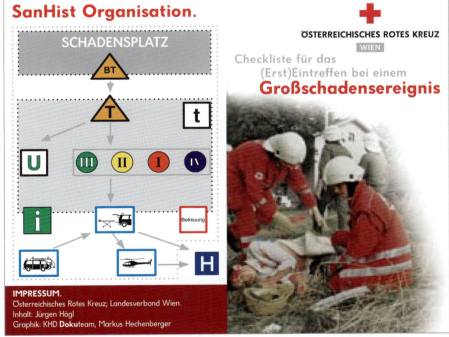

Abbildung 86: Checkliste Großschadensereignis

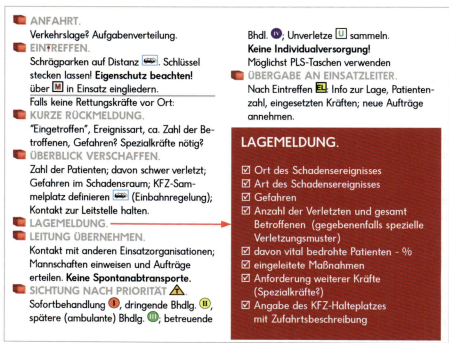

ANFAHRT.
Verkehrslage? Aufgabenverteilung.

EINTREFFEN.
Schrägparken auf Distanz. Schlüssel stecken lassen! **Eigenschutz beachten!**
über M in Einsatz eingliedern.

Falls keine Rettungskräfte vor Ort:

KURZE RÜCKMELDUNG.
"Eingetroffen", Ereignissart, ca. Zahl der Betroffenen, Gefahren? Spezialkräfte nötig?

ÜBERBLICK VERSCHAFFEN.
Zahl der Patienten; davon schwer verletzt; Gefahren im Schadensraum; KFZ-Sammelplatz definieren (Einbahnregelung); Kontakt zur Leitstelle halten.

LAGEMELDUNG. →

LEITUNG ÜBERNEHMEN.
Kontakt mit anderen Einsatzorganisationen; Mannschaften einweisen und Aufträge erteilen. **Keine Spontanabtransporte.**

SICHTUNG NACH PRIORITÄT T.
Sofortbehandlung I, dringende Bhdlg. II, spätere (ambulante) Bhdlg. III; betreuende Bhdl. IV; Unverletze U sammeln.
Keine Individualversorgung!
Möglichst PLS-Taschen verwenden

ÜBERGABE AN EINSATZLEITER.
Nach Eintreffen EL: Info zur Lage, Patientenzahl, eingesetzten Kräften; neue Aufträge annehmen.

LAGEMELDUNG.

- ☑ Ort des Schadensereignisses
- ☑ Art des Schadensereignisses
- ☑ Gefahren
- ☑ Anzahl der Verletzten und gesamt Betroffenen (gegebenenfalls spezielle Verletzungsmuster)
- ☑ davon vital bedrohte Patienten - %
- ☑ eingeleitete Maßnahmen
- ☑ Anforderung weiterer Kräfte (Spezialkräfte?)
- ☑ Angabe des KFZ-Halteplatzes mit Zufahrtsbeschreibung

Abbildung 87: Checkliste Großschadensereignis Rückseite

ÖSTERREICHISCHES ROTES KREUZ NIEDERÖSTERREICH

LAGEMELDUNG

AN	Datum :	Uhrzeit: hh mm	
VON	Protokoll Nr. Sender	Protokoll Nr. Empfänger	
☐ Einsatzleiter (Name):		Der Stab wurde aufgestellt	
☐ JA. seit (Tag/hh/mm):		☐ NEIN	☐ in Aufstellung
Standort des Stabes	Adresse:		
Tel.:	Fax:	Funk:	
Mobil:	Mail:		
Einsatzart:			
Einsatzort:			
LAGE (besondere Vorfälle)			
Getroffene Maßnahmen			
Welche Gefahren werden erwartet			
Weitere Maßnahmen			

Eingesetzte Kräfte (Aufstellung) Anzahl Mannschaft	Fahrzeuge	Anmerkung

.... Unterschrift des Absenders, Datum/Uhrzeit

.... Unterschrift des Empfängers, Datum/Uhrzeit

Abbildung 88: Lagemeldung

Dokumentation

13.5.2 Patientenleitsystem

13.5.2.1 Hintergründe und Ziele

Das **Patientenleitsystem (PLS)** ist österreichweit standardisiert und wird von allen Rettungsorganisationen, aber auch der Exekutive, den Feuerwehren sowie anderen behördlichen Einrichtungen im **Großschadens- oder Katastrophenfall** verwendet.

Jeder Sanitäter muss die wichtigsten Grundlagen im Umgang mit diesem System kennen – schließlich kann es jederzeit zu einem entsprechenden Notfall kommen, und das PLS ist ab dem ersten eintreffenden Fahrzeug fachgerecht einzusetzen.

Jeder von einem Ereignis Betroffene muss mit einer Tasche gekennzeichnet werden, nicht zuletzt weil er sich dann „erfasst" und damit betreut fühlt.

Zur Kennzeichnung der Patienten zwecks Erfassung und Leitung sind nur die vom Bundesministerium für Inneres in ganz Österreich herausgegebenen **Patientenleittaschen (PLT)** zu verwenden. Das Patientenleitsystem hat in den letzten Jahren Veränderungen im Rahmen der **internationalen Vereinheitlichung** erfahren.

Die Patientenleittasche wird dem Patienten mit einem Gummiband um den Hals bzw. um den rechten Oberarm gehängt, so ist es immer leicht zugänglich und einsehbar.

Die Hauptziele des Einsatzes des Patientenleitsystems sind:

- Primär im Interesse der Gesundheit und des Überlebens der Patienten einen **geordneten Ablauf** bei der Triage, bei der Behandlung, beim Transport und bei der Hospitalisierung zu unterstützen und

- sekundär ihn auf einfache Weise zu registrieren und ab einem möglichst frühen Zeitpunkt die **wichtigsten Informationen** über die aktuellen medizinischen und organisatorischen Daten und Maßnahmen mitzuliefern.

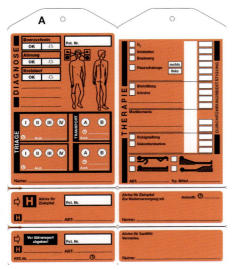

Abbildung 89: Patientenleittasche

Ursprünglich ging es bei der Entwicklung des Systems darum, eine einfache und rasch anzubringende Kennzeichnung für den Massenanfall von Patienten zu schaffen, welche folgenden Anforderungen genügt:

- Widerstandsfähig gegen Beschädigung und Verschmutzung,

- unlösliche Beschriftung, welche bei Regen und beim Abwaschen von Blut und Schmutz weitgehend erhalten bleibt,

- optimaler Informationsgehalt und Dokumentationswert bei einem minimalen Bearbeitungsaufwand,

---

▶ Patientenleitsystem (PLS) Großschadens- oder Katastrophenfall

20 Lernziel

Der Sanitäter muss die fachgerechte und tätigkeitsrelevante Dokumentation im Rettungsdienst und Krankentransport erklären und anwenden können.

▶ Patientenleittaschen (PLT) internationale Vereinheitlichung

▶ geordneter Ablauf wichtigste Infomationen

- individuelle Registrierung des Patienten, auch wenn seine Personalien einstweilen nicht bekannt sind,
- unverwechselbare Zuordnung der persönlichen Sachen des Patienten sowie seiner Befunde, Röntgenbilder, Blutproben usw.
- verwendbar als Leitsystem für den Weg des Patienten innerhalb der gesamten Sanitätshilfsstelle.

▶ „Dringend"-Karte
„Verstorben"-Karte

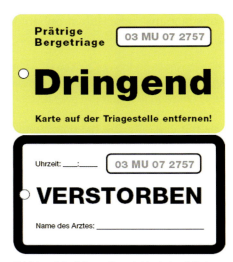

Abbildung 90: „Dringend"- und „Verstorben"-Karte

Das PLS bietet verschiedene Möglichkeiten, so werden alle Patienten, die mit Priorität geborgen werden sollen, mit der gelben **„Dringend"-Karte** gekennzeichnet. Diese Karte wird auf der Triagestelle wieder entfernt. Zusätzlich wurden die Patientenleittaschen auch mit einer **„Verstorben"-Karte** ergänzt. Selbige dient einerseits zur Kennzeichnung, andererseits zur Dokumentation vom Zeitpunkt der Todesfeststellung sowie des feststellenden Arztes.

▶ kontaminierter Patient
Identifikation der Patiententasche

Weitere Symbole, die in der Patientenleittasche aufbewahrt werden, dienen der Kennzeichnung von **kontaminierten Patienten** und die auf Etikettenbogen vorhandenen Nummernaufkleber werden **zur Identifikation der Tasche** selber, aller zusätzlichen Protokolle sowie allfälliger persönlicher Gegenstände genutzt.

Welche Informationen werden nun mit Hilfe der Patientenleittasche verarbeitet:

▶ Grobdiagnose
Tansportanordnungen
medizinische Aufträge

- **Grobdiagnose**
- Triage-Anordnungen
- **Transportanordnungen**
- allfällige weitere **medizinische Aufträge** und
- das Zielspital/eine eventuelle Fachabteilung etc.

▶ Behandlungsprotokoll
Identifikationsprotokoll

Wenn darüber hinaus noch Zeit zur Verfügung steht, so können auf den beigefügten Formularen weitere medizinische Informationen **(Behandlungsprotokoll)** und Angaben zur Person **(Identifikationsprotokoll)** festgehalten werden.

Die Patientenleittasche und das darin enthaltene Identifikations-Protokoll kann außerdem zur Identifikation von Toten beitragen. Es ist im Ereignisfall bei tödlich verunfallten Personen ebenfalls anzuwenden, weil sie de jure so lange als lebend gelten, bis ihr Tod vom zuständigen Arzt festgestellt worden ist.

13.5.2.2 Anwendung bei der Bergetriage

▶ Bergetriage-Gruppe

Die Bergungsmannschaften kennzeichnen jeden gesichteten Patienten mittels unausgefüllter Patientenleittaschen und gegebenenfalls mit dem Anhänger „Dringend", die am Patienten gut sichtbar befestigt werden. Es werden nur verabreichte Medikamente auf der PLS-Tasche vermerkt. Beim Massenanfall von Verletzten muss sich auch der Notarzt der mobilen **Bergetriage-Gruppe**

Dokumentation

bezüglich Behandlung am Bergungsort zurückhalten, weil nur die Gesamtübersicht und das Finden von Verletztenschwerpunkten eine gute Voraussetzung für „das Bestmögliche" schafft.

Vom genannten Grundsatz wird er dann abweichen, wenn Vitalfunktionen derart gefährdet sind, dass nur noch ein sofortiger medizinischer Eingriff den Patienten vor schweren gesundheitlichen Schäden oder gar vor dem Tod rettet, oder ein Noteingriff unerlässlich ist, bevor der Verletzte gerettet werden kann und damit eine Rettung überhaupt erst möglich wird (z. B. Infusion, Intubation, Stillen einer starken Blutung, Amputation bei einem Eingeklemmten). Die gesetzten Maßnahmen müssen auf der PLS-Tasche vermerkt werden.

13.5.2.3 Anwendung im Schadensraum

Im Schadensraum wird an jedem Patienten bzw. jeder erfassten Person spätestens bei der Triage bzw. auf der Triagestelle eine PLS-Tasche gut sichtbar befestigt. Bei einer sehr großen Zahl offensichtlich unverletzter Beteiligter (z. B. Eisenbahnunglück mit mehreren hundert Unverletzten) kann das Anbringen auf jene Personen beschränkt werden, die verletzt sind und jene, die sich im unmittelbaren **Schadensbereich** befunden haben und vermutlich unverletzt geblieben sind.

▶ Schadensbereich

Die PLS-Tasche bleibt bis zur definitiven und namentlichen Registrierung in der Endbehandlungsstelle auf dem Patienten. Dies bedeutet, dass die PLS-Tasche im Krankenhaus erst abgenommen und zu den **Patientenakten** gelegt wird, wenn sich die Lage normalisiert hat und die Person eindeutig identifiziert ist.

> **MERKE**
>
> Die PLS-Tasche wird erst im Krankenhaus abgenommen und ist Teil der Dokumentation. Diese wird zu der Patientenakte im Krankenhaus abgelegt.

Der Triagearzt lässt – idealerweise durch einen Sanitäter – folgende Aspekte eintragen:

- **Grobdiagnose**,
- Behandlungsdringlichkeit (**Triage-Gruppe**),
- wenn ansprechbar oder eindeutig bekannt, **Name und Geschlecht** des Patienten,
- auf der Rückseite evtl. **Maßnahmen**

▶ Patientenakte

▶ Grobdiagnose
Triage-Gruppe
Name und Geschlecht
Maßnahmen

Gleichzeitig dazu wird am Hilfsblatt „Triagezuteilung" eine PLS-Nummer aufgeklebt und die Triagezeit sowie die Behandlungsstelle, an die der Patient weitergegeben wird, eingetragen.

13.5.2.4 Wo finde ich das PLS?

Natürlich muss jeder Sanitäter mit den lokalen Gegebenheiten seiner Organisation und Dienststelle vertraut sein. So gehört es auch dazu, den Standort diverser Materialien zu kennen bzw. – falls das eine oder andere einmal nicht zu finden ist – nachzufragen und die notwendige Initiative zu ergreifen!

Patientenleittaschen sollen in folgenden Mindeststückzahlen jederzeit einsatzbereit gehalten werden:

- 25 Taschen auf jedem RTW
- 25 Taschen auf jedem NAW, NAH und NEF
- 100 Taschen in jedem medizinischen Großunfall-Set MeGUS sowie in Katastrophenmaterial-Sets und -Fahrzeugen

▶ **Leittaschennummerierung**

▶ **Identnummer**

Eine weitergehende Verteilung auf Fahrzeuge, die rasch am Einsatzort eintreffen, ist möglich (z. B. Kommando- oder Einsatzleitfahrzeug etc.). Sie muss aber mit den Organisationen, welche die **Leittaschennummerierung** verwalten, abgesprochen werden.

Ein weiterer Punkt ist auch noch die Verwendung der Nummern im PLS. Diese repräsentiert die Organisation, das Bundesland, den Bezirk sowie eine fortlaufende **Identnummer**. Dabei ist es nun wichtig, dass bereits ausgegebene Patientenleittaschen möglichst nicht abhanden kommen (da sonst die Nummern fehlen) und dass z. B. bei Übungen oder Schulungen keine Einsatz-Taschen, sondern eigene Übungstaschen verwendet werden. Kommen Sie daher immer Ihrer Pflicht nach, bei Dienstantritt am Fahrzeug auch auf diese Dinge zu achten!

> **INFO**
>
> Die Nummernvergabe der PLS-Taschen erfolgt bundesweit nach einem einheitlichen System. Jede Tasche ist auf die jeweilige Organisation zurückzuführen. Für die Kennzeichnung von privaten Gegenständen der Patienten oder um Schreibfehler zu vermeiden, befinden sich in jeder Tasche weitere Aufkleber mit der PLS-Taschennummer.

13.6 Elektronische Dokumentation

▶ **Terminals Industrienotebooks**

Von der gegenwärtig noch überwiegend auf Papier durchgeführten Dokumentation – speziell im Rahmen der Routinetätigkeiten – wird man mittelfristig wohl abkommen. In einigen Bundesländern bzw. bei einigen Organisationen sind bereits elektronische Systeme im Einsatz – teilweise handelt es sich dabei um eigene **Terminals** oder auch normale **Industrienotebooks**, wo eine spezielle Software und Benutzeroberfläche installiert wird.

Wir möchten Ihnen hier drei Beispiele für elektronische Dokumentation kurz vorstellen – die technische Entwicklung schreitet auch in diesem Umfeld stetig voran, also können wir sicher schon gespannt sein, welche Mittel und Möglichkeiten uns dazu in einigen Jahren zur Verfügung stehen werden.

13.6.1 MEDEA

▶ **elektronische Erfassung der Einsatzprotokolle**

Durch die Neukonzeption der Leitstelle der Berufsrettung Wien wurde auch die Möglichkeit wahrgenommen, eine **elektronische Erfassung der Einsatzprotokolle** direkt am Fahrzeug vorzusehen. Wie man sieht, auch hier die Dokumentation als „Nebenprodukt" einer Neugestaltung und nicht als eigenes Projekt.

An das ursprüngliche Format Papier-Einsatzprotokoll angelehnt und die Datenerhebung nach dem H.A.U.B.T.-Prinzip berücksichtigend entschied man sich nach entsprechender Ausschreibung für ein Produkt der Firma ILOGS, das in ähnlicher Form bereits beim „Jumbo" und NEF in Graz im Einsatz stand. Ein

Dokumentation

wesentliches Kriterium dieses **elektronischen Einsatzprotokolls (EEP)** besteht in der Datensicherheit und der Unveränderbarkeit der medizinischen Angaben nach Abschluss dieses Dokuments durch den User. Sichergestellt wird das durch eine persönliche Anmeldung und Authentifizierung durch die Kombination von Passworteingabe und Personalnummer bei der Anmeldung, und Passwort beim Abschluss des Protokolls (siehe Abb.).

▶ elektronisches Einsatzprotokoll (EEP)

Lediglich Einsatzdaten und Personalien des Patienten können vor Freigabe ins Verrechnungssystem noch durch einen Bearbeiter verändert werden.

Der Aufbau des Protokolls wurde durch Besprechungen einer Arbeitsgruppe und Testungen auf verschiedenen Stationen vor dem „roll out" den Bedürfnissen der Benutzer weitestgehend angepasst und folgt dem Einsatzablauf. So werden im Karteikartensystem mit „Reitern" Überschriften angezeigt und mit „Unterreitern" eine weitere Spezifizierung der Datenerhebung. Beginnend mit den **Einsatzdaten** (BO-Adresse, Berufungsgrund, Einsatzart, …) und der Angabe der **Hauptbeschwerden**, über die **Patientendaten** (Name, Wohnadresse, Versicherung, …), Erhebung der **Anamnese**, Untersuchung, **Behandlung** und **Transport** bis zum Einsatzergebnis findet sich ausreichend Platz um entweder einfach mit anklickbarem Button oder in sogenannten Freitextfeldern den gesamten Einsatz zu dokumentieren. Ein wenig genutztes Feature ist die **grafische Darstellung** auf einer Zeitachse, die die Mehrfachangabe von Messungen und Maßnahmen ermöglicht.

▶ Einsatzdaten
Hauptbeschwerden
Patientendaten
Anamnese

▶ Behandlung
Transport
graphische Darstellung

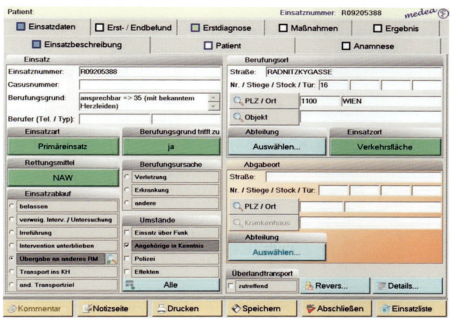

Abbildung 91: MEDEA

Wurde früher von der Einsatzaufnahme, Disposition, Dokumentation bis zur Verrechnung alles in einem System festgehalten, so splittet sich nun der Einsatzablauf in drei Teile: einerseits die über Abfragesystem geführte **Einsatzaufnahme** und -weitergabe, andererseits – als autarkes Teilstück geführt – das **EEP**, und schließlich das als **Verrechnungssystem** weiter betriebene altbekannte AMBAS.

▶ Einsatzaufnahme (EEP)
Verrechnungssystem

War früher eine Auskunft über transportierte Personen erst nach Übertrag des schriftlichen Protokolls nach AMBAS möglich, so sorgen Schnittstellen nun dafür, dass relevante Daten bereits nach Erhebung und Synchronisation mit dem **Einsatzleitsystem (ELS)** dem Disponenten zur Verfügung stehen.

▶ Einsatzleitsystem (ELS)

▶ mobiles Datenterminal (MDT)

▶ Einsatzübernahme Dokumentation

▶ Revers

▶ Barcodelesegerät

Umgekehrt werden die Einsatzdaten durch Synchronisation zwischen **mobilem Datenterminal** (MDT = Datenfunkgerät im Fahrzeug) und dem EEP bereits in das Protokoll eingetragen, was natürlich zur Bedienerfreundlichkeit beiträgt und – falls bei der Aufnahme bereits erhoben – auch bereits Patientendaten beinhalten kann.

Im Gegensatz zu anderen Organisationen entschied sich die MA 70 für getrennte Systeme zur **Einsatzübernahme** und **Dokumentation** (das MDT und ein fahrzeugzugeordnetes Toughbook für das EEP), um auch im Falle des Ausfalls eines der Systeme autark weiterarbeiten zu können. Als Ausfallebene für das EEP dienen weiter die bisherigen schriftlichen Einsatzprotokolle.

Um weitestgehend von der bisherigen „Zettelwirtschaft" wegzukommen, wurde auch der **Revers** in das EEP integriert. Durch Eingabe der PLS-Nummer kann auch im Großschadensfall eine Dokumentation geführt werden, da dadurch eine Zuordnung der PLS-Daten mit dem EEP möglich ist. Einzig auf die Implementierung der Effektenscheine wurde bisher verzichtet, da sich der dafür notwendige Aufwand angesichts der geringen Anzahl der Verwendungen nicht lohnte.

Natürlich ist ein System des EEP, wie es bei der MA 70 gehandhabt wird, eines, das fortlaufend angepasst werden muss und wird. So ist durch Erfahrung und Rückmeldungen der Notärzte und Sanitäter ein Update geplant, das etliche Verbesserungen und Erweiterungen beinhalten wird. Die bisher ebenfalls in papierener Form dokumentierte tägliche Fahrzeugkontrolle wird mit Hilfe eines **Barcodelesegerätes** elektronisch protokolliert, ein Straßenverzeichnis hilft bei der Angabe der Wohnadresse der Patienten/Versicherten, eine automatische Liste hilft bei der Kontrolle des Medikamentenstands etc.

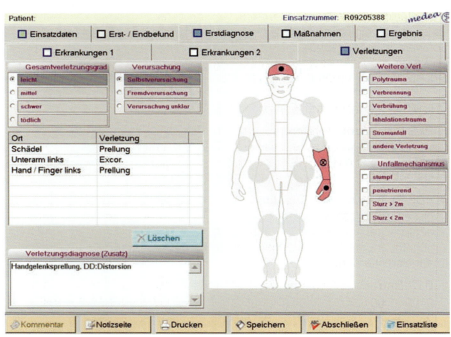

Abbildung 92: MEDEA

In weiterer Zukunft ist geplant, auch die EKG-Daten in das Protokoll einzuspielen und als Ausblick in die vollelektronische Kommunikation sind Überlegungen zur Datenübermittlung vom anfahrenden Fahrzeug ins Zielspital anzusehen.

Natürlich hat jedes System auch Tücken und so sehr eine lesbare Dokumentation begrüßt wird, Rückmeldungen über fehlende Angaben nerven die Benutzer, dienen aber dazu vollständige Protokolle sicherzustellen. **Plausibilitätsprüfungen** sorgen dafür, dass „unmögliche" Kombinationen nicht gewählt werden können, auch diese Rückmeldungen sorgen bei den Usern für Seufzer, wenn sie an einer raschen Abwicklung gehindert werden. Die Umstellung von „das Protokoll muss fertig sein, wenn ich den Patienten übergebe" zu „egal wann, die Dokumentation muss genau und vollständig sein", fordert noch einiges Umdenken bei den Mitarbeitern.

▶ Plausibilitätsprüfungen

Zusammenfassend kann man sagen, dass das Projekt EEP auf einem erfolgreichen Weg ist. Sicher werden noch einige Modifikationen nötig sein, ebenso wird noch einige Überzeugungsarbeit bei den Benutzern zu leisten sein, um die Akzeptanz des papierenen Protokolls auch beim elektronischen zu erhalten. Auch wenn technische Probleme, Schwierigkeiten im Umgang mit Computern und teilweise Unwille eine Ablehnung begünstigen, so sprechen doch viele Punkte für das EEP. Alleine die **Datensicherheit**, **Unveränderbarkeit** der eigenen Angaben und die auch noch nach Jahren mögliche **Lesbarkeit** sind Punkte, die auch dem hartnäckigsten Verweigerer zu denken geben sollten.

▶ Datensicherheit
Unveränderbarkeit
Lesbarkeit

Was auch immer die Zukunft noch bringen wird, die Umstellung vom papierenen zum elektronischen Einsatzprotokoll ist sicher ein Meilenstein.

13.6.2 DRUMS

Dieses System steht für **Übungen, Ambulanzen, Notfälle** ab Kategorie mittel und natürlich auch **Katastrophen- und Großschadensereignisse** zur Verfügung. Es ist vollständig online **via Internet** zu bedienen, es muss also keine spezielle Software installiert werden. Somit ist die Nutzung von jedem internetfähigen Endgerät möglich – sei es ein Note- oder Netbook, ein PC oder auch ein modernes „Smartphone" oder „Web-Device".

▶ Übungen
Ambulanzen
Notfälle
Katastrophen- und Großschadensereignisse
via Internet

DRUMS besteht aus **drei Komponenten**:

▶ 3 Komponenten

- **PLS Patientenleitsystem:** zur Verwendung bei NFM oder NFG oder bei großen Ambulanzdiensten. Das Programm ist an die PLS-Taschen angepasst und kann daher als sinnvolle elektronische Datenerfassung der Taschen dienen.

▶ Patientenleitsystem (PLS)

- **EDE Einheiten- und Einsatzkräfteverwaltung:** für Großschadensereignisse und Katastrophenereignisse (z. B. Hochwasser). Die Hilfseinheiten entsprechen im Fall des Roten Kreuz den „Rot-Kreuz-Hilfseinheiten" (RK-HE), für andere Organisationen können sie entsprechend ihrem Einsatz angelegt werden.

▶ Einheiten- und Einsatzkräfteverwaltung (EDE)

- **BTR Betroffenenregistrierung**: für Großschadensereignisse und Katastrophenereignisse (z. B. Flüchtlingslager). Hier kann eine beliebige Anzahl von betroffenen und/oder gesuchten Personen verwaltet werden.

▶ Betroffenenregistrierung (BTR)

Dem Einsatz der Software liegt normalerweise ein Schadensereignis zu Grunde. Das Ereignis ist die erste Instanz und wird daher auch als Erstes angelegt. Zusammen mit dem Ereignis wird auch automatisch ein Benutzer mit dem Status „Admin" angelegt. In weiterer Folge erfolgt die Erfassung relevanter zusätzlicher Stammdaten, wie z. B.

- Zusätzliche Benutzer des Systems
- Einsatzpersonal
- Fahrzeuge und Material
- Weitere Informationen

Abhängig vom konkreten Anwendungsfall kann auf mehr oder weniger bereits vorhandene „Vorlagen" bzw. „Muster" zurückgegriffen werden – z. B. auf schon konfigurierte „RK-HEs", angelegte Fahrzeuge etc.

Die Anlage von weiteren Benutzern, Einsatzpersonal oder Fahrzeugen ist im Zusammenhang mit Ressourcen des Roten Kreuz vereinfacht über die Dienstnummer oder Funkkennung möglich (hier besteht eine Verbindung zu den jeweiligen Datenbanken), für andere Personal- und Materialressourcen werden die relevanten Informationen direkt in DRUMS erfasst.

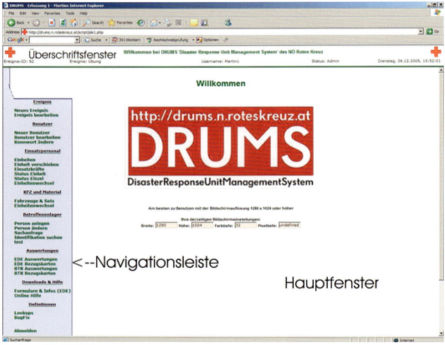

Abbildung 93: DRUMS

▶ **Planungsfunktionen**

Mit Hilfe von DRUMS kann bei umfangreicheren oder längeren Einsätzen (Übungen) der Aufwand mit analoger Dokumentation deutlich reduziert werden. Darüber hinaus stehen nicht nur reine Dokumentations-, sondern auch **Planungsfunktionen** zur Verfügung. Die verantwortlichen Mitarbeiter in der Einsatzleitung oder dem Führungsstab etc. können mit Hilfe des Systems also nicht nur Personal und Ressourcen planen, sondern auch Einteilungen, Nachschub, Wechselalgorithmen u. a. bewerkstelligen.

▶ **Auswertungsmöglichkeiten**

Nach Abschluss des Einsatzes stehen überdies umfangreiche **Auswertungsmöglichkeiten** zur Verfügung (so z. B. für geleistete Dienststunden, zurückgelegte Strecken, eingesetztes Material, Anzahl und Dauer der Patientenbetreuung usw.).

Quellenverzeichnis

Andreaus, F. (2009). Rechtliche Grundlagen des österreichischen Rettungswesens. Dissertation Universität Wien.

Binder, B., Trauner, G. (2008). Öffentliches Recht – Grundlagen. Linde Verlag, Wien.

Budnik, B. (2005). Pflegeplanung leicht gemacht (5. Aufl.). Urban & Fischer, München.

Bundesinstitut für Qualität im Gesundheitswesen (Mai 2011). Qualitätsstrategie für das österreichische Gesundheitswesen, Version 1.0.

Bundeskanzleramt der Republik Österreich (22.7.2011). Rechtsinformationssystem. Von RIS: http://ris.bka.gv.at abgerufen.

Bundesministerium für Gesundheit (Hg.) (2010). Das Österreichische LKF System, Wien.

Bundesministerium für soziale Sicherheit und Generationen (2000). Entwurf eines Bundesgesetzes, mit dem das Bundesgesetz über Ausbildung, Tätigkeit und Beruf des Sanitäters (Sanitätergesetz) erlassen wird und das Bundesgesetz über die Regelung des medizinisch-technischen Fachdienstes und der Sanitätshilfsdienste, das Ausbildungsvorbehaltsgesetz und das Krankenanstalten-Arbeitszeitgesetz geändert werden. GZ: 21.264/10-VIII/D/13/00 vom 19.10.2000.

Grabenwarter, Ch., Holoubek, M. (2009). Verfassungsrecht – Allgemeines Verwaltungsrecht. Facultas Verlag, Wien.

Hauke, E. et al. (1997). Leitfaden Patientenorientierung. Bundesministerium für Gesundheit, Arbeit und Soziales, Wien.

Hauptverband der österr. Sozialversicherungsträger (Hg.) (2011). Handbuch der österr. Sozialversicherung 2011, Wien.

Hausreither, M., Kanhäuser, S. (2004). Sanitätergesetz. Facultas Verlag, Wien.

Hellmich, Ch. (2010). Qualitätsmanagement und Zertifizierung im Rettungsdienst. Springer Verlag, Heidelberg.

Holzer, E., Hauke, E. (Hg.) (2004). Gesundheitswesen – vom Heute ins Morgen. Facultas.

Holzer, E., Thomeczek, Ch., Hauke, E. et al. (Hg.) (2004). Patientensicherheit – Leitfaden für den Umgang mit Risiken im Gesundheitswesen. Facultas Verlag, Wien.

Holzer, E., Bauer, H., Hauke, E. (Hg.) (2007). Wirkungsgeleitetes Ressourcenmanagement in öffentlichen Gesundheitsbetrieben. Facultas Verlag, Wien.

Kneihs, B. (2005). Die „tobende Psychose" und die Rolle des Rettungsdienstes. In: RDM 31, 35–41.

Kühn, D., Luxem, J., Runggaldier, K. (Hg.) (2004). Rettungsdienst (3. Aufl.). Urban & Fischer, München.

Kühn, D., Luxem, J., Runggaldier, K. (Hg.) (2007). Rettungsdienst heute (4. Aufl.). Urban & Fischer, München.

Maleczky, O. (2008). Strafrecht Allgemeiner Teil 1 (7. Aufl.). Lexis-Nexis, Wien.

Maleczky, O. (2009). Strafrecht Besonderer Teil 1 (9. Aufl.). Lexis-Nexis, Wien.

Maleczky, O. (2009). Strafrecht Besonderer Teil 2 (9. Aufl.). Lexis-Nexis, Wien.

Malzer, R. (2006). Die Wiener Rettung stellt sich vor. In: Journal für Kardiologie.

Ministerkomitee des Europarates (2001). Entwicklung einer Methodik für die Ausarbeitung von Leitlinien für optimale medizinische Praxis. Empfehlung Nr. 13 vom 10.10.2001.

Neumair, M. (2008). Strafrecht Allgemeiner Teil 2 (5. Aufl.). Lexis-Nexis, Wien.

Österreichische Apothekerkammer (Hg.) (2011). Apotheke in Zahlen 2011. Wien.

Österreichisches Rotes Kreuz, Landesverband Niederösterreich (Hg.) (2011). Durchführungsbestimmungen für den G&K Fall, Entwurf 2011. Tulln.

Österreichisches Rotes Kreuz (Hg.) (2011). Sanitätshilfe Ausbildung (2. Aufl.). ÖRK E&S, Wien.

Redelsteiner, Ch., Kuderna, H., Kühberger, R. et al. (Hg.) (2005). Das Handbuch für den Notfall- und Rettungssanitäter. Braumüller Verlag, Wien.

Wallnig, Th. (2007), Die Herausforderung Helfen - 80 Jahre Abreiter-Samariter-Bund Österreichs, echomedia verlag GmbH, Wien.

Wowro-Welter, M. (2007). Performance Management für nonprofit Rettungsdienstunternehmen – beispielhafte Darstellung anhand des Rettungsdienstes DRK Kreisverband Karlsruhe. Diplomarbeit Mannheim.

Wüthrich-Schneider, E. (2000). Patientenzufriedenheit – Wie verstehen. In: Schweizer Ärztezeitung Nr. 20. Schweizerischer Ärzteverlag, Basel.

Zankl, W. (2010). Bürgerliches Recht (5. Aufl.). Facultas Verlag, Wien.

Tabelle 1:	Der Stufenbau der österr. Rechtsordnung	30
Tabelle 2:	Die EU-Grundfreiheiten	32
Tabelle 3:	Österreichische Verfassungsgeschichte	37
Tabelle 4:	Grundrechte im Überblick	41
Tabelle 5:	Beispiele Medizinprodukte	96
Tabelle 6:	Ansprüche auf Abfertigungszahlungen	141
Tabelle 7:	Aufbau der österr. Sozialversicherung	163
Tabelle 8:	Sonderzuschläge	164
Tabelle 9:	Höchstbeitragsgrundlage Sozialversicherung/Stand 2012	167
Tabelle 10:	Richtsatz für Mindestpensionen im Jahr 2012	180
Tabelle 11:	Stufen des Pflegegeldes	182
Tabelle 12:	Richtwerte für den Betreuungsaufwand	184
Tabelle 13:	Mindestwerte für Betreuungsaufwand	184
Tabelle 14:	Erschwerniszuschlag Pflegebedarf	185
Tabelle 15:	Lebenserwartung Frauen Jahrgang 2006–2009	189
Tabelle 16:	Ausgaben für das Gesundheitssystem 2006–2009	190
Tabelle 17:	Arten von Sicherheitsgütern	204
Tabelle 18:	Auszug einer Bilanz	228
Tabelle 19:	Bilanz 2010 der Regio 144 AG	230
Tabelle 20:	Bilanz Deutsches Rotes Kreuz, Kreisverband Esslingen 2010	231
Tabelle 21:	Erfolgsrechnung 2010 der Regio 144 AG	234
Tabelle 22:	Gewinn- und Verlustrechnung, Deutsches Rotes Kreuz	235
Tabelle 23:	Aufgaben der Kostenrechnung	235
Tabelle 24:	Beispiel für Gemeinkosten-Umlageschlüssel	239
Tabelle 25:	Systematische Hauptgruppen für zusammengehörende Diagnosen	248
Tabelle 26:	NACA-Score	251

Tabellen- und Abbildungsverzeichnis

Abbildung 1: Friedrich von Esmarch	15
Abbildung 2: ASBÖ-Bundesvorstand 1964	16
Abbildung 3: Fahrzeuge	17
Abbildung 4: Schulung	18
Abbildung 5: ASBÖ Heimhilfe	18
Abbildung 6: Katastrophenhilfe	19
Abbildung 7: Rettungseinsatz	20
Abbildung 8: Sozialdienst	20
Abbildung 9: KHD	21
Abbildung 10: Einsatzwagen des Grünen Kreuzes	22
Abbildung 11: Hausnotruf	23
Abbildung 12: Ambulanzeinsatz in Wien	25
Abbildung 13: Dienststunden Malteser 2010	25
Abbildung 14: Sonderdienst	26
Abbildung 15: Der Europarat in Strassburg	31
Abbildung 16: Das Parlamentsgebäude	45
Abbildung 17: Der österreichische Nationalrat	46
Abbildung 18: Fortbildung	65
Abbildung 19: Dokumentation	67
Abbildung 20: Einsatzprotokoll	68
Abbildung 21: Polizei	74
Abbildung 22: Training	77
Abbildung 23: Medikamente	78
Abbildung 24: Venenzugang	79
Abbildung 25: Intubation	80
Abbildung 26: Ausbildungsstufen und -verlauf des Sanitäters	83
Abbildung 27: Weiterbildung	84
Abbildung 28: Notarzt	90
Abbildung 29: Lifepak	93
Abbildung 30: Patientenrechte	97
Abbildung 31: Patientenverfügung	103
Abbildung 32: Verkehrsunfall	107
Abbildung 33: Einsatzfahrzeug im Straßenverkehr	108
Abbildung 34: Der Arbeitsvertrag	113
Abbildung 35: Sanitäter im Dienst	114
Abbildung 36: Journalisten als freie Dienstnehmer	115
Abbildung 37: Werkvertrag	116
Abbildung 38: Stufenbau der Rechtsordnung	117
Abbildung 39: Gruppenfoto	122
Abbildung 40: Sorgfaltspflicht	127
Abbildung 41: Schulung	131
Abbildung 42: Geldscheine	132
Abbildung 43: Arbeitszeit	144
Abbildung 44: Überstunden	145
Abbildung 45: Urlaub	146
Abbildung 46: Pflegeurlaub	150
Abbildung 47: Dienstverhinderung	151
Abbildung 48: Arbeitnehmer	152
Abbildung 49: Mutterschutz	153
Abbildung 50: Elternkarenz	155
Abbildung 51: Zivildienst	156
Abbildung 52: Begünstigte Behinderte	157
Abbildung 53: Justizwaage	159
Abbildung 54: Gleichbehandlung	160
Abbildung 55: Oberster Gerichtshof Wien	162

Abbildung 56: Kinderbetreuung	172
Abbildung 57: Pensionsalter	176
Abbildung 58: Pflegeanspruch	181
Abbildung 59: Apotheke	197
Abbildung 60: Qualität im Rettungsdienst	199
Abbildung 61: Algorithmus Arzneimittelliste 2 gem.§11 SanG	206
Abbildung 62: Medikament	207
Abbildung 63: European Resuscitation Council	209
Abbildung 64: Prozessablauf	217
Abbildung 65: Einliniensystem	223
Abbildung 66: Mehrliniensystem	223
Abbildung 67: Stabliniensystem	224
Abbildung 68: Funktionsbereiche	225
Abbildung 69: Spartenorganisation	225
Abbildung 70: Buchführung	227
Abbildung 71: Kalkulationsverfahren	237
Abbildung 72: Betriebsabrechnungsbogen	238
Abbildung 73: Dokumentation	241
Abbildung 74: Pyramide	245
Abbildung 75: Transportformular	247
Abbildung 76: Transport	248
Abbildung 77: Einsatzprotokoll	252
Abbildung 78: Einsatzprotokoll Rückseite	253
Abbildung 79: Transportbericht	254
Abbildung 80: Versorgungsprotokoll	255
Abbildung 81: Notarztprotokoll	256
Abbildung 82: Tachograph	257
Abbildung 83: Checkliste Fahrzeugreinigung	258
Abbildung 84: Checkliste Notarztwagen	259
Abbildung 85: Checkliste Notarztwagen Rückseite	260
Abbildung 86: Checkliste Großschadensereignis	261
Abbildung 87: Checkliste Großschadensereignis Rückseite	262
Abbildung 88: Lagemeldung	262
Abbildung 89: Patientenleittasche	263
Abbildung 90: Dringend- und Verstorbenkarte	264
Abbildung 91: MEDEA	267
Abbildung 92: MEDEA	268
Abbildung 93: DRUMS	270

Stichwortverzeichnis

A

Abfertigung, alt, neu	141
Abfertigungszahlung	141
Abgabe, von Arzneimitteln	198
ABGB	51
Ablauforganisation	215
Abrechnung	243
Administration	243
AGBG, Allgemeines Bürgerliches Gesetzbuch	51, 124
AIDS-Erkrankung	72
Aktiva	228
Akutpflegedienst	23
Alarmpläne	261
Algorithmus	80, 207
Allgemeine Krankenanstalten	194
Alten- und Krankendienste	24
Altenbetreuung	18
Alterspension	177
Altersteilzeitgeld	181
Ambulanzen	269
Amtsarzt	101
Anamnese	250, 267
Anfertigung, von Arzneimitteln	198
Angehörigeneigenschaft	169
Angestelltengesetz, AngG	123, 136
Anlagevermögen, AV	229
Anlagevermögen, immaterielles	229
Anstaltsapotheken	197
Anzeigepflicht	70, 73
Apothekenaufschläge	198
Apothekenbetriebordnung	198
Apothekeneinkaufspreis, AEP	198
Apothekengesetz	198
Arbeiter	142
Arbeiterbewegung	15
Arbeiterbund, für Sport und Körperkultur	16
Arbeiterkammer	118
Arbeiter-Samariter-Dienst	16
Arbeitgeber	121
Arbeitnehmer	142
Arbeitnehmer, geringfügig beschäftigt	124
Arbeitnehmerinteressen	156
Arbeitnehmerschutz	97
Arbeitnehmerschutzrecht	118
Arbeits- und Entgeltbedingungen	125
Arbeitsbereitschaft	144
Arbeitsfähigkeit	152
Arbeitsgericht	153
Arbeitsgesetz	113
Arbeitsjahr	146
Arbeitsleistung	114, 153
Arbeitslosenversicherungsgesetz	181
Arbeitsmarktservice Österreich	181
Arbeitsort	114, 123
Arbeitspflicht	113
Arbeitsrecht	29, 117
Arbeitsrechtsordnung	117
Arbeitsunfall	173, 175
Arbeitsverhältnis	113
Arbeitsverhältnis, mehrfach befristet	134
Arbeitsverpflichtung	114
Arbeitsvertrag, schriftlich	123
Arbeitsvertragsverhältnis	134
Arbeitszeit	123
Arbeitszeitbestimmungen	144
Arzneimittellehre	79
Ärzte	53
Ärztefunkdienst	24
Ärztevorbehalt	89
Arztwahl	170
ASVG, Allgemeines Sozialversicherungsgesetz	168
Asylgerichtshof	40
Atomgemeinschaft, europäische	31
Aufgaben der EU	32
Aufgaben, legislativ, exekutiv, judikativ	34
Aufgabengebiete	225
Aufklärung und Dokumentation	207
Aufwandskonten	232
Ausbildung	21, 26, 92
Ausbildungskosten	130
Ausbildungsrichtlinien	82
Ausbildungsstufen	77
Ausgehzeiten	152
Ausgleichszulage	180
Auskunftspflicht	51, 69, 70, 104
Auslandseinsatz	19
Ausschuss des Nationalrates	49
Auswanderungsfreiheit	43

B

Baby-NAW	22
Barcodelesegerät	268
Bauern-Sozialversicherungsgesetz	168
Beamten-Kranken- und Unfallversicherungsgesetz	168
Beatmung	80
Bedarfsprüfungen	198
Beendigungsschutz	153
Begutachtungsverfahren	48
Behandlung	193, 250, 267
Behandlungskosten	172

Behandlungspfad	207
Behandlungspriorität	60
Behandlungsprotokoll	264
Behandlungsvertrag	69
Beharrungsbeschluss	47
Behelfe, orthopädische	175
Behinderte	24
Behinderte, begünstigte	157
Behindertenbetreuung	24
Behinderteneinstellungsgesetz	157
Behinderung, geistige	182
Behinderung, psychische	182
Behörden	29
Beitragsentrichtung	176
Beitragsgrundlage	171
Beitragspflicht	169
Bekämpfung von Krankheiten	204
Belagstag	197
Bereichsplanung	221
Bergetriage-Gruppe	264
Berichterstatter	49
Berufsethik	66
Berufskrankheit	175
Berufsrettung	26
Berufsschutz	179
Berufsunfähigkeitspension	179
Berufsvereinigungen, freiwillige	44
Beschäftigungstherapie	175
Beschäftigungsverbot	154
Bestandskonten	228
Bestattungskostenbeitrag	175
Besuchs- und Reinigungsdienste	18
Betreuungsdienste	24
Betreuungsprozess	202
Betreuungsvertrag	69
Betriebsgeheimnis	129
Betriebsmittel	114
Betriebsrat	121
Betriebssanitäter	18
Betriebsvereinbarung	144
Betriebsverfassungsrecht	118
Betroffenenregistrierung, BTR	269
Bettenintensivtransporter	27
Beweissicherung	242
Bilanz	227
Bilanzsumme	228
Bildung	37
Bindungsdauer	131
Binnenmarkt	32
Blutspendedienst	20
Branchenzugehörigkeit	120
Brandstiftung	63
Briefgeheimnis	62
Bruttoinlandsprodukt	191
Brutto-Netto-Basis	124
Bundeseinigungsamt	121
Bundesgesetz	39, 45
Bundesgesetzblatt	50
Bundesgesetzgebung	46, 47
Bundesheer	19
Bundespräsident	39, 50
Bundesregierung	48, 49
Bundessozialamt	157
Bundesstaat	39
Bundesverband	16

D

Daten, personenbezogen	246
Datensicherheit	269
Dauerschuldverhältnis	115
Defibrillator	27
Delegation	92
Delikt	55
Demokratie, repräsentative	38
Deutscher Samariter-Verein	15
Diagnose	68, 248
Diagnosekatalog	251
Diagnosenfallpauschalen	196
Diebstahl	138
Dienstfreistellung	133
Dienstleistungsqualität	213
Dienstnehmerhaftpflichtgesetz	127
Dienstnehmerschutzverordnung	18
Dienstplan	114
Dienstvertrag, freier	113
Direktorialprinzip	222
Diskriminierungstatbestand	160
Disziplinarordnung	122
Dokumentation	52, 219
Dokumentationspflicht	67

E

Effizienzanalyse	243
Ehrenangestellter	124
Eigenkapital	229
Eigenmittel	230
Eigenstudium	218
Eigentum	43
Einberufungsbefehl	156
Einhaltung des Gemeinschaftsrechts	35
Einheit	20
Einheitenverwaltung, EDE	269
Einsatz	218
Einsatzaufnahme, EEP	267

Stichwortverzeichnis

Einsatzfahrzeug	108
Einsatzleitsystem, ELS	267
Einsatzprotokoll, elektronisch, EEP	266
Einschränkung der Verjährungsregel	161
Einschulungsmaßnahmen	174
Einspruchsrecht	35
Einstufungsverordnungen	183
Eintrittswahrscheinlichkeit	203
Einwilligung des Patienten	62
Einzelarbeitsvertrag	125
Einzelkosten	236, 238
Elternteilzeit	155
Engagement in christlicher Tradition	23
Engineering	218
Entbindung	193
Entgelt	123, 145
Entgeltfortzahlung	171
Entgeltfortzahlungspflicht	151
Entlassungserklärung	137
Entlassungsschutz	153
Entlohnung	113
Entschädigung	54, 173
Entschuldigungsgrund	61
Entwicklungschancen	213
Entwicklungsstufe	186
Epidemiegesetz	70
Erbrecht	50
Erfolgsabwendungen	59
Erfolgsabwendungspflicht	59
Ergebnisqualität	201
Ersatzanspruch	54
Erstattungskodex, EKO	198
Erste Hilfe-Kurse	18, 23
Erste Hilfe-Leistung	173
Erwerbsfähigkeit, Minderung	174, 175
Erziehungsberechtigte	77
Europarat	30
Europarecht	160
European Resuscitation Council, ERC	208
EU-Staaten	33, 37
EWG-Staaten	37
Exekutive	74, 107

F

Fabriksabgabepreis, FAP	198
Fahrlässigkeit, bewusst, unbewusst	56
Fahrlässigkeit, leicht, grob	128
Fahrtenbuch	257
Fälschung	63
Familienbesuche	25
Familiengeld	174
Familienrecht	50
Fehlerkultur	207
Fehlermeldesystem	209
Fehlleistung, entschuldbar	128
Feuerwehr	19
Finanz-AV	229
Finanzwesengruppen	221
Firmenbuch	229
Fixkosten	236
Formfreiheit	123
Formvorschriften	102
Formzwang	147
Forschung	37, 173, 243
Fortbildung, tätigkeitsrelevant	65
Fortbildungspass	84
Fortbildungspflicht	66
Fortbildungsveranstaltung	90
Fortpflanzungshilfe	193
Frauenförderungswesen	122
Freihandelszone	37
Freiheit, der Ausbildung	43
Freiheit, der Berufswahl	43
Freiheitsbeschränkung	42
Freiheitsentziehung	62, 99
Freiwilligkeit	20
Fremdenverkehr	37
Fristverkürzung	161
Führung, monokratisch	195

G

Garantenpflicht	59
Gebührenklasse	170
Gebührenurlaub	150
Gefahrengemeinschaften	59
Geheimhaltung	45, 70
Geldanspruch	187
Gemeinkosten	236, 238
Gemeinschaftsrecht	29
Genehmigungsverfahren	198
Generalkollektivvertrag	151
Generationenvertrag	176
Geriatriezentrum	105
Gerichte	29
Gerichtshof	34
Gerichtshof, europäischer	35
Gesamtkostenverfahren, GKV	233
Gesamtqualität	203
Geschäftsfälle, laufende	232
Geschäftsgeheimnis	129
Geschenkannahme	129

Gesetzesentwurf	48, 49
Gesetzesstaat	40
Gesetzgebung	40, 47
Gesetzgebung, des Landes	48
Gesetzvorlage	48
Gesundheitsberufe	76
Gesundheitsdienste	18
Gesundheitsförderung	169
Gesundheitsgesetz	72
Gesundheitsinformation	248
Gesundheitspersonal	170
Gesundheitsversorgung	205
Gesundheitsvorsorge	176
Gesundheitswesen	204
Gewerbeordnung	124
Gewinn-/Verlustrechnung	227, 229
Glaubensbekenntnis	44
Grobdiagnose	264, 265
Großevents	25
Großschadensereignis	74, 269
Großschadensfall	27, 263
Großwallfahrten	25
Grundleistung	182
Grundrecht	43
Günstigkeitsprinzip	119

H

Handlung, gesetzeswidrige	142
Handlung, vorsätzliche	56
HAUBT	250
Hauptabteilung	221
Hauptbeschwerde	250
Hausapotheken, ärztliche	197
Hausdurchsuchungsbefehl	43
Hausfriedensbruch	62
Hauskrankenpflege	18, 170
Häusliche Gewalt	73
Hebammenbeistand	171
Heilbehandlung	62
Heilbehelfe	170
Heilmittel	89, 170
Heilungskosten	54
Hilfeleistungspflicht	60
Hinterbliebenenrente	175
Hinweiskarte	103
HIV, Infektion	72
Höchstbemessungsgrundlage	166
Hundestaffel	19

I

ICD-Codes	248
Identifikationsprotokoll	264
Identnummer	266
Immunität, parlamentarische	46
Information, objektiv, subjektiv	245
Informationsrecht	47
Infusion	79
Inspektionsärzte	26
Integrität	42
Intensivtransporte	22
Interessensbeeinträchtigung	159
Interessensvertreter, der Belegschaft	122
Interessensvertretung, gesetzlich, freiwillig	118
Intubation	80
Invaliditätspension	179

J

Jahresabschluss	227
Jahresfehlbetrag	230
Jahresüberschuss	230
Johanniterorden	23

K

Kommission, Europäische	34, 35
Kalkulationsverfahren	237
Kapitalmittel	228
Kapitalrücklagen	229
Karenzurlaub	154, 155
Katastropheneinsätze	74
Katastrophenereignis	269
Katastrophenfall	263
Katastrophenhilfe	18, 19, 21
Katastrophenschutz	24
Kausalitätsprinzip	173
Kennzahlen	217
Kinderbetreuungsgeld	156, 172
Kinderbetreuungsgeldgesetz	156
Kollegialprinzip	222
Kollektivvertrag, des Österreichischen Roten Kreuzes	121
Konkurrenzklausel	123
Konkurrenzverbot	129
Konsumentenschutz	37
Konventionalstrafe	130
Körperersatzstücke	175
Körperverletzung	138
Korridorpension	178
Kosten, variable	237
Kostenanalyse	243
Kostenarten	233, 238
Kostenpläne	238
Kostenrechnung	216

Stichwortverzeichnis

Kostenstellen	237
Kostenübernahmeerklärung	248
Krankenanstaltengesetz, KAKuG	67, 193
Krankenfürsorgeanstalten	70
Krankengeld	171
Krankenhausfianzierung	195
Krankenkassenumsätze	198
Krankenpflegefachdienst	179
Krankenpflegegesetz	72
Krankenpflegepersonal	170
Krankenschwestern	53
Krankentransport	24
Krankentransportdienst	20, 23, 99, 220
Krankenversicherung	163
Krankenwagen	110
Krankheit	151
Kundenberatung	124
Kundenorientierung	213
Kundenziele	213
Kündigung, fristlos	137
Kündigungsabsicht	158
Kündigungsfrist	135
Kündigungsmöglichkeit	134
Kündigungsschutz	153
Kündigungstermin	135
Kurpfuscherei	63

L

Lagerhaltung	124
Landesbürger	48
Landesgericht	161
Landesgesetz	45
Landesorganisationen	16
Landesregierung	48
Landesrettungsgesetze	96
Landtag	47
LDF	196
Legalitätsprinzip	39
Lehrinhalt	97
Lehrlinge	133
Leistungsbereiche	215
Leistungserbringung	115
Leistungskatalog	196
Leistungskomponente	196
Leistungsvereinbarung	216
Leiter, des Pflegedienstes	195
Leitstelle	27
Leittaschennummerierung	266
Lesung, dritte	50
Liniensystem	225
Lohnforderungen	128

M

Magistratsabteilung	27
make or buy-Entscheidung	236
Malteser-Ritter-Orden	24
Marketingstrategie	124
Maßnahmen	265
Materialwirtschaftsgruppen	220
Maximalprinzip	214
Medienvertreter	74
Medikamente, Verwechslung	206
Medikamententherapie	196
Mehrarbeitsstunden	145
Meldepflicht	45, 153
Menschenrechtskonvention, europäische	31, 41
Menschlichkeit	20
Militärarzt	15
Minderjährige, mündige	51
Mindestarbeitsbedingungen	118
Mindesteinstufung	183
Mindestlohn	120
Mindestpensionen	180
Mindeststandards	123
Mindestversicherungszeit	177
Minimalprinzip	214
Ministerialentwurf	48
Mitarbeiter	21
Mitarbeiterziele	213
Mitgliedsbeiträge	24
Mitgliedsstaaten	31
Mitwirkungsrechte	122
MDT	268
Mobiles Palliativteam	23
Moral	40
Motiv, verpöntes	158
MPG-Verantwortlicher	94
Mutterschutz, vorzeitiger	154
Mutterschutzgesetz	153

N

NACA	251
Nachtarbeit	155
Neutralität	20
Netzwerke, soziale	54
Niederlassungsfreiheit	43
Normen	118
Normenvorschläge	35
Normsetzungsorgan	35
Notarzt	22, 107
Notarzt, leitender	90
Notarztindikation	66
Notfälle	269

Notfallkompetenzen, allgemeine, besondere	79
Notfallsanitäter	78
Notfallsituationen	80
Notstandshilfe	181
Nutzenpotenzial	204

O

Oberlandesgericht	161
Oberster Gerichtshof	162
Öffentlichkeitsarbeit	74
Optimale Kommunikation	213
Ordnungsvorschriften	114
Organisationsformen	219
Organisationsgestaltung	212
Organisationskontrolle	212
Organisationsplanung	212
Organisationsvorschriften	66
Organisationsziele	212, 214
Österreich	15, 35

P

Parlament, europäisches	34
Passiva	228
Patergassen	23
Patient, kontaminiert	264
Patientenakte	69
Patientendaten	267
Patientenerwartungen	202
Patientenklassifikation	251
Patientenleitsystem, PLS	263, 269
Patientenleittaschen, PLT	263
Patientenorientierung	202
Patientenpost	44
Patientenrecht	76, 98
Patientensicherheit	202, 204
Patiententasche	264
Patientenverfügung	102
Patientenversorgung	82
Patientenzufriedenheit	203
Pensionsbezieher	168
Pensionsversicherung	163, 181
Pensionsversicherungsanstalt, PVA	176
Pensionszahlungen	176
Personalwesengruppen	221
Persönlichkeitsschutz	44
Pflege im Krankenhaus	174
Pflege- und Heimhilfe	18
Pflegebedarf	182
Pflegebedürftige	181
Pflegegeld	182
Pflegegeldgesetze	183

Pflegeheime	105
Pflichtversicherung, gesetzlich	163
Planungsfunktionen	270
Plausibilitätsprüfungen	269
Plenarsitzung	49
Polizei	19
Preisbildung	198
Preisfestsetzung	124
Preisobergrenzen	236
Preisuntergrenzen	236
Pressearbeit	74
Privatrecht	50
Privatumsätze	198
Produktivität	213
Produktschulung	95
Protokoll	63
Prozesskostenrechnung	216, 237
Prozessorganisation	215
Prozessqualität	201
Prozessverantwortliche	216

Q

Qualität	201
Qualitätsentwicklung	201
Qualitätsmanagement	22, 97, 201
Qualitätsstrategie	201

R

Rat, der Europäischen Union	34
Raub	62
Reanimation	85, 208
Rechnungsabgrenzung	230
Rechnungshof	34
Recht, auf Beschäftigung	133
Recht, auf Privatsphäre	69
Recht, zwingend, dispotiv	118
Rechtfertigungsgrund	159
Rechtsbeistand	75
Rechtsetzungsgewalt	34
Rechtsgeschäft	51, 123
Rechtsnormen, Sammlung von	37
Rechtsordnung, Stufenbau der	30
Rechtsordnungen	36
Rechtspersönlichkeit	16
Rechtsschutz	40
Rechtssystem	29
Rechtsstaaten, demokratische	31
Rechtswidrigkeit	55
Reform des Sanitätsdienstes	26
Regierungsvorlage	49
Rehabilitation	173
Reinigungsvorgaben	257

Stichwortverzeichnis

Rettungsdienst	20, 23, 99, 220
Rettungssanitäter	77
Revers	106, 268
Rezertifizierung	80, 84
Risikoanalyse	204
Risikobranche	205
Risikomanagement	203
Rotes Kreuz, österreichisches	19, 119
Rothalbmondgesellschaften	19
Rücklagen, unversteuert	230
Rückstellungen	230
Rückzahlungsverpflichtung	131
Ruhepause	144

S

Sach-AV	229
Sachbeschädigung	62
Sachrecht	50
Sachverhalt	244
Sachverständige	53
Sachverständigengutachten	183
Sachwalter	104
Sachwalterschaft	77
Saldo	232
Samariterorganisationen	15
Sanitäter	53
Sanitäter-Ausbildungsverordnung	30, 77
Sanitätergesetz	29, 30, 39
Sanitätsdienst	17
Sanitätshilfsdienst	179
Sanitätshilfsstelle, SanHist	208
Sanktionen	86
Sanktionsfreiheit	210
Satzungserklärung	121
Schadenausmaß	203
Schadenersatz	53
Schadenersatzpflicht	140, 161
Schadensbereich	265
Schadenszufügung, vorsätzlich	127
Schmerzensgeld	54
Schuld, des Täters	55
Schuldrecht	50, 53
Schulung	18
Schulungsgruppe	220
Schumanplan	31
Schutzgesetz	127
Schwerarbeitspension	178
Schwerpunktkrankenanstalten	194
Selbstgefährdung	101
Selbstbestimmungsfähigkeit	100
Selbstkosten	236
Selbstständige	181
Sinnesbehinderung	182
Sonderkrankenanstalten	194
Sondersignale	109
Sonderstellung	61
Sonderzahlung	119
Sonderzuschläge	164
Sonn- und Feiertagsarbeit	155
SOP	207
Sorgfaltspflicht	126
Sorgfaltswidrigkeit, subjektiv, objektiv	57
soziale Dienste	18, 20
Sozialgericht	153
Sozialpolitik	37
Sozialrecht	29
Sozialversicherungsrecht	156
Sozialversicherungsträger	70
Spenden	24
Spezialfahrzeug	22
Spezialkenntnisse	130
Staatsbürgerrechte	42
Staatsverträge	46
Stabsfunktionen	224
Staffelform	232
Stammkapital	229
Standardkrankenanstalten	194
Stärkeverhältnis, der Parteien	47
Statuten	16
Stellungnahmerecht	47
Stichtag	228
Strafgesetzbuch	75, 76
Straftaten	55, 75
Strahlenschutz	19
Strukturiertheit	219
Strukturqualiltät	201
Suchdienst	21

T

Tachograph	257
Tageskomponente	196
Taggeld	174
Tatbestand	55, 63
Tätigkeiten, intramurale, extramurale	93
Tätigkeitsrichtlinien	82
TBC-Gesetz	44
Teambetreuung	77
Teilgewerkschaften	119
Teilkostenrechnung	237
Teilprozess	216
Transport	250, 267
Transportdokumentation	72
Trauerschaden	54
Triage-Gruppe	265

Triageinstrument	251
Trunksucht	138
Tuberkulosegesetz	70
Typenzwang	116

U

Übergangsgeld	181
Übergangsrente	175
Übernahmsfahrlässigkeit	57
Überstunden	145
Überstundenarbeit	155
Überstundenleistungen	114
Überwachungsverbot, für Telefonate	43
Übungen	269
Übungen, im Gelände	19
Umlageverfahren	176
Umlaufvermögen, liquides	229
Umlaufvermögen, UV	229
Umsatzerlöse	233
Umsatzkostenverfahren, UKV	233
Umsatzprovisionsvereinbarungen	115
Umschulungsmaßnahmen	174
Umweltschutz	37
Unabhängigkeit	20
Unfall	151
Unfallheilbehandlung	173, 174
Unfallversicherung	163
Unfallversicherungsschutz	124
Union, Europäische	29
Universalität	20
Universitätskliniken	194
Unparteilichkeit	20
Unrecht	55
Unschuldsvermutung	41
Unterdrückung	63
Unterlassung	59
Unterlassungsdelikte	61
Unternehmensbereiche	221
Unternehmensrecht	222
Unternehmensvorgänge	224
Unternehmerrisiko	115
Untersuchung	250
Unverzüglichkeitsgrundsatz	138
Unzumutbarkeit	61
Urkunde	63, 69
Urkundenfälschung	63
Urlaub	146
Urlaubsablöse	148
Urlaubsentgelt	148
Urlaubsersatzleistung	148
Urlaubsgeld	120

V

Väterkarenz	156
Venenzugang	79
Veränderlichkeit	219
Verbindlichkeiten, VB	230
Vereitelung	75
Verfahrensanweisung	207
Verfassung	38
Verfassungsgerichtshof	40
Verfassungsgesetz	38, 45
Verfassungsgesetzgebung	48
Verhütung	173
Verjährung, des Urlaubes	148
Verkaufsstrategie	124
Verkehrscoaching	25
Verletzungen, der Sittlichkeit	142
Verpflichtung	66
Verrechnungssystem	267
Verrechnungszweck	73
Vertreter, gesetzlicher	52, 105
Verschuldenshaftung	53
Verschwiegenheitpflicht	45, 70, 72
Versehrtenrente	175
Versetzung, direktional	125
Versicherungspflicht	164
Versicherungsschutz	168
Versicherungsträger	163
Versicherungszeit	176
Versorgung, von Flüchtlingen	21
Versorgung, von Verletzten	17
Versorgungsfunktion	194
Versuchsperson	44
Verteidigung	41
Verteilungsschlüssel	239
Vertretungsmacht	105
Vertretungspflicht	162
Verwalter	195
Verwaltungsaufgaben	35
Verwaltungsgerichtshof	40
Verwaltungssenate, unabhängige	40
Veto, suspensiv, absolut	47
Volksabstimmung	38
Volksbefragung	38
Volksbegehren	38
Volksgesundheit	169
Volkszählung	47
Vollkostenrechnung	237
Vorschrift	207
Vorschriften, gesetzliche	70

Stichwortverzeichnis

W

Wagenkontrolle	257
Wahlarztregelung	171
Wahlrecht, aktiv, passiv	46
Waisenpension	180
Wallfahrten	24
Wasserrettung	17
Weihnachtsgeld	120
Weisungsbefugnis	91
Weisungsrecht	125
Weiterbildungsgeld	181
Weltgesundheitsorganisation, WHO	196
Werkleistungen, selbstständige	116
Werkvertrag	113
Werte	40
Wertpapiere	229
Wiederaufbau	16
Willenserklärung	101, 123, 135
Willensübereinstimmung, freie	143
Wintersportunfalldienst	17
Wirtschaftlichkeit	236
Wirtschaftsgemeinschaft, Europäische	31
Wirtschaftsunion	33
Wirtschaftsjahr	228
Wirtschaftskammer	118
Wissenschaft	243
Witwen-/Witwerpension	180

Z

Zeitausgleich	145
Zensurverbot, staatliches	43
Zentralkrankenanstalten	194
Zielschuldverhältnis	116
Zivildienst	20
Zufriedenheit, am Arbeitsplatz	213
Zukunftssicherung	213
Zusammenarbeit	33
Zuschlagssätze	236
Zweite Lesung	49

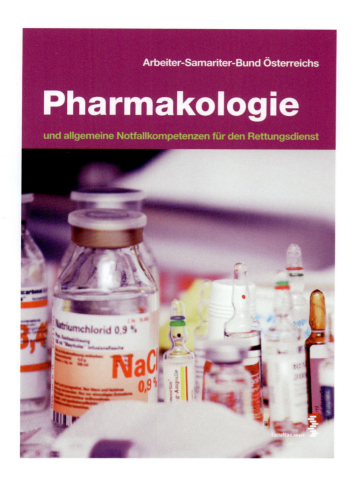

Arbeiter-Samariter-Bund Österreichs

M. Bastigkeit, C. Fellerer, J. Grassl,
H. Gruber, M. Krammel, E. Thurner-Petrik

Pharmakologie

und allgemeine Notfallkompetenzen
für den Rettungsdienst

*facultas.wuv 2011, 328 Seiten, zahlr. Abb.
und Tab., durchgehend farbig, broschiert
EUR 39,80 (A) / EUR 38,70 (D) / sFr 54,90
ISBN 978-3-7089-0683-6*

Das Werk gibt einen Überblick über die Arzneimittelkunde, über Medikamente in der Notfallmedizin mit Indikationen, Kontraindikationen, Interaktionen inkl. empfohlener Dosierungen nach nationalen und internationalen Richtlinien. Die komplexe Pharmakokinetik und Pharmakodynamik werden in einfachen Schritten erläutert.

Hilfreiche Hinweise, Tipps und Tricks sowie Merkkästen zeichnen das Werk aus. Zahlreiche Illustrationen unterstützen den Text und dienen zur Veranschaulichung.

www.facultas.wuv.at **facultas.wuv**

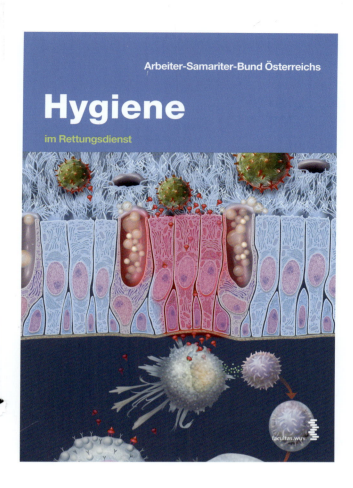

Arbeiter-Samariter-Bund Österreichs

Harald Gruber, Petra Hellmich, Jürgen Grassl

Hygiene im Rettungsdienst

facultas.wuv 2011, 150 Seiten, zahlr. Abb. und Tab., durchgehend farbig, broschiert
EUR 18,60 (A) / EUR 18,10 (D) / sFr 27,90
ISBN 978-3-7089-0684-3

Das Lehr- und Nachschlagewerk für den Rettungssanitäter bis hin zum Lehrsanitäter gibt einen Überblick über die verschiedensten Erreger sowie die benötigte Expositions- und Postexpositionsprophylaxe.

Rechtliche Grundlagen zum Handling, nützliche Praxisdarstellungen sowie Normen der Abfallwirtschaft werden ebenfalls behandelt.

Hilfreiche Hinweise, Tipps und Tricks sowie Merkkästen zeichnen das Werk aus. Zahlreiche Illustrationen unterstützen den Text und dienen zur Veranschaulichung.

www.facultas.wuv.at   **facultas.wuv**